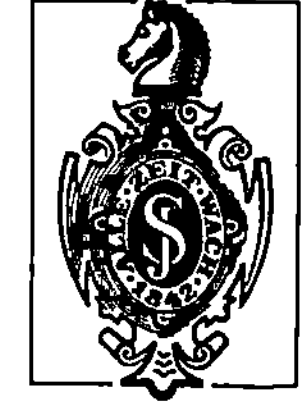

Erwin Schindler

Die Tumoren der Pinealisregion

Geleitwort von
L. Diethelm und M. Samii

Mit 64 Abbildungen

Springer-Verlag
Berlin Heidelberg New York Tokyo

Dr. med. Erwin Schindler
Allgemeines Krankenhaus der Stadt Wien
Neurochirurgische Universitätsklinik
Währinger Gürtel 18–20
A-1090 Wien

ISBN-13: 978-3-642-93298-4   e-ISBN-13: 978-3-642-93297-7
DOI: 10.1007/978-3-642-93297-7

CIP-Kurztitelaufnahme der Deutschen Bibliothek

Schindler, Erwin:
Die Tumoren der Pinealisregion / Erwin Schindler.
Geleitw. von L. Diethelm u. M. Samii. – Berlin;
Heidelberg ; New York ; Tokyo : Springer, 1985. –
ISBN-13: 978-3-642-93298-4

Datenkonvertierung durch: Daten- und Lichtsatz-Service, 8700 Würzburg

2122/3130-543210

Geleitwort

Die Pinealisregion umfaßt den dorsalen Abschnitt des 3. Ventrikels und des Zwischenhirns, den dorsalen Anteil des Mittelhirns und die Vierhügelzisterne mit den benachbarten Liquorräumen. In der Diagnostik und in der chirurgischen Therapie raumfordernder Prozesse dieser Region ist in den letzten zwanzig Jahren mit der Erweiterung mikroanatomischer Kenntnisse, der Entwicklung moderner neuroradiologischer Verfahren und der Einführung des Operationsmikroskops ein beachtlicher Fortschritt erzielt worden. Dennoch sind noch viele Probleme ungelöst, vor allem weil Tumoren der Pinealisregion selten vorkommen und weil die Funktion der Pinealis nicht völlig geklärt ist – zwar weiß man, daß die Pinealis eine endokrine Drüse ist, die Melatonin produziert, doch ist die Wirkung des Melatonin beim Menschen unbekannt. ·

Bei einem Tumor der Pinealisregion beeinflußt die Artdiagnose entscheidend die Wahl und die Reihenfolge der therapeutischen Maßnahmen. Deshalb sind nach der genauen Feststellung seiner Lokalisation und Ausdehnung durch Angiographie, Computertomographie und Kernspintomographie die liquorzytologische Untersuchung und die Serum- und Liquoranalyse indiziert. Dennoch bleibt die Frage nach dem biologischen Verhalten des Tumors oft unbeantwortet. In einem solchen Fall kann diese Frage durch die stereotaktische Biopsie geklärt werden.

Das vorliegende Buch liefert einen wertvollen Beitrag zur Kenntnis der raumfordernden Prozesse der Pinealisregion, da sowohl auf pathologische und klinische als auch auf diagnostische und therapeutische Aspekte eingegangen wird.

Im Abschnitt über die Pathologie wird die Nomenklatur und die Tumorklassifikation erläutert, die Biologie der verschiedenen Tumoren der Pinealisregion ausführlich beschrieben und auch auf histochemische Befunde Bezug genommen.

Der Klinik wird unter Berücksichtigung der neurologischen Grundlagenforschung und der beobachteten Symptome ein breiter Raum gegeben.

Der diagnostische Abschnitt enthält eine umfassende Darstellung der neuroradiologischen Befunde und ihrer Differentialdiagnose. Die sorgfältige Analyse der im Schrifttum angegebenen computertomographischen Befunde und der 32 eigenen, artdiagnostisch gesicherten Tumoren der Pinealisregion ist die Basis der detaillierten diagnostischen Aussagen und differentialdiagnostischen Hinweise. Das vom Autor empfohlene diagnostische Vorgehen ermöglicht eine systematische Abklärung des Tumorverdachts.

Die verschiedenen therapeutischen Maßnahmen – Strahlentherapie, Chemotherapie und neurochirurgische Eingriffe – werden im Hinblick auf die Artdiagnose des raumfordernden Prozesses erörtert. Nach Auswertung der in der Literatur mitgeteilten therapeutischen Ergebnisse wird auf das Risiko der einzelnen Behandlungsmethoden hingewiesen und zur Prognose Stellung genommen.

Mit diesem Werk ist es dem Autor gelungen, eine diagnostische und therapeutische Lücke im deutschsprachigen Schrifttum zu schließen und damit zweifellos viele Interessenten anzusprechen. Wir wünschen dem Buch viel Erfolg.

L. Diethelm   M. Samii

Vorwort

Trotz Computertomographie, Operationsmikroskop und Fortschritt
der strahlentherapeutischen Technik sind viele diagnostische und therapeutische Probleme bei Tumoren der Pinealisregion nicht gelöst. Die
Funktion der Pinealis ist unbekannt; der Zusammenhang zwischen Veränderungen der Pinealis und Pubertas praecox ist ungeklärt. Der Vielfalt
histologisch und biologisch unterschiedlicher Tumoren der Pinealisregion entspricht eine uneinheitliche Nomenklatur im Schrifttum, die die
statistische Auswertung therapeutischer Ergebnisse erschwert. Erst in
letzter Zeit scheint sich eine einheitliche Tumorklassifikation durchzu-
setzen, die sich auf die Histologie und die Tumorgenese bezieht.

Ausgehend vom umfangreichen Schrifttum sollen die diagnostischen
und therapeutischen Probleme aufgezeigt werden, mit denen man bei
Tumoren der Pinealisregion konfrontiert ist, wobei auch auf ihre Pathologie und auf klinische Fragen Bezug genommen werden muß. Von einer
Übersicht über diese Probleme kann zwar nicht ihre Lösung erwartet
werden, sie könnte aber zur Entwicklung von Richtlinien beitragen, die
eine Verbesserung der Diagnostik und der Therapie dieser Tumoren
ermöglichen.

Die in diesem Buch abgebildeten Röntgenaufnahmen verdanke ich
der Abteilung für Neuroradiologie der Johannes Gutenberg-Universität
Mainz (Vorstand: Prof. Dr. S. Wende). Die Computertomogramme haben die Abteilung für Neurochirurgie im Klinikum Charlottenburg der
Freien Universität Berlin (Leiter: Prof. Dr. E. Kazner), die Abteilung
für Neuroradiologie der Johannes Gutenberg-Universität Mainz und
die Neurochirurgische Klinik im Klinikum Großhadern der Ludwig
Maximilians-Universität München (Direktor: Prof. Dr. F. Marguth)
zur Auswertung und Abbildung zur Verfügung gestellt, wofür ihnen
Dank gebührt. Den röntgentechnischen Assistentinnen der Abteilung
für Neuroradiologie der Johannes Gutenberg-Universität Mainz danke
ich herzlich für ihr Engagement, ebenso danke ich Herrn H.-G. Goetsch
und seinen Mitarbeiterinnen für ihre fototechnische Leistung.

Der Firma Gerot-Pharmazeutika, Wien, danke ich für ihre freundli-
che Unterstützung.

Wien   Erwin Schindler

Inhaltsverzeichnis

A. Die Pinealis und die Pinealisregion

I. Geschichte

Die Pinealis war den Anatomen der Antike bekannt unter der Bezeichnung „Konareion", die auf ihre Zapfenform anspielt. Sie wurde erstmals von Herophilus von Alexandrien (325–280 v. Chr.) beschrieben (Ariëns Kappers 1976), der wie seine Zeitgenossen in den Hirnventrikeln den Sitz des Geistes sah und die Ansicht vertrat, die Pinealis hätte die Funktion eines Sphinkters, der den Gedankenfluß vom 3. in den 4. Ventrikel reguliere. Galen (129–201) meinte, der Kleinhirnwurm sei für diese Gedankenregulation verantwortlich und hielt die Pinealis für eine Drüse; interessant ist Galens Auffassung einer Analogie von Pinealisregion und männlicher Genitalregion, der sich noch 1763 Gibson in seinem „Epitome of Anatomy" anschließt (Kitay u. Altschule 1954) – demnach nannte man die Pinealis Penis, die oberen Vierhügel Testes und die unteren Vierhügel Nates. Vesalius (1514–1564) beschrieb die Pinealis als „einem Pinienzapfen nicht unähnlich" (wahrscheinlich ist der Begriff „Pinealis" auf diese Ähnlichkeit zurückzuführen), sie diene den in die Hirnventrikel ziehenden Gefäßen als „stützende Befestigung" (Vesalius 1543). Descartes (1596–1650) glaubte in der Pinealis den Sitz des „allgemeinen Empfindungsvermögens" zu erkennen, Bewußtsein und Vorstellungskraft seien in ihr lokalisiert (Descartes 1677). In der Medizingeschichte werden somit drei Hypothesen über die Pinealisfunktion vertreten: die mechanische Funktion der Pinealis als Sphinkter des Aquädukts oder als Stütze von Gefäßen, die Pinealis als Sitz der Seele und des Geistes, die Pinealis als Drüse. Der heutige Wissensstand scheint die dritte Hypothese zu bestätigen – die Ergebnisse zahlreicher Tierversuche weisen auf eine endokrine Funktion der Pinealis hin, die allerdings beim Menschen bisher nicht bewiesen worden ist.

II. Entwicklungsgeschichte

1. Phylogenese

Die Pinealis findet sich bei fast allen Wirbeltieren. Bei vielen niederen Wirbeltieren liegt frontal der Pinealis ein Parapineal- oder Parietalorgan, das bei manchen Eidechsenarten zum Parietalauge entwickelt ist. Pinealis und Parapinealorgan werden als „Pinealissystem" zusammengefaßt (Wurtman u. Mitarb. 1968). Das Parapinealorgan kommt bei Säugern nicht vor, demnach besteht keine entwicklungsgeschichtliche Beziehung zwischen dem Parietalauge mancher Eidechsenarten und der Pinealis des Menschen. Die Pinealis der niederen Wirbeltiere zeigt meist einen vesikulären Aufbau, die der Säugetiere hingegen eine solide, parenchymatöse Struktur (Wurtman u. Mitarb. 1968, Ariëns Kappers 1976). Der Entwicklung vom vesikulären zum parenchymatösen Organ scheint ein Funktionswandel zu entsprechen: während das Pinealissystem der niederen Wirbeltiere auf direkte Photostimulation reagiert und eine vorwiegend sensorische Funktion erfüllt, läßt sich bei vielen Säugetieren eine sekretorische Funktion der Pinealis nachweisen, die durch indirekte Photostimulation über das autonome Nervensystem beeinflußt wird. Ausführlich stellen Wurtman u. Mitarb. (1968) die Problematik der Pinealisfunktion im Rahmen der Entwicklungsgeschichte dar. Die Phylogenese der Pinealis kann man – stark verallgemeinert – verstehen als Entwicklungstendenz eines direkt photorezeptiven Organsystems zur indirekt durch Lichtreize beeinflußten endokrinen Drüse.

2. Ontogenese

Frühe Berichte über die Embryonalentwicklung der menschlichen Pinealis veröffentlichen Marburg (1909) und Krabbe (1916). Die Histologie der einzelnen Entwicklungsstufen wird von Globus u. Silbert (1931) und Globus (1941) anschaulich beschrieben. Die Pinealis entsteht aus zwei getrennten Anlagen, die bereits am Beginn des zweiten Embryonalmonats nachweisbar sind. Die posteriore Anlage wird durch Proliferation des Neuroepithels im dorsalen Abschnitt des Zwischenhirndachs (Epithalamus) gebildet, der sich als Diverticulum pineale vorwölbt; die anteriore Anlage entspricht einer unmittelbar rostral dieser Vorwölbung gelegenen Ansammlung von Neuroepithelzellen. Die beiden Pinealisanlagen zeigen eine deutliche Größenzunahme im vierten Fetalmonat und verschmelzen anfangs des fünften Fetalmonats. Bereits zu dieser Zeit bildet sich die charakteristische Zapfenform der Pinealis aus, während das Diverticulum pineale zu einem langgestreckten, englumigen Rezessus wird. Im sechsten Fetalmonat teilt eine Gewebsbrücke diesen Rezessus in zwei Abschnitte – es entstehen ein zum 3. Ventrikel offener Anteil (Recessus pinealis) und ein kleiner, geschlossener Hohlraum (Cavum pineale), der im achten Fetalmonat meist obliteriert. Aus einem persistierenden Cavum pineale kann sich eine Pinealiszyste entwickeln (Marburg 1909, Krabbe 1916, Cooper 1932).

Während des sechsten Fetalmonats ändert sich das bis dahin homogene Zellbild, es entwickeln sich tubuläre Strukturen, so daß die Pinealis histologisch einer Drüse ähnlich wird; etwa zur gleichen Zeit werden vaskuläre Elemente und Nervenfasern nachweisbar. Ende des siebenten Fetalmonats beginnt die Differenzierung zu einer als „Mosaikmuster" (Globus u. Silbert 1931, Globus 1941, Russell u. Sachs 1943, Mahaim 1953, Russell u. Bowerman 1968, Russell u. Rubinstein 1977) bezeichneten Gewebsstruktur, die einige Wochen vor bis wenige Wochen nach der Geburt am deutlichsten ausgeprägt ist. Das für diese Entwicklungsphase charakteristische Mosaikmuster ist gekennzeichnet durch polygonale Areale relativ großer, zytoplasmareicher Zellen, die sich nur schwach anfärben (sie entsprechen den Pinealozyten der ausgereiften Pinealis); diese Areale sind von kleinen, chromophilen Zellen mit schmalem Plasmasaum umgeben, die an Lymphozyten erinnern. Schon Krabbe (1916) hat die kleinen, chromophilen Zellen als unreife Vorstufen der Pinealozyten aufgefaßt; für diese Annahme spricht, daß Übergangsformen nachgewiesen werden können und daß die kleinen Zellen bereits im Kindesalter nicht mehr vorhanden sind (Russell u. Rubinstein 1977).

III. Histologie

Die Differenzierung des Pinealisgewebes ist im sechsten Lebensjahr im wesentlichen abgeschlossen (Globus u. Silbert 1931, Globus 1941). Histologisch ist die reife Pinealis (Abb. 1) charakterisiert durch lobuläre Bezirke neuroepithelialer Zellen, der Pinealozyten, zwischen denen Bindegewebssepten mit Gefäßen und Nervenfasern verlaufen (Globus u. Silbert 1931, Globus 1941, Mahaim 1953, Wurtman u. Mitarb. 1968, Russell u. Rubinstein 1977, Tapp 1979). Von den Pinealozyten gehen schmale Zellfortsätze von unterschiedlicher Länge aus, die zum Großteil mit einer kolbenförmigen Auftreibung in unmittelbarer Nachbarschaft von Kapillaren enden (Wurtman u. Mitarb. 1968, Ariëns Kappers 1976, Russell u. Rubinstein 1977) – vielleicht erfolgt auch beim Menschen die Sekretion eines Pinealiswirkstoffes über diese Zellfortsätze in die Blutbahn.

Der Pinealozyt ist das wesentliche Bauelement des Pinealisparenchyms. Außerdem finden sich Gliazellen (fibrilläre Astrozyten), ferner Mesenchymzellen, die den Bindegewebssepten angehören. Ganglienzellen kommen in der Pinealis des Menschen überaus selten vor (Russell u. Rubinstein 1977). In der Nachbarschaft der Pinealis liegen Ependymzellen, die die Recessus pinealis und supra-

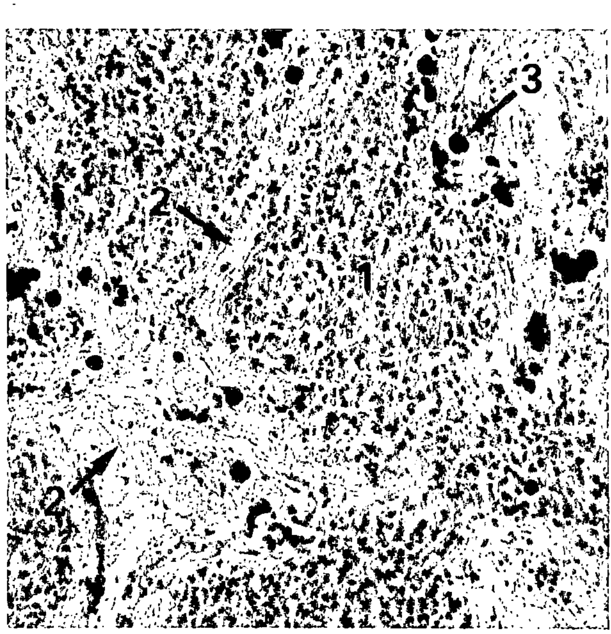

Abb. 1. Normales Pinealisgewebe eines Erwachsenen (H.E. 145). *1* Pinealozytenareal, *2* Bindegewebsseptum, *3* Verkalkung

pinealis auskleiden, und Zellen der Pia mater, die den in die Vierhügelzisterne
ragenden Anteil der Pinealis bedeckt.

Verkalkungen sind schon ab dem zweiten Lebensjahr nachweisbar (Russell u.
Sachs 1943), ihre Häufigkeit steigt mit zunehmendem Alter. Meist sind sie mikro-
kristallin strukturiert, dem Apatit ähnlich. Ariëns Kappers (1976) betont, daß der
Kalk nicht in den Pinealozyten, sondern in Stroma- und Gliazellen abgelagert
wird. Zystische Veränderungen der Pinealis sind nicht selten (Megyeri 1960, Tapp
1979).

IV. Vaskularisation

Die arterielle Versorgung der Pinealis erfolgt durch die Aa. chorioideae posteromediales, die aus den interpedunkulären Segmenten der Aa. cerebri posteriores
entspringen und zum Plexus chorioideus des 3. Ventrikels ziehen (Löfgren 1958,
Galloway u. Greitz 1960, Wackenheim u. Mitarb. 1968, Wackenheim u. Braun
1970, Salamon u. Huang 1976, Schlesinger 1976). Äste dieser Arterien erreichen
die Pinealis von lateral und von oben (Plets 1969). In den Bindegewebssepten der
Pinealis verlaufen Arteriolen, im Pinealisparenchym findet sich ein dichtes, von
perivaskulären Räumen umgebenes Kapillarnetz (Ariëns Kappers 1976). Die
Anzahl der Gefäße verringert sich mit zunehmender Pinealisverkalkung (Plets
1969).

Der venöse Abfluß erfolgt über die Vv. pineales superiores und inferiores, die
von der oberen und der unteren Pinealisfläche nach dorsal in die Vierhügelzisterne verlaufen und meist gemeinsam in die V. magna Galeni münden (Tamaki
u. Mitarb. 1973 und 1975) oder – nach Turtas (1975) häufiger – in die Vv. cerebri
internae, selten in die Vv. basales (Salamon u. Huang 1976).

V. Innervation

Vom Ganglion cervicale superius ziehen adrenerge Fasern entlang der Gefäße
und als paarig angelegte Nervi conarii zur Pinealis und enden zwischen den
Zellfortsätzen der Pinealozyten.

Zwar werden Nervenfasern beschrieben, die von angrenzenden zerebralen
Strukturen zur Pinealis verlaufen (Marburg 1909), ein direkter Einfluß des Zentralnervensystems auf die Pinealis ist jedoch nicht anzunehmen, da diese Fasern
durch die Pinealis hindurchziehen und nicht in ihrem Parenchym enden. Auch
finden sich keine von der Pinealis ausgehenden Nervenbahnen.

Ariëns Kappers (1976) nimmt ausführlich zur Innervation der Pinealis Stellung, wobei er sich auf tierexperimentelle Forschungsergebnisse bezieht: für die
Pinealisfunktion sei die sympathische Innervation besonders wichtig, sie sei durch
Photostimulation der Retina beeinflußt, deren Impulse über den Hypothalamus,
das Tegmentum und das Seitenhorn des Rückenmarks zum oberen Zervikalgan-
glion geleitet würden; die parasympathische Innervation, deren Bedeutung für die

Pinealisfunktion noch ungeklärt sei, dürfte vom Nucleus salivatorius superior ausgehen.

VI. Physiologie

Aufgrund von Tierversuchen kann heute als sicher gelten, daß die Pinealis der Säuger eine endokrine Funktion ausübt, deren Wirkungsweise und Bedeutung beim Menschen noch unklar ist. Die Pinealis ist nicht eine „rudimentäre Struktur", wie McGovern (1949) annimmt, sondern eine endokrine Drüse, deren Aktivität während des ganzen Lebens erhalten bleibt und nicht mit Ende der Pubertät und zunehmender Kalkeinlagerung erlischt. Marburg schließt bereits 1909 vom histologischen Befund normalen Pinealisgewebes bei alten Menschen auf eine Pinealisfunktion, ähnlich argumentiert Arieti (1954); Wurtman u. Mitarb. (1964a) weisen eine Enzymaktivität der Pinealis auch im höheren Alter nach.

Krabbe diskutiert 1916 eine innere Sekretion der Pinealis und vertritt 1923 in einer ausführlichen Darstellung (deren Literaturangaben wohl den gesamten einschlägigen Wissensstand seiner Zeit widerspiegeln) die Annahme, daß die Pinealisfunktion teilweise endokrin sei, ihre innere Sekretion sei aber nicht lebenswichtig, für ihren Einfluß auf die Pubertät gebe es keinen Beweis. Berblinger (1925) hält die Pinealis für ein endokrines Organ, bei dessen gesteigerter Tätigkeit die Spermiogenese vermindert sei. Auch in einer späteren Arbeit betont Berblinger (1944) die Beziehung zwischen Pinealis und Keimdrüsen, es bestehe ein funktioneller Zusammenhang zwischen Hypophyse, Zwischenhirn und Pinealis. Die in der älteren Literatur häufigen Diskussionen über den Einfluß der Pinealis auf die sexuelle Reifung stützen sich vorwiegend auf klinische Befunde einer Pubertas praecox oder eines Hypogonadismus bei Patienten mit Tumoren der Pinealisregion. Für Russell u. Sachs (1943) ergibt die klinische und histologische Auswertung von 58 solcher Tumorfälle jedoch keinen Hinweis auf eine endokrine Funktion der Pinealis. Kitay u. Altschule (1954) fassen zahlreiche experimentelle Arbeiten über die Pinealisphysiologie und klinische Berichte über Tumoren der Pinealisregion zusammen und weisen darauf hin, daß die meisten Versuchsergebnisse und klinischen Befunde für einen Zusammenhang zwischen Pinealisaktivität und gonadotroper Hypophysenfunktion sprechen.

Ein entscheidender Fortschritt der Pinealisforschung ist der Nachweis von Melatonin im Pinealisgewebe, das erstmals Lerner u. Mitarb. (1958) aus Rinderpinealis isoliert haben. Die Bezeichnung „Melatonin" wurde gewählt, weil durch dessen Einwirkung die melaninhaltigen Zellen in der Haut von Amphibien abblassen. Melatonin ist ein Indolkörper, der in den Pinealozyten aus Tryptophan über mehrere Zwischenstufen synthetisiert wird. Serotonin, eine Vorstufe des Melatonin, findet sich in sehr hoher Konzentration in der Pinealis des Menschen (Wurtman u. Mitarb. 1964a). Die letzte Stufe der Melatoninsynthese wird durch ein überwiegend in der Pinealis vorhandenes Enzym ermöglicht, die Oxyindol-O-Methyltransferase (HIOMT). Für die hohe metabolische Aktivität der Pinealis spricht ihre Durchblutungsrate, die nach Piechowiak (1973) nur von der Nierendurchblutung übertroffen wird. Die Melatoninkonzentration ist in der Pinealis mehr als hundertmal höher als im Hirngewebe (Russell u. Bowerman 1968). Zahlreiche Tierversuche stützen die Annahme, daß Melatonin der aktivste Wirkstoff der Pinealis sei. Durch diese Versuche wurde die endokrine Wirkung des Melatonin auf das Fortpflanzungssystem nachgewiesen, wobei ein Antagonismus zwischen Gonadotropinen und Melatonin bestehen dürfte. Die Pinealis könnte direkt den Hypophysenvorderlappen beeinflussen, eher aber indirekt über hypothalamische oder mesenzephale Zwischenschaltungen. Fraschini u. Mitarb. (1968) haben bei Ratten nachgewiesen, daß Melatonin die Produktion des luteotropen Hormons über im Mittelhirn gelegene Rezeptoren bremst.

Die Pinealisaktivität scheint sich nicht nur auf die Gonaden, sondern auch auf andere endokrine Drüsen zu erstrecken; Piechowiak (1973) nimmt eine Wechselbeziehung zwischen Hypophyse und Pinealis in der Regulation peripherer endokriner Drüsen an. Über einen rückwirkenden Einfluß endokriner Drüsen auf die Pinealisfunktion berichten Cardinali u. Vacas (1978). Keine Bestätigung hat bisher die von Costero u. Mitarb. (1963) und Smith u. Mitarb. (1966) geäußerte Vermutung gefunden, die Pinealis könnte als Chemorezeptor fungieren, da sie histologisch dem Glomus caroticum ähnlich sei. Tierexperimentell gesichert ist aber der durch sympathische Fasern vermittelte hemmende Einfluß der Retinabelichtung auf die Pinealisaktivität, die demnach mit dem Tag-Nacht-Rhythmus in Beziehung steht.

Zur ausführlichen Information über die Biochemie und die Physiologie der Pinealis wird verwiesen auf die Übersichtsarbeiten von Cohen u. Mitarb. (1964), Ariëns Kappers (1976), Axelrod (1977) und Wurtman u. Moskowitz (1977a und b), auf die Monographie von Wurtman u. Mitarb. (1968) und auf die von Nir u. Mitarb. (1978) herausgegebenen Kongreßberichte. Ariëns Kappers (1976) faßt zusammen: „ . . . es läßt sich der allgemeine Schluß ziehen, daß die Säugerpinealis an der Regulation der Funktion des Fortpflanzungssystems beteiligt ist. Die Pinealisaktivität scheint dieses System zu hemmen, während die Inaktivität der Pinealis das Fortpflanzungssystem stimuliert. Ferner zeigt sich, daß der Funktionszustand der Pinealis . . . neben anderen Faktoren von der Belichtung der Umwelt abhängt. Wenn das optische System und die Pinealisinnervation intakt sind, wird die Pinealisaktivität durch Lichtreize gebremst, wohingegen diese Aktivität zunimmt, wenn solche Reize fehlen – bei Dunkelheit der Umwelt, nach Blendung oder nach Denervation der Pinealis."

VII. Anatomie der Pinealisregion

Gemeinsame Probleme der Tumorpathologie, der klinischen Lokalisation neuraler Funktionsstörungen, der Röntgendiagnostik, des neurochirurgischen Vorgehens und der Strahlentherapie erfordern es, die Pinealisregion als anatomische Einheit aufzufassen. Ohne Kenntnis der topographischen Beziehungen der Pinealis ist eine Lösung dieser Probleme nicht zu erwarten.

Die Pinealisregion (Abb. 2, 3) umfaßt den dorsalen Abschnitt des 3.Ventrikels und des Zwischenhirns (Pulvinar und Corpora geniculata), den dorsalen Anteil des Mittelhirns (Vierhügel und Haube mit Aquädukt) und die Vierhügelzisterne mit den benachbarten Liquorräumen.

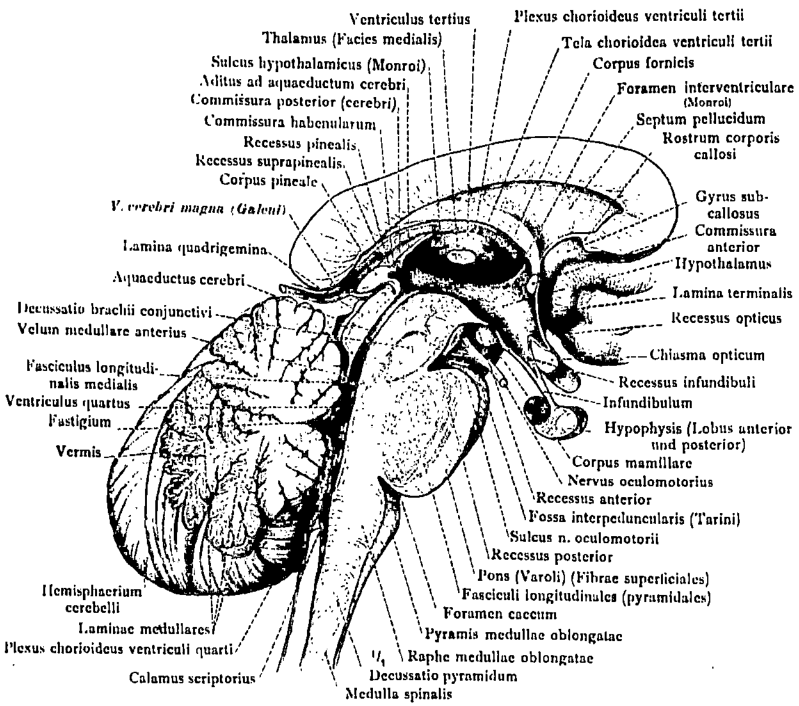

Abb. 2. Mediansagittaler Schnitt des Hirnstamms und der angrenzenden Strukturen (aus Toldt C [1921] Anatomischer Atlas, Bd III, 11. Aufl. Urban & Schwarzenberg, Berlin Wien)

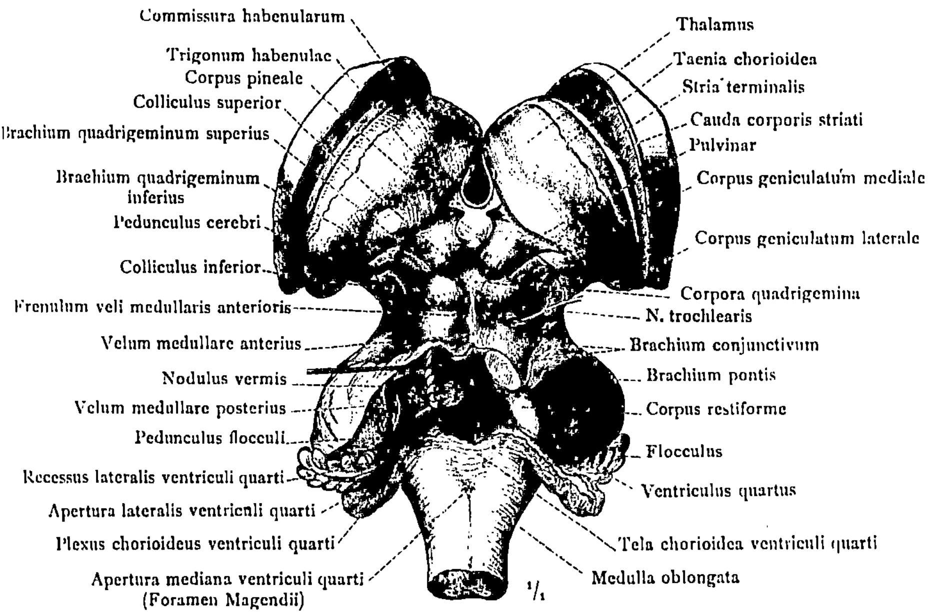

Abb. 3. Dorsale Ansicht des Mittelhirns und der angrenzenden Strukturen (aus Toldt C [1921] Anatomischer Atlas, Bd III, 11. Aufl. Urban & Schwarzenberg, Berlin Wien)

Die Pinealis liegt an der dorsalen Wand des 3.Ventrikels oberhalb des Aquädukteingangs. Sie ist zapfenförmig, 5–10 mm lang, 3–6 mm breit und 3–5 mm hoch (Russell u. Bowerman 1968, Wurtman u. Mitarb. 1968). Ihr Gewicht beträgt 140–200 mg (Kitay u. Altschule 1954); Russell u. Bowerman (1968) geben Durchschnittswerte von 154 mg bei Männern und 159 mg bei Frauen an; Wetterberg (1978) findet keine geschlechtsbedingte Differenz des durchschnittlichen Pinealisgewichts, doch könnten von der Jahreszeit abhängige Gewichtsschwankungen bestehen.

In die Pinealis wölbt sich von ventral der Recessus pinealis mit einer Tiefe von maximal 3 mm (Klaus 1958); den Oberrand dieses Rezessus bildet die Commissura habenularum, den Unterrand die Commissura posterior. Oberhalb der Commissura habenularum liegt der Eingang zum Recessus suprapinealis, der sich mit einer Länge von durchschnittlich 10 mm – maximal 22 mm (Klaus 1958) – über die Pinealis nach dorsal erstreckt und erhebliche Formvarianten aufweist (Ruggiero 1961, Nadjmi 1968, Wende u. Ciba 1968). Unmittelbar unter der Commissura posterior beginnt der Aquädukt.

Nach dorsal ragt die Pinealis in die Vierhügelzisterne; kleine Ausstülpungen dieser Zisterne umhüllen die Pinealis von oben und unten (Marx u. Mitarb. 1968). Ventral geht die Vierhügelzisterne in die sehr unterschiedlich ausgebildete Cisterna veli interpositi über, die zwischen dem Dach des 3.Ventrikels (Tela chorioidea des 3.Ventrikels oder Velum interpositum) und dem Fornix liegt und bis zu den Foramina Monroi reichen kann. In der Cisterna veli interpositi verlaufen die Vv. cerebri internae; sie ziehen lateral oberhalb der Pinealis nach dorsal, um sich in der Vierhügelzisterne zur V. magna Galeni zu vereinen. Die V.magna Galeni verläuft in einem basalkonvexen Bogen um das Splenium nach dorsal oben zum Sinus rectus; sie bildet mit dem Splenium die obere Begrenzung der Vierhügelzisterne, an die sich dorsal die Cisterna corporis callosi anschließt.

Kaudal der Pinealis erstreckt sich die Vierhügelplatte, die die untere Begrenzung der Vierhügelzisterne bildet. Die oberen Vierhügel liegen in unmittelbarer Nähe der Pinealis, die Pinealisunterfläche wölbt sich in die mediansagittale Furche zwischen den oberen Vierhügeln. Die unteren Vierhügel sind etwas kleiner und stärker gewölbt als die oberen. An die Vierhügelplatte schließen sich kaudal das Velum medullare anterius und die Brachia conjunctiva an, in denen Bahnen vom Kleinhirn zum Mittelhirn und zum Thalamus ziehen. Ventral der Vierhügelplatte liegt die Haube mit zahlreichen Ganglienzellgruppen und Faserbündeln, wovon die Augenmuskelkerne und das mediale Längsbündel im Zusammenhang mit Mittelhirnsyndromen hervorzuheben sind. Etwa der Achse des Mittelhirns entsprechend verläuft der Aquädukt in einem flachen dorsalkonvexen Bogen, nicht selten mit einem Knick in halber Höhe der Vierhügelplatte (Lindgren u. Di Chiro 1953). Er ist 15–20 mm lang (Marx u. Mitarb. 1968, Wende u. Ciba 1968); seine Weite beträgt 1–3 mm, wobei physiologische Engstellen (Marx u. Mitarb. 1968, Nadjmi 1968) und Ausbuchtungen (Weber 1974) bestehen.

Lateral der Pinealis liegen das Pulvinar und die Corpora geniculata, bedeckt vom Ambiensflügel, dem lateralen Ausläufer der Ambienszisterne. Die beiden Ambienszisternen umgreifen das Mittelhirn und verbinden die basalen Liquorräume mit der Vierhügelzisterne.

In die Topographie der Pinealisregion ist der dorsale freie Tentoriumrand mit der Incisura tentorii einzubeziehen. Durch das Tentorium wird die Cisterna ambiens in einen supra- und einen infratentoriellen Abschnitt geteilt. In dieser Zisterne ziehen zahlreiche Gefäße von der Hirnbasis um das Mittelhirn: supratentoriell verlaufen die A. cerebri posterior, die Aa. chorioideae posteriores und die V. basalis (ebenso der N. trochlearis, der kaudal der unteren Vierhügel aus dem Mittelhirn austritt und in der Cisterna ambiens nach basal zieht), infratentoriell verläuft die A. cerebelli superior. Auch die Vierhügelzisterne besteht aus einem supra- und einem infratentoriellen Abschnitt und bildet eine Verbindung zwischen supra- und infratentoriellen Liquorräumen (Betz 1968); an ihren infratentoriellen Abschnitt schließt sich dorsal die Oberwurmzisterne an.

Röntgenanatomie

Die Röntgendiagnostik der Pinealisregion erfordert eine intensive Auseinandersetzung mit systematischen Darstellungen der Röntgenanatomie im Schrifttum. Hier soll nur auf einige wichtige Aspekte der Röntgenanatomie der Pinealisregion eingegangen werden. Grundsätzlich tragen – mit unterschiedlichem Informationsgehalt – Schädelübersichtsaufnahmen, Kontrastmitteluntersuchungen und die Computertomographie zur Abklärung dieser Region bei.

a) Schädelübersichtsaufnahmen

Der erste Schritt der Röntgenuntersuchung der Pinealisregion ist die Anfertigung von Schädelübersichtsaufnahmen mit der Frage nach einer Pinealisverkalkung und deren Lokalisation. Pinealiskalk (Abb. 4) ist ab dem 20. Lebensjahr in annähernd 60% der Schädelaufnahmen sichtbar (Vastine u. Kinney 1927, Dyke 1930),

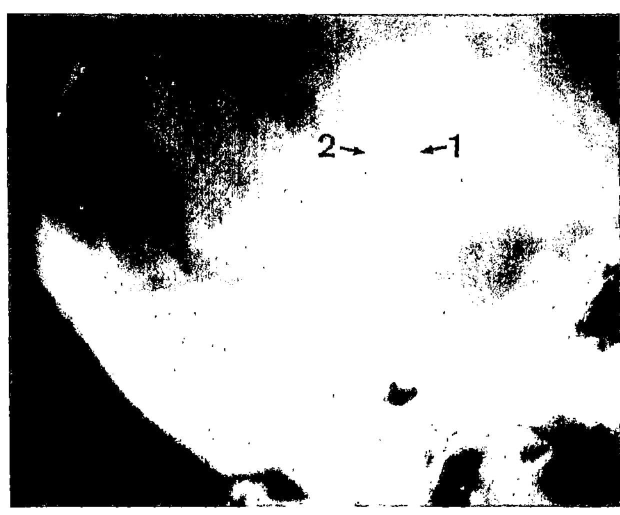

Abb. 4. Ausschnitt einer seitlichen Schädelübersichtsaufnahme. *1* Habenulakalk, *2* Pinealiskalk

nach Macpherson u. Mattheson (1979) bei Männern etwa 10% häufiger als bei Frauen. Berechnungen nach einer Tabelle von Kitay u. Altschule (1954) ergeben 3,6% Pinealisverkalkungen im ersten und 26,6% im zweiten Lebensjahrzehnt. Die Ausdehnung des physiologischen Kalkschattens beträgt in der seitlichen Röntgenaufnahme durchschnittlich 5×3 mm, maximal 10×5 mm (Stauffer u. Mitarb. 1953).

Oon (1964) vergleicht die Methoden zur Lokalisation der verkalkten Pinealis und schlägt eine relativ einfache und genaue Meßmethode vor: auf der seitlichen Schädelaufnahme wird eine Gerade vom Tuberculum sellae zum Vorderrand des Foramen magnum gezogen und eine darauf Senkrechte, deren Fußpunkt 1 cm vom Tuberculum sellae entfernt liegt; im Normalfall projiziert sich die verkalkte Pinealis nahe einem Punkt der Senkrechten, dessen Abstand zum Fußpunkt 5 cm beträgt. Im Vergleich dazu erscheint die von Murase u. Mitarb. (1970) angegebene Meßmethode eher kompliziert und unpräzise.

In der sagittalen Schädelaufnahme projiziert sich der Pinealiskalk im Normalfall in der Mittellinie, maximal 2 mm paramedian (Pilling u. Hawkins 1977).

Der Kalkschatten der Pinealis muß von dem der Habenulae unterschieden werden, dem histologisch Kalkeinlagerungen in der Tänie der Commissura habenularum entsprechen (Marburg 1909, Bailey u. Jelliffe 1911, Stauffer u. Mitarb. 1953). Diese Verkalkung ist auf der seitlichen Schädelaufnahme als sichelförmiger ventralkonvexer Schatten erkennbar, der sich ventral des Pinealiskalks projiziert (Abb. 4). Die Distanz zwischen dem Zentrum des Pinealiskalks und dem Kalkschatten der Habenulae beträgt 3–8 mm (Stauffer u. Mitarb. 1953). Verkalkungen der Habenulae sind in etwa einem Drittel der Schädelaufnahmen Erwachsener nachweisbar; bei einer Pinealisverkalkung zeigt sich in 50% auch Kalk im Bereich der Habenulae, ein Kalkschatten der Habenulae ohne Pinealiskalk wird von Stauffer u. Mitarb. (1953) in 14%, von Smith (1953) in keinem Fall festgestellt.

b) Pneumenzephalographie und Ventrikulographie

Die Computertomographie hat als komplikationslose und den Patienten kaum belastende Untersuchung die Pneumenzephalographie und die Ventrikulographie fast völlig verdrängt. Es besteht jedoch kein Zweifel, daß durch diese Untersuchungsmethoden komplexe anatomische Strukturen wie die der Pinealisregion mit einer Objekttreue und Detailgenauigkeit darstellbar sind, die die Computertomographie derzeit kaum erreicht. Es muß betont werden, daß eine neuroradiologische Ausbildung ohne systematisches Studium der Anatomie der Liquorräume unvollständig bleibt, weshalb verfehlt wäre, die enzephalographische Diagnostik als medizinhistorische Erscheinung zu verkennen. Durch die Kombination von Pneumenzephalographie und Schichttechnik ist es in den letzten Jahren vor dem Siegeszug der Computertomographie gelungen, die Topographie der Liquorräume exakt zu erfassen. Der Einwand, eine derartige Präzison sei zum Nachweis zerebraler Prozesse nicht erforderlich, ist unberechtigt, wenn schwierige differentialdiagnostische Probleme auftreten, etwa bei der Abklärung mancher Veränderungen der Pinealisregion. In solchen Fällen kann auch heute die

10

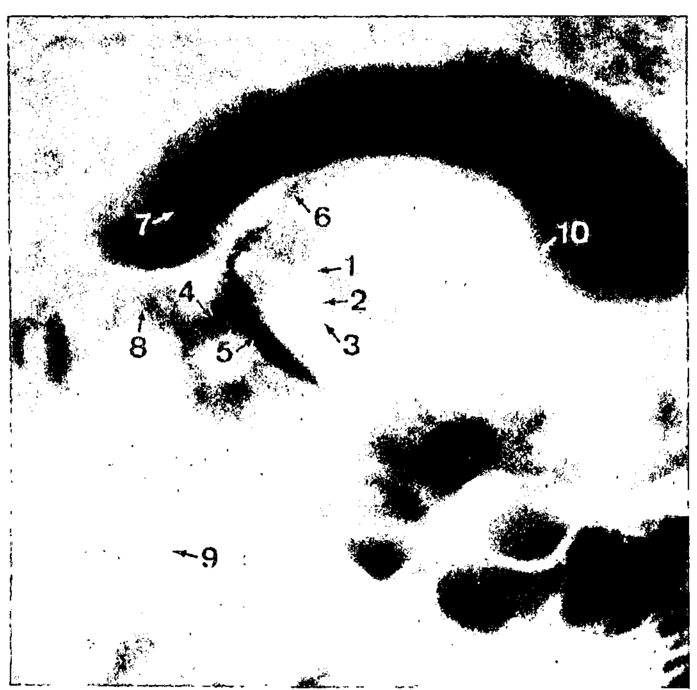

Abb. 5. Pneumenzephalographie, seitliche Übersichtsaufnahme. Normalbefund. Über die Mitte der Vierhügelplatte projizieren sich die Ambiensflügel. Das Splenium wird durch den dorsalen Anteil der Cisterna corporis callosi markiert. *1* Commissura habenularum (mit diskreter Verkalkung), *2* Commissura posterior, *3* Beginn des Aquädukts, *4* Vierhügelzisterne, *5* Ambiensflügel, *6* Cisterna veli interpositi, *7* Cisterna corporis callosi, *8* Oberwurmzisterne, *9* Boden des 4. Ventrikels, *10* Foramen Monroi

enzephalographische Darstellung der Liquorräume indiziert sein. Daher sollen im Rahmen der Röntgenanatomie der Pinealisregion Hinweise auf enzephalographische Befunde nicht fehlen (Abb. 5, 6, 7).

Literaturhinweise. Erstmals beschreiben Davidoff u. Dyke (1933) das Pneumenzephalogramm der Vierhügelplatte, die sie in 71% ihrer Pneumenzephalographien abgrenzen können. Von großem didaktischem Wert sind die Abbildungen pathologischer Ventrikulogramme des 3.Ventrikels und die entsprechenden Skizzen in der Publikation von Lysholm u. Mitarb. (1935). Lindgren u. Di Chiro (1953) beschreiben die Röntgenanatomie des Aquädukts. Die Röntgenanatomie der äußeren Liquorräume wird systematisch von Liliequist (1956 und 1959) dargestellt, wobei er ausführlich auf die Pneumographie des Mittelhirns und seiner Zisternen eingeht. Klaus (1958) untersucht die Beziehung zwischen der dorsalen Kontur des 3.Ventrikels und dem Kontrastbild der Ambiensflügel im seitlichen Pneumenzephalogramm und prägt das Kriterium der „Ventrikel-Zisternen-Distanz", die dem kürzesten Abstand zwischen der Hinterwand des 3.Ventrikels und der dorsalkonvexen Sichelfigur der Ambiensflügel (in seitlicher Projektion) entspricht – im Normalfall beträgt diese Distanz 6–14 mm, wobei die Ambiens-

11

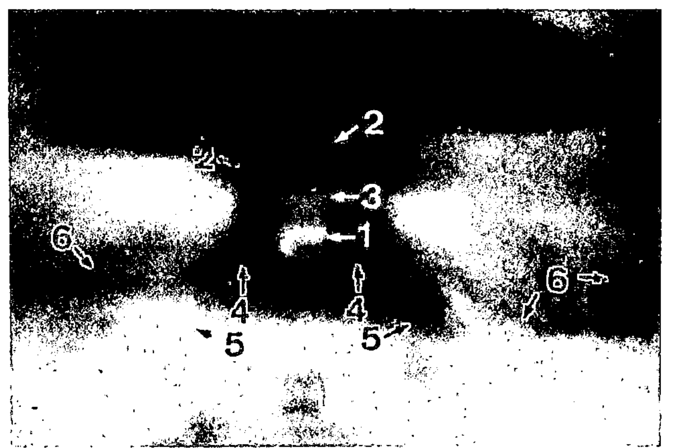

Abb. 6. Pneumenzephalographie, Tomogramm der Medianebene. Normalbefund. *1* Recessus suprapinealis, *2* Commissura habenularum (mit diskreter Verkalkung), *3* Recessus pinealis, *4* Commissura posterior, *5* Aquädukt, *6* Velum medullare anterius, *7* Vierhügelplatte, *8* Vierhügelzisterne, *9* Cisterna veli interpositi, *10* Cisterna corporis callosi, *11* Oberwurmzisterne

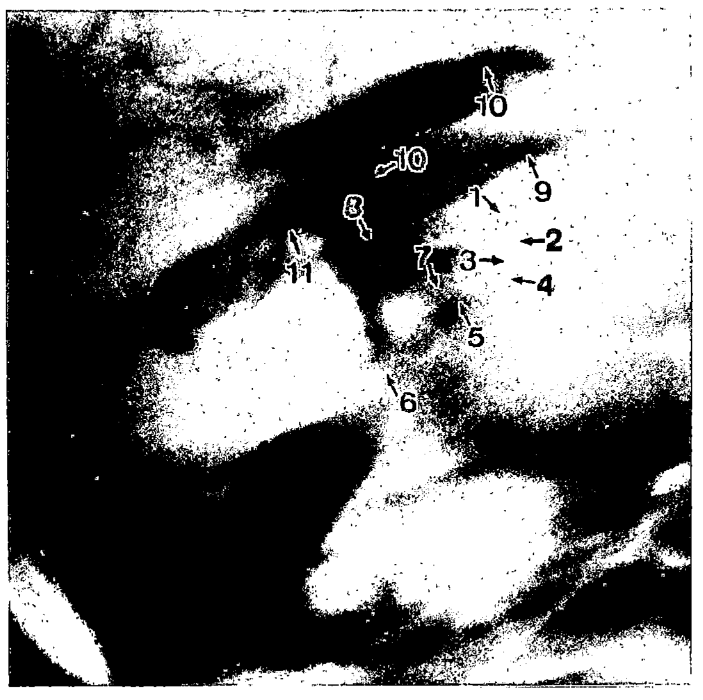

Abb. 7. Pneumenzephalographie, sagittales Tomogramm (halbaxial). Normalbefund. In der Vierhügelzisterne ist die verkalkte Pinealis unterhalb der Mündung der Vv. cerebri internae in die V. magna Galeni sichtbar. *1* Pinealis, *2* Vv. cerebri internae, *3* V. magna Galeni, *4* obere Vierhügel, *5* Ambienszisternen, *6* Ambiensflügel

flügel die oberen Vierhügel oder die Mitte der Vierhügelplatte überkreuzen (Abb. 5). Betz (1968) berichtet über pneumenzephalographische Befunde der Vierhügelzisterne und der angrenzenden Liquorräume und hebt den diagnostischen Wert der Enzephalotomographie hervor. Über normale und pathologische Befunde des Mittelhirns informieren Wende u. Ciba (1968), die auch auf untersuchungstechnische Fragen eingehen. Die umfassendsten und anschaulichsten Darstellungen der Liquorräume enthalten der Atlas von Di Chiro (1961) und die Monographie von Salamon u. Huang (1976).

c) Angiographie

Gefäßüberlagerungen und zahlreiche Verlaufsvarianten komplizieren die Röntgenanatomie der Gefäße der Pinealisregion, doch bestehen konstante Lagebeziehungen, die in seitlichen Angiogrammen erkennbar sind (Abb. 8). Deshalb sollen ein seitliches Arteriogramm (Abb. 9) und ein seitliches Phlebogramm (Abb. 10) das normale Gefäßbild der Pinealisregion veranschaulichen. Das arterielle Gefäßbild ist durch den Verlauf der Aa. chorioideae posteriores gekennzeichnet, das venöse durch die Lagebeziehung der V. cerebri interna zur V. magna Galeni und zur V. basalis.

Die A. chorioidea posteromedialis projiziert sich ventral der A. chorioidea posterolateralis (Abb. 9), sie ist im Mittelhirnbereich mehr oder minder geschlängelt – nach einem proximalen dorsalkonvexen Bogen folgt ein ventralkonvexer etwa in Höhe der Pinealis, der in eine distale dorsalkonvexe Krümmung übergeht; der daran anschließende, annähernd horizontale Endabschnitt der Arterie markiert das Dach des 3.Ventrikels, dessen Plexus chorioideus sie versorgt. Die A. chorioidea posterolateralis verläuft in einem eher weiten dorsalkonvexen Bogen entlang des Pulvinar zur Fissura chorioidea, um den Plexus chorioideus des Seitenventrikels zu versorgen. Nicht selten finden sich mehrere mediale, oft mehrere laterale Chorioidalarterien anstelle eines einzelnen Gefäßes (Zeal u. Rhoton

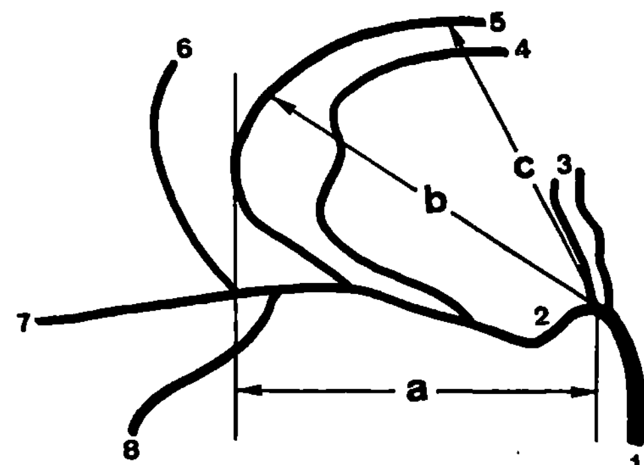

Abb. 8. Schematische Darstellung der A.cerebri posterior und ihrer proximalen Äste in Seitansicht (nach Löfgren und Huber). *1* A. basilaris, *2* A. cerebri posterior, *3* Aa. thalamoperforantes posteriores, *4* A. chorioidea posteromedialis, *5* A. chorioidea posterolateralis, *6* A. pericallosa posterior, *7* A. parietooccipitalis, *8* A. occipitotemporalis. Von Löfgren (1958) gemessene Strekken: **a** 28–46 mm, **b** 29–46 mm, **c** 25–37 mm

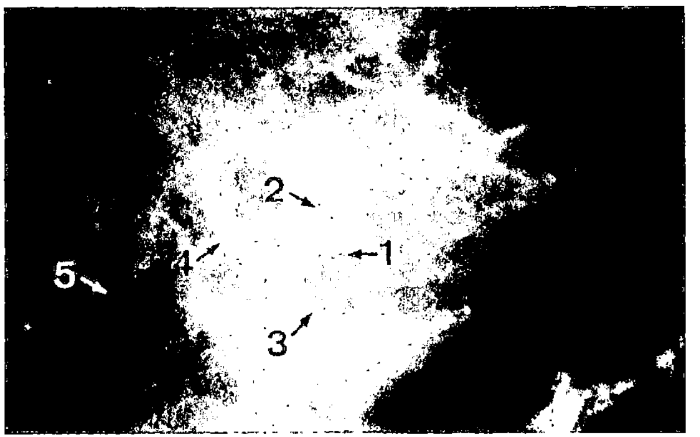

Abb. 9. Vertebralisangiographie, seitliches Vergrößerungsarteriogramm, Subtraktion. Normal-befund. Der nach Subtraktion nicht sichtbare Pinealiskalk ist durch ein gleichseitiges Dreieck markiert. *1* A. chorioidea posteromedialis, *2* A. chorioidea posterolateralis, *3* A. pericallosa posterior

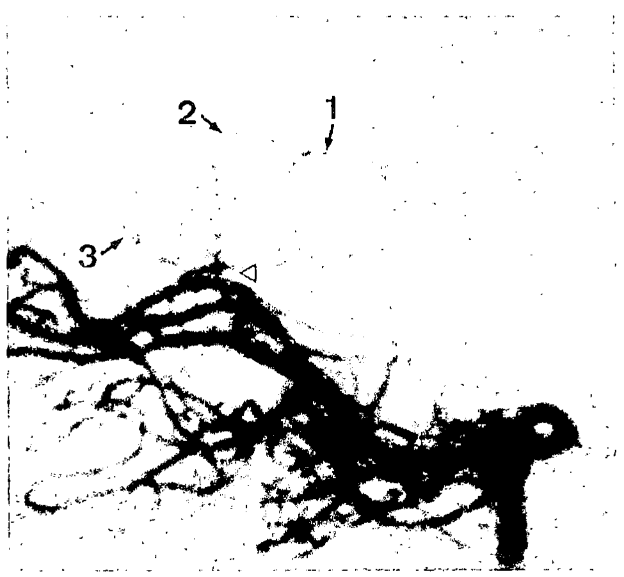

Abb. 10. Karotisangiographie, seitliches Phlebogramm. Normalbefund. Der Pinealiskalk proji-ziert sich innerhalb des von der V. cerebri interna und der V. basalis gebildeten Winkels. *1* Pinealiskalk, *2* V. cerebri interna, *3* V. basalis, *4* V. magna Galeni, *5* Sinus rectus

1978). Dorsal davon stellt sich häufig die A. pericallosa posterior dar, die um das Splenium zur Oberseite des Balkens zieht; manchmal ist ihre Anastomose mit der A. pericallosa anterior sichtbar. Die Abgangsstellen dieser Arterien sind überaus variabel und im Angiogramm nur selten zu lokalisieren. Aus der A. cerebri poste-rior entspringt proximal die A. chorioidea posteromedialis und distal die A. chorioidea posterolateralis (Galloway u. Greitz 1960, Wackenheim u. Braun

1970, Margolis u. Mitarb. 1974) – Salamon u. Huang (1976) geben eine umgekehrte Relation an. Die A. pericallosa posterior zweigt meist in der Vierhügelzisterne von der A. parietooccipitalis ab, manchmal von der A. chorioidea posterolateralis (Margolis u. Mitarb. 1974).

Im seitlichen Phlebogramm (Abb. 10) projiziert sich der Pinealiskalk innerhalb des Winkels, dessen Schenkel von der V. cerebri interna und der V. basalis gebildet werden; die Distanz der Pinealis zur V. cerebri interna beträgt 3–5 mm, zur V. basalis 5–8 mm (Wackenheim u. Braun 1970). Der innerhalb von Normgrenzen variabel gekrümmte Verlauf der V. cerebri interna in der Cisterna veli interpositi (Wolpert u. Mitarb. 1974) zeichnet das Dach des 3.Ventrikels nach. Der Endabschnitt der V. basalis markiert das supratentorielle Segment der Ambienszisterne. Dorsal der Pinealis, in der Vierhügelzisterne, mündet die V. basalis in die V. cerebri interna oder in die V. magna Galeni. Der Unterrand des Spleniums ist nicht immer am Verlauf der V. magna Galeni lokalisierbar, da diese Vene zum Sinus rectus ziehen kann, ohne sich ans Splenium anzulagern (Johanson 1953).

Die exakte angiographische Diagnostik der Pinealisregion geht über die Beurteilung der hier beschriebenen Gefäße und ihrer Lagebeziehungen weit hinaus, vor allem der Befund der Mittelhirn- und der Kleinhirnvenen kann diagnostisch entscheidend sein. Der neuroradiologischen Bedeutung der Gefäße der Pinealisregion entspricht die umfangreiche einschlägige Literatur, nur auf einige Arbeiten sei hingewiesen.

Literaturhinweise. Die Aa. chorioideae posteriores werden von Moniz (1940) als Äste der A. cerebri posterior erwähnt. Löfgren (1958) beschreibt erstmals ausführlich die Röntgenanatomie dieser Arterien und vermißt an 100 normalen seitlichen Vertebralisangiogrammen ihren Abstand von der Basilarisbifurkation (Abb. 8). Galloway u. Greitz (1960) betonen in einer anatomischen und radiologischen Studie, daß zwischen medialen und lateralen Chorioidalarterien unterschieden werden muß, und zeigen deren Verlaufsvarianten. Wackenheim u. Mitarb. (1968) stellen das normale Gefäßbild den angiographischen Befunden gegenüber, die bei Tumoren des Mittelhirns und seiner Nachbarschaft erhoben werden können. Über die Arterien der dorsalen Wand des 3.Ventrikels und ihre Beziehung zur Pinealis informiert Plets (1969). Die Monographie von Wackenheim u. Braun (1970) enthält nicht nur eine umfassende Darstellung der normalen und pathologischen angiographischen Befunde des Mittelhirns, sondern auch eine detaillierte Analyse der Literatur. Pachtman u. Mitarb. (1974) verfeinern die angiographische Diagnostik, indem sie eine Meßmethode entwickeln, die sowohl die Lage als auch die Distanz der medialen und lateralen Chorioidalarterien erfaßt und zur Schädelform in Beziehung setzt.

Die Neuroradiologie der tiefen Hirnvenen wird erstmals von Johanson (1953 und 1954) systematisch dargestellt. Huang u. Wolf (1965) beschreiben die topographische Anatomie und die angiographischen Befunde der Mittelhirn- und der oberen Kleinhirnvenen, die dem Abflußgebiet der V. magna Galeni angehören. Die Röntgenanatomie dieser Venen wird auch von Wackenheim u. Braun (1970) ausführlich erläutert. Tamaki und Mitarbeiter berichten 1973 und 1975 über die Venen der Pinealis, 1976 über die Venen der Vierhügelplatte; sie halten die Beur-

15

teilung dieser Gefäße im seitlichen Phlebogramm für diagnostisch wertvoll. Die neuroradiologische Bedeutung der Pinealisvenen erscheint jedoch beschränkt (Sones u. Hoffman 1975, Turtas 1975).

Detaillierte Informationen über die Arterien der Pinealisregion enthält die Gesamtdarstellung der Neuroradiologie der A. cerebri posterior von Margolis u. Mitarb. (1974). Ebenso umfassend ist die Beschreibung der Venen dieser Region von Huang u. Wolf (1974a und b). Auch in der Monographie von Huber (1979) finden sich ausführliche Angaben über die Röntgenanatomie der Gefäße der Pinealisregion. Besonders anschaulich und einprägsam ist die Darstellung der Anatomie und der Angiogramme dieser Gefäße in der Monographie von Salamon u. Huang (1976). Die Vielfalt der Vaskularisation des oberen Hirnstamms zeigt Schlesinger (1976) in einer umfangreichen, wohl unübertroffenen anatomischen Studie.

d) Computertomographie

Die Computertomographie der Pinealisregion ist von überragender diagnostischer Bedeutung, obwohl manche anatomische Einzelheiten im Computertomogramm nicht erkennbar sind. Abhängig von der Schichtdicke beschränkt der Partialvolumeneffekt die exakte Abgrenzung der Strukturen des Mittelhirns von den benachbarten Zisternen. Liquorräume von geringer Weite wie die Cisterna veli interpositi oder die Ambiensflügel können im Computertomogramm nicht beurteilt werden. Bei Kalkeinlagerungen in der Pinealis, in den Habenulae oder im Tentoriumrand stören die großen Dichteunterschiede zwischen den verkalkten Arealen und ihrer Umgebung die Bildwiedergabe der Pinealisregion. Nach der Statistik von Macpherson u. Matheson (1979) ist Pinealiskalk vom 20. Lebens-

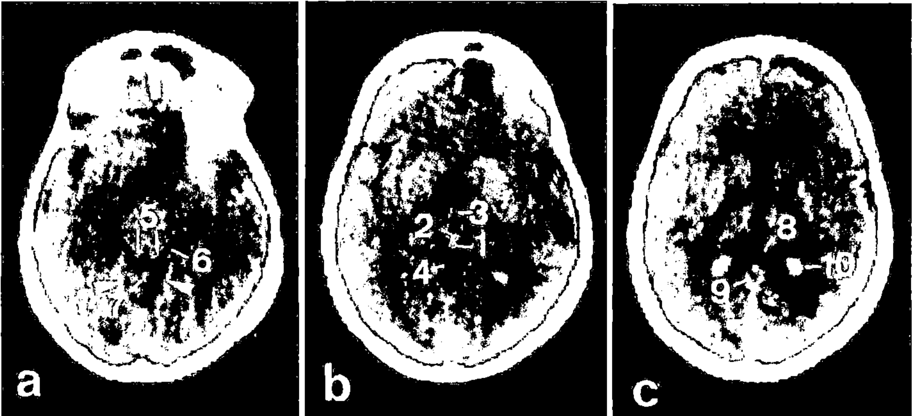

Abb. 11. Axiale Computertomographie: a Schicht in Höhe der oberen Vierhügel, b Schicht in Höhe der Pinealis, c Schicht in Höhe des Spleniums. Normalbefund. *1* Pinealis, *2* Commissura habenularum, *3* 3. Ventrikel, *4* Vierhügelzisterne, *5* obere Vierhügel, *6* Ambienszisterne, *7* Oberwurm, *8* Splenium, *9* Cisterna corporis callosi (dorsaler Anteil), *10* Plexuskalk; Tentoriumrand (▶)

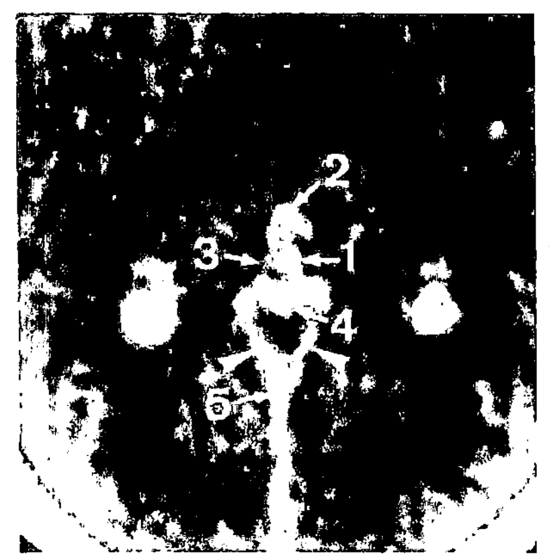

Abb. 12. Axiale Computertomographie nach intravenöser Kontrastmittelinjektion, Schicht in Höhe der Pinealis, Vergrößerung. Normalbefund. *1* Pinealiskalk, *2* Habenulakalk, *3* V. cerebri interna, *4* V. magna Galeni, *5* Sinus rectus; Tentoriumrand (▸)

jahr an in annähernd 80% der Computertomogramme sichtbar, etwa um 20% häufiger als in Schädelübersichtsaufnahmen.

Axiale Computertomogramme (Abb. 11, 12) sollen den Normalbefund der Pinealisregion veranschaulichen, da zur Abklärung dieser Region die axiale Computertomographie oft genügt – eher selten ist die koronare Computertomographie indiziert, wenn die Tentoriuminzisur beurteilt werden soll, um die Frage nach der supra- oder infratentoriellen Ausdehnung eines Prozesses zu beantworten. Zur Computertomographie der Pinealisregion ist die Kollimation schmaler Schichten vorteilhaft, die – bezogen auf die Orbitomeatallinie – gering von frontokranial nach okzipitokaudal geneigt sind (dies läßt sich durch Anteflexion des Kopfes des Untersuchten oder durch Rückwärtskippen der Gantry erreichen). Die Konturen der Tentoriuminzisur und die Strukturen des Mittelhirns sind besser in Schichten erkennbar, die von frontokaudal nach okzipitokranial gerichtet sind (Constant u. Mitarb. 1978, Berns u. Mitarb. 1981).

Deutlich sind im Computertomogramm (Abb. 11 b) die von den Thalami gebildeten lateralen Konturen des 3.Ventrikels sichtbar. Die dorsale Kontur des 3.Ventrikels verläuft unterhalb der Pinealis dorsalkonvex; in Höhe der Pinealis verläuft sie ventralkonvex oder geradlinig, wobei manchmal die Commissura habenularum abgrenzbar ist. Die Distanz zwischen dieser Kontur und dem Pinealisvorderrand beträgt meist weniger als 6 mm (Grossman u. Gonzalez 1977). Der Recessus suprapinealis kann nicht sicher vom dorsalen Anteil der Cisterna veli interpositi unterschieden werden. Die Vierhügelzisterne stellt sich als dreieckiges oder sichelförmiges liquordichtes Areal dar, das die Pinealis von dorsal umgreift; nur selten sind die Ambiensflügel als laterale Ausläufer dieses liquordichten Areals angedeutet.

Auf dem basal der Pinealis liegenden Schichtbild (Abb. 11 a) ist das Mittelhirn dargestellt. Lateral des Mittelhirns sind die Ambienszisternen als schmale liquordichte Zonen sichtbar. Dorsal der Vierhügelplatte liegt die Vierhügelzisterne, deren dorsale Kontur dem Vorderrand des Oberwurms entspricht. Der Aquädukt kann zwar als kleiner Bezirk von geringer Dichte ventral der Vierhügelplatte nachgewiesen, doch nicht sicher beurteilt werden.

Die kranial der Pinealis liegende Schicht (Abb. 11 c) zeigt das Splenium als parenchymdichtes Areal zwischen den Trigona der Seitenventrikel. Die dorsal des Spleniums sichtbare liquordichte Zone entspricht dem dorsalen Ende der Cisterna corporis callosi.

Im Kontrastmittel-Computertomogramm (Abb. 12) ist dorsal der Pinealis die V. magna Galeni sichtbar, der Sinus rectus stellt sich kontraststark dar. Die Anfärbung des Tentoriums erleichtert die Differenzierung zwischen supra- und infratentoriellen Strukturen (Naidich u. Mitarb. 1977a). Messina u. Mitarb. (1976) geben an, daß nach intravenöser Kontrastmittelinjektion keine signifikante Dichtezunahme der normalen Pinealis erfolgt. In der Literatur findet sich keine größere Untersuchungsserie, die diese Angabe bestätigt oder widerlegt. Da die Pinealis keine der Bluthirnschranke vergleichbare Barriere aufweist, würde man eher erwarten, daß sich Kontrastmittel in der Pinealis anreichert (Constant u. Mitarb. 1978).

Die Computertomographie der Pinealisregion nach intrathekaler Kontrastmittelinjektion ist in manchen Fällen diagnostisch wertvoll.

B. Pathologie

I. Nomenklatur und Tumorklassifikation

Die Nomenklatur der Tumoren der Pinealisregion ist uneinheitlich und nicht selten verwirrend. Dies beruht vor allem auf der unterschiedlichen histopathologischen Zuordnung durch verschiedene Autoren, aber auch darauf, daß manchmal klinisch und neuroradiologisch festgestellte Tumoren ohne Kenntnis ihrer Histologie als „Pinealome" bezeichnet werden. Wenn der Begriff „Pinealom" angewandt wird, sollte er sich auf Tumoren beschränken, deren Herkunft vom Pinealisparenchym nachgewiesen ist, während die Bezeichnung „Tumor der Pinealisregion" für alle Tumoren gelten soll, die aufgrund neurologischer Symptome und neuroradiologischer Befunde diagnostiziert und lokalisiert sind. Die neuralen Funktionsstörungen und die Röntgenbefunde sind weitgehend unabhängig von der Art des Tumors der Pinealisregion; die therapeutischen Probleme sind hingegen ohne Berücksichtigung der Tumorhistologie nicht lösbar, weshalb auf die Klassifikation der Tumoren der Pinealisregion und ihre Nomenklatur näher eingegangen werden muß.

1. Literaturübersicht

Die Klassifikation der Tumoren der Pinealisregion ist im Schrifttum ähnlich uneinheitlich wie ihre Nomenklatur. Selbst die im Rahmen der Weltgesundheitsorganisation erarbeitete Klassifikation (Zülch 1979) ist nicht einstimmig (Zülch 1980). Ein Rückblick auf Berichte über Tumoren der Pinealisregion soll die Probleme ihrer histopathologischen Zuordnung verständlich machen. Die Klassifikation von Russell u. Rubinstein (1977) wird vorangestellt, um eine Orientierung der Ergebnisse älterer Arbeiten an dieser heute gängigen Einteilung zu ermöglichen (Tabelle 1).

Tabelle 1. Klassifikation raumfordernder Prozesse der Pinealisregion (Russell u. Rubinstein 1977)

I. Teratome:	1. typisches Teratom und Teratoid
	2. Germinom oder atypisches Teratom
II. Pinealome:	1. Pineoblastom
	2. Pineozytom
III. Gliome und andere Tumoren	
IV. Zysten	

Bailey u. Jelliffe (1911) fassen 59 während des vorigen und anfangs dieses Jahrhunderts veröffentlichte Fälle von Tumoren der Pinealisregion zusammen und teilen deren klinische und autoptische Befunde mit, ohne Fragen der Tumorklassifikation zu erörtern; der älteste von ihnen angeführte Bericht stammt von Blane (1800) – dieser Autor beschreibt die Krankengeschichte eines nach dreijähriger Krankheit im Alter von 36 Jahren an einem Tumor der Pinealisregion verstorbenen Mannes und stellt im Obduktionsbericht bereits damals die auch heute in vielen Fällen offenbleibende Frage, ob ein primärer Pinealistumor vorliegt, oder ob der Tumor von benachbarten Strukturen ausgegangen ist und die Pinealis zerstört hat. Weigert (1875) beschreibt als erster ausführlich ein Teratom der Pinealisregion. Über ein Gliom dieser Region wird erstmals von Duffin (1876) berichtet.

Giebel (1921) findet in der Literatur 51 „Zirbeldrüsentumoren" und untersucht histologisch zwei eigene Fälle, die er als Sarkom und als Dermoid diagnostiziert. In seiner Zusammenstellung steht die Anzahl der Sarkome und der Teratome im Vordergrund.

Krabbe (1923) unterscheidet zwischen Tumoren, die den Platz der Pinealis einnehmen und sie völlig zerstören können, und Tumoren, die aus dem Pinealisgewebe hervorgehen. Er führt den Begriff „Pinealom" ein.

Horrax u. Bailey (1925) beziehen ihre Einteilung der Pinealome auf die histologische Entwicklung der Pinealis und stellen dem spongioblastischen Typ das Pinealom vom Erwachsenentyp gegenüber – die Zellen des spongioblastischen Typs entsprächen undifferenzierten Gliazellen der fetalen Pinealis, während das Pinealom vom Erwachsenentyp die Histologie der ausgereiften Pinealis widerspiegle und neben Gliazellen vorwiegend Pinealisparenchymzellen enthalte. Nach McGovern (1949) ist das „spongioblastische Pinealom" dem Pineoblastom zuzuordnen, nach Dayan u. Mitarb. (1966) ist das „Pinealom vom Erwachsenentyp" als atypisches Teratom (Germinom) aufzufassen.

Haldeman (1927) berichtet über zwei Gliome der Pinealisregion und führt eine Tabelle von 113 publizierten „Pinealistumoren" an, wobei der Anteil der Gliome (einschließlich der beiden eigenen Fälle) 11%, der Anteil der Teratome 19% beträgt.

Von den Teratomen grenzt Hosoi (1930) die Teratoide ab, bei denen nicht – wie bei Teratomen – die Derivate aller drei Keimblätter erkennbar seien, sondern nur ekto- und mesodermale Strukturen neben nicht klassifizierbaren Gewebselementen. Seine Zusammenstellung von 18 intrakraniellen Teratomen und 23 intrakraniellen Teratoiden enthält 13 Teratome und sechs Teratoide der Pinealisregion.

Globus u. Silbert (1931) stellen eine histologische Übereinstimmung der Pinealome mit verschiedenen Entwicklungsphasen der Pinealis fest. Diese Übereinstimmung demonstrieren sie an sieben Tumoren, wovon die Mehrzahl Gewebsstrukturen aufweist, die dem Mosaikmuster des späten fetalen und frühen postnatalen Stadiums der Pinealis entsprechen. Zwei Zelltypen seien für diese Tumoren charakteristisch – große, helle Parenchymzellen und kleine, chromophile Zellen, die als Bindegewebselemente anzusehen seien, da aus solchen Zellen das Stützgewebe der Pinealis hervorgehe; aufgrund ihrer bidermalen Herkunft könnten die Pinealome als „autochthone Teratoide" bezeichnet werden. Es fällt auf, daß Globus u. Silbert (1931) in einigen Fällen neben dem Tumor eine intakte Pinealis festgestellt haben. Normale Strukturen der durch Tumordruck abgeflachten Pinealis hat auch McLean (1935) bei einem „para-pinealen" Teratom nachgewiesen. Bei dem von Bochner u. Scarff (1938) beschriebenen Teratom ist die Pinealis hingegen nicht abgrenzbar, innerhalb des Teratoms finden sich Areale, die dem Pinealisgewebe im Säuglingsalter ähneln (bei diesem Tumor dürfte es sich um ein mit einem Germinom kombiniertes Teratom handeln).

Del Río-Hortega (1933) unterscheidet zwischen undifferenzierten Pinealistumoren, den Pineoblastomen, und eher differenzierten Pineozytomen. Für Pineoblastome charakteristisch seien den Lymphozyten ähnliche Zellen in lobulärer Anordnung, für Pineozytome ebenso angeordnete zytoplasmareiche Zellen mit großen Kernen. Oft fänden sich Pinealistumoren in einiger Entfernung von der Pinealis; diese hätten sich aus ektopischen Pinealiszellen entwickelt.

Zwei Zelltypen – doch kein Mosaikmuster – finden Friedman u. Plaut (1935) bei der Untersuchung eines Tumors der Pinealisregion mit zerebrospinalen Metastasen. Sie bezweifeln die Auffassung von Globus u. Silbert (1931) über die chromophilen Zellen der Pinealistumoren und meinen, daß auch diese für die Pinealis spezifisch (und nicht mesodermaler Herkunft) seien; deshalb sei die Bezeichnung „Pinealozytom" zutreffend.

Baggenstoss u. Love (1939) unterteilen die Pinealistumoren in drei Gruppen. Neben spongioblastischen Pinealomen (Horrax u. Bailey 1925) und Pinealomen, die verschiedenen Entwicklungsphasen der normalen Pinealis entsprechen (Globus u. Silbert 1931), geben sie aus Ependymom- und Pinealomelementen bestehende Tumoren an, die sie als „pineale Ependymome" bezeichnen. Für die Herkunft der pinealen Ependymome von der Pinealis spreche, daß bei diesen Tumoren normales Pinealisgewebe nicht mehr nachweisbar sei. Eine normale, von Tumorgewebe umgebene Pinealis stellt Mackay (1939) bei einem alle Ventrikelwände infiltrierenden Tumor fest, dessen histologische Untersuchung ein „Pinealom vom Zweizelltyp" mit ependymalen Tumorelementen ergibt.

Globus betont 1941 neuerlich die Beziehung zwischen der Ontogenese der Pinealis und dem Zellbild der Pinealistumoren. Das typische Pinealom spiegle die Struktur der Pinealis des Neugeborenen wider; da ependymales Gewebe bei der Pinealisentwicklung eine Rolle spiele und Ependymoblasten mit Spongioblasten eng verwandt seien, kämen manchmal spongioblastische Pinealome vor.

Anhand von sieben eigenen und 51 aus der Literatur zusammengestellten Fällen entwickeln Russell u. Sachs (1943) eine klare Definition ihres Pinealombegriffs. Dieser Begriff gelte nur für einen Tumor, der die beiden charakteristischen Zelltypen enthält, nämlich große Zellen, die den Pinealisparenchymzellen entsprechen, und kleine Zellen, die jenen des kindlichen Pinealisgewebes ähneln und oft von Lymphozyten nicht zu unterscheiden sind. Die Anordnung dieser beiden Zelltypen erinnere in vielen Fällen an das Mosaikmuster der Pinealis zur Zeit der Geburt. Die Autoren stellen dieses Mosaikmuster bei 34 von 58 Pinealomen fest.

In ihrem Bericht über zwei „Tumoren vom Zweizelltyp" halten Krayenbühl u. Zollinger (1943) die großen Zellen für von der Pinealis stammende Tumorzellen, weshalb die Bezeichnung „Pinealozytom" zutreffe – der Begriff „Pinealom" habe nur lokalisatorische Bedeutung; die kleinen Zellen seien Lymphozyten als Zeichen einer entzündlichen Reaktion auf den Tumor. Auch Berblinger (1944) –

der aber die kleinen Zellen nicht für Lymphozyten, sondern für embryonale Pinealiszellen hält – plädiert für die Bezeichnung „Pinealozytom", „wobei unreife und reife Formen unterschieden werden können. Der Name Pinealom wird am besten aufgegeben, auch dann, wenn man damit nichts anderes sagen will, als daß eine in der Zirbel lokalisierte Geschwulst vorliegt."

Die von Russell (1944) vertretene Auffassung über die Tumorgenese der Pinealome führt zu einer grundsätzlich neuen Klassifikation der Tumoren der Pinealisregion. Nach Russell (1944) ist der „Tumor vom Zweizelltyp" – das sogenannte Pinealom – kein von der Pinealis stammender Tumor, sondern ein atypisches Teratom. Sie begründet diese Ansicht mit folgenden Argumenten: die großen Tumorzellen unterschieden sich morphologisch und histochemisch von den Pinealisparenchymzellen; die Gewebsstruktur des „Pinealoms" habe nur eine oberflächliche Ähnlichkeit mit dem Mosaikmuster der Pinealis des Neugeborenen; die kleinen Tumorzellen seien von Lymphozyten nicht zu unterscheiden, während die kleinen Zellen der Neugeborenenpinealis unreife Pinealozyten sein dürften. In Serienschnitten von „Tumoren vom Zweizelltyp" stellt sie epitheliale Formationen und Knorpelgewebe fest, was an eine Verwandtschaft dieser Tumoren mit Teratomen denken lasse; für diese Verwandtschaft spreche auch der Nachweis von Tumorgewebe vom „Zweizelltyp" in intrakraniellen Teratomen. Russell (1944) hebt die histologische Ähnlichkeit hervor, die zwischen „Tumoren vom Zweizelltyp" und Seminomen besteht – worauf sie schon viele Jahre früher, in einer Publikation von Harris u. Cairns (1932), hingewiesen hat, wie auch Benecke (1936) in einem Bericht über einen Tumor der Pinealisregion (in diesem Fall fand sich außerdem ein supraselläres Teratom). Da Seminome als atypische Teratome aufgefaßt werden und „Tumoren vom Zweizelltyp" den Seminomen histologisch ähnlich sind, könne man schließen, daß es sich bei den „Pinealomen" um atypische Teratome handelt und nicht um Tumoren, die vom Pinealisparenchym ausgehen. Den atypischen Teratomen („Pinealomen") stellt Russell (1944) seltene „echte Pinealome" gegenüber, die von der Pinealis stammen; die Histologie eines solchen Tumors erläutert sie anhand eines Fallberichts.

Friedman (1947) weist darauf hin, daß die von Russell (1944) als atypische Teratome bezeichneten Tumoren mit Seminomen und Dysgerminomen histologisch identisch sind und schlägt für alle diese Tumoren den gemeinsamen Begriff „Germinom" vor, da sie wahrscheinlich aus Keimzellen entstehen.

Walton (1949) nimmt an, daß viele Tumoren der Pinealisregion Germinome seien. Seinen Zweifel am pinealen Ursprung dieser Tumoren stützt er auf seine Befunde bei zwei Teratomen der Pinealisregion mit Germinomanteilen – in einem Fall war die Pinealis intakt, im anderen nicht mehr abgrenzbar.

McGovern (1949) meint, daß theoretisch auch ein „echter" Pinealistumor neben einer normalen Pinealis vorkommen könne, wenn sich die eine Pinealisanlage in einen Tumor umwandelt, die andere hingegen normal entwickelt. Er berichtet über vier Tumoren der Pinealisregion, die er aufgrund ihrer histologischen Ähnlichkeit mit der fetalen Pinealis als echte Pinealistumoren auffaßt, und unterscheidet je nach Differenzierungsgrad zwischen Pinealoblastomen und Pinealozytomen. In seiner Klassifikation sind Pinealoblastome, Pinealozytome, Ganglioneurome, Gliome und Teratome angeführt; Germinome werden den Teratomen zugeordnet und Teratome als häufigste Tumoren der Pinealisregion angegeben.

Die Tumorklassifikation, die Teratome in den Vordergrund stellt, findet in
der Folgezeit vor allem deshalb keine allgemeine Anerkennung, weil die Meinun-
gen über die Histogenese des „Germinoms" divergent bleiben – einige Autoren
fassen diesen Tumor weiterhin als Tumor des Pinealisparenchyms auf und nicht
als (atypisches) Teratom. Kalm u. Magun (1950) halten die kleinen Zellen dieses
Tumors für Pinealoblasten (nicht für Lymphozyten) und verstehen unter Pinealom „das geschwulstmäßige Wachstum der Pinealoblasten mit Erhaltenbleiben
der normalen Zellreifung"; sie begründen diese Auffassung mit dem Nachweis
von Übergangsformen zwischen unreifen und reifen Pinealiszellen in einem solchen Tumor. Ringertz u. Mitarb. (1954) unterteilen die Pinealome in Tumoren
vom Germinomtyp, vom Zweizelltyp und vom Erwachsenentyp und grenzen
davon Teratome ab. Als Pinealome definiert Zülch (1956) „diejenigen Tumoren, die den Bau der normalen Zirbel oder ihrer Zellen im großen und ganzen
wiederholen"; er unterscheidet undifferenzierte Pinealome (die er auch als
„Medulloblastome der Pinealis" bezeichnet), anisomorphe Pinealome, die am
häufigsten vorkämen und für die der „Zweizelltyp" charakteristisch sei (die Ähnlichkeit dieser Tumoren mit Seminomen „sollte nicht zur Auffassung der Identität oder Homologie verleiten"), und isomorphe Pinealome mit weitgehend homo-
genem Zellbild – bei den undifferenzierten Pinealomen kann es sich um
Pineoblastome handeln, die anisomorphen Pinealome sind nach Oswald u. Hedinger (1972) mit Germinomen identisch. Als Pinealoblastome und Pinealozytome bezeichnet Weber (1963) „Tumoren, die den Aufbau entweder der Entwicklungsstufen oder der reifen Epiphyse nachahmen"; diese Tumoren könnten sich
in der Pinealisregion oder ektopisch aus einer verlagerten Pinealisanlage entwik-
keln.

Der Auffassung, „Tumoren vom Zweizelltyp" entwickelten sich aus Pinealisparenchym, widersprechen Dayan u. Mitarb. (1966). Sie berichten über zehn
atypische Teratome nach Russell (1944) oder Germinome nach Friedman (1947),
davon acht in der Pinealisregion. Bei Durchsicht der Literatur und Auswertung
der histologischen Abbildungen und Befundbeschreibungen finden sie Mitteilungen über 105 intrakranielle Germinome (davon 79 in der Pinealisregion), darunter
Tumoren, die Horrax u. Bailey (1925), Globus u. Silbert (1931), Baggenstoss u.
Love (1939), Mackay (1939), Globus (1941), Krayenbühl u. Zollinger (1943),
Russell u. Sachs (1943), Berblinger (1944), Kalm u. Magun (1950) und Weber
(1963) als Tumoren des Pinealisparenchyms klassifiziert haben.

Wie uneinheitlich die Nomenklatur und die histopathologische Zuordnung
der Tumoren der Pinealisregion auch sei, im wesentlichen enthalten die in der
Literatur angeführten Klassifikationen Pinealisparenchymtumoren, Teratome
(und andere von Keimzellen stammende Tumoren) und Gliome (McGovern
1949, Mahaim 1953, Ringertz u. Mitarb. 1954, David u. Mitarb. 1963, Russell u.
Bowerman 1968, Rubinstein 1972, Smith u. Estridge 1974, DeGirolami 1977,
Russell u. Rubinstein 1977), wobei die von Russell u. Rubinstein (1977) vorgeschlagene Tumoreinteilung (Tabelle 1) zunehmend anerkannt wird. Diese Einteilung wird auch in der Tumorklassifikation der Weltgesundheitsorganisation
(Zülch 1979) berücksichtigt, allerdings plädiert Zülch (1980) dafür, bei „Tumoren
vom Zweizelltyp" zwischen Pinealisparenchymtumoren (anisomorphen Pinealomen) und Germinomen aufgrund histochemischer Merkmale zu unterscheiden.

2. Einteilung raumfordernder Prozesse der Pinealisregion

Die hier angewandte Einteilung raumfordernder Prozesse der Pinealisregion
(Tabelle 2) ist nicht als Versuch einer neuen histopathologischen Ordnung zu
verstehen, sondern sie soll bei diagnostischen und therapeutischen Problemen als
Leitfaden dienen.

II. Tumorwachstum in der Pinealisregion

Grundsätzlich gelten histogenetische Kriterien, wonach Tumoren der Pinealisregion entweder von normalerweise in dieser Region vorhandenen Gewebselemen-

Tabelle 2. Raumfordernde Prozesse der Pinealisregion

Pinealiszelltumoren	Pineozytome	
	Pineoblastome	
Keimzelltumoren	Germinome	
	Teratome	
	hochmaligne Keimzelltumoren	embryonale Karzinome
		entodermale Sinustumoren
		Choriokarzinome
Gliome	Astrozytome	
	pilozytische Astrozytome (Spongioblastome)	
	Oligodendrogliome	
	Glioblastome	
Seltene Tumoren	Ependymome	
	Plexuspapillome	
	Medulloblastome	
	neuronale Tumoren	Gangliogliome und Ganglioneurome
		Neuroblastome
	Meningeome	
	Hämangioperizytome	
	Melanome	
	Lymphome	
	Hämangioblastome	
	Dermoide und Epidermoide	
	Lipome	
	Chemodektome	
	Metastasen	
Nicht tumoröse raumfordernde Prozesse		
	Zysten	Pinealiszysten
		Arachnoidalzysten
	Gefäßmißbildungen	Mißbildungen mit Dilatation der
		V. magna Galeni
		kavernöse Angiome
		Teleangiektasien
		venöse Angiome
	Granulome	Sarkoide
		Tuberkulome
		Gummen

ten stammen oder sich aus Zellen entwickeln, die in der Pinealisregion normalerweise nicht vorkommen. Zur ersten Tumorgruppe gehören Pinealiszelltumoren, Gliome, Ependymome, Plexuspapillome, neuronale Tumoren und Meningeome (des Velum interpositum oder des Tentoriumrandes). Zur zweiten Gruppe gehören hauptsächlich Keimzelltumoren.

Tumoren der Pinealisregion entstehen entweder innerhalb der Pinealis oder in ihrer Nachbarschaft. Ein in der Pinealis wachsender Tumor geht meist von Pinealisparenchymzellen aus, seltener von anderen in der Pinealis vorhandenen Zellen, etwa von Astrozyten. Nicht ausgeschlossen ist, daß fremde Gewebselemente in die Pinealis gelangen und einen Tumor bilden können – insofern ist die Entwicklung eines Keimzelltumors innerhalb der Pinealis möglich; Metastasen in der Pinealis sind sehr selten.

Durch Tumorwachstum in der Pinealis wird normales Pinealisgewebe an den Tumorrand gedrängt, vom Tumor eingeschlossen, infiltriert oder zerstört. Durch Tumorwachstum neben der Pinealis wird die Pinealis verlagert, komprimiert, vom Tumor eingeschlossen, infiltriert oder zerstört.

III. Häufigkeit der Tumoren der Pinealisregion

Es ist schwierig zu ermitteln, wieviel Prozent von allen intrakraniellen Tumoren in der Pinealisregion liegen. Große Tumorsammlungen sind nicht nach der Lokalisation, sondern nach histologischen Kriterien aufgeschlüsselt, wobei offen bleibt, ob unter den als Pinealome bezeichneten Tumoren Pinealiszelltumoren oder Germinome (oder beide) zu verstehen sind.

Im neurochirurgischen Krankengut von Grant (1956) sind 0,6% von 2022 primär intrakraniellen Tumoren „Pinealome". Nach Smith u. Estridge (1974) sind in den Vereinigten Staaten 0,5–1,6% der intrakraniellen Tumoren „Pinealistumoren". In der Sammlung von Zülch (1975) beträgt die Häufigkeit der „Pinealome" 0,5% (von 9000 intrakraniellen Tumoren). Das Krankengut von Weber (1963) enthält unter 2873 Patienten mit intrakraniellen Tumoren, Hirnabszessen und Tuberkulomen elf (0,4%) mit Tumoren der Pinealisregion unterschiedlicher Histologie.

Bei Kindern und Jugendlichen kommen Tumoren der Pinealisregion häufiger vor. Im Krankengut von Kraus u. Koos (1967) – 670 Fälle – beträgt der Anteil der „Pinealome" an den intrakraniellen raumfordernden Prozessen 1,5%, im Krankengut von Harwood-Nash u. Fitz (1976) 3,1% (von 575 Tumoren), in dem von Krenkel (1972) – 413 Fälle – hingegen nur 0,5%. Von den 700 intrakraniellen raumfordernden Prozessen der Serie von Koos u. Miller (1971) finden sich 30 (4,3%) in der Pinealisregion. Aus einer Tabelle, in der Slooff u. Slooff (1974) größere Tumorserien des Schrifttums zusammengestellt haben (insgesamt 3022 intrakranielle Tumoren), läßt sich für Tumoren der Pinealisregion im Kindes- und Jugendalter eine Häufigkeit von 4,6% errechnen.

Auffallend hoch ist die Inzidenz der Tumoren der Pinealisregion bei Japanern (Katsura u. Mitarb. 1959, Araki u. Matsumoto 1969, Behrend 1974, Smith u. Estridge 1974, Zülch 1975, Sano 1976a, Russell u. Rubinstein 1977). Die statistische Auswertung des neurochirurgischen Krankengutes japanischer Kliniken von Katsura u. Mitarb. (1959) ergibt für „Pinealome der Pinealisregion" eine Häufigkeit von 2,9% (bezogen auf 2874 primär intrakranielle Tumoren); der entsprechende Anteil bei Patienten unter 15 Jahren beträgt 6,4% (von 578 Tumoren) – ein annähernd gleicher Prozentsatz (6,2%) läßt sich aus der Statistik von Ito (1955) errechnen, die die Autopsien von 836 primär intrakraniellen Tumoren im Kindesalter umfaßt. In der Statistik von Araki u. Matsumoto (1969) beträgt der Anteil der „Pinealome und Pineoblastome der Pinealisregion" 4,5% und der Teratome der Pinealisregion 2,2% (bezogen auf 1802 autopsierte Tumoren) – somit 6,7% Tumoren der Pinealisregion (ohne Gliome und seltene Tumoren); von diesen sind fast 50% vor dem 16. Lebensjahr aufgetreten. Man nimmt an, daß die hohe Inzidenz dieser Tumoren bei Japanern durch das häufige Vorkommen von Keimzelltumoren bedingt ist (Russell u. Rubinstein 1977, Takeuchi u. Mitarb. 1978, Koide u. Mitarb. 1980). Nach Koide u. Mitarb. (1980) sind Pinealiszelltumoren in Japan seltener als in den Vereinigten Staaten.

Relative Häufigkeit der einzelnen Tumorarten

Die Häufigkeitsverteilung der verschiedenen Tumoren der Pinealisregion, aufgeschlüsselt nach ihrer Histologie, läßt sich nur annähernd ermitteln. Dazu können nur Tumorserien mit einheitlicher und heute weitgehend anerkannter Nomenklatur herangezogen werden. Solche Tumorserien sind selten, ihre Fallzahlen sind gering. Bei ihrer Zusammenstellung und Interpretation müssen Unsicherheitsfaktoren in Kauf genommen werden: viele Serien enthalten auch unverifizierte Tumoren; die histologische Diagnose der verifizierten Tumoren stützt sich entweder auf eine Autopsie oder auf eine Biopsie, manchmal nur auf den liquorzytologischen Befund; das (häufige) Vorkommen „gemischter" Keimzelltumoren wird in den Tumorserien nicht berücksichtigt (es kann sein, daß bei der Biopsie eines „gemischten" Tumors der vorwiegende Gewebsanteil nicht erfaßt wird). Trotz dieser Unsicherheitsfaktoren soll versucht werden, aus einer Zusammenstellung von Tumorserien (Tabelle 3) einen Hinweis auf die Häufigkeitsverteilung der Tumoren der Pinealisregion zu erhalten.

Die Auswertung dieser Tumorserien erlaubt nur eine grobe Schätzung der Häufigkeit der verschiedenen Tumoren der Pinealisregion. Es zeigen sich jedoch Relationen (Abb. 13), die mit Angaben im Schrifttum übereinstimmen. Auffallend niedrig ist der Anteil der Pinealiszelltumoren (16%), worauf auch Russell u. Rubinstein (1977) hinweisen; nach McGovern (1949) sind weniger als ein Fünftel der Tumoren der Pinealisregion „echte Pinealistumoren", nach Brady (1977) beträgt ihr Anteil 20%, nach Smith u. Estridge (1974) 26%. Das deutliche Überwiegen der Germinome (36%) entspricht den Angaben von Smith u. Estridge (1974) und Russell u. Rubinstein (1977), daß Germinome die häufigsten Tumoren der Pinealisregion sind; nach Rubinstein (1972) sind sogar mehr als 50% dieser Tumoren Germinome. Die Relation zwischen Germinomen und Teratomen von 2:1 findet sich auch in den Serien primär intrakranieller Keimzelltumoren von Albrechtsen u. Mitarb. (1972) und Jellinger (1973), die etwa doppelt soviel Germinome wie Teratome enthalten. Der Anteil der Gliome (16%) ist ungefähr so

26

Tabelle 3. Tumoren der Pinealisregion – Tumorserien im Schrifttum

	verifizierte Tumoren	Pinealis-zelltumoren	Germinome	Teratome	Gliome	andere Tumoren
DeGirolami u. Schmidek (1973)	31	8	10	3	8	2
Tod u. Mitarb. (1974)	11	2	9	–	–	–
Harwood-Nash u. Fitz (1976)	18	1	8	7	–	2
Wray (1977)	14	1	5	–	6	2
Jenkin u. Mitarb. (1978)	19	1	11	3	3	1
Lin u. Mitarb. (1978 b)	32	5	15	12	–	–
Pecker u. Mitarb. (1978)	11	2	6	2	1	–
Sung u. Mitarb. (1978)	12	3	4	3	2	–
Hase u. Mitarb. (1979 b)	11	2	4	1	2	2
Neuwelt u. Mitarb. (1979)	19	4	3	–	4	8
Onoyama u. Mitarb. (1979)	16	–	5	6	5	–
Stein (1979 a)	18	1	6	3	6	2
Chapman u. Linggood (1980)	11	3	1	–	3	4
Chang u. Mitarb. (1981)	16	1	5	6	1	3
Ventureyra (1981)	10	2	2	1	2	3
Wood u. Mitarb. (1981)	24	5	3	1	5	10
Jooma u. Kendall (1983)	33	6	15	8	3	1
eigenes Material	32	7	9	2	4	10
	338	54	121	58	55	50
		16%	36%	17%	16%	15%

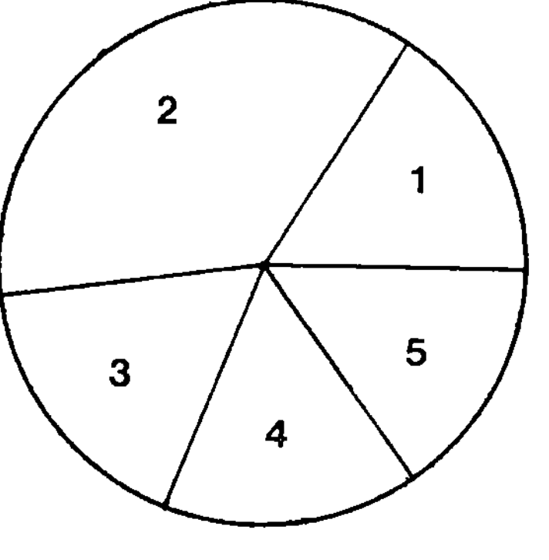

Abb. 13. Häufigkeitsverteilung der Tumoren der Pinealisregion. *1* Pinealiszelltumoren: 16%, *2* Germinome: 36%, *3* Teratome: 17%, *4* Gliome: 16%, *5* andere Tumoren: 15%

hoch wie der Prozentsatz (23%), den die Auswertung einer Tabelle von Weber (1974) ergibt, die 202 Tumoren der Mittelhirnregion umfaßt.

Es läßt sich schließen, daß ein Drittel der Tumoren der Pinealisregion Germinome sind, je etwa ein Sechstel Pinealiszelltumoren, Teratome und Gliome; der Anteil aller anderen Tumoren beträgt ebenfalls ein Sechstel. Mehr als die Hälfte der Tumoren der Pinealisregion sind Keimzelltumoren – davon sind zwei Drittel Germinome und fast ein Drittel Teratome, hochmaligne Keimzelltumoren sind selten. Wenn man davon ausgeht, daß in früheren Statistiken (Grant 1956, Zülch 1975) die Pinealiszelltumoren und die Germinome als „Pinealome" zusammengefaßt sind und daß deren Inzidenz 52% (Tabelle 3) beträgt, kann man schätzen, daß 1,0–1,2% der intrakraniellen Tumoren (bei Europäern und Amerikanern) in der Pinealisregion liegen.

IV. Pinealiszelltumoren

Pinealiszelltumoren sind Tumoren, die von Pinealisparenchymzellen stammen. Man unterscheidet zwischen undifferenzierten Pineoblastomen und Pineozytomen, die histologisch der ausgereiften Pinealis ähnlich sind.

Pineoblastome sind sehr zellreich, ihre Struktur erinnert manchmal an das Mosaikmuster der fetalen Pinealis. Nach Rubinstein (1972) und Russell u. Rubinstein (1977) unterscheidet sich das Mosaikmuster der Pineoblastome vom „Zweizelltyp" der Germinome durch die Anordnung des gefäßführenden Bindegewebes – dieses findet sich bei Pineoblastomen im Zentrum von Arealen größerer Tumorzellen, die von kleinen Tumorzellen umgeben sind, während bei Germinomen das Bindegewebe in der Peripherie der Tumorzellareale liegt. Pineoblastome ähneln histologisch den Medulloblastomen (Rubinstein 1972, Smith u. Estridge 1974, Russell u. Rubinstein 1977, Tapp 1979, Borit u. Mitarb. 1980).

Die Zelldichte der Pineozytome ist im Vergleich zu Pineoblastomen geringer, das Zellbild differenzierter. Oft sind die Tumorzellen in unregelmäßigen Rosetten angeordnet, nach Borit u. Mitarb. (1980) ein charakteristischer Befund. Für die Herkunft der Pineozytome vom Pinealisparenchym spricht nicht nur ihre lichtmikroskopische Ähnlichkeit mit der Pinealis, sondern auch die von Nielsen u. Wilson (1975) festgestellte elektronenmikroskopische Ähnlichkeit der Tumorzellen mit Pinealozyten; Nielsen u. Wilson (1975) haben außerdem nachgewiesen, daß sich Pinealiszelltumoren im Elektronenmikroskop von Germinomen deutlich unterscheiden.

Mitosen. Mitosen kommen verschieden oft vor. Nach DeGirolami u. Schmidek (1973) und Borit u. Mitarb. (1980) sind sie bei Pineozytomen viel seltener als bei Pineoblastomen. Nielsen u. Wilson (1975) finden bei der elektronenmikroskopischen Untersuchung eines Pineozytoms keine Mitosen. Russell u. Rubinstein (1977) und Herrick u. Rubinstein (1979) geben eine inkonstante Mitoserate an, offenbar bestehe kein Zusammenhang zwischen Mitoserate und infiltrierendem Wachstum oder Metastasenbildung der Pineozytome.

Sekundäre Veränderungen. Zysten, Blutungen und Nekrosen sind bei Pinealiszelltumoren nicht selten (Smith u. Estridge 1974, Russel u. Rubinstein 1977, Herrick u. Rubinstein 1979, Borit u. Mitarb. 1980, Koide u. Mitarb. 1980). Steinbok u. Mitarb. (1977) berichten über Pineozytome, die klinisch durch wiederholte Subarachnoidalblutungen in Erscheinung getreten sind. Eine raumfordernde Blutung eines Pineozytoms (kombiniert mit Gangliogliom) wird von Burres u. Hamilton (1979) mitgeteilt. Kalkeinlagerungen im Tumorgewebe finden Herrick u. Rubinstein (1979) bei zwölf von 28, Koide u. Mitarb. (1980) bei drei von zwölf Pinealiszelltumoren.

Differenzierung. Pineoblastome dürften ebenso häufig vorkommen wie Pineozytome – von 21 von Russell u. Rubinstein (1977) untersuchten Pinealiszelltumoren waren zehn undifferenziert und elf differenziert. Die Unterscheidung zwischen Pineoblastomen und Pineozytomen – und die von Koide u. Mitarb. (1980) vorgeschlagene weitere Unterteilung in neuroblastomähnliche und pinealisähnliche Pineoblastome und Pineozytome – wird nicht immer möglich und oft ohne klinische Bedeutung sein, da es nicht klassifizierbare Übergangsformen gibt und verschiedene Tumoranteile einen unterschiedlichen Differenzierungsgrad aufweisen können (insofern ist die histologische Diagnose eines biopsierten Tumors problematisch). Borit u. Mitarb. (1980) geben an, daß Pineoblastome infiltrierend wachsen und häufig zerebrospinale Metastasen ausbilden, während Pineozytome expansiv wachsen und selten metastasieren.

Herrick u. Rubinstein (1979) plädieren in ihrer hervorragend dokumentierten, sorgfältigen klinisch-pathologischen Studie dafür, Pinealiszelltumoren aufgrund ihrer zytologischen Differenzierung zu unterscheiden – aus den Zellen dieser Tumoren könnten verschiedene neuroektodermale Gewebselemente entstehen. Pineoblastome unterteilen sie in undifferenzierte, solche mit pineozytischer und solche mit retinoblastomatöser Differenzierung. Das Vorkommen retinoblastomatöser Gewebselemente in einem Pineoblastom hänge mit der Phylogenese der Pinealis zusammen, die bei niederen Wirbeltieren als Photorezeptor fungiert – ein Zusammenhang, den auch Stefanko u. Manschot (1979) in einer entsprechenden Fallmitteilung betonen; auch der Bericht von Judisch u. Patil (1981) über ein zweijähriges Mädchen mit Retinoblastomen beider Augen und einem Tumor der Pinealisregion und ein von Zimmerman u. Mitarb. (1980) und Zimmerman u.

Bilaniuk (1982) erwähnter Fall (dreijähriges Mädchen mit Pineoblastom ein Jahr nach Strahlentherapie bilateraler Retinoblastome) lassen an diesen Zusammenhang denken. Pineozytome unterteilen Herrick u. Rubinstein (1979) in undifferenzierte, solche mit astrozytischer, solche mit neuronaler und solche mit neuronaler und astrozytischer („Gangliogliome der Pinealis") Differenzierung. Eine exakte Gewebsdiagnose sei erforderlich, weil sich daraus Hinweise auf die Tumordignität und therapeutische Konsequenzen ergeben – alle Pineoblastome und die undifferenzierten Pineozytome seien maligne, astrozytisch differenzierte Pineozytome könnten benigne sein, Pineozytome mit neuronaler Differenzierung und „Gangliogliome der Pinealis" seien benigne (lokalisiertes Wachstum, keine Metastasen, Beginn der Erkrankung erst im Erwachsenenalter, langsamer klinischer Verlauf). Borit u. Blackwood (1979) berichten über ein astrozytisch differenziertes Pineozytom eines 57jährigen Mannes mit einer Krankheitsdauer von fünf Jahren. Rubinstein u. Okazaki (1970) beschreiben ein Pineozytom mit neuronaler und astrozytischer Differenzierung eines 58jährigen Mannes, der vier Jahre ohne Therapie überlebt hat. Bei einer 38jährigen Patientin von Neuwelt u. Mitarb. (1979) hatte ein mit pilozytischem Astrozytom kombiniertes Pineoblastom eine Kapsel, es konnte total exzidiert werden.

Geschlechtsverteilung. Pinealiszelltumoren sind beim männlichen Geschlecht ungefähr so häufig wie beim weiblichen (Rubinstein 1972, Russell u. Rubinstein 1977, Tapp 1979). Faßt man die 28 Fälle von Herrick u. Rubinstein (1979), die 13 Fälle von Borit u. Mitarb. (1980) und die zwölf Fälle von Koide u. Mitarb. (1980) zusammen, so ergibt sich eine Relation von 29 männlichen zu 24 weiblichen Patienten.

Erkrankungsalter. Pinealiszelltumoren kommen in jeder Altersgruppe vor. Aus größeren Tumorserien (Herrick u. Rubinstein 1979, Borit u. Mitarb. 1980, Koide u. Mitarb. 1980) läßt sich ein durchschnittliches Erkrankungsalter von 29 Jahren (1–78 Jahre) errechnen. Vielleicht treten Pineoblastome eher bei jüngeren Patienten auf (Russell u. Rubinstein 1977, Herrick u. Rubinstein 1979), Pineozytome eher bei älteren – in der Tumorserie von Borit u. Mitarb. (1980) beträgt das durchschnittliche Erkrankungsalter an Pineoblastomen 23 Jahre und an Pineozytomen 50 Jahre.

Tumorwachstum und Metastasen. Der Malignitätsgrad (Zülch 1979) der Pineozytome (Grad I–III) ist niedriger als der der Pineoblastome (Grad IV). Man sollte aber davon ausgehen, daß sich alle Pinealiszelltumoren biologisch ähnlich verhalten. Zwar gibt es Pinealiszelltumoren mit langsamem klinischem Verlauf, doch ist in jedem Fall zu bedenken, daß diese Tumoren infiltrierend wachsen und Metastasen ausbilden können (McGovern 1949, Russell u. Bowerman 1968, Rubinstein 1972, DeGirolami u. Schmidek 1973, Banerjee u. Kak 1974, Smith u. Estridge 1974, Messina u. Mitarb. 1976, DeGirolami 1977, Russell u. Rubinstein 1977, Sung u. Mitarb. 1978, Herrick u. Rubinstein 1979, Stefanko u. Manschot 1979, Wara u. Mitarb. 1979, Borit u. Mitarb. 1980, Chapman u. Linggood 1980, Koide u. Mitarb. 1980, Wood u. Mitarb. 1981, Demakas u. Mitarb. 1982, Jooma u. Kendall 1983).

Von der Tumorinvasion sind in erster Linie das Mittelhirn und der Thalamus betroffen, ferner der Oberwurm und das Splenium. Nicht immer läßt sich ein infiltrierendes Wachstum makroskopisch ausschließen – bei einem makroskopisch gut abgegrenzten Pineozytom haben DeGirolami u. Schmidek (1973) subependymale Tumorzellen nachgewiesen.

Die Metastasierung erfolgt fast ausschließlich auf dem Liquorweg. Es kommt zu herdförmigen subependymalen und subarachnoidalen Infiltraten, zu diffusem Befall der weichen Hirnhäute oder zu spinaler Tumorabsiedlung. Nach Herrick u. Rubinstein (1979) bestehen sowohl Pineoblastom- als auch Pineozytommetastasen aus Pineoblastomgewebe. Bei dem von Mahaim (1953) histologisch untersuchten „spongioblastischen Pinealom" eines 22jährigen Mannes dürfte es sich um ein Pineoblastom gehandelt haben mit Infiltration der angrenzenden Hirnstrukturen und diffuser Absiedlung in den Seitenventrikeln, im 3.Ventrikel, in den Meningen der Hirnbasis, des Kleinhirns und des gesamten Rückenmarks, mit Befall der Spinalwurzeln und tumorbedingter Malazie des Thorakolumbalmarks.

Die Ausbildung von Metastasen im Zentralnervensystem ist durchaus nicht selten. Russell u. Rubinstein (1977) geben solche Metastasen bei zehn (7 Pineoblastome, 3 Pineozytome) von 21 Pinealiszelltumoren an, Wara u. Mitarb. (1979) bei zwei von sieben, Koide u. Mitarb. (1980) bei drei von zwölf Pinealiszelltumoren. In den von Herrick u. Rubinstein (1979) untersuchten Fällen (11 Pineoblastome, 17 Pineozytome) bestand eine Tumoraussaat bei allen Pineoblastomen und bei vier Pineozytomen.

Außerhalb des Zentralnervensystems kommen Metastasen extrem selten vor. Bei einem dreijährigen Mädchen haben Banerjee u. Kak (1974) Pineoblastommetastasen in der Lunge und in Hiluslymphknoten nachgewiesen. Casenave u. Mitarb. (1984) erwähnen eine Pineoblastommetastase in der Pleura bei einem dreijährigen Mädchen. Cohen u. Mitarb. (1964) und Wurtman u. Mitarb. (1964b) berichten über einen 14jährigen Patienten, bei dem sich zwei Jahre nach radiologischer Diagnose und Strahlentherapie eines Tumors der Pinealisregion eine Femurosteolye entwickelt hat: die Biopsie der Osteolyse ergab Gewebe eines Pinealiszelltumors; der Lokalbefund besserte sich nach Bestrahlung, doch traten subkutane Metastasen auf; in den Metastasen wurden hohe Konzentrationen von Oxyindol-O-Methyltransferase (HIOMT), Serotonin und Melatonin festgestellt.

Strahlenempfindlichkeit. Die seltenen Angaben über eine Strahlentherapie histologisch verifizierter Pinealiszelltumoren lassen keinen endgültigen Schluß auf deren Strahlenempfindlichkeit zu. Bei der histologischen Untersuchung eines mit 50 Gy bestrahlten Pineozytoms haben Nielsen u. Wilson (1975) keine strahlenbedingten Veränderungen festgestellt. Sechs Jahre nach Bestrahlung eines Pineoblastoms (50 Gy) lebt ein Patient von Sung u. Mitarb. (1978) beschwerdefrei. Nach Herrick u. Rubinstein (1979) ist anzunehmen, daß Pineozytome mit neuronaler oder mit neuronaler und astrozytischer Differenzierung nicht strahlenempfindlich sind. Borit u. Mitarb. (1980) geben an, daß Pineoblastome „vorübergehend" auf die Bestrahlung ansprechen.

V. Keimzelltumoren

Zu den Keimzelltumoren gehören Germinome, Teratome, embryonale Karzinome, entodermale Sinustumoren und Choriokarzinome. Man unterscheidet zwischen „reinen" Keimzelltumoren und Mischformen, die Gewebe verschiedener Keimzelltumoren enthalten. Den histogenetischen Zusammenhang der gonadalen Keimzelltumoren stellt ein von Teilum (1965) erarbeitetes Schema dar, das auch für die intrakraniellen Keimzelltumoren gilt (Tabelle 4).

Tabelle 4. Keimzelltumoren – histogenetischer Zusammenhang (nach Teilum)

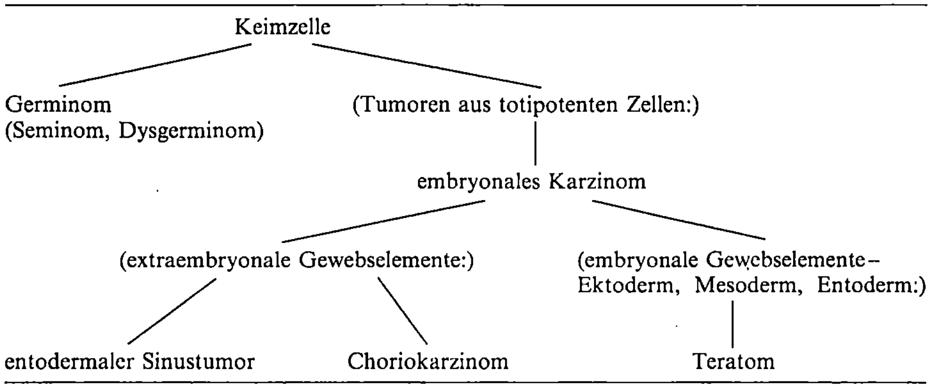

Seit langem ist bekannt, daß Keimzelltumoren primär intrakraniell entstehen können. Sie entwickeln sich fast ausschließlich im Bereich der Mittellinie, vorwiegend in der Pinealisregion. Dies ist durch zahlreiche Obduktionsbefunde bestätigt (McLean 1935, Stowell u. Mitarb. 1945, Dayan u. Mitarb. 1966, Bestle 1968, Borit 1969, Jellinger 1973). Mit dem Nachweis eines intrakraniellen Keimzelltumors durch eine auf das Gehirn beschränkte Autopsie ist zwar nicht ausgeschlossen, daß eine Metastase vorliegt, doch sind solitäre intrakranielle Metastasen von Keimzelltumoren eher selten; eine solitäre Keimzelltumormetastase in der Pinealisregion ist bisher nicht mitgeteilt worden. Über zerebrale Metastasen von Keimzelltumoren des Hodens berichten Vugrin u. Mitarb. (1979): autoptisch wurden solche Metastasen in 25% ihrer Fälle festgestellt; die „reinen" Choriokarzinome metastasierten am häufigsten – bei diesen fanden sich multiple, bei embryonalen Karzinomen meist solitäre Metastasen; Hirnmetastasen ohne Lungenmetastasen kamen nicht vor.

Genese der intrakraniellen Keimzelltumoren

Es wird angenommen, daß primär intrakranielle Germinome, Teratome, embryonale Karzinome, entodermale Sinustumoren und Choriokarzinome sich aus Keimzellen entwickeln, die während einer frühembryonalen Phase in die Kranial-

region des Embryos gelangt sind (Simson u. Mitarb. 1968, Borit 1969, Jellinger
u. Mitarb. 1970, Castleman u. McNeely 1971, Jellinger 1973, Philippides u. Mitarb. 1975, Scully u. Mitarb. 1975, Prioleau u. Wilson 1976, Schmidek 1977b,
Camins u. Takeuchi 1978).

Die Frage nach der Genese der Keimzelltumoren des Hodens (die mit den
intrakraniellen Keimzelltumoren identisch sind) ist nach Mostofi u. Price (1973)
„ausdiskutiert" – sie verweisen auf experimentelle Arbeiten, die die Abstammung
dieser Tumoren von Keimzellen bestätigen. Zur Erklärung der primär intrakraniellen Lokalisation von Keimzelltumoren müssen embryologische Befunde (Teilum 1971, Mostofi u. Price 1973) herangezogen werden: in der vierten Embryonalwoche sind die primordialen Keimzellen in der Dottersackwand (extra-
embryonal) erkennbar; von dort wandern sie während der fünften Woche zum
Enddarm und über das Mesenterium weiter zu den Keimleisten, wo sie sich
ansammeln; die Keimleisten liegen medial der Urnierenfalten und reichen zur
Zeit ihrer größten Ausdehnung (etwa in der 5. Woche) vom 6. Thorakal- bis zum
2. Sakralsegment, aus ihnen entstehen die Gonaden; die Keimzellwanderung erfolgt durch aktive Zellbewegung. Es kann vorkommen, daß einzelne Keimzellen
ihr Ziel nicht erreichen, weil sie auf dem Weg zu den Keimleisten liegenbleiben
oder eine falsche Richtung einschlagen – Mintz (1961) stellt fest, daß fehlgewan-
derte Keimzellen bis ins Intrakranium gelangen können. Es kann sein, daß sich
aus solchen fehlgewanderten Keimzellen später Tumoren entwickeln – man
nimmt an, daß diese Keimzellen in ektopischer Lokalisation überleben können
(Borit 1969, Jellinger u. Mitarb. 1970, Prioleau u. Wilson 1976).

Letztlich ungeklärt ist die fast ausschließlich mittelliniennahe Lokalisation
der extragonadalen Keimzelltumoren (präsakral, mediastinal, intrakraniell).
Simson u. Mitarb. (1968) halten einen Zusammenhang zwischen einer Fehlwan-
derung von Keimzellen und einer Entwicklungsstörung der embryonalen Mittellinie für möglich und vertreten folgende Meinung: „Wahrscheinlich stammen
intrakranielle Keimzelltumoren von Keimzellen, die sich während des Embryo-
nallebens in intrakraniellen Mittellinienstrukturen isoliert haben und deren phy-
siologischer Zelluntergang ausgeblieben ist. Nach dieser Auffassung entstehen
multiple intrakranielle Keimzelltumoren nahe der Mittellinie eher voneinander
unabhängig und nicht durch Metastasierung. ... Die Pinealisregion, die des
3. Ventrikels und die Suprasellärregion scheinen gemeinsame Eigenschaften zu
haben, die zur Isolierung und zum Fortbestand fehlgewanderter Keimzellen erforderlich sind."

Diese Überlegungen geben Antwort auf viele Fragen nach der Genese der
intrakraniellen Keimzelltumoren. Unerklärt bleibt das überwiegende Vorkommen intrakranieller Keimzelltumoren in der Pinealisregion, unerklärt auch ihr
überwiegendes Vorkommen beim männlichen Geschlecht.

Die Häufigkeit der Teratome der Pinealisregion gab Anlaß zu erwähnenswer-
ten Theorien. Askanazy nimmt bereits 1906 heutige Kenntnisse vorweg, indem er
die Ansicht vertritt, daß intrakranielle Teratome „im extrauterinen Leben aus
einem hier retinierten frühembryonalen Keime hervorgewachsen" sind. Marburg
(1909) meint, Teratome der Pinealisregion entstünden aus Rudimenten des Parie-
talauges. Dagegen argumentiert Boehm (1919), der sich „mehr der Theorie Aska-
nazys von der Keimversprengung anschliessen" möchte. Krabbe (1923) führt die

Teratomgenese auf das Eindringen von Fremdgewebe in die Pinealisanlage zurück – diese komme während des intrauterinen Lebens sehr nahe an die Kopfoberfläche heran, dadurch sei das Eindringen fremder Gewebselemente begünstigt, was die Häufigkeit der Teratome in der Pinealisregion erkläre. Während Krabbe (1923) annimmt, daß Teratome sich zwar in der Pinealis entwickeln, doch nicht von ihr stammen, vertreten Bochner u. Scarff (1938) die Auffassung, daß Teratome nicht nur in, sondern aus der Pinealis entstehen: „. . . der Impuls zum Wachstum embryonaler Tumoren innerhalb der Pinealis geht von einer den primitiven Pinealiszellen eigenen Multipotenz aus, die der Multipotenz von Zellen des Hodens und des Ovars ähnlich ist"; durch das Wachstum eines auf diese Weise entstandenen Tumors werde das normale Pinealisgewebe entweder zerstört oder im Tumor eingeschlossen, auch die Bildung von Pinealisgewebe durch das Teratom sei möglich. Die Theorie einer tumorgenetischen Beziehung zwischen Pinealis und Teratom ist zwar mit vielen histologischen Befunden vereinbar, erklärt aber nicht das Vorkommen „para-pinealer Teratome" (McLean 1935), durch deren Wachstum zwar eine Verlagerung und Kompression, doch keine histologische Veränderung der Pinealis erfolgt. Sweet (1940) zählt vier Möglichkeiten auf, wie die Pinealis durch einen Tumor der Pinealisregion verändert werden kann: Kompression der Pinealis durch einen Tumor ohne Infiltration; Destruktion der Pinealis durch einen Tumor, der kein Pinealisgewebe enthält; Destruktion der Pinealis durch einen Tumor, der reifes oder embryonales Pinealisgewebe enthält; Wachstum eines Pinealoms.

Wenn man von der Klassifikation der Pinealome („Tumoren vom Zweizelltyp") als atypische Teratome oder Germinome (Russell 1944, Friedman 1947) ausgeht und berücksichtigt, daß die häufigsten Tumoren der Pinealisregion Germinome sind, und wenn man Germinome, Teratome, embryonale Karzinome, entodermale Sinustumoren und Choriokarzinome als onkologische Einheit auffaßt, kommt man zu dem Schluß, daß die meisten Tumoren der Pinealisregion keine tumorgenetische Beziehung zur Pinealis haben. Dayan u. Mitarb. (1966) stellen fest, daß das Germinom „keinen anderen Zusammenhang mit der Pinealis haben kann, als den zufälligen, manchmal in ihrer Nachbarschaft zu entstehen".

1. Germinome

Germinome bestehen aus Zellarealen unterschiedlicher Form und Größe, die von Bindegewebssträngen umgeben sind (Abb. 14). In diesen Arealen finden sich zwei charakteristische Zelltypen: große, polygonale oder runde Zellen mit schwach eosinophilem Zytoplasma und großem, rundem, zentral gelegenem Kern; kleine Zellen, die mit Lymphozyten identisch sind (DeGirolami 1977, Russell u. Rubinstein 1977).

Die großen Zellen sind für das Germinom spezifisch. Die durch elektronenmikroskopische Untersuchungen (Cravioto u. Dart 1973, Tabuchi u. Mitarb. 1973, Markesbery u. Mitarb. 1976, Koide u. Mitarb. 1980) nachgewiesene Ähnlichkeit dieser Zellen mit Seminomzellen spricht für die Zugehörigkeit der intrakraniellen „Tumoren vom Zweizelltyp" zu den Keimzelltumoren, so daß die Bezeichnung „Germinom" begründet ist. Friedman (1947 und 1951) und Nishiyama u. Mitarb.

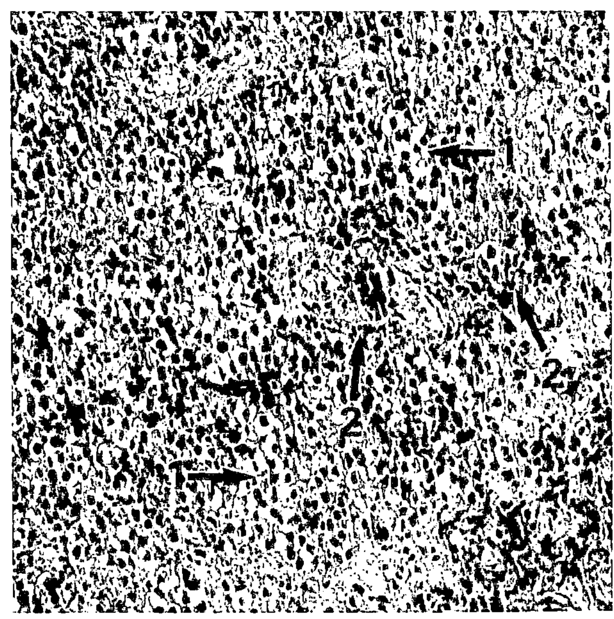

(1966) betonen die morphologische Identität der intrakraniellen Germinome mit
Germinomen anderer Lokalisation. Oswald u. Hedinger (1972) stellen fest: „Die
großen Zellen entsprechen durchaus den Elementen, wie man sie in Seminomen
des Hodens, Dysgerminomen des Ovars und Germinomen extragenitaler Lokali-
sationen (Mediastinum, Präsakralgegend) sehen kann." Über mediastinale Germinome informieren Friedman (1951) und Oberman u. Libcke (1964), über retro-
peritoneale Germinome Abell u. Mitarb. (1965). Die gemeinsame Abstammung
aller dieser Tumoren von Keimzellen stellen Marshall u. Dayan (1964) in Frage,
eher könnte ihre Verwandtschaft in der Produktion der gleichen Antigene bestehen. Diese Antigene sind nicht nachgewiesen, Berichte über entsprechende immu-
nologische Untersuchungen – deren Ergebnisse diagnostische und therapeutische
Konsequenzen haben könnten – liegen nicht vor. Wenn diese Tumoren die gleichen Antigene produzieren und die gleiche Immunreaktion bewirken, dann wohl
deshalb, weil sie von den gleichen Zellen (den Keimzellen) stammen.

Die kleinen Zellen sind auch im Elektronenmikroskop nicht von Lymphozyten zu unterscheiden (Ramsey 1965, Cravioto u. Dart 1973, Tabuchi u. Mitarb.
1973, Hirano u. Mitarb. 1975, Markesbery u. Mitarb. 1976). Durch immunologi-
sche Untersuchungen wurden die kleinen Zellen als Lymphozyten identifiziert
(Neuwelt u. Mitarb. 1979 und 1980). Die meisten Lymphozyten liegen in der
Nähe der Bindegewebsstränge und in dichter Anordnung neben den in diesen
Strängen verlaufenden Gefäßen (Russell 1944, Marshall u. Dayan 1964, Ramsey
1965, Dayan u. Mitarb. 1966, Albrechtsen u. Mitarb. 1972, Jellinger 1973, Russell
u. Rubinstein 1977). Die lymphozytäre Infiltration wird als entzündliche Reaktion auf die Tumorzellen aufgefaßt (Krayenbühl u. Zollinger 1943, Marshall u.

Dayan 1964, Dayan u. Mitarb. 1966, Oswald u. Hedinger 1972, Cravioto u. Dart 1973, Jellinger 1973), diese Reaktion ist unabhängig von der Lokalisation des Germinoms (Philippides u. Mitarb. 1975). Manchmal findet sich eine granulomatöse Entzündung mit Fremdkörperriesenzellen (Friedman 1947, Dayan u. Mitarb. 1966, Simson u. Mitarb. 1968, Rubinstein 1972, Jellinger 1973, Tapp 1979, Koide u. Mitarb. 1980). Vielleicht verzögert eine ausgeprägte entzündliche Reaktion die Tumorprogredienz (Oswald u. Hedinger 1972, Jellinger 1973). Marshall u. Dayan (1964) und Markesbery u. Mitarb. (1976) halten eine Immunreaktion für möglich.

Intrakranielle Germinome sind oft mit anderen Keimzelltumoren kombiniert. Bereits 1922 beschreibt Klapproth einen aus Germinom und Teratom zusammengesetzten Tumor der Pinealisregion. In der Zusammenstellung von Dayan u. Mitarb. (1966) finden sich unter 87 Germinomen der Pinealisregion 21 (24%) mit Teratomanteilen – ein höherer Prozentsatz der „gemischten" Germinome ist anzunehmen, da viele dieser Tumoren nur bioptisch diagnostiziert und histologisch nicht vollständig abgeklärt worden sind.

Mitosen. Die Mitoserate der Germinomzellen ist hoch (Russell 1944, Marshall u. Dayan 1964, Dayan u. Mitarb. 1966, Rubinstein 1972, Jellinger 1973, DeGirolami 1977, Dupont u. Mitarb. 1977, Russell u. Rubinstein 1977).

Sekundäre Veränderungen. Zystenbildungen (Dayan u. Mitarb. 1966, Koide u. Mitarb. 1980, Howman-Giles u. Mitarb. 1984), Blutungen und Nekrosen (Russell 1944, Booth u. Mitarb. 1963, Dayan u. Mitarb. 1966, Ghatak u. Mitarb. 1969, Sung u. Mitarb. 1978) sind eher selten. Zwischen nekrotischen Tumorbezirken und Lymphozytenansammlungen besteht kein Zusammenhang (Marshall u. Dayan 1964, Dayan u. Mitarb. 1966). Verkalkungen stellen Russell u. Rubinstein (1977) bei zwei von 17 Germinomen fest, Koide u. Mitarb. (1980) bei 14 von 43 Germinomen.

Lokalisation. Die bevorzugte Lokalisation der intrakraniellen Germinome ist die Pinealisregion. Diese ist in mindestens 76% der Fälle betroffen, die Dayan u. Mitarb. (1966) zusammengestellt haben (bei den übrigen 24% wurde ein Befall der Pinealisregion ausgeschlossen oder nicht beschrieben). Nach Tanaka u. Ueki (1979) finden sich 62%, nach Waga u. Mitarb. (1979) 70% dieser Tumoren in der Pinealisregion.

Wenn Germinomgewebe in mehreren intrakraniellen Regionen gefunden wird, kann nicht immer zwischen Primärtumor und Metastase unterschieden werden, auch läßt sich manchmal nicht entscheiden, ob die Tumorausbreitung kontinuierlich oder metastatisch erfolgt ist. Das Tumorwachstum wird meist von der Pinealisregion ausgehen, es kann jedoch sein, daß sich ein Germinom an anderer Stelle entwickelt und in die Pinealisregion metastasiert (Løken 1957). Russell (1954), Simson u. Mitarb. (1968) und Waga u. Mitarb. (1979) nehmen an, daß intrakranielle Germinome an mehreren Stellen voneinander unabhängig entstehen können. Eine multilokuläre Tumorgenese diskutieren auch David u. Mitarb. (1963), Rubinstein (1972) und Swischuk u. Bryan (1974); für eine solche Genese sprechen Befunde von Løken (1957) und Steimle u. Mitarb. (1979).

36

Die meisten außerhalb der Pinealisregion gelegenen intrakraniellen Germinome finden sich am Boden des 3.Ventrikels und in daran grenzenden Regionen (diese Tumoren werden im neueren Schrifttum als supraselläre Germinome bezeichnet). Manchmal entwickelt sich ein Germinom im Seitenventrikel oder in der Hemisphäre. Kleinsasser u. Kloss (1958) berichten über einen solchen Tumor im Okzipitallappen, Tanaka u. Ueki (1979) und Nguyen u. Mitarb. (1981) über Germinome im Frontallappen; die Tumorserie von Onoyama u. Mitarb. (1979) enthält zwei frontale Germinome; Sano (1976a) erwähnt ein parietales Germinom. Auch in den Stammganglien kommen Germinome vor (Suzuki u. Iwabuchi 1965, Lins u. Mitarb. 1978, Onoyama u. Mitarb. 1979, Numaguchi u. Mitarb. 1980, So u. Ho 1980, Chang u. Mitarb. 1981, Futrell u. Mitarb. 1981); sechs solche Fälle werden von Kobayashi u. Mitarb. (1981) ausführlich beschrieben (männliche Patienten im Alter von 8–12 Jahren). Es fällt schwer, einen diffusen Befall der Ventrikel (Waga u. Mitarb. 1979) als primäre Tumormanifestation anzusehen, weil praktisch kaum ausschließbar ist, daß dieser Befund einer Metastasierung eines kleinen, umschriebenen, doch unentdeckt gebliebenen Germinoms entspricht – Ford u. Muncie (1938) berichten über drei Fälle einer diffusen Infiltration der Ventrikelwände, ausgehend von einem kleinen Tumor am Boden des 3.Ventrikels.

Einen Hinweis auf die Häufigkeitsverteilung der Lokalisation intrakranieller Germinome ergibt die Zusammenfassung der Angaben von Tanaka u. Ueki (1979) über 71 und von Waga u. Mitarb. (1979) über 89 solche Tumoren (Abb. 15). Demnach finden sich ungefähr ein Sechstel der intrakraniellen Germinome in der Suprasellärregion und zwei Drittel – also viermal soviel – in der Pinealisregion.

„Ektopische Pinealome". Der Begriff „ektopisches Pinealom" gilt für einen „Tumor vom Zweizelltyp", der nicht in der Pinealisregion liegt. Er ist unpassend und mißverständlich, wenn man davon ausgeht, daß „Tumoren vom Zweizelltyp" nicht von Pinealiszellen, sondern von Keimzellen stammen. Dementsprechend werden diese Tumoren in der neueren Literatur nur sehr selten als ektopische Pinealome bezeichnet, sondern als Germinome mit Angabe der intrakraniellen Lokalisation.

Die Auseinandersetzung mit der Tumorpathologie der ektopischen Pinealome (besonders der suprasellär gelegenen) im Rahmen einer Übersicht über

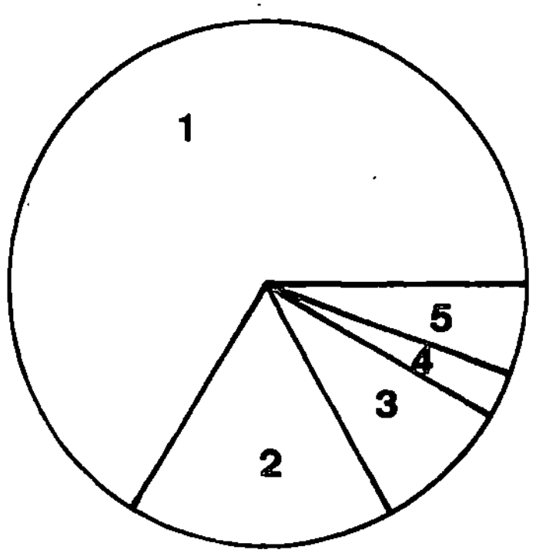

Abb. 15. Lokalisation der intrakraniellen Germinome, nach Angaben von Tanaka u. Ueki (1979) und Waga u. Mitarb. (1979). *1* Pinealisregion: 66%, *2* Suprasellärregion: 17%, *3* Pinealis- und Suprasellärregion („doppelte Germinome der Mittellinie"): 9%, *4* periventrikulär und subarachnoidal: 3%, *5* Seitenventrikel und Hemisphäre: 6%

Tumoren der Pinealisregion erscheint wichtig, weil in der älteren Literatur oft über diese Tumoren berichtet und ihre Beziehung zur Pinealis diskutiert wird, weil auch in neueren Arbeiten Tumoren der Pinealisregion und supraselläre Germinome zusammengefaßt werden (Wara u. Mitarb. 1977, Jenkin u. Mitarb. 1978, Sung u. Mitarb. 1978, Inoue u. Mitarb. 1979, Onoyama u. Mitarb. 1979, Salazar u. Mitarb. 1979, Waga u. Mitarb. 1979, Wara u. Mitarb. 1979, Rao u. Mitarb. 1981), vor allem aber, weil das biologische Verhalten der ektopischen Pinealome dem der häufigsten Tumoren der Pinealisregion – der Germinome – entspricht, woraus sich gemeinsame strahlentherapeutische und prognostische Aspekte ergeben.

Im Schrifttum wird einerseits die Ansicht vertreten, daß ektopische Pinealome aus tumorösem Pinealisgewebe bestehen, andererseits werden diese Tumoren den Keimzelltumoren zugeordnet. Ein histogenetischer Zusammenhang zwischen ektopischem Pinealom und Pinealisparenchym erscheint plausibel, wenn sich nicht nur ein ektopisches Pinealom, sondern auch ein Tumor in der Pinealisregion findet – die Annahme einer Metastase des Pinealistumors liegt nahe. Zülch (1956) schreibt: „Die sog. *ektopischen* Pinealome im Infundibulum werden allgemein als Abtropfmetastasen kleiner Blastome mit typischem Sitz betrachtet." Hingegen ist die Interpretation eines ektopischen Pinealoms bei intakter Pinealis schwierig; man müßte voraussetzen, daß dystopes Pinealisgewebe vorkommen kann (Weber 1963) – Globus u. Silbert (1931) haben Pinealisgewebe innerhalb der Vierhügelplatte nachgewiesen, über normales Pinealisgewebe in der Suprasellärregion (dem häufigsten Sitz ektopischer Pinealome) gibt es jedoch keinen Bericht. Kleinsasser u. Kloss (1958) halten die meisten ektopischen Pinealome für Metastasen von Pinealomen, wobei die Pinealisregion ungenügend, vor allem nicht histologisch untersucht worden sei, doch gebe es Tumoren, „die nicht von der Epiphyse ausgehen, aber in allen Einzelheiten den Bau anisomorpher Pinealome aufweisen, und, solange wir ihre Histogenese nicht besser klären können, ektopische Pinealome genannt werden können". Zülch (1961) bezweifelt das Vorkommen ektopischer Pinealome bei intakter Pinealis. In bezug auf diese Tumoren vertreten Riverson u. Mitarb. (1973) die Auffassung, daß „das Gewebe des anisomorphen Pinealoms sich von der Glandula pinealis ableitet und nicht von einem Teratom".

Zwar ist die Histogenese der ektopischen Pinealome nicht restlos geklärt, doch sind sich heute fast alle Autoren darin einig, daß es sich bei diesen Tumoren ebenso um Germinome handelt wie bei den „Tumoren vom Zweizelltyp" der Pinealisregion. Diese Ansicht wird erstmals von Russell (1944 und 1954) vertreten. Es erscheint plausibel, die ektopischen Pinealome den Keimzelltumoren zuzuordnen, da sie – wie alle intrakraniellen Keimzelltumoren – fast immer im Bereich der Mittellinie liegen. Auch lichtmikroskopische Befunde (Horrax u. Wyatt 1947, Russell 1954, Løken 1957, Kageyama u. Belsky 1961, Dayan u. Mitarb. 1966, Nishiyama u. Mitarb. 1966, Simson u. Mitarb. 1968, Ghatak u. Mitarb. 1969, Kageyama 1971, Oswald u. Hedinger 1972, Warzok u. Arnold 1972, Jellinger 1973, Eichholtz u. Spaar 1974) und elektronenmikroskopische Befunde (Hirano u. Mitarb. 1975) sprechen dafür, daß ektopische Pinealome nichts anderes sind als außerhalb der Pinealisregion gelegene Germinome – nach Nielsen u. Wilson (1975) könnte auch das von Misugi u. Mitarb. (1967) elektronenmikroskopisch untersuchte ektopische Pinealom einem Germinom entsprechen. Für die Zugehörigkeit dieser Tumoren zu den Keimzelltumoren sprechen außerdem Berichte über suprasellare Tumoren, die neben Tumorgewebe vom „Zweizelltyp" auch Teratomgewebe oder Anteile hochmaligner Keimzelltumoren enthalten (Russell 1954, Løken 1957, Kageyama u. Belsky 1961, Nishiyama u. Mitarb. 1966, Simson u. Mitarb. 1968, Jellinger 1973, Giuffrè u. Di Lorenzo 1975, Takeuchi u. Mitarb. 1975, Eberts u. Ransburg 1979, Rao u. Govindan 1979). Entsprechend der von Russell (1944 und 1954) vertretenen Auffassung und der von Friedman (1947) vorgeschlagenen Nomenklatur werden daher im folgenden ektopische Pinealome als Germinome bezeichnet, einbezogen sind die im älteren Schrifttum mitgeteilten Tumoren, die Dayan u. Mitarb. (1966) als atypische Teratome reklassifiziert haben.

Biochemie. Bisher unerklärt sind manche histochemische Untersuchungsergebnisse bei Tumoren und deren Metastasen, die aufgrund ihrer Histologie den Germinomen zugeordnet werden können – in diesen Tumoren wurden Substanzen in ähnlich hoher Konzentration festgestellt wie in normalem Pinealisgewebe. Eine hohe HIOMT-Aktivität wiesen Wurtman u. Kammer (1966) in einem suprasellären „Tumor vom Zweizelltyp" nach (die Pinealis dabei histologisch normal). Tefft u. Mitarb. (1969) erwähnen eine hohe HIOMT-Aktivität in einer osteolytischen Oberschenkelmetastase eines Tumors der Pinealisregion. Die Metastasen des von Borden u. Mitarb. (1973) beschriebenen Germinoms enthielten Serotonin und Melatonin in einer dem normalen Pinealisgewebe entsprechenden Konzentration. Diese Befunde lassen an eine tumorgenetische Beziehung zwischen Pinealis und Germinom denken und stellen die Abstammung dieses Tumors von Keimzellen in Frage. Die von Beeley u. Mitarb. (1973) durchgeführten histochemischen Untersuchungen ergeben hingegen keine Beziehung der Germinome zur Pinealis und sprechen für deren Verwandtschaft mit Keimzelltumoren – diese Autoren wiesen eine hohe Aktivität der alkalischen Phosphatase sowohl in den großen Zellen eines suprasellären „Tumors vom Zweizelltyp" als auch in Seminomzellen nach, doch keine Aktivität in Pinealozyten. Zum gleichen Ergebnis kamen Koide u. Mitarb. (1980).
Die Choriongonadotropinproduktion der Germinome wird im Zusammenhang mit den intrakraniellen Choriokarzinomen erörtert.

Strahlenempfindlichkeit. Ebenso wie die histologisch identischen Keimzelltumoren außerhalb des Zentralnervensystems sind auch die intrakraniellen Germinome und ihre Metastasen sehr strahlenempfindlich (Harris u. Cairns 1932, Ford u. Muncie 1938, Friedman 1947, Horrax 1947, Fowler u. Mitarb. 1956, Rubin u. Kramer 1965, Dayan u. Mitarb. 1966, Maier u. Dejong 1967, Simson u. Mitarb. 1968; Zülch 1969 – sofern die als Pinealome bezeichneten Tumoren den Germinomen entsprechen; Castleman u. McNeely 1971, Kageyama 1971, Luccarelli 1972, Rubinstein 1972, Borden u. Mitarb. 1973, DeGirolami u. Schmidek 1973, Swischuk u. Bryan 1974, Valk 1974, Philippides u. Mitarb. 1975, Spiegel u. Mitarb. 1976, Wara u. Mitarb. 1977, Jenkin u. Mitarb. 1978, Pecker u. Mitarb. 1978, Sung u. Mitarb. 1978, Takeuchi u. Mitarb. 1978, Inoue u. Mitarb. 1979, Onoyama u. Mitarb. 1979, Waga u. Mitarb. 1979, Wara u. Mitarb. 1979, Zülch 1980, Futrell u. Mitarb. 1981, Rao u. Mitarb. 1981). Germinome gehören jedenfalls zu den strahlenempfindlichsten Tumoren im Bereich des Zentralnervensystems. Nach Strahlentherapie von Germinomen war in den bestrahlten Regionen restliches Tumorgewebe autoptisch nicht mehr nachweisbar (Tompkins u. Mitarb. 1950, Dayan u. Mitarb. 1966, Warzok u. Arnold 1972, Wara u. Mitarb. 1977, Jenkin u. Mitarb. 1978, Clar u. Mitarb. 1979, Chang u. Mitarb. 1981). Es wird zur Diskussion gestellt (Wara u. Mitarb. 1977, Jenkin u. Mitarb. 1978, Wara u. Mitarb. 1979), ob zur erfolgreichen Strahlentherapie intrakranieller Germinome eine geringere Tumordosis genügen könnte als die, die bei intrakraniellen Tumoren allgemein angewandt wird – dies in Analogie zur relativ niedrigen Dosis bei Seminomen und Dysgerminomen.

a) Germinome der Pinealisregion

Geschlechtsverteilung. Von Germinomen der Pinealisregion ist überwiegend das männliche Geschlecht betroffen. Bei 81 (93%) der 87 von Dayan u. Mitarb. (1966) zusammengestellten und bei acht der zehn von DeGirolami u. Schmidek (1973) beschriebenen Fälle handelt es sich um männliche Patienten. Im Krankengut von Jenkin u. Mitarb. (1978) sind alle elf Patienten mit Germinomen der Pinealisregion männlich, ebenso alle sieben Patienten im Krankengut von Inoue u. Mitarb. (1979). Waga u. Mitarb. (1979) geben eine Relation von 49:13 (3,8:1) an.

Erkrankungsalter. Die meisten Germinome der Pinealisregion manifestieren sich klinisch zwischen dem 15. und 25. Lebensjahr, eine geschlechtsbedingte Altersabhängigkeit scheint nicht zu bestehen. Aus der Zusammenstellung von Dayan u. Mitarb. (1966) läßt sich ein Durchschnittsalter von 20 Jahren errechnen (9–68 Jahre). Sieben der zehn Patienten von DeGirolami u. Schmidek (1973) sind jünger als 20 Jahre. Die elf Patienten von Jenkin u. Mitarb. (1978) sind sieben bis 25 Jahre alt.

Tumorwachstum und Metastasen. Die Malignität der intrakraniellen Germinome wird mit Grad II und III eingestuft (Zülch 1979). Gut abgegrenzte Germinome sind selten; oft finden sich Tumorinfiltrate in angrenzenden Hirnstrukturen (Mittelhirn, Thalamus, Oberwurm, Splenium) und zerebrospinale Metastasen. Die Tumorinfiltrate können ausgedehnter sein, als der makroskopische Befund vermuten läßt (Walton 1949).

Über Wachstum und Metastasierung der intrakraniellen Germinome liegt ein umfangreiches Schrifttum vor (unter der Voraussetzung, daß es sich bei vielen „Pinealomen" um Germinome handelt). Die folgenden Literaturhinweise stützen sich auf die von Dayan u. Mitarb. (1966) revidierten Berichte über Tumoren der Pinealisregion und des Hypothalamus (1914–1964) und ihre Klassifikation als atypische Teratome (Germinome) bei entsprechender Dokumentation.

Die Histologie des infiltrierenden Tumorwachstums und der metastatischen Absiedlung stellen Kalm u. Magun (1950) anschaulich dar. Sie finden im angrenzenden Hirngewebe zwischen die Markscheiden eingedrungene Tumorzellen, wobei die Axone zugrunde gegangen sind. In den Ventrikelwänden weisen sie kleine Tumorknoten mit Zerstörung des Ependyms als Folge einer Metastasierung auf dem Liquorweg nach; außerdem finde eine Tumorabsiedlung entlang der Adventitia subependymaler Venen statt („die Gefäßscheiden werden offenbar durch infiltrierendes Wachstum der Primärgeschwulst erreicht"), nach Durchbrechen der perivaskulären Gliamembran bildeten sich Metastasen im Hirngewebe aus.

Wie die Germinome bestehen auch ihre Metastasen aus großen Tumorzellen und Lymphozyteninfiltraten (Dayan u. Mitarb. 1966, Russell u. Rubinstein 1977). Bei Tumoren, die Germinom- und Teratomgewebe enthalten, metastasiert möglicherweise nur der Germinomanteil – Walton (1949) beschreibt einen solchen Tumor der Pinealisregion, dessen Metastase (im Hypothalamus und Hypophysenhinterlappen) ausschließlich aus Germinomgewebe besteht; ein ähnlicher Fall (Teratom der Pinealisregion und Germinom im Chiasma und Hypophysenhinterlappen) wird von James u. Dudley (1957) mitgeteilt. Einen konträren Befund (Germinom der Pinealis- und Teratom der Hypophysenregion) erheben Maier u. Dejong (1967).

Horrax (1916) berichtet als erster über ein Germinom der Pinealisregion mit Absiedlung am Boden des 3. Ventrikels und in der Hypophyse bei einem zwölfjährigen Knaben – dieser Fall wird auch von Horrax u. Bailey (1925) angegeben. Ähnliche Fälle teilen Starck (1928) und Stringer (1934) mit. Boehm (1919) beschreibt bei einem Teratom der Pinealisregion Areale großer, plasmareicher Zellen mit runden Kernen, die „eine auffallende Ähnlichkeit mit den Leydigschen Zwischenzellen des Hodens besitzen"; „von der Hauptgeschwulst völlig isoliert und ganz von Hirngewebe umschlossen" findet er einen kleinen Tumorknoten im Mittelhirn – dies dürfte der älteste Hinweis auf eine intrazerebrale Metastase eines aus Teratom und Germinom zusammengesetzten Tumors sein. Berblinger (1925) weist bei einem infiltrierenden Germinom der Pinealisregion erstmals Metastasen im Rückenmark und in der Cauda equina nach, sie seien durch „Herabsinken" von Tumorzellen verursacht.

Oft besteht eine Tumorabsiedlung in den Ventrikelwänden oder im intrakraniellen Subarachnoidalraum (Berblinger 1925, Bailey u. Murray 1928, Baggenstoss u. Love 1939, Mackay 1939, Krayenbühl u. Zollinger 1943, Russell u. Sachs 1943, Kalm u. Magun 1950, Tompkins u. Mitarb. 1950, Cuneo 1960, Dayan u. Mitarb. 1966, Oswald u. Hedinger 1972, DeGirolami u. Schmidek 1973, Dupont u. Mitarb. 1977, Donat u. Mitarb. 1978, Salazar u. Mitarb. 1979), wovon Hirnnerven betroffen sein können. Manchmal findet sich eine Tumorausbreitung in fast allen intrakraniellen Liquorräumen mit intrazerebralem Tumorwachstum (Werner 1939, Newmann 1955, Booth u. Mitarb. 1963, Dayan u. Mitarb. 1966).

Metastasen im spinalen Liquorraum (Berblinger 1925, Friedman 1947, Kalm u. Magun 1950, Fowler u. Mitarb. 1956, Ramsey 1965, Dayan u. Mitarb. 1966, Tefft u. Mitarb. 1969, Castleman u. McNeely 1971, Bradfield u. Perez 1972, DeGirolami u. Schmidek 1973, Swischuk u. Bryan 1974, Jenkin u. Mitarb. 1978, Salazar u. Mitarb. 1979) infiltrieren die Meningen und die Spinalwurzeln, eher selten das Rückenmark. Die spinalen Metastasen breiten sich meistens im lumbalen Spinalkanal aus und befallen die Cauda equina. Sie können die Dura durchdringen und das Kreuzbein infiltrieren (Dayan u. Mitarb. 1966). Rubery u. Wheeler (1980) berichten über Germinommetastasen in der Lendenmuskulatur und in Lymphknoten, sie nehmen eine Tumorausbreitung durch lumbale Intervertebralforamina an.

Mit zerebrospinalen Metastasen ist bei mindestens zwei Dritteln der intrakraniellen Germinome zu rechnen. Von allen Tumoren der Pinealisregion metastasieren Germinome am häufigsten (Sung u. Mitarb. 1978). In der Zusammenstellung von Dayan u. Mitarb. (1966) finden sich nur 30 (35%) von 87 Germinomen der Pinealisregion, bei denen keine weitere Tumorlokalisation vermerkt ist. Da in dieser Zusammenstellung auch Tumoren enthalten sind, deren Histologie zwar bioptisch verifiziert, deren Ausbreitung aber nicht autoptisch abgeklärt worden ist, muß man annehmen, daß weniger als 35% der Germinome der Pinealisregion ausschließlich diese Region betreffen. Aus demselben Grund muß man schließen, daß bei Germinomen der Pinealisregion ein zusätzlicher Tumorbefall anderer Regionen öfter vorkommt, als die Auswertung der Angaben von Dayan u. Mitarb. (1966) ergibt – es ist daher bei mindestens 53% dieser Tumoren ein Tumorwachstum auch suprasellär zu befürchten (46 von 87 Fällen), eine Tumorausbreitung in den Seitenventrikeln bei mindestens 22%, im 4.Ventrikel bei mindestens 13% und im intrakraniellen Subarachnoidalraum ebenfalls bei mindestens 13%, wobei oft mehrere Regionen betroffen sind (diese Prozentzahlen beziehen sich nicht auf ein Tumorwachstum in jeweils nur einer Region).

Bei 13% der von Dayan u. Mitarb. (1966) erfaßten Germinome der Pinealisregion sind spinale Metastasen beschrieben worden. Ebenso häufig sind diese Metastasen in der Zusammenstellung von Wara u. Mitarb. (1979) – sie enthält 36 intrakranielle Germinome, davon fünf mit spinaler Tumorabsiedlung. Spinale Germinommetastasen kommen vermutlich öfter vor, als sich aus der Literatur ableiten läßt, da viele Berichte über intrakranielle Germinome ohne autoptischen Befund des Spinalkanals vorliegen. Überdies ist eine Frequenzzunahme dieser Metastasen zu erwarten, wenn durch Shunt-Operation und Bestrahlung des intrakraniellen Tumors die Überlebenszeit länger wird (Fowler u. Mitarb. 1956). Sung u. Mitarb. (1978) geben an, daß bei sechs von 14 intrakraniellen Germinomen (davon bei 3 von 4 Germinomen der Pinealisregion) nach Strahlentherapie spinale Metastasen aufgetreten sind. Es wird auch die Frage gestellt, ob Eingriffe an intrakraniellen Germinomen eine Tumoraussaat in den Liquorraum provozieren (Jenkin u. Mitarb. 1978, Sung u. Mitarb. 1978, Waga u. Mitarb. 1979, Wara u. Mitarb. 1979, Rao u. Mitarb. 1981).

Die Zeitspannen zwischen dem Auftreten intrakranieller Tumorsymptome und dem Nachweis spinaler Germinommetastasen sind sehr unterschiedlich. Bereits drei Monate nach Abschluß der Strahlentherapie eines Germinoms der Pinealisregion stellen Bradfield u. Perez (1972) eine lumbale Metastase bei einem elfjährigen Patienten fest. Fowler u. Mitarb. (1956) berichten über einen 19jährigen Patienten, bei dem zwei Jahre nach Strahlentherapie eines Tumors der Pinealisregion eine lumbale, ein Jahr später eine zervikale Germinommetastase nachgewiesen worden ist. Bei den von Sung u. Mitarb. (1978) bestrahlten Germinomen traten die spinalen Metastasen überwiegend innerhalb von drei Jahren auf; diese Autoren haben den Eindruck, daß sich Germinome im Vergleich zu anderen intrakraniellen Tumoren langsam entwickeln und führen einen Fall mit wiederholter Metastasierung während eines Zeitraums von 27 Jahren an. Die Tumorabsiedlung kann aber auch so rasch erfolgen, daß spinale Symptome auftreten, während keine Zeichen eines intrakraniellen Tumorwachstums bestehen - bei einem 14jährigen Patienten mit einer Metastase (eines „anisomorphen Pinealoms") im Thorakalmark, über den Riverson u. Mitarb. (1973) berichten, ist der intrakranielle Primärtumor nicht nachweisbar.

Über hämatogene Metastasen intrakranieller Germinome liegen nur wenige Mitteilungen vor. Friedman (1947) erwähnt Lungenmetastasen eines Germinoms der Pinealisregion. Tompkins u. Mitarb. (1950) berichten über zwei operierte Tumoren der Pinealisregion mit hämatogenen Metastasen: die Autopsie ergab in einem Fall ein malignes Teratom mit Germinomanteil, Tumoreinbruch in tiefe Hirnvenen und Lungenmetastasen aus germinomähnlichem Gewebe ohne Teratomelemente, im anderen Fall ein „reines" Germinom mit histologisch identischen Lungenmetastasen, Tumorbefall pulmonaler Lymphwege und mediastinaler Lymphknoten. Oswald u. Hedinger (1972) untersuchen ein mediastinales Germinom, das 20 Monate nach Biopsie, Strahlen- und Chemotherapie eines suprasellären Germinoms exstirpiert worden ist; sie halten den mediastinalen Tumor für eine Metastase oder für „einen zweiten Herd eines multizentrischen extragenitalen Germinoms". Ausführlich berichten Borden u. Mitarb. (1973) über ein Germinom der Pinealisregion mit Metastasen im Skelett, in Lymphknoten und in der Pleura – auch DeGirolami u. Schmidek (1973) erwähnen diesen Fall. Germinommetastasen in der Lunge und in der Mandibula werden von Lin u. Mitarb. (1978b) angegeben. In einem von Galassi u. Mitarb. (1984) beschriebenen Fall bestanden Metastasen in der Lunge, im Humerus und in der Skapula. Howman-Giles u. Mitarb. (1984) berichten multiple Skelett- und Weichteilmetastasen. Zwar ist eine spontane hämatogene Tumoraussaat möglich – Berblinger (1925) findet bei einem Germinom der Pinealisregion die V. magna Galeni von Tumorgewebe umwachsen und thrombosiert –, doch ist anzunehmen, daß intrakranielle Eingriffe (Biopsie, Shunt- oder Tumoroperation) die Tumorabsiedlung außerhalb des Zentralnervensystems begünstigen (Tompkins u. Mitarb. 1950, Fowler u. Mitarb. 1956, Borden u. Mitarb. 1973, Koide u. Mitarb. 1980). Abdominale Germinommetastasen nach ventrikuloperitonealer Shunt-Operation berichten Lin u. Mitarb. (1978b), Neuwelt u. Mitarb. (1979), Salazar u. Mitarb. (1979) und Hitchon u. Mitarb. (1983); Wood u. Mitarb. (1979) beschreiben drei solche Fälle, einen weiteren Fall Triolo u. Schulz (1980).

b) Suprasselläre Germinome

In der Suprasellärregion kann sich ein Germinom durch kontinuierliches Wachstum oder als Metastase eines Germinoms der Pinealisregion entwickeln, oder es kann primär in dieser Region entstehen. Die kontinuierliche Tumorausbreitung und die Tumorabsiedlung auf dem Liquorweg („Abtropfmetastase") sind seit langem bekannt (Horrax 1916 bzw. Horrax u. Bailey 1925; Bailey u. Murray 1928, Starck 1928, Stringer 1934, Baggenstoss u. Love 1939, Krayenbühl u. Zollinger 1943; Horrax 1947 bzw. Horrax u. Wyatt 1947; Kalm u. Magun 1950, Rand u. Lemmen 1953, Cuneo 1960, David u. Mitarb. 1963, Dayan u. Mitarb. 1966). Man kann annehmen, daß bei mehr als der Hälfte der Germinome der Pinealisregion auch die Suprasellärregion betroffen ist (Dayan u. Mitarb. 1966). Der Befund eines suprasellären Germinoms bei gleichzeitigem Bestehen eines Germinoms der Pinealisregion beweist nicht eine von der Pinealisregion ausgegangene Metastasierung. Løken (1957) schließt in solchen Fällen die Möglichkeit der Ausbreitung eines suprasellären Primärtumors in die Pinealisregion nicht aus. Auch eine multilokuläre Tumorgenese (Russell 1954) ist möglich – Berichte über sowohl in der Pinealis- als auch in der Suprasellärregion lokalisierte Germinome (Løken 1957, Oswald u. Hedinger 1972, DeGirolami u. Schmidek 1973, Swischuk u. Bryan 1974, Spiegel u. Mitarb. 1976, Wray 1977, Camins u. Takeuchi 1978, Neuwelt u. Mitarb. 1979, Waga u. Mitarb. 1979, Chang u. Mitarb. 1981) lassen daran denken, daß die beiden Tumoren voneinander unabhängig entstanden sein können. Swischuk u. Bryan (1974) beschreiben vier Fälle von „doppelten intrakraniellen atypischen Teratomen der Mittellinie", auch Waga u. Mitarb. (1979) fassen „doppelte Germinome der Mittellinie" als Einheit auf. Steimle u. Mitarb. (1979) berichten über ein Germinom „mit doppelter Lokalisation" in der Suprasellärregion und in der hinteren Schädelgrube ohne Tumorbefall der Pinealisregion. Über einen Tumorbefall der Pinealis-, der Suprasellärregion und beider Kleinhirnbrückenwinkel berichten Aguila u. Mitarb. (1984).

Das primäre Entstehen von Germinomen in der Suprasellärregion ist durch autoptische und histologische Befunde gesichert – supraselläre Germinome bei intakter Pinealis und normaler Pinealisregion sind nachgewiesen worden (Rand u. Lemmen 1953, Russell 1954, Løken 1957, Kageyama u. Belsky 1961, Weber 1963; Dayan u. Mitarb. 1966 – die auch entsprechende Beispiele aus der älteren Literatur anführen; Wurtman u. Kammer 1966, Simson u. Mitarb. 1968, Ghatak u. Mitarb. 1969, Kageyama 1971, Oswald u. Hedinger 1972, Warzok u. Arnold 1972, Jellinger 1973, Cohen u. Mitarb. 1974). Diese Befunde weisen auf eine tumorgenetische Beziehung zu anderen Keimzelltumoren hin, die ebenfalls primär von der Suprasellärregion ausgehen können – Teratome (Beck 1883, Gautier 1916, Rigby 1932, Müller u. Wohlfart 1947, Nishiyama u. Mitarb. 1966, Giuffrè u. Di Lorenzo 1975, Takeuchi u. Mitarb. 1975), embryonale Karzinome und entodermale Sinustumoren (Bestle 1968 bzw. Albrechtsen u. Mitarb. 1972; Nørgaard-Pedersen u. Mitarb. 1978, Eberts u. Ransburg 1979, Wilson u. Mitarb. 1979, Chang u. Mitarb. 1981, Hildenbrand u. Mitarb. 1983, Nakasu u. Mitarb. 1983) und Choriokarzinome (Bruton u. Mitarb. 1961, Kageyama u. Belsky 1961, Márquez Esteban u. Mitarb. 1979, Rao u. Govindan 1979, Yamagami u. Mitarb. 1983) sind in der Suprasellärregion und in angrenzenden Strukturen nachgewiesen worden.

Zwar wäre es konsequent, nur solche Tumoren als supraselläre Germinome zu bezeichnen, die in der Suprasellärregion ihren Ursprung haben. Da aber nur durch eine sorgfältige und umfassende Untersuchung bewiesen werden kann, daß ein primär supraselläres Germinom vorliegt und keine Metastase, gilt praktisch der Begriff „supraselläres Germinom" für alle Tumoren mit charakteristischer Histologie, deren klinische und radiologische Symptome einen ausschließlichen oder vorwiegenden Tumorbefall der Suprasellärregion anzeigen. Unter diesem Begriff lassen sich alle suprasellären Germinome und alle suprasellär gelegenen ektopischen Pinealome des Schrifttums einordnen, wobei unberücksichtigt bleiben kann, daß die Tumorserien sowohl primär supraselläre Germinome als auch Germinommetastasen enthalten und sich auf autoptisch verifizierte Tumoren, Operationsberichte, bioptische, liquorzytologische oder radiologische Befunde beziehen (Kageyama u. Belsky 1961, Rubin u. Kramer 1965, Simson u. Mitarb.

1968, Kageyama 1971, Luccarelli 1972, Warzok u. Arnold 1972, Camins u. Mount 1974, Schmidek 1977b, Takeuchi u. Mitarb. 1978 und 1979b, Tanaka u. Ueki 1979, Waga u. Mitarb. 1979). Jedenfalls werden supraselläre Germinome als eine pathologisch und klinisch besondere Tumorgruppe aufgefaßt (Rubin u. Kramer 1965, Schmidek 1977b).

Häufigkeit. Die Häufigkeit der suprasellären Germinome – bezogen auf alle intrakraniellen Tumoren – ist äußerst gering, ihr Anteil liegt im Promillebereich.

Wenn man voraussetzt, daß etwa 1% aller intrakraniellen Tumoren in der Pinealisregion liegen, wovon annähernd 40% Germinome sind (Tabelle 3) und davon ausgeht, daß supraselläre Germinome viermal seltener sind als Germinome der Pinealisregion (Abb.15), kann man schätzen, daß der Anteil der suprasellären Germinome an allen intrakraniellen Tumoren ungefähr 0,1% beträgt.

Bei Japanern ist dieser Anteil höher. Die Statistik von Katsura u. Mitarb. (1959) ergibt eine Häufigkeit der „ektopischen Pinealome" von 0,3%, die Statistik von Araki u. Matsumoto (1969) eine Häufigkeit von sogar 0,9%.

Geschlechtsverteilung. Während Germinome der Pinealisregion überwiegend beim männlichen Geschlecht vorkommen, ist die Geschlechtsverteilung der suprasellären Germinome annähernd gleich (Rubin u. Kramer 1965, Simson u. Mitarb. 1968, Luccarelli 1972, Camins u. Mount 1974, Sano 1976a, Schmidek 1977b, Jenkin u. Mitarb. 1978, Sung u. Mitarb. 1978, Takeuchi u. Mitarb. 1978, Waga u. Mitarb. 1979). Die umfangreiche Serie von Camins u. Mount (1974), die 47 Fälle des Schrifttums und elf eigene Fälle umfaßt, enthält 30 supraselläre Germinome bei männlichen und 28 bei weiblichen Patienten. In manchen Serien überwiegen die suprasellären Germinome beim weiblichen Geschlecht (DeGirolami u. Schmidek 1973, Harwood-Nash u. Fitz 1976, Sano 1976b, Takeuchi u. Mitarb. 1979b, Tanaka u. Ueki 1979, Chang u. Mitarb. 1981, Kobayashi u. Mitarb. 1981).

Der auffällige, bisher unerklärte Unterschied der Geschlechtsverteilung zwischen Germinomen der Pinealisregion und suprasellären Germinomen besteht auch bei anderen Keimzelltumoren. Auch Teratome, entodermale Sinustumoren und Choriokarzinome finden sich in der Pinealisregion überwiegend beim männlichen Geschlecht, in der Suprasellärregion hingegen beim weiblichen ebenso oft oder sogar häufiger (Hosoi 1930, Weber 1939, Sweet 1940, Herrschaft 1968, Takeuchi u. Mitarb. 1975, Eberts u. Ransburg 1979, Stachura u. Mendelow 1980, Tavcar u. Mitarb. 1980, Yamagami u. Mitarb. 1983).

Erkrankungsalter. Das durchschnittliche Erkrankungsalter dürfte bei suprasellären Germinomen niedriger sein als bei Germinomen der Pinealisregion. Es beträgt in der Zusammenstellung von Camins u. Mount (1974) 15 Jahre (4–41 Jahre), wobei die Mehrzahl dieser Tumoren im zweiten Lebensjahrzehnt aufgetreten ist; das Durchschnittsalter der männlichen Patienten beträgt 18 Jahre (7–41 Jahre), das der weiblichen zwölf Jahre (4–23 Jahre). Auch die Altersangaben von Takeuchi u. Mitarb. (1978) lassen erkennen, daß supraselläre Germinome beim weiblichen Geschlecht früher auftreten (Durchschnittsalter der männlichen Patienten 18 Jahre, der weiblichen 11 Jahre).

Tumorwachstum und Metastasen. Suprasselläre Germinome wachsen meist infiltrierend, wovon in erster Linie der Boden des 3.Ventrikels und der Hypothalamus betroffen sind. Oft findet sich ein Tumorbefall des Chiasmas, auch die Sehnerven können infiltriert sein (Baggenstoss u. Love 1939, Baker u. Rucker 1950, Rand u. Lemmen 1953, Kageyama u. Belsky 1961, Dayan u. Mitarb. 1966, Simson u. Mitarb. 1968, Kageyama 1971, Luccarelli 1972, Oswald u. Hedinger 1972, Cohen u. Mitarb. 1974, Eichholtz u. Spaar 1974, Spiegel u. Mitarb. 1976, Iraci 1977, Jenkin u. Mitarb. 1978, Dariano u. Mitarb. 1981). Eine Tumorausbreitung in der Orbita mit Exophthalmus (David u. Mitarb. 1963, Luccarelli 1972) ist eher selten. Die von Kageyama u. Belsky (1961) vorgeschlagene Unterscheidung zwischen Germinomen, die im 3.Ventrikel entstehen, und solchen, die vorwiegend extrazerebral in der Chiasmaregion liegen, dürfte von geringer praktischer Bedeutung sein, weil diese Unterscheidung durch klinische und radiologische Untersuchungen nicht gelingt.

Wenn der Tumor in die Sella wächst, infiltriert er meistens die Neurohypophyse (Horrax 1947 bzw. Horrax u. Wyatt 1947; Kageyama u. Belsky 1961, Dayan u. Mitarb. 1966, Oswald u. Hedinger 1972), auch die Adenohypophyse kann betroffen sein (Russell 1944, David u. Mitarb. 1963). Manchmal kommen überwiegend oder ausschließlich intrasellär gelegene Germinome vor (Ghatak u. Mitarb. 1969, Giuffrè u. Di Lorenzo 1975, Banna u. Mitarb. 1976, Iraci 1977), die den Sellaboden durchbrechen und in die Keilbeinhöhle vordringen können. Page u. Mitarb. (1983) berichten über ein primär intraselläres Germinom mit Teratomanteilen.

Zerebrospinale Metastasen suprasellärer Germinome sind nicht selten (Baggenstoss u. Love 1939, Baker u. Rucker 1950, David u. Mitarb. 1963, Simson u. Mitarb. 1968, Bradfield u. Perez 1972, Warzok u. Arnold 1972, Camins u. Mount 1974, Cohen u. Mitarb. 1974, Eichholtz u. Spaar 1974, Jenkin u. Mitarb. 1978, Sung u. Mitarb. 1978, Clar u. Mitarb. 1979, Dariano u. Mitarb. 1981). Es ist anzunehmen, daß die suprasellären Germinome ebenso häufig metastasieren wie die der Pinealisregion.

2. Teratome

Mostofi u. Price (1973) definieren Teratome als Tumoren, die „Gewebselemente in verschiedenen Reifestadien erkennen lassen, die von mehr als einem Keimblatt stammen; oft erinnert deren Anordnung an rudimentäre Organstrukturen". Diese Definition umfaßt nicht nur benigne Teratome, sondern auch unreife Teratome, Teratoide (Hosoi 1930) und maligne Teratome. Wegen ihrer histologischen Mannigfaltigkeit und ihres unterschiedlichen biologischen Verhaltens – sowohl undifferenziertes als auch differenziertes Gewebe kann innerhalb eines Teratoms vorhanden sein, Zellareale mit gutartigem Wachstum können neben karzinomatösen oder sarkomatösen Tumoranteilen bestehen – ist jede weitere Unterteilung der Teratome problematisch. Die Schwierigkeiten der Klassifikation der Teratome könnten im Einzelfall durch eine deskriptive histologische Diagnose umgangen werden, die auf die Art, den Differenzierungsgrad und die Dignität der verschiedenen Tumoranteile Bezug nimmt. Eine solche Beschreibung der Tumorhistologie könnte auch zur Information des Klinikers besser beitragen als die Zuordnung eines Teratoms zu einer der miteinander schwer vergleichbaren Untergruppen.

Besonders wichtig ist die detaillierte histologische Beschreibung, wenn ein Teratom Gewebe anderer Keimzelltumoren enthält – bei einer Kombination mit embryonalem Karzinom, entodermalem Sinustumor oder Choriokarzinom ist eine schlechte Prognose zu befürchten. Zur histologischen Befundung der „gemischten" Keimzelltumoren des Hodens empfehlen Mostofi u. Price (1973): „Es ist günstiger, alle Tumorkomponenten festzustellen (und einzeln anzuführen), wie Teratom mit embryonalem Karzinom oder Teratom mit embryonalem Karzinom und Seminom, geordnet nach ihrem Vorwiegen. Eine solche genaue Kennzeichnung schließt viele unnötige Unklarheiten aus und liefert dem Therapeuten eine exakte Information über die vorhandenen Tumoranteile." Diese Empfehlung soll auch für die intrakraniellen Keimzelltumoren gelten.

Häufigkeit. Etwa 0,5% der intrakraniellen Tumoren sind Teratome (Zülch 1956). Bei Kindern und Jugendlichen ist der Prozentsatz höher, er beträgt nach Ingraham u. Bailey (1946) vor dem 16. Lebensjahr 4,1%.

Bei Japanern kommen intrakranielle Teratome häufiger vor. Nach Takeuchi u. Mitarb. (1975) beträgt die Inzidenz 1,2%, in der Statistik von Araki u. Matsumoto (1969) sogar 3,4%.

Zwar geht aus den Sammelstudien und den statistischen Angaben des Schrifttums nicht hervor, wie häufig intrakranielle Teratome mit anderen Keimzelltumoren kombiniert sind und wie oft ein bösartiges Wachstum vorkommt, doch ist aufgrund von Berichten über gonadale Teratome anzunehmen, daß „gemischte" intrakranielle Keimzelltumoren (vor allem Teratome mit Germinomgewebe) und maligne intrakranielle Teratome keineswegs selten sind. Nach Willis (1948) könnte sogar die Mehrzahl der intrakraniellen Teratome maligne sein. Bei jedem intrakraniellen Teratom ist daher die Möglichkeit des bösartigen Wachstums zu bedenken.

Lokalisation. Von intrakraniellen Teratomen ist vorwiegend – etwa in jedem zweiten Fall – die Pinealisregion betroffen (Hosoi 1930, Weber 1939, Sweet 1940, Müller u. Wohlfart 1947, Walton 1949, Herrschaft 1968, Arseni u. Mitarb. 1969, Russell u. Rubinstein 1977), am zweithäufigsten die Hypothalamus- und Sellaregion. Neben einem Teratom der Pinealisregion kann gleichzeitig ein zweites in einer anderen intrakraniellen Region vorkommen (Aoyama u. Mitarb. 1982). Nach der Zusammenstellung von Hosoi (1930) – 41 intrakranielle Teratome und Teratoide – läßt sich eine Inzidenz von 46% für die Pinealisregion und von 24% für die Hypothalamus- und Sellaregion errechnen. Nach Weber (1939) – 58 Tumoren – ergeben sich entsprechende Prozentzahlen von 55% und 21%, nach Sweet (1940) – 94 Tumoren – 41% und 16%. Nach Angaben von Müller u. Wohlfart (1947) über 93 intrakranielle Teratome und Teratoide finden sich 55% in der Pinealisregion.

Bei Japanern ist das Überwiegen der Teratome der Pinealisregion noch deutlicher. Nach der Statistik von Araki u. Matsumoto (1969) liegen fast zwei Drittel der intrakraniellen Teratome in der Pinealisregion. Takeuchi u. Mitarb. (1975) geben 70% in der Pinealisregion und 17% suprasellär gelegene Teratome an. Wakai u. Mitarb. (1980) berichten über intrakranielle Teratome bei zwei Brüdern: bei beiden wurde in der Pinealisregion ein Teratom mit Germinomanteilen nachgewiesen.

Geschlechtsverteilung. Es besteht ein deutlicher Unterschied der Geschlechtsverteilung zwischen Teratomen der Pinealisregion und Teratomen anderer intrakranieller Lokalisation. In der Pinealisregion kommen diese Tumoren beim männlichen Geschlecht etwa zehnmal häufiger vor – in der Serie von Weber (1939) beträgt die Relation 27:3, in der von Müller u. Wohlfart (1947) 46:5, in der von Herrschaft (1968) 51:5. Supraselläre Teratome scheinen beim männlichen und weiblichen Geschlecht gleich häufig zu sein oder beim weiblichen gering zu überwiegen (Hosoi 1930, Weber 1939, Sweet 1940, Herrschaft 1968, Takeuchi u. Mitarb. 1975).

Erkrankungsalter. Etwa zwei Drittel der intrakraniellen Teratome treten vor dem 20. Lebensjahr auf (Herrschaft 1968); dabei sind die intrakraniellen Teratome der Neugeborenen und Säuglinge (Greenhouse u. Neubuerger 1960) nicht berücksichtigt – die keine bevorzugte Lokalisation erkennen lassen und bei Mädchen häufiger sind.

Nach Zusammenfassung größerer Tumorsammlungen (Hosoi 1930, McLean 1935, Bochner u. Scarff 1938, Weber 1939, Sweet 1940) läßt sich für Teratome der Pinealisregion beim männlichen Geschlecht ein Durchschnittsalter von 13 Jahren (3–32 Jahre) errechnen. Es fällt auf, daß der Altersgipfel dieser Teratome dem der Choriokarzinome der Pinealisregion entspricht (Yamagami u. Mitarb. 1983) – die fast ausschließlich beim männlichen Geschlecht vorkommen. Über den jüngsten Patienten mit einem Teratom der Pinealisregion, einen fünf Wochen alten Säugling, berichten Takaku u. Mitarb. (1973).

Soweit die geringe Fallzahl schließen läßt, treten beim weiblichen Geschlecht Teratome der Pinealisregion meist vor dem zehnten Lebensjahr auf. Das von McCormack u. Mitarb. (1978) bei einer 18jährigen Patientin festgestellte Teratom muß als Ausnahme gelten.

Müller u. Wohlfart (1947) weisen darauf hin, daß nicht in der Pinealisregion gelegene intrakranielle Teratome in jedem Alter vorkommen. Dementsprechend läßt sich für supraselläre Teratome kein Altersgipfel feststellen – nach den Angaben im Schrifttum besteht eine breit gestreute Altersverteilung und kein bevorzugtes Erkrankungsalter. Der jüngste Patient, bei dem ein supraselläres Teratom nachgewiesen wurde, war ein neun Monate altes Mädchen (Gautier 1916), der älteste eine 74jährige Frau (Beck 1883).

Tumorwachstum. Eine allgemeine Aussage über die Dignität der Teratome ist nicht möglich, wenn man sich der Definition von Mostofi u. Price (1973) anschließt, die eine Tumorgruppe von breiter morphologischer Variation umfaßt. Das biologische Verhalten eines Teratoms hängt vom Differenzierungsgrad und von der Dignität der einzelnen histologisch verschiedenen Tumoranteile ab, ferner davon, ob das Teratom Gewebe anderer – insbesondere hochmaligner –

Keimzelltumoren enthält oder nicht. Der Differenzierungsgrad allein läßt keinen sicheren Schluß auf das Wachstum des Teratoms zu – unreife Teratome können benigne sein (Nishiyama u. Mitarb. 1966), reife Teratome können maligne entarten (Müller u. Wohlfart 1947, Wurtman u. Mitarb. 1968).

1) Benigne Teratome. „Die gutartigen Teratome zeichnen sich . . . durch voll ausdifferenziertes Gewebe der drei Keimblätter, eine überall gute Abgrenzung gegenüber dem Gehirn und ein relativ langsames Wachstum aus" (Herrschaft 1968). Ausführlich beschreibt Weber (1939) solche Teratome der Pinealisregion: die Tumoren sind gut abgegrenzt, manchmal durch eine Bindegewebskapsel. Entsprechende Befunde erheben DeGirolami u. Schmidek (1973) und weisen auf die Kompression der angrenzenden Hirnstrukturen hin, wobei keine Tumorinfiltration und keine subarachnoidale Tumorausbreitung besteht. Manche Teratome enthalten sowohl expansiv wachsende als auch infiltrierende Tumoranteile (Boehm 1919). Ingraham u. Bailey (1946) berichten über ein Teratom im 3.Ventrikel mit einem gutartigen, abgekapselten Anteil (der exstirpiert wurde) und einem infiltrierenden Anteil (der einige Monate später autoptisch nachgewiesen wurde).

Die histologische Vielfalt der Teratome ist aus den Befunden ersichtlich, die Bochner u. Scarff (1938) nach Fallberichten über Teratome der Pinealisregion zusammengestellt und dem entsprechenden Keimblatt zugeordnet haben. Ebenso instruktiv ist die Beschreibung zahlreicher histologischer Befunde mit Literaturangaben von Müller u. Wohlfart (1947).

Von ektodermalen Strukturen kommen am häufigsten Plattenepithel und Hautanhangsgebilde vor (Weigert 1875, Gutzeit 1896, Frankl-Hochwart 1909, Bailey u. Jelliffe 1911, Boehm 1919, Klapproth 1922, Horrax u. Bailey 1925, McLean 1935, Kahn 1937, Bailey u. Mitarb. 1939, Weber 1939, Ingraham u. Bailey 1946, Müller u. Wohlfart 1947, Walton 1949, James u. Dudley 1957, Arseni u. Mitarb. 1969, Ghoshhajra u. Mitarb. 1979, Ventureyra 1981, Aoyama u. Mitarb. 1982). Oft sind Gewebselemente neuroektodermaler Herkunft nachweisbar (Boehm 1919, Klapproth 1922, McLean 1935, Zeitlin 1935, Bochner u. Scarff 1938, Bailey u. Mitarb. 1939, Müller u. Wohlfart 1947, Rand u. Lemmen 1953, James u. Dudley 1957, Arseni u. Mitarb. 1969, Aoyama u. Mitarb. 1982). Manchmal finden sich Zahnanlagen oder Zähne in Teratomen der Pinealisregion (Allen u. Lovell 1932, Bochner u. Scarff 1938, Müller u. Wohlfart 1947, Davidoff u. Epstein 1955, Kroening 1962, Suzuki u. Mitarb. 1962; McCormack u. Mitarb. 1978 bzw. Salazar u. Mitarb. 1979; Zimmerman u. Mitarb. 1980 bzw. Bilaniuk u. Mitarb. 1982; Chang u. Mitarb. 1981) und in suprasellären Teratomen (Beck 1883, Rigby 1932).

Von mesodermalen Strukturen findet sich meist Knorpelgewebe verschiedener Reifestadien (Weigert 1875, Gutzeit 1896, Frankl-Hochwart 1909, Bailey u. Jelliffe 1911, Boehm 1919, Klapproth 1922, Horrax u. Bailey 1925 und 1928, Altmann 1930, McLean 1935, Zeitlin 1935, Kahn 1937, Bochner u. Scarff 1938, Bailey u. Mitarb. 1939, Ehni 1946, Müller u. Wohlfart 1947, Ventureyra 1981, Wood u. Mitarb. 1981).

Entodermale Strukturen sind seltener nachweisbar (Müller u. Wohlfart 1947, Herrschaft 1968). Vorwiegend sind Zylinderepithel und Drüsen vom gastrointestinalen oder respiratorischen Typ (Boehm 1919, Klapproth 1922, McLean 1935, Kahn 1937, Bochner u. Scarff 1938, Bailey u. Mitarb. 1939, Weber 1939, Müller u. Wohlfart 1947, Walton 1949, Rand u. Lemmen 1953, James u. Dudley 1957, Arseni u. Mitarb. 1969, Aoyama u. Mitarb. 1982).

2) Maligne Teratome. Die Kennzeichen der bösartigen intrakraniellen Teratome faßt Herrschaft (1968) prägnant zusammen: „Maligne Teratome sind aus Geweben unterschiedlicher Differenzierungshöhe, teilweise oder ganz aus unreifen Gewebselementen aufgebaut und zeigen, als Ausdruck eines schnellen Wachstums, vermehrt Mitosen und Blutgefäßproliferationen, oft auch Gefäßthrombosen, Nekrosen und Blutungen. Die bösartigen Teratome wachsen infiltrierend und zeigen gegenüber dem Gehirn keine Abgrenzung." Nähere Angaben über die Histologie solcher Teratome finden sich in den Arbeiten von Oswald u. Hedinger (1972), Jellinger (1973) und Takeuchi u. Mitarb. (1975).

Viele maligne Teratome enthalten Gewebe anderer, vor allem hochmaligner Keimzelltumoren – man hat den Eindruck, daß es nicht nur Mischformen, sondern auch Übergangsformen gibt. Von Friedman (1947) wird ein Teratokarzinom der Pinealisregion mit Choriokarzinom- und Germinomanteilen erwähnt, von Nishiyama u. Mitarb. (1966) ein malignes Teratom mit Choriokarzinom, embryonalem Karzinom und Germinom. Auch Bruton u. Mitarb. (1961) berichten über ein malignes Teratom mit Choriokarzinom, embryonalem Karzinom und Germinom.

Zysten. Zysten sind in fast jedem – benignen oder malignen – Teratom enthalten. Meist handelt es sich um multiple Dermoidzysten (Russell u. Rubinstein 1977), auch von entodermalen Gewebselementen begrenzte Zysten mit mukösem oder serösem Inhalt kommen vor. Manchmal findet sich eine Zystenblutung mit entsprechender Verfärbung des Zysteninhalts. Über Zystenrupturen von Teratomen der Pinealisregion berichten McCormack u. Mitarb. (1978) und Ghoshhajra u. Mitarb. (1979).

Blutungen. Blutungen scheinen bei malignen Teratomen zu überwiegen (Herrschaft 1968, Smith u. Estridge 1974, Russell u. Rubinstein 1977), werden aber auch in benignen Teratomen gefunden (Walton 1949, Arseni u. Mitarb. 1969, Rubinstein 1972).

Verkalkungen. Kalkeinlagerungen sind häufig. Nach Hosoi (1930), Bochner u. Scarff (1938) und Müller u. Wohlfart (1947) enthält etwa jedes zweite intrakranielle Teratom ossäres Gewebe. Ferner kommen Kalkkonkremente im Stroma vor (Boehm 1919), auch Verkalkungen nach Tumorblutung sind möglich. Abnorme Kalkschatten in Schädelübersichtsaufnahmen stellen DeGirolami u. Schmidek (1973) bei zwei von drei Teratomen der Pinealisregion fest.

Metastasen. Maligne intrakranielle Teratome können metastasieren (Jenkin u. Mitarb. 1978), doch liegen darüber keine ausführlichen Mitteilungen vor. In den Metastasen intrakranieller Teratome, die mit anderen Keimzelltumoren kombiniert waren, wurden keine Teratomelemente, sondern Zellen der anderen

50

Keimzelltumoren nachgewiesen (Tompkins u. Mitarb. 1950, Kageyama u. Belsky 1961, Sakata u. Mitarb. 1975).

Strahlenempfindlichkeit. Die Strahlenempfindlichkeit der Teratome ist sehr gering. Über eine erfolgreiche Strahlentherapie eines malignen Teratoms der Pinealisregion liegt nur eine Mitteilung vor (Pecker u. Mitarb. 1978).

3. Hochmaligne Keimzellentumoren

Embryonale Karzinome, entodermale Sinustumoren und Choriokarzinome kommen in der Pinealisregion selten vor, noch seltener in anderen intrakraniellen Regionen. Die von Albrechtsen u. Mitarb. (1972) für entodermale Sinustumoren geschätzte Inzidenz von 0,1% aller intrakraniellen und 10% der Mittellinientumoren (der Pinealis- und Hypothalamusregion) erscheint relativ hoch. Choriokarzinome dürften etwas häufiger sein als embryonale Karzinome und entodermale Sinustumoren.

Auf das biologische Verhalten dieser Tumoren kann nur aus wenigen Fallberichten geschlossen werden, ferner aus der Tumorpathologie analoger Keimzelltumoren der Gonaden, worüber Teilum (1971) und Mostofi u. Price (1973) in hervorragenden Monographien Auskunft geben (auch die Histologie der Keimzelltumoren wird in diesen Monographien ausführlich dargestellt).

a) Embryonale Karzinome

Für embryonale Karzinome typisch sind undifferenzierte, „embryonale" Tumorzellen, die keine Entwicklungstendenz zu trophoblastischen oder embryoblastischen Strukturen und keine Zugehörigkeit zu einem der drei Keimblätter erkennen lassen; die Tumorzellen sind in sehr unterschiedlichen Formationen angeordnet. Friedman (1951) gibt zu bedenken, daß „embryonal" eine Zuordnung zu embryoblastischem Gewebe bedeute – diese Tumoren enthalten jedoch oft extraembryonale Gewebselemente – und hält die Bezeichnung „germinales Karzinom" für treffender. Wenn man bedenkt, daß die epitheliale Herkunft der Tumorzellen nicht sicher ist, ist aber auch der Terminus „Karzinom" nicht passend. Manchmal finden sich Embryoidkörper (Zellgruppen, deren Anordnung die früheste Entwicklungsphase des Embryos widerspiegelt) in intrakraniellen embryonalen Karzinomen (Nishiyama u. Mitarb. 1966, Borit 1969, Jellinger 1973, Nørgaard-Pedersen u. Mitarb. 1978).

b) Entodermale Sinustumoren

In entodermalen Sinustumoren sind charakteristische Zellmuster erkennbar, die extraembryonalen Strukturen entsprechen – wie im Magma reticulare des extraembryonalen Mesoderms bilden sternförmige Zellen ein lockeres, weitmaschiges

Netz. Ebenfalls charakteristisch sind perivaskuläre Hohlräume, die von einer Zellschicht umhüllt sind, die dem Dottersackentoderm entspricht – Teilum (1959 und 1965) weist auf die Ähnlichkeit dieser Hohlräume mit den „entodermalen Sinus" der Rattenplazenta hin.

c) Choriokarzinome

Für Choriokarzinome spezifisch sind dichte Zellverbände von Zytotrophoblasten und Synzytiotrophoblasten ohne Stroma. Manchmal finden sich zottenähnliche Strukturen am Tumorrand.

Histogenetische Beziehungen. Zwar unterscheiden sich embryonale Karzinome, entodermale Sinustumoren und Choriokarzinome in ihrer Morphologie, doch zeigen sie in vieler Hinsicht ein gleiches biologisches Verhalten. Als gemeinsame Vorstufe dieser Tumoren gelten totipotente embryonale Tumorzellen (Teilum 1965). Daher können embryonale Karzinome, entodermale Sinustumoren und Choriokarzinome zu einer Tumorgruppe zusammengefaßt werden – man kann sie als „hochmaligne Keimzelltumoren" bezeichnen. Für die nahe Verwandtschaft dieser Tumoren spricht auch, daß Mischformen häufig sind (oft werden embryonale Karzinome nicht als histopathologische Einheit aufgefaßt, sondern den entodermalen Sinustumoren zugezählt und umgekehrt) und daß die Metastasen eines solchen Tumors aus anderem Keimzelltumorgewebe bestehen können als der Primärtumor – dieses Phänomen ist bei gonadalen Keimzelltumoren bekannt (Teilum 1971, Mostofi u. Price 1973, Vugrin u. Mitarb. 1979). Ihm entspricht das Teratom der Pinealisregion mit Choriokarzinommetastasen (Gesicht, Gehirn, Lunge, Niere, Leber) bei einem achtjährigen Knaben mit Pubertas praecox, worüber David u. Mitarb. (1957 bzw. 1963) berichten.

Friedman (1951) nimmt an, daß aus einem Keimzelltumor ein anderer (mit unterschiedlicher Histologie) entstehen kann. Dafür spricht die von Giuffrè u. Di Lorenzo (1975) angegebene Umwandlung eines intrasellären Teratoms mit Germinomanteilen in ein Choriokarzinom. An eine solche „Metamorphose" läßt auch ein von Futrell u. Mitarb. (1981) erwähnter Fall denken: bei einem 18jährigen Patienten wurden ein Tumor in der Pinealisregion und ein suprasellärer Tumor festgestellt, aufgrund des computertomographischen Befundes und der deutlichen Tumorrückbildung nach Strahlentherapie wurden Germinome angenommen; sechs Monate später ergab die Biopsie des suprasellären Tumorrezidivs ein malignes Teratom.

In allen (ausführlich beschriebenen) intrakraniellen embryonalen Karzinomen ist auch andersartiges Keimzelltumorgewebe nachgewiesen worden (Borit 1969, Jellinger u. Mitarb. 1970, Jellinger 1973, Sakata u. Mitarb. 1975), „reine" embryonale Karzinome sind praktisch nicht zu erwarten. Selten sind Berichte über „reine" entodermale Sinustumoren (Albrechtsen u. Mitarb. 1972, Yoshiki u. Mitarb. 1976, Lee u. Mitarb. 1978, Takeuchi u. Mitarb. 1979a, Arita u. Mitarb. 1980, Tavcar u. Mitarb. 1980, Murovic u. Mitarb. 1981) und über „reine" Choriokarzinome (Stowell u. Mitarb. 1945, Zondek u. Mitarb. 1953, Fujii u. Mitarb. 1981) im Intrakranium.

Mitosen. Bei hochmalignen Keimzelltumoren finden sich meistens zahlreiche Mitosen (Zondek u. Mitarb. 1953, Borit 1969, Jellinger u. Mitarb. 1970, Wilson u. Mitarb. 1979).

Sekundäre Veränderungen. Blutungen und Nekrosen kommen bei Choriokarzinomen sehr oft vor (Askanazy 1906, Goldzieher 1913, Russell 1944, Stowell u. Mitarb. 1945, Glass u. Culbertson 1946, Zondek u. Mitarb. 1953, Bruton u. Mitarb. 1961, Kageyama u. Belsky 1961, Nishiyama u. Mitarb. 1966, Haase u. Nielsen 1979, Márquez Esteban u. Mitarb. 1979, Rao u. Govindan 1979, Kawakami u. Mitarb. 1980, Fujii u. Mitarb. 1981, Yamagami u. Mitarb. 1983). Auch bei embryonalen Karzinomen und entodermalen Sinustumoren werden Nekrosen beschrieben (Borit 1969, Jellinger u. Mitarb. 1970, Yoshiki u. Mitarb. 1976, Arita u. Mitarb. 1978, Eberts u. Ransburg 1979, Ho u. Rassekh 1979, Stachura u. Mendelow 1980). Verkalkungen dürften selten sein – Glass u. Culbertson (1946) fanden sie im hämorrhagischen Choriokarzinomanteil eines Teratoms der Pinealisregion, das auch Rhabdomyosarkom- und Germinomgewebe enthielt.

Geschlechtsverteilung. Intrakranielle hochmaligne Keimzelltumoren treten vorwiegend beim männlichen Geschlecht auf. Das weibliche Geschlecht ist seltener betroffen (Bestle 1968, Jellinger 1973; New u. Mitarb. 1974 bzw. Scully u. McNeely 1974, New u. Scott 1975, Chapman u. Linggood 1980 und Tavcar u. Mitarb. 1980; Eberts u. Ransburg 1979, Márquez Esteban u. Mitarb. 1979, Wilson u. Mitarb. 1979, Arita u. Mitarb. 1980, Stachura u. Mendelow 1980, Chang u. Mitarb. 1981, Murovic u. Mitarb. 1981, Wood u. Mitarb. 1981, Hildenbrand u. Mitarb. 1983).

Scully u. McNeely (1974) veröffentlichen einen Fallbericht (mit ausführlicher Diskussion) über einen entodermalen Sinustumor der Pinealisregion eines 13jährigen Mädchens – auch New u. Scott (1975) und Tavcar u. Mitarb. (1980) berichten diesen Fall. Eberts u. Ransburg (1979) beschreiben einen aus entodermalem Sinustumor- und Germinomgewebe zusammengesetzten suprasellären Tumor einer zehnjährigen chinesischen Patientin und fassen die Angaben im Schrifttum über 18 embryonale Karzinome und entodermale Sinustumoren zusammen: 13 Tumoren (72%) gingen von der Pinealisregion aus, davon in drei Fällen bei Patientinnen. Ähnliche Relationen ergeben die Zusammenstellungen von Stachura u. Mendelow (1980) und Tavcar u. Mitarb. (1980). Über supraselläre entodermale Sinustumoren bei zwei japanischen Schwestern (7 bzw. 10 Jahre alt) berichten Nakasu u. Mitarb. (1983).

Márquez Esteban u. Mitarb. (1979) berichten über ein Choriokarzinom im 3.Ventrikel bei einem achtjährigen Mädchen. Yamagami u. Mitarb. (1983) beschreiben ein intra- und supraselläres Choriokarzinom bei einem zwölfjährigen Mädchen und fassen die Angaben im Schrifttum über 62 primär intrakranielle Choriokarzinome zusammen: 47 Tumoren (76%) gingen von der Pinealisregion aus, davon nur in einem Fall bei einer Patientin.

Erkrankungsalter. Die meisten hochmalignen intrakraniellen Keimzelltumoren treten im zweiten Lebensjahrzehnt auf. Grenzfälle sind der entodermale Sinustumor eines 20 Monate alten Mädchens, worüber Murovic u. Mitarb. (1981)

berichten, und das embryonale Karzinom eines 24jährigen Mannes in der Tumorserie von Nishiyama u. Mitarb. (1966). Nach Yamagami u. Mitarb. (1983) beträgt
das durchschnittliche Erkrankungsalter an Choriokarzinomen der Pinealisregion
13 Jahre, an Choriokarzinomen der Sella- und Suprasellärregion zehn Jahre.

Tumorwachstum und Metastasen. Intrakranielle embryonale Karzinome, en-
todermale Sinustumoren und Choriokarzinome haben nicht nur die gleiche
Geschlechts- und Altersverteilung, sondern auch die gleiche, hohe Malignität –
Grad IV (Zülch 1979).

Teilum (1971) gibt an, daß embryonale Karzinome und Choriokarzinome des
Hodens weniger maligne sind, wenn sie mit Teratomgewebe kombiniert sind.
Mostofi u. Price (1973) weisen darauf hin, daß Choriokarzinome des Hodens eine
günstigere Prognose haben, wenn sie embryonales Karzinomgewebe, und eine
noch günstigere, wenn sie Germinom- oder Teratomgewebe enthalten – „reine"
Choriokarzinome hätten fast immer einen rasch tödlichen Verlauf; die Tumordiagnose sollte sich daher nicht nur auf den am meisten malignen Anteil beziehen,
sondern auf alle im Tumor vorhandenen Komponenten. Ob diese Feststellungen
auch für intrakranielle Keimzelltumoren gelten, läßt sich noch nicht beantworten.
Es könnte aber sein, daß durch die Chemotherapie die Prognose der intrakraniellen Choriokarzinome verbessert wird.

Die hochmalignen intrakraniellen Keimzelltumoren wachsen infiltrierend
und metastasieren häufig. Die meisten (etwa 80%) entwickeln sich primär in der
Pinealisregion. Embryonale Karzinome und entodermale Sinustumoren metasta-
sieren fast ausschließlich im Liquorraum (Borit 1969, Oswald u. Hedinger 1972,
Jellinger 1973; Scully u. McNeely 1974 bzw. New u. Scott 1975, Chapman u.
Linggood 1980 und Tavcar u. Mitarb. 1980; Yoshiki u. Mitarb. 1976, Wilson u.
Mitarb. 1979, Ventureyra 1981, Hildenbrand u. Mitarb. 1983). Von Sakata u.
Mitarb. (1975) wurden außer zerebrospinalen auch hämatogene Metastasen eines
embryonalen Karzioms der Pinealisregion (kombiniert mit Teratom und Ependymom) in der Lunge, im Pankreas und in der Blasenwand nachgewiesen; Nakasu
u. Mitarb. (1983) erwähnen hämatogene Metastasen eines entodermalen Sinustumors der Suprasellärregion. Peritoneale Metastasen entodermaler Sinustumoren und embryonaler Karzinome nach ventrikuloperitonealer Shunt-Operation
berichten Wilson u. Mitarb. (1979) und Chang u. Mitarb. (1981) – in einem dieser
Fälle stellten Wilson u. Mitarb. (1979) Alpha-Fetoprotein im Aszites fest. Bei
intrakraniellen Choriokarzinomen sind hingegen hämatogene Metastasen sehr
häufig; meistens entwickeln sich Lungenmetastasen (Goldzieher 1913, Stowell u.
Mitarb. 1945, Zondek u. Mitarb. 1953, Kageyama u. Belsky 1961, Nishiyama u.
Mitarb. 1966, Giuffrè u. Di Lorenzo 1975, Strand u. Mitarb. 1978, Yamagami u.
Mitarb. 1983), am zweithäufigsten dürften Lebermetastasen sein. Sakata u. Mitarb. (1975) finden in der Literatur keinen Bericht über einen „gemischten" intrakraniellen Keimzelltumor mit Choriokarzinomanteilen, dessen Metastasen nicht
ausschließlich aus Choriokarzinomgewebe bestanden haben.

Biochemie. Bei intrakraniellen Choriokarzinomen findet sich – wie bei den
identischen Tumoren anderer Lokalisation – ein hoher Choriongonadotropinspiegel (Stowell u. Mitarb. 1945, Nishiyama u. Mitarb. 1966, Giuffrè u. Di Lo-

renzo 1975, Camins u. Schlesinger 1978, Allen u. Mitarb. 1979, Kawakami u.
Mitarb. 1980). Im Tumorgewebe wurde Choriongonadotropin nachgewiesen
(Bruton u. Mitarb. 1961, Rao u. Govindan 1979, Fujii u. Mitarb. 1981, Yamagami u. Mitarb. 1983). Mostofi u. Price (1973) geben an, daß der Choriongonadotropinspiegel nicht nur bei Choriokarzinomen, sondern auch bei anderen Keimzelltumoren des Hodens hoch sein kann. Ein solcher Befund wurde auch bei
intrakraniellen Germinomen erhoben (Scully u. Mitarb. 1975, Takeuchi u. Mitarb. 1978, Neuwelt u. Mitarb. 1979 und 1980, Handa u. Yamashita 1981, Jooma
u. Kendall 1983). Choriongonadotropin wurde im Gewebe intrakranieller Germinome nachgewiesen (Kubo u. Mitarb. 1977, Chang u. Mitarb. 1981, Page u.
Mitarb. 1983, Aguila u. Mitarb. 1984). Die Choriongonadotropinproduktion
wird auf Synzytiotrophoblasten zurückgeführt, die in Germinomen vorkommen
können (Scully u. Mitarb. 1975, Page u. Mitarb. 1983), doch ist nicht ausgeschlossen, daß dieses Hormon auch von Keimzelltumoren produziert wird, die kein
Choriokarzinomgewebe enthalten. In einem intra- und suprasellären embryonalen Karzinom stellten Nørgaard-Pedersen u. Mitarb. (1978) eine hohe Choriongonadotropinkonzentration fest (der Tumor enthielt außerdem Alpha-
Fetoprotein).

Bei embryonalen Karzinomen und entodermalen Sinustumoren kann ein hoher Alpha-Fetoproteinspiegel im Liquor – und auch im Serum – bestehen (Scully
u. McNeely 1974, Lee u. Mitarb. 1978, Allen u. Mitarb. 1979, Chang u. Mitarb.
1981, Ventureyra 1981, Nakasu u. Mitarb. 1983). Alpha-Fetoprotein wurde im
Gewebe dieser Tumoren nachgewiesen (Yoshiki u. Mitarb. 1976, Takeuchi u.
Mitarb. 1979a, Arita u. Mitarb. 1980, Stachura u. Mendelow 1980, Murovic u.
Mitarb. 1981). Haase u. Nielsen (1979) stellten Choriongonadotropin im Choriokarzinomgewebe und Alpha-Fetoprotein im entodermalen Sinustumorgewebe
eines „gemischten" Keimzelltumors der Pinealisregion fest.

Strahlenempfindlichkeit. Aus den Mitteilungen über eine Strahlentherapie
hochmaligner intrakranieller Keimzelltumoren muß man schließen, daß ihre
Strahlenempfindlichkeit gering ist. Dies entspricht der Strahlenresistenz der
histologisch identischen Keimzelltumoren der Gonaden (Teilum 1971).

Die Strahlenresistenz intrakranieller embryonaler Karzinome wird in einem
Fallbericht von Arita u. Mitarb. (1978) hervorgehoben. Allen u. Mitarb. (1979)
teilen hingegen mit, daß ein Patient nach partieller Exzision und Bestrahlung
eines embryonalen Karzinoms der Pinealisregion während einer Beobachtungszeit von zehn Monaten symptomfrei geblieben ist. Eberts u. Ransburg (1979)
meinen, daß die Strahlentherapie bei entodermalen Sinustumoren Erfolg haben
könnte, und geben als Beispiele einen von Bestle (1968) berichteten Fall – den auch
Albrechtsen u. Mitarb. (1972) beschreiben – und eine eigene Beobachtung an (in
beiden Fällen handelt es sich um supraselläre entodermale Sinustumoren mit
Germinomanteilen bei Mädchen). Prioleau u. Wilson (1976) berichten über einen
Patienten mit einem entodermalen Sinustumor der Pinealisregion, der ein Jahr
nach partieller Tumorentfernung, Strahlen- und Chemotherapie am Leben ist –
offenbar hat nicht die Strahlentherapie allein, sondern die Kombination mit der
Chemotherapie den Krankheitsverlauf günstig beeinflußt. Trotz Strahlen- und
Chemotherapie starb ein 13jähriges Mädchen an einem entodermalen Sinus-

tumor der Pinealisregion 13 Monate nach Diagnosestellung (Arita u. Mitarb. 1980).

Strand u. Mitarb. (1978) erwähnen ein Choriokarzinom der Pinealisregion, das auf Strahlentherapie „lokal gut angesprochen" hat; der Patient starb jedoch an einer abdominalen Blutung aus Lebermetastasen. Bei dem von Rao u. Govindan (1979) berichteten suprasellären Choriokarzinom hatten weder Strahlen- noch Chemotherapie Erfolg.

VI. Gliome

Der Begriff „Gliom" wird in der Tumorklassifikation der Weltgesundheitsorganisation (Zülch 1979) zwar nicht angeführt, doch ist es zweckmäßig, in der Pinealisregion gelegene Astrozytome, pilozytische Astrozytome (Spongioblastome), Oligodendrogliome und Glioblastome als Gliome der Pinealisregion zusammenzufassen – dieser Begriff wird sowohl in Übersichtsarbeiten (Haldeman 1927, Kitay u. Altschule 1954, Ringertz u. Mitarb. 1954, Russell u. Bowerman 1968, Smith u. Estridge 1974, Obrador u. Mitarb. 1976, DeGirolami 1977, Russell u. Rubinstein 1977) als auch in vielen Fallberichten angewandt. Gliome der Pinealisregion sind als eigene Tumorgruppe aufzufassen, weil ihre Lokalisation besondere diagnostische, therapeutische und prognostische Probleme mit sich bringt. Ihr biologisches Verhalten unterscheidet sich naturgemäß nicht von dem der Gliome anderer Lokalisation (und braucht daher hier nicht näher erörtert zu werden).

Das Tumorwachstum geht entweder von Gliazellen der Pinealis aus oder von ihr benachbarten Hirnstrukturen. Vor allem Vierhügelgliome, aber auch Gliome des dorsalen Thalamusabschnitts, des Spleniums und des Oberwurms betreffen die Pinealisregion. Bei ausgedehntem Wachstum ist die Herkunft des Tumors meist nicht mehr feststellbar.

Von Müller u. Wohlfart (1947) erhobene Befunde sprechen für eine tumorgenetische Beziehung zwischen Gliomen und Teratomen der Pinealisregion – diese Autoren weisen oligodendrogliomähnliche Zellareale in Teratomen der Pinealisregion nach und schließen daraus, daß sich Oligodendrogliome aus Teratomen entwickeln können. Auch Ringertz u. Mitarb. (1954) geben ein Teratom mit einer oligodendrogliomähnlichen Komponente an. Befunde einer astrozytischen Differenzierung von Pinealiszelltumoren (Rubinstein u. Okazaki 1970, Borit u. Blackwood 1979, Herrick u. Rubinstein 1979, Neuwelt u. Mitarb. 1979) lassen an eine tumorgenetische Beziehung zwischen Gliomen der Pinealisregion und Pinealiszelltumoren denken.

Geschlechts- und Altersverteilung. Aus den seltenen Berichten über Gliome der Pinealisregion sind ihre Geschlechts- und Altersverteilung nicht abzuleiten. In Analogie zu den Gliomen anderer Regionen muß man davon ausgehen, daß Gliome der Pinealisregion beim männlichen Geschlecht häufiger sind und – im Unterschied zu Keimzelltumoren – vorwiegend im Erwachsenenalter auftreten.

Das Überwiegen des männlichen Geschlechts ist bei Gliomen geringer als bei Keimzelltumoren der Pinealisregion. Nach einer Tabelle von Kitay u. Altschule (1954), in der Gliome und „Sarkome" der Pinealisregion zusammengefaßt sind, beträgt die Relation etwa 3:1.

Bei den primären Tumoren der Thalamusregion, über die Tovi u. Mitarb. (1961) berichten, liegt das Erkrankungsalter zwischen drei und 69 Jahren (ein Drittel der Patienten war 30–40 Jahre alt). In der Serie von Greenberger u. Mitarb. (1977) sind die an Thalamus- oder Mittelhirngliomen Erkrankten drei bis 52 Jahre alt (10 von 14 Patienten waren jünger als 20 Jahre).

Mitteilungen im Schrifttum. Da die Morphologie und das biologische Verhalten der Gliome der Pinealisregion überaus unterschiedlich sind, lassen sich – abgesehen von der geringen Strahlenempfindlichkeit – keine Kriterien feststellen, die für alle diese Tumoren gelten. Mitteilungen im Schrifttum informieren über die Vielfalt ihrer Histologie und ihrer Wachstumsformen.

Horrax u. Bailey (1925) beschreiben die Histologie eines gut abgegrenzten Tumors der Pinealisregion, den DeGirolami (1977) als niedriggradiges Astrozytom ohne invasives Wachstum klassifiziert. Haldeman (1927) berichtet über zwei Gliome, eines teilweise gekapselt – Herrick u. Rubinstein (1979) und Borit u. Mitarb. (1980) klassifizieren diesen Tumor als Pineozytom –, das andere mit Infiltration der Vierhügelplatte und des Thalamus. Von Zeitlin (1935) wird ein Astroblastom beschrieben, das sich aus der Pinealis entwickelt haben könnte und in die Vierhügelplatte eingewachsen ist – dieser Fall wird auch von Gonda (1932) mitgeteilt, doch ohne Angabe der histologischen Tumordiagnose. Über ein Glioblastom des Mittelhirns mit Zysten, Blutungen und Nekrosen berichten Netsky u. Strobos (1952); ihre Zusammenstellung von Mittelhirntumoren enthält fünf Astrozytome, ein Astroblastom, vier pilozytische Astrozytome, zwei Glioblastome und vier unklassifizierte Gliome.

Es ist anzunehmen, daß die meisten Gliome der Pinealisregion Astrozytome sind. In der Serie von Ringertz u. Mitarb. (1954) finden sich unter 65 raumfordernden Prozessen dieser Region fünf Astrozytome (alle mit Infiltration der umgebenden Strukturen), ein pilozytisches Astrozytom (an die intakte Pinealis grenzend) und ein Glioblastom (mit Infiltration der Thalami). Die Tumorserie von Tytus (1960) enthält zehn Astrozytome, vier pilozytische Astrozytome, drei Glioblastome und ein unklassifiziertes Gliom. In der Serie von DeGirolami u. Schmidek (1973) – 31 verifizierte Tumoren der Pinealisregion – finden sich vier Astrozytome (2 mit Verkalkungen), ein Oligodendrogliom und drei Glioblastome. In der Serie von Camins u. Schlesinger (1978) sind Astrozytome sogar die häufigsten Tumoren der Pinealisregion (21 von 57).

Bei Gliomen, die vom Splenium ausgehen, scheinen Glioblastome zu überwiegen. Alle fünf Spleniumtumoren, über die Zatz u. Mitarb. (1967) berichten, sind Glioblastome. Die Operation eines Astrozytoms des Spleniums wird von Lazar u. Clark (1974) mitgeteilt.

Page (1977) berichtet Operationen von Astrozytomen der hinteren Schädelgrube, die durch die Tentoriuminzisur in die Pinealisregion eingewachsen sind. Ein zystisches Astrozytom des Oberwurms mit Ausbreitung in die Pinealisregion erwähnen Reid u. Clark (1978) und Neuwelt u. Mitarb. (1979).

DeGirolami (1977) weist ein gekapseltes pilozytisches Astrozytom nach, das sich innerhalb der Pinealis entwickelt hat. Der seltene Fall eines Oligodendroglioms der Pinealisregion mit spinalen Metastasen (2 Jahre nach Strahlentherapie) wird von Sung u. Mitarb. (1978) angegeben. Über ein Glioblastom innerhalb der Pinealis berichtet Kalyanaraman (1979). Norbut u. Mendelow (1981) stellen bei einem Glioblastom, das wahrscheinlich in der Pinealis entstanden ist, eine diffuse Tumorinfiltration der zerebrospinalen Meningen fest.

VII. Seltene Tumoren der Pinealisregion

Etwa 15% der Tumoren der Pinealisregion sind weder Pinealiszelltumoren noch Keimzelltumoren oder Gliome, sondern Tumoren, die in anderen intrakraniellen Regionen häufiger, in der Pinealisregion jedoch selten vorkommen, oder Tumoren von allgemein geringer Inzidenz. Zur Erörterung dieser „seltenen Tumoren der Pinealisregion" müssen nach der Histologie geordnete Hinweise auf Berichte im Schrifttum genügen, da ihre Seltenheit keine generellen Schlüsse auf ihre Geschlechts- und Altersverteilung, ihre Art des Wachstums und ihre Ausbreitungstendenz zuläßt.

1. Ependymome

Matrix der Ependymome der Pinealisregion ist das Ependym des dorsalen Abschnitts des 3.Ventrikels (vor allem des Recessus suprapinealis), ferner des Aquädukts und des 4.Ventrikels.

Über Ependymome im dorsalen Abschnitt des 3.Ventrikels berichten Allen u. Lovell (1932), Tönnis (1935) und Twining (1939). Netsky u. Strobos (1952) beschreiben zwei Ependymome des Mittelhirns: eines fand sich bei einem zehnjährigen Knaben, das andere (mit frischen Blutungen) bei einer 31jährigen Frau. Die Serie von Ringertz u. Mitarb. (1954) – 65 raumfordernde Prozesse der Pinealisregion – enthält fünf Ependymome, davon zwei mit infiltrierendem Wachstum. Jooma u. Kendall (1983) berichten über ein Ependymom der Pinealisregion bei einer 31jährigen, Neuwelt u. Mitarb. (1979) über ein anaplastisches Ependymom dieser Region bei einer sechsjährigen Patientin.

Bei sieben Ependymomen (von 37 verifizierten Tumoren der Pinealisregion) im Krankengut von Pia (1954) besteht eine annähernd gleiche Geschlechtsverteilung. Das Krankengut von Sano (1976a), das 82 Tumoren der Pinealisregion umfaßt, enthält acht Ependymome ohne Überwiegen eines Geschlechts.

In einigen Arbeiten werden Ependymome der Pinealisregion ohne nähere Angaben erwähnt (Lysholm u. Mitarb. 1935, Johnson u. List 1937, Torkildsen 1948, Löfgren 1958, Heppner 1959, Cummins u. Mitarb. 1960, Jennett u. Mitarb. 1963, Olivecrona 1967, Bradfield u. Perez 1972, DeGirolami u. Schmidek 1973, Lazar u. Clark 1974, Pecker u. Mitarb. 1976, Camins u. Schlesinger 1978).

Wie die Ependymome anderer Lokalisation können auch die der Pinealisregion auf dem Liquorweg metastasieren.

2. Plexuspapillome

Plexuspapillome der Pinealisregion können vom Plexus chorioideus des 3. oder des 4.Ventrikels ausgehen. Nach Van Wagenen (1930) sind Plexuspapillome des 4.Ventrikels viermal häufiger als die des 3.Ventrikels – seine Übersicht umfaßt 45 Plexuspapillome aus der Literatur und zwei eigene Fälle, davon sechs des 3. und 23 des 4.Ventrikels. Rovit u. Mitarb. (1970) fassen 245 Plexuspapillome zusammen – 11% gehen vom 3.Ventrikel aus, 39% vom 4.Ventrikel. Bei Kindern überwiegen Plexuspapillome des Seitenventrikels deutlich – in der Zusammenstellung von Thompson u. Mitarb. (1973) ist dieser in 79% betroffen, der 3.Ventrikel in 7% und der 4.Ventrikel in 14%. Die extreme Seltenheit der Plexuspapillome der Pinealisregion wird verständlich, wenn man bedenkt, daß nur 0,6% aller intrakraniellen Tumoren Plexuspapillome sind (Zülch 1975) – bei Kindern 2,3% (Thompson u. Mitarb. 1973) – und daß nur wenige Plexuspapillome des 3. oder des 4.Ventrikels in die Pinealisregion einwachsen.

Noodt (1925) beschreibt ein Plexuspapillom mit Ausbreitung im 3.Ventrikel, im Aquädukt und in der Pinealisregion bei einer 33jährigen Frau. Ebenfalls bei einer 33jährigen Frau weisen Ringertz u. Reymond (1949) ein Plexuspapillom der Pinealisregion mit infiltrierendem Wachstum nach. Im Schrifttum finden sich außerdem einzelne Fälle ohne nähere Angaben (Cummins u. Mitarb. 1960, Sheline u. Mitarb. 1965; Olivecrona 1967 bzw. Greitz 1972).

Zeitlin (1935) stellt Plexuspapillomgewebe in einem gekapselten Teratom der Pinealisregion fest – dieser Befund spricht dafür, daß Plexuspapillome dieser Region nicht nur von den Plexus chorioidei der benachbarten Ventrikel ausgehen, sondern sich auch aus Teratomen entwickeln können.

Auch bei den Plexuspapillomen der Pinealisregion kann eine Tumorabsiedlung auf dem Liquorweg erfolgen.

3. Medulloblastome

Die primäre Entwicklung eines Medulloblastoms in der Pinealisregion ist überaus selten, doch kann diese Region vom kontinuierlichen Wachstum (Zingesser u. Schechter 1964) oder von der Metastase (Cummins u. Mitarb. 1960) eines Medulloblastoms betroffen sein. Die Verifizierung eines Medulloblastoms der Pinealisregion dürfte schwierig sein, da die Medulloblastome den Pineoblastomen histologisch ähnlich sind (Rubinstein 1972, Smith u. Estridge 1974, Russell u. Rubinstein 1977, Tapp 1979, Borit u. Mitarb. 1980).

Im pädiatrischen Krankengut von Harwood-Nash u. Fitz (1976) finden sich drei (5%) von 62 Medulloblastomen im dorsalen Abschnitt des 3.Ventrikels, zwei im Frontallappen und eines im Temporallappen. Harwood-Nash u. Fitz (1976) interpretieren ihre Befunde: „Die zerebrale Lokalisation ist zweifellos auf eine anfangs unerkannte, von der hinteren Schädelgrube ausgegangene Tumorausbreitung zurückzuführen. Die histologische Diagnose dieser Tumoren ist oft umstritten. Die Lokalisation im dorsalen Abschnitt des 3.Ventrikels könnte durch eine ähnliche, direkte oder metastatische Tumorausbreitung bedingt sein, oder durch Entstehen eines Medulloblastoms in undifferenziertem Pinealisgewebe. Das letztere kann einem Neuroblastom ähnlich sein."

Ein Medulloblastom der Pinealisregion bei einem 41jährigen Patienten wird von Mincer u. Mitarb. (1976) angegeben; der Patient starb vier Jahre nach Strahlentherapie an diffusen zerebrospinalen Metastasen.

4. Neuronale Tumoren

Horrax u. Bailey (1928) berichten über ein Ganglioneurom der Pinealisregion bei einem 40jährigen Mann; sie nehmen an, daß sich in der Pinealisanlage Nervenzellen ausbilden können, aus denen der Tumor entstanden sein könnte – Herrick u. Rubinstein (1979) klassifizieren diesen Tumor als Pineozytom mit neuronaler und astrozytischer Differenzierung. Ein „Ganglioglioneurom der Zirbel" eines 50jährigen Mannes beschreibt Schmincke (1929).

In der Serie von Camins u. Schlesinger (1978) finden sich unter 57 Tumoren der Pinealisregion vier Ganglioneurome, davon zwei astrozytische Mischformen. Ganglogliome der Pinealisregion werden von Messina u. Mitarb. (1976) und Ventureyra (1981) angegeben. Wood u. Mitarb. (1981) erwähnen einen solchen Tumor mit einer spinalen Metastase bei einem siebenjährigen Mädchen. Demakas u. Mitarb. (1982) berichten die Operation eines Ganglioglioms der Pinealisregion bei einem einjährigen Mädchen. Neuroblastome der Pinealisregion werden selten erwähnt (Lysholm u. Mitarb. 1935 bzw. Ringertz u. Mitarb. 1954, Olivecrona 1967 und Greitz 1972; Harwood-Nash u. Fitz 1976, Abay u. Mitarb. 1981, Hitchon u. Mitarb. 1983).

Das Vorkommen neuronaler Gewebselemente in Pinealiszelltumoren (Rubinstein u. Okazaki 1970, Herrick u. Rubinstein 1979, Stefanko u. Manschot 1979, Borit u. Mitarb. 1980) läßt auf eine tumorgenetische Beziehung zwischen neuronalen Tumoren der Pinealisregion und Pinealiszelltumoren schließen.

5. Meningeome

Meningeome der Pinealisregion gehen vom Velum interpositum aus oder vom obersten Anteil des freien Tentoriumrandes, wo dieser in den Unterrand der Falx übergeht. Im französischen Schrifttum wird der Schnittpunkt der Falx mit dem Tentoriumrand als „carrefour falco-tentoriel" (Talairach u. Mitarb. 1951) bezeichnet; dieser Begriff ist auch in die angloamerikanische Literatur übernommen worden. Meningeome des Carrefour können sich sowohl supra- als auch infratentoriell ausbreiten.

Der Anteil der Meningeome der Pinealisregion an allen intrakraniellen Meningeomen beträgt weniger als 1%. Nur zwei solche Tumoren finden sich unter 20 Tentoriummeningeomen, über die Schechter u. Mitarb. (1968) berichten. Die Zusammenstellung von Weber (1974) - 202 Tumoren der Mittelhirnregion – enthält nur zwei Meningeome (1%). Auffallend hoch ist der von Obrador u. Mitarb. (1976) angegebene Prozentsatz von 8% (21 Meningeome unter 262 raumfordernden Prozessen der Pinealisregion).

Zeitlin (1935) beschreibt ein verkalktes Meningeom bei einem 21jährigen Mann; der Tumor könnte von der an die Pinealis grenzenden Pia ausgegangen sein. Über zwei Meningeome der Pinealisregion berichtet Araki (1937), über vier solche Tumoren Heppner (1954). Sachs u. Mitarb. (1962) stellen 17 im Schrifttum angegebene Fälle zusammen und fügen drei eigene hinzu. Je zwei Meningeome des Carrefour werden von Ameli u. Mitarb. (1966) und von Papo u. Salvolini (1974) beschrieben, ein weiteres von Nishiura u. Mitarb. (1981). Rozario u. Mitarb. (1979) berichten über zwei Meningeome des Velum interpositum, davon eines mit Tumorblutung in den Subarachnoidalraum. Meningeome des Velum interpositum werden auch von Ito u. Mitarb. (1981), Kameyama u. Mitarb. (1981) und Roda u. Mitarb. (1982) mitgeteilt. Hinweise auf Meningeome der Pinealisregion finden sich in vielen Übersichtsarbeiten (Cushing u. Eisenhardt 1938, Castellano u. Ruggiero 1953, Pia 1954, Columella u. Papo 1956, Taveras 1960, Suzuki u. Mitarb. 1962, David u. Mitarb. 1963; Zingesser u. Schechter 1964 bzw. Schechter u. Mitarb. 1968; Greitz 1972, Lapras u. Mitarb. 1973, Huang u. Wolf 1974b, Lazar u. Clark 1974, Newton u. Mitarb. 1974, Taveras u. Wood 1976, Camins u. Schlesinger 1978, Hase u. Mitarb. 1979b, Stein 1979a, Abay u. Mitarb. 1981, Huk u. Mitarb. 1983, Casenave u. Mitarb. 1984).

Die Zusammenfassung von Meningeomen der Pinealisregion, über die nähere Angaben vorliegen (Sachs u. Mitarb. 1962, Ameli u. Mitarb. 1966, Papo u. Salvolini 1974, Rozario u. Mitarb. 1979, Ito u. Mitarb. 1981, Nishiura u. Mitarb. 1981, Roda u. Mitarb. 1982), ergibt folgendes: Meningeome des Velum interpositum sind etwa so häufig wie Meningeome des Carrefour; von Meningeomen der Pinealisregion sind eher Frauen als Männer betroffen, die Geschlechtsverteilung beträgt 3:2 – eine ähnliche Relation besteht bei Meningeomen im allgemeinen (Zülch 1975); das Durchschnittsalter beträgt ungefähr 40 Jahre (und liegt damit deutlich höher als bei den Keimzelltumoren). Meningeome der Pinealisregion kommen aber auch bei Kindern vor (Heppner 1954 bzw. 1955a, 1955b und 1959).

6. Hämangioperizytome

Olson u. Abell (1969) berichten über ein Hämangioperizytom der Pinealisregion bei einem 28jährigen Mann. Ausführlich beschreiben Stone u. Mitarb. (1983) die Histologie eines solchen Tumors bei einer 27jährigen Patientin (die erfolgreich operiert wurde). Hämangioperizytome sind von hämangioperizytischen Meningeomen nicht zu unterscheiden (Zülch 1979).

7. Melanome

Mitteilungen über Melanome der Pinealisregion sind äußerst selten. Zwar ist ein primäres Tumorwachstum nicht bewiesen, doch ist denkbar, daß Tumoren von melaninhaltigen Zellen der Pia ausgehen, die die Vierhügelzisterne auskleidet und die Pinealis teilweise bedeckt.

Ogle (1899) beschreibt ein pigmenthaltiges „Sarkom der Pinealis" mit diffuser meningealer Aussaat, das einem primären Melanom der Pinealisregion entsprechen dürfte. In der Literatur finden Gibson u. Mitarb. (1957) unter 18 vorwiegend intrakraniellen Melanomen vier Melanome der Pinealisregion und fügen einen eigenen Fall (einer 68jährigen Frau) hinzu. Carrier u. Mitarb. (1971) berichten über ein Melanom der Pinealisregion bei einem 43jährigen Patienten: der gekapselte Tumor konnte exstirpiert werden, die angrenzenden Meningen waren nicht infiltriert; der Fall wird ausführlich diskutiert. Einen autoptisch verifizierten Fall teilen Enriquez u. Mitarb. (1973) mit: bei einem 43jährigen Mann fand sich ein Melanom der Pinealisregion mit diffuser meningealer Infiltration, außerdem bestanden multiple Hautveränderungen (Pigmentnävi, okulodermale Melanozytose). Arlant u. Mitarb. (1977) beschreiben ein Melanom der Pinealisregion mit Tumorabsiedlung im zerebrospinalen Liquorraum bei einem 57jährigen Mann.

Wilske (1977) berichtet über einen „melaninführenden Tumor des ZNS": die Autopsie eines dreijährigen Knaben ergab ein bis in die Seitenventrikel ausgedehntes Medulloblastom, der in der Pinealisregion gelegene Tumoranteil bestand vorwiegend aus melaninhaltigen Zellen.

8. Lymphome

Über ein primäres malignes Lymphom der Pinealisregion liegt eine einzige Mitteilung vor (Salazar u. Mitarb. 1979): dieses wurde bei einer 17jährigen Frau verifiziert (die im Alter von 10 Jahren erkrankt war), wobei sich ausgedehnte Metastasen in den Meningen und ein Tumorbefall des Rückenmarks und des Knochenmarks der angrenzenden Wirbelkörper fanden. Ein Befall der Pinealisregion bei einem 65jährigen Mann mit Morbus Hodgkin wird von Zingesser u. Schechter (1964) angegeben.

9. Hämangioblastome

Olivecrona (1967) erwähnt zwei Hämangioblastome in seiner Serie von 119 verifizierten Tumoren der Pinealisregion.

10. Dermoide und Epidermoide

Dermoid- und Epidermoidzysten der Pinealisregion sind oft Bestandteile von Teratomen, können aber auch unabhängig von Teratomen vorkommen (Russell u. Rubinstein 1977). Man nimmt an, daß im Bereich der Mittellinie gelegene Dermoide und Epiderrmoide sich aus heterotopen kutanen Gewebselementen entwickeln, die beim Schluß des Neuralrohrs (zwischen der 3. und 5. Embryonalwoche) von der Körperoberfläche in die Tiefe verlagert worden sind (Russell u. Rubinstein 1977). Die Inzidenz der intrakraniellen Dermoide ist geringer als die der Epidermoide (Zülch 1975), dementsprechend sind Dermoide der Pinealisregion noch seltener als Epidermoide.

In der Zusammenstellung von Sweet (1940) findet sich unter 69 intrakraniellen Dermoiden nur eines in der Pinealisregion – es handelt sich um den von Giebel

(1921) ausführlich beschriebenen Tumor eines 15jährigen Jungen. Bei einem 14jährigen Jungen stellt Russell (1944) ein Dermoid der Pinealisregion als Nebenbefund fest (Hauptbefund war ein ausgedehntes supraselläres Germinom). Die Serie von Kleefield u. Mitarb. (1977) enthält ein Dermoid der Pinealisregion eines 21jährigen Patienten, die von Cummins u. Mitarb. (1960) ein Dermoid und drei Epidermoide dieser Region ohne nähere Angaben. Reid u. Clark (1978) berichten die Operation eines Dermoids der Pinealisregion bei einem 50jährigen Patienten.

Unter 22 intrakraniellen Epidermoiden der Tumorserie von Müller u. Wohlfart (1947) findet sich nur eines in der Pinealisregion. Nach Obrador u. Mitarb. (1976) beträgt der Anteil der Epidermoide an allen raumfordernden Prozessen der Pinealisregion 3% – dies entspricht etwa der Häufigkeit, die sich aus Tabellen von Pia (1954), Sano (1976a) und Camins u. Schlesinger (1978) ergibt.

Das langsame Wachstum der Epidermoide bedingt eine lange Anamnesedauer und führt meist erst im Erwachsenenalter zur klinischen Manifestation – bei einem 26jährigen Patienten mit einem Epidermoid der Pinealisregion gibt Wray (1977) eine Anamnese von 15 Jahren an. Smaltino u. Cucciniello (1968) berichten über ein Epidermoid der Pinealisregion bei einem 29jährigen Mann, Kirsch u. Stears (1970) über einen solchen Tumor bei einer 28jährigen, Lazar u. Clark (1974) bei einer 60jährigen Patientin, Sambasivan u. Nayar (1974) bei einem 51jährigen Patienten. Epidermoide der Pinealisregion können aber auch schon im Kindesalter auftreten (Stein 1971 bzw. Stein u. Mitarb. 1972), ebenso Dermoide (Harwood-Nash u. Fitz 1976).

Eine maligne Entartung intrakranieller Epidermoide kann vorkommen (Davidson u. Small 1960, Dubois u. Mitarb. 1981), doch ist kein Fall eines malignen Epidermoids der Pinealisregion bekannt.

11. Lipome

Über ein Lipom der Pinealisregion bei einem 36jährigen Mann berichten Halmagyi u. Evans (1978); zur Tumorgenese diskutieren sie eine mesenchymale Heterotopie mit Entwicklung eines Mißbildungstumors oder eine Dysgenesie mesenchymaler Gewebselemente der Pinealisregion. Mehrere Lipome der Pinealisregion enthalten die Serien von Zimmerman u. Mitarb. (1980) – beziehungsweise Wood u. Mitarb. (1981) – und von Kazner u. Mitarb. (1981).

12. Chemodektome

Bei der histologischen Untersuchung eines Tumors der Pinealisregion einer 17jährigen Patientin (der Tumor wurde erfolgreich operiert) stellen Smith u. Mitarb. (1966) fest, daß dieser Tumor einerseits einem Chemodektom, andererseits einem Pineozytom ähnlich ist; sie nehmen an, der Tumor sei vom Pinealisparenchym ausgegangen. Ein ähnlicher Fall wird von Costero u. Mitarb. (1963) mitgeteilt. Auch Borit u. Mitarb. (1980) weisen darauf hin, daß Pinealiszelltumoren vorkommen, die histologisch wie Chemodektome aussehen.

13. Metastasen

Die Pinealisregion kann bei einer multiplen intrakraniellen Metastasierung oder von einer solitären Metastase betroffen sein. Auch innerhalb der Pinealis lokalisierte Metastasen kommen vor. Primärtumoren sind meistens Mamma- oder Bronchialkarzinome.

Ortega u. Mitarb. (1951) finden in der Literatur 16 Berichte über Metastasen in der Pinealisregion, davon sechs Fälle bei Mammakarzinomen, drei bei Lungentumoren und drei bei Melanomen; bei sieben von acht ausreichend beschriebenen Fällen bestanden auch andere intrakranielle Metastasen; im eigenen Autopsiematerial stellen die Autoren intrakranielle Metastasen bei 32 (25%) von 130 metastasierenden Tumoren fest, davon fünf Metastasen in der Pinealisregion (4%) – drei bei Bronchial- und zwei bei Mammakarzinomen; von diesen fünf waren drei Metastasen solitär (bei einem Bronchial- und bei beiden Mammakarzinomen). Eine solitäre Mittelhirnmetastase eines Lungentumors beschreiben Netsky u. Strobos (1952). Im Autopsiematerial maligner Lungentumoren (338 Fälle) finden Halpert u. Mitarb. (1960) intrakranielle Metastasen in 129 Fällen (38%), davon drei in der Pinealisregion (in einem Fall solitär). Joyner (1962) berichtet über eine Metastase eines Magenkarzinoms in der Pinealisregion. In den beiden von Ouyang u. Rozdilsky (1966) mitgeteilten Fällen waren die Primärtumoren ein Bronchial- und ein Nierenkarzinom. Vier Mammakarzinom-, zwei Melanommetastasen und eine Bronchialkarzinommetastase in der Pinealisregion und ihrer Umgebung werden von Messina u. Mitarb. (1976) angegeben. Über eine Tumorabsiedlung in der Pinealisregion bei plasmazellulärer Leukämie berichten Holness u. Sangalang (1976). Einzelne Fälle von Metastasen in dieser Region werden in Übersichtsarbeiten erwähnt (Löfgren 1958, Jennett u. Mitarb. 1963, Zingesser u. Schechter 1964, Di Chiro 1967, Poppen u. Marino 1968, Greitz 1972; Lazar u. Clark 1974 bzw. Reid u. Clark 1978 und Neuwelt u. Mitarb. 1979; Taveras u. Wood 1976, Chapman u. Linggood 1980, Kazner u. Mitarb. 1981, Hitchon u. Mitarb. 1983, Casenave u. Mitarb. 1984).

Es könnte sein, daß maligne Erkrankungen auch nicht tumoröse Veränderungen der Pinealis hervorrufen. Tapp u. Blumfield (1970) untersuchten 40 Pineales von Malignompatienten und 107 von anderen Patienten und stellten fest, daß bei Malignomen die Pinealisverkalkung im Durchschnitt geringer ausgeprägt war. Auffallend oft fanden Hajdu u. Mitarb. (1972) Zysten und degenerative Veränderungen der Pineales von Kindern und Jugendlichen, die an Leukämie verstorben waren. Aufgrund der Gewichtsbestimmung von 500 Pineales kommt Tapp (1980) zu dem Ergebnis, daß die Pinealis bei Patienten, die an einem Mammakarzinom oder an einem Melanom verstorben sind, schwerer ist als bei Sarkompatienten.

VIII. Nicht tumoröse raumfordernde Prozesse der Pinealisregion

1. Zysten

Die Entwicklung von Zysten in der Pinealisregion geht meist von Tumoren aus, wobei Teratome überwiegen. Nicht tumoröse Zysten entstehen entweder in der

Pinealis (Pinealiszysten) oder im parapinealen Subarachnoidalraum (Arachnoidalzysten).

a) Pinealiszysten

Marburg (1909) unterscheidet zwischen malazischen Pinealiszysten, die durch eine „Gefäßverödung" bedingt sind und deren Häufigkeit mit dem Alter zunimmt, und Ependymzysten, die „abgeschnürten Taschen" des Recessus pinealis entsprechen. Auch Krabbe (1916) nimmt an, daß die Zystenbildung von einem persistierenden Cavum pineale ausgeht. Aufgrund sorgfältiger histologischer Untersuchungen von zahlreichen Pineales aller Altersstufen stellt Cooper (1932) fest, daß das Cavum pineale meist persistiert und nicht obliteriert; sie findet die verbleibenden Hohlräume von Gliafasern ausgekleidet oder von einer Zellschicht, die sie als „Pseudo-Ependym" bezeichnet; eine sekretorische Aktivität dieses Pseudo-Ependyms könnte die Zystenbildung verursachen; malazische Pinealiszysten kämen nicht vor; außerdem beschreibt die Autorin vier Befunde von zystischer Aufweitung der Pinealis, in zwei Fällen mit Kompression der oberen Vierhügel. Megyeri (1960) untersucht 104 Pineales und weist in 37% Zysten mit Gliawand nach, in 4% Zysten, die von Pinealisparenchym umgeben sind. Russell u. Rubinstein (1977) nehmen an, daß größere Pinealiszysten, die im Erwachsenenalter nachweisbar sind, durch degenerative Gliaveränderungen bedingt sein können.

Hamby u. Gardner (1935) berichten über eine Ependymzyste mit Mittelhirnkompression bei einer 16jährigen Patientin. Die Serie von Ringertz u. Mitarb. (1954), die 65 raumfordernde Prozesse der Pinealisregion umfaßt, enthält zwei Pinealiszysten (3%) – eine mit ependymähnlicher, die andere mit fibröser Auskleidung. Kruyff (1965) erwähnt eine Ependymzyste bei einem drei Wochen alten Mädchen.

Sevitt u. Schorstein (1947) beschreiben eine Zyste, die infolge einer intrapinealen Blutung entstanden sein könnte: bei einer 21jährigen Frau ergab die Autopsie (nach erfolgloser Operation) eine Pinealiszyste; in der Zystenwand fanden sich neben Gliazellen Makrophagen mit braunem Pigment.

b) Arachnoidalzysten

Arachnoidalzysten sind die häufigsten nicht tumorösen raumfordernden Prozesse der Pinealisregion. In der Serie von Pia (1954) beträgt ihr Anteil an allen histologisch verifizierten Prozessen 12% (5 von 43). Die Pathogenese der Arachnoidalzysten ist nicht gesichert; zur Diskussion stehen angeborene Mißbildungen und meningeale Adhäsionen nach umschriebener Subarachnoidalblutung (vor allem durch Geburtstrauma) und nach fokalen Entzündungen (Noetzel 1940, Lourie u. Berne 1961, Kruyff 1965). Es ist anzunehmen, daß sowohl Traumen als auch Entzündungen eine Zystenbildung hervorrufen können und daß auch angeborene Arachnoidalzysten vorkommen. Für das kongenitale Bestehen und für die geburtstraumatische Genese spricht, daß Arachnoidalzysten der Pinealisregion meist schon im Kindesalter festgestellt werden (Alexander 1953, Lourie u. Berne 1961, Kruyff 1965, Huckman u. Mitarb. 1970; Stein 1971 bzw. Stein u. Mitarb.

1972; Harwood-Nash u. Fitz 1976, Hayashi u. Mitarb. 1980), während sie im Erwachsenenalter (Noetzel 1940, Katagiri 1960, Page 1977) eher selten sind. Die von Pussep (1914) operierte Zyste der Pinealisregion war wahrscheinlich infolge eines Traumas entstanden.

Manchmal finden sich Blutungen in Zysten der Pinealisregion. Apuzzo u. Mitarb. (1976) berichten über eine solche Blutung bei einem 56jährigen Patienten (unter gerinnungshemmender Medikation). Higashi u. Mitarb. (1979) teilen einen ähnlichen Fall mit.

c) Andere zystische Veränderungen

Wenn man nicht auf die Morphologie, sondern auf die raumfordernde Wirkung Bezug nimmt, gehören zu den nicht tumorösen raumfordernden Prozessen der Pinealisregion auch zystische Ausweitungen der Mittelhirnzisternen und der Cisterna veli interpositi (Kruyff 1965), ebenso ein dilatierter Recessus suprapinealis (Lavender u. Du Boulay 1965) und ein raumforderndes Cavum Vergae (Scott 1945) – Liquorzirkulationsstörungen sind Ursache und oft auch Folge dieser raumfordernden „Zysten". Ein hoher Binnendruck kann eine Zystenruptur bewirken (Noetzel 1940, Scott 1945).

Ferner sind den zystischen raumfordernden Prozessen der Pinealisregion auch die Zystizerkuszysten im dorsalen Abschnitt des 3.Ventrikels zuzurechnen, über die Allen u. Lovell (1932) berichten, und die Zystizerkuszyste in der Vierhügelzisterne, die Reid u. Clark (1978) und Neuwelt u. Mitarb. (1979) erwähnen.

2. Gefäßmißbildungen

Bei Gefäßmißbildungen mit arteriovenösen Fisteln, die ins Abflußgebiet der V. magna Galeni münden, kann durch die vermehrte Strömung und den erhöhten Druck eine erhebliche Dilatation der V. magna Galeni und somit eine Raumforderung in der Pinealisregion entstehen. Diese Dilatation wird „Aneurysma der V. magna Galeni" genannt (Litvak u. Mitarb. 1960), nach Huber (1979) eine unklare Bezeichnung, weil dabei der pathogenetische Mechanismus nicht berücksichtigt wird. Die Zuordnung der dilatierten V. magna Galeni zu den raumfordernden Prozessen der Pinealisregion ist zwar pathologisch-anatomisch korrekt, praktisch aber insofern einzuschränken, als nicht bei allen Betroffenen klinische Zeichen eines solchen Prozesses im Vordergrund stehen.

Hochgradig ausgeprägte Gefäßmißbildungen mit großem Shunt-Volumen führen bereits in den ersten Lebenstagen zur kardialen Dekompensation (Gomez u. Mitarb. 1963, Lehman u. Mitarb. 1966, Holden u. Mitarb. 1972, Clarisse u. Mitarb. 1978, Martelli u. Mitarb. 1980), die Prognose ist ungünstig. Diese Fälle werden aus klinischer Sicht als eigene Gruppe herausgestellt (Gold u. Mitarb. 1964, Amacher u. Shillito 1973, Harwood-Nash u. Fitz 1976), sie umfaßt etwa ein Drittel der Patienten – 45 von 128 (35%) in der Zusammenstellung von Hoffman u. Mitarb. (1982).

Zu einer weiteren Gruppe gehören Kinder im Alter von sechs Monaten bis drei Jahren (Harwood-Nash u. Fitz 1976), Hauptsymptom ist bei diesen der

Hydrozephalus infolge Kompression des Aquädukts (Russell u. Nevin 1940, Litvak u. Mitarb. 1960, Heinz u. Mitarb. 1968, Weir u. Mitarb. 1968).

Manchmal tritt eine Gefäßmißbildung mit dilatierter V. magna Galeni erst nach dem dritten Lebensjahr in Erscheinung. Zehn solche Fälle (Erkrankungsalter: 3–49 Jahre) sind in einer Zusammenstellung von Wilson u. Roy (1964) angeführt, die insgesamt 32 Gefäßmißbildungen umfaßt. Bei den Patienten dieser Gruppe können auch Mittelhirnsymptome auftreten (Agee u. Mitarb. 1969, Newton u. Troost 1974).

Gefäßmißbildungen mit dilatierter V. magna Galeni kommen beim männlichen Geschlecht häufiger vor. In einer Zusammenstellung von Russell u. Newton (1964) beträgt die Relation 23:10.

Die zuführenden Gefäße stammen meist von der A. cerebri posterior (Russell u. Newton 1964, Amacher u. Shillito 1973, Harwood-Nash u. Fitz 1976), nicht selten auch von der A. cerebri anterior (Gold u. Mitarb. 1964, Harwood-Nash u. Fitz 1976). Manchmal besteht eine Verkalkung der dilatierten Venenwand (Oscherwitz u. Davidoff 1947, Poppen u. Avman 1960, Wilson u. Roy 1964, Agee u. Mitarb. 1969), die sich im Röntgenbild als inkompletter Ringschatten darstellt – Weir u. Mitarb. (1968) erheben diesen Befund bei einem erst vier Monate alten Knaben, Russell u. Newton (1964) bei einem vierjährigen Mädchen. Die dilatierte V. magna Galeni kann thrombosiert sein (Russell u. Nevin 1940, Heinz u. Mitarb. 1968, Weir u. Mitarb. 1968, Jamieson 1971; Lazar u. Clark 1974 bzw. Reid u. Clark 1978 und Neuwelt u. Mitarb. 1979; Diebler u. Mitarb. 1981, Shirkhoda u. Mitarb. 1981). Bei einer solchen Thrombose und bei Verschluß oder Kompression des Sinus rectus wurde ein abnormer venöser Umgehungskreislauf festgestellt (Russell u. Newton 1964, Heinz u. Mitarb. 1968, Agee u. Mitarb. 1969).

Subarachnoidalblutungen (Poppen u. Avman 1960) dürften bei Gefäßmißbildungen mit Dilatation der V. magna Galeni selten sein – die dilatierte Venenwand ist oft von derber Konsistenz (Amacher u. Shillito 1973).

Manchmal treten Mittelhirnblutungen bei Gefäßmißbildungen der Pinealisregion auf (Zingesser u. Schechter 1964, Jellinger 1975). La Torre u. Mitarb. (1978) berichten über ein Hämatom in der Pinealisregion bei einer 38jährigen Patientin: bei der Operation fand sich eine kleine rupturierte Gefäßmißbildung im Bereich der Vierhügelplatte. Durward u. Mitarb. (1982) teilen einen ähnlichen Fall mit (bei einem 18jährigen Patienten).

Kavernöse Angiome (Hechst 1932, Hubschmann u. Mitarb. 1976, Vaquero u. Mitarb. 1980; Sonntag u. Mitarb. 1981 bzw. Demakas u. Mitarb. 1982; Fukui u. Mitarb. 1983), Teleangiektasien (McCormick u. Nofzinger 1966) und venöse Mißbildungen (Ventureyra u. Ivan 1979) kommen in der Pinealisregion sehr selten vor.

3. Granulome

a) Sarkoide

Saltzman (1958) gibt ein Sarkoid der Pinealisregion bei einem 16jährigen Patienten an (der „Tumor" wurde partiell exzidiert); ein ähnlicher Fall (13jähriger

Patient, Exstirpation des Sarkoids) wird von Schäfer u. Mitarb. (1977) beschrieben; bei beiden Patienten bestand kein Hinweis auf eine Sarkoidose anderer Organe. In einem von Wall u. Mitarb. (1985) berichteten Fall (32jähriger Mann) fanden sich Granulome in der Pinealis- und in der Suprasellärregion, außerdem in den Stammganglien, im Hirnstamm und im Rückenmark.

b) Tuberkulome

Seit langer Zeit sind Tuberkulome der Pinealisregion in unseren Breiten nicht mehr festgestellt worden. Erstmals beschreibt Henoch (1864) ein Tuberkulom in der Vierhügelplatte (im Rahmen einer generalisierten Aussaat) bei einem 15 Monate alten Mädchen. Einen ähnlichen Fall (bei einem fast dreijährigen Knaben) teilt Bruns (1894) mit. Dandy (1921) gibt die Exstirpation eines Tuberkuloms der Pinealisregion an.

Das chilenische Krankengut von Castro u. Lepe (1963) enthält unter 80 solitären intrakraniellen Tuberkulomen zwei im Mittelhirn und sechs im Kleinhirnwurm. Selekler u. Mitarb. (1983) berichten über ein großes ossifiziertes Tuberkulom des Mittelhirns bei einem 36jährigen Türken, Whittle u. Mitarb. (1983) über ein Tuberkulom der Pinealisregion bei einer 14jährigen melanesischen Patientin.

c) Gummen

Ilberg (1894) weist bei einer 43jährigen Frau neben anderen neuroluetischen Veränderungen ein kirschgroßes Gumma im Mittelhirndach nach. Bei der von Lord (1899) beschriebenen „syphilitischen Vergrößerung" der Pinealis handelt es sich nicht um ein Gumma.

C. Klinik

I. Vorbemerkungen

Zwischen Pathologie und Klinik der raumfordernden Prozesse der Pinealisregion besteht keine artspezifische Beziehung – alle diese Prozesse können die gleichen neurologischen Symptome verursachen, histologisch identische Tumoren der Pinealisregion hingegen überaus unterschiedliche Symptome. Der neurologische Befund ermöglicht daher nicht die Artdiagnose eines raumfordernden Prozesses der Pinealisregion.

Anamnestische Daten tragen wenig zur Artdiagnose bei, da die rasche Entwicklung neurologischer Symptome nicht zwingend für einen rasch wachsenden Tumor spricht, sondern nur dafür, daß ein pathologischer Prozeß innerhalb kurzer Zeit Strukturen erreicht hat und sie schädigt, die bestimmte neurale Funktionen verkörpern. Wenn Ursprungsort und Wachstumsrichtung eines Tumors unbekannt sind, läßt sich klinisch seine Wachstumsgeschwindigkeit nicht ermitteln. Ein benignes Teratom der Pinealisregion, das nach ventral wächst, bewirkt Mittelhirnsymptome früher als ein hochmaligner Keimzelltumor, der sich in der Vierhügelzisterne ausbreitet.

Die neurologischen Symptome erlauben – ohne Verlaufskontrollen – keinen sicheren Rückschluß auf den Schädigungsmechanismus der betroffenen Nervenstruktur. Bei einem raumfordernden Prozeß läßt sich nicht entscheiden, ob die neurale Funktion durch Kompression gestört, oder ob der Funktionsträger durch Tumorinvasion zerstört ist. Ebensowenig kann festgestellt werden, ob der Funktionsausfall infolge direkter Tumoreinwirkung oder infolge indirekter Tumorauswirkung (etwa durch ein Begleitödem oder durch eine Minderdurchblutung bei tumorbedingter Gefäßaffektion) entstanden ist.

Zwar erbringen Verlaufskontrollen wertvolle Hinweise auf die Dynamik eines raumfordernden Prozesses, doch kann die Reihenfolge des Auftretens der neurologischen Symptome nur mit Vorbehalt zur Bestimmung seiner Ausbreitungstendenz herangezogen werden – es ist nicht bekannt, ob verschiedene zentralnervöse Strukturen einer Raumforderung in gleicher Weise widerstehen oder nicht. Es ist denkbar, daß die Funktion einer vom raumfordernden Prozeß entfernt gelegenen Struktur früher zusammenbricht, während eine ihm nahe gelegene Struktur der Kompression länger Widerstand leistet und ihre Funktion noch aufrecht erhält; in einem solchen Fall würde der Schluß vom neurologischen Herdsymptom auf die Lokalisation und die Ausbreitungstendenz des Prozesses irreführen.

Bei der topischen Zuordnung von Mittelhirnsymptomen (die bei raumfordernden Prozessen der Pinealisregion als Leitsymptome im Vordergrund stehen) kommen besondere Probleme hinzu, weil im Mittelhirn zahlreiche Nervenzellgruppen und Nervenbahnen in enger Nachbarschaft eine Fülle unterschiedlicher Funktionen steuern oder übertragen, weil das neuroanatomische Substrat mancher Funktionen im Schrifttum uneinheitlich angegeben wird, weil es Mittelhirnsymptome gibt, deren neuropathologisches Substrat unbekannt ist, vor allem aber, weil komplexe Funktionen durch polytope Schaltsysteme im Mittelhirn repräsentiert sind, so daß ihr Ausfall nicht auf einen einzigen, umschriebenen Ort bezogen werden kann.

Neben lokalisatorischen Problemen sind auch ätiologische Fragen bei der Beurteilung von Mittelhirnsymptomen zu bedenken. Vor allem vaskulär bedingte, aber auch entzündliche und traumatische Mittelhirnveränderungen können die gleichen neurologischen Symptome hervorrufen wie raumfordernde Prozesse der Pinealisregion.

Die hier angedeuteten Probleme lassen die Grenzen der neurologischen Diagnostik raumfordernder Prozesse der Pinealisregion erkennen: aufgrund klinischer Befunde kann zwar eine Funktionsstörung des Mittelhirns festgestellt und der Verdacht auf einen raumfordernden Prozeß der Pinealisregion erhoben werden, doch sind die Art des Prozesses, seine Ausdehnung und der Ort der durch ihn verursachten Läsion mit klinischen Methoden nicht oder nur annähernd bestimmbar. Es hat den Anschein, daß die klinische Neurologie ihre artdiagnostischen Grenzen erreicht hat, während die Lokalisation von Mittelhirnläsionen noch treffsicherer werden kann, wenn sich bisher unklare Zusammenhänge zwischen Anatomie und Funktion von Mittelhirnstrukturen klarstellen und bisher unbekannte topische Korrelate neuraler Funktionen feststellen lassen. Entsprechende Informationen sind von Forschungsergebnissen der experimentellen Neurologie zu erwarten, ebenso von der Gegenüberstellung neuropathologischer und klinischer Befunde (wobei vor allem Mittelhirninfarkte aufschlußreich sind); dabei sind allerdings methodische Probleme und sogar heuristische Grenzen zu bedenken.

Der tierexperimentelle Nachweis des anatomischen Substrats einer neuralen Funktion ist nur über die Brücke der vergleichenden Anatomie auf das menschliche Nervensystem übertragbar. Die tierexperimentelle Erforschung komplexer Funktionen, etwa der Blickmotorik, kann nur an wachen Versuchstieren mit hochentwickeltem Zentralnervensystem durchgeführt werden (die Untersuchung von Blickzielbewegungen ist nur bei entsprechend trainierten Affen möglich). Die stereotaktische Läsion kleiner Hirnareale eines Versuchstiers und besonders die Stimulation einzelner Nervenzellen durch Mikroelektroden sind zweifellos Methoden, die dazu beitragen, die Funktionen des menschlichen Zentralnervensystems zu erfassen, doch sind die Ergebnisse dieser Methoden nur beschränkt anwendbar zur Lösung klinisch-diagnostischer Fragen – durch gezielte Eingriffe bewirkte Funktionsstörungen lassen sich nur mit Vorbehalt mit den vielfältigen neurologischen Symptomen vergleichen, die durch einen Tumor verursacht werden können.

Der Korrelation neuropathologischer Befunde mit neurologischen Symptomen sind Grenzen gesetzt. Man muß Unsicherheitsfaktoren in Kauf nehmen, wenn man aufgrund des autoptisch festgestellten Endzustands eines pathologischen Prozesses klinische Symptome interpretiert, die im Prozeßverlauf vor Erreichen des Endzustands aufgetreten sind. Es scheint, daß sich ein kausaler Zusammenhang zwischen dem gesamten Krankheitsbild eines Patienten und der Summe der pathologischen Autopsiebefunde nicht beweisen läßt.

Alle diese Einwände verringern nicht die überragende Bedeutung der neurologischen Grundlagenforschung, ohne die eine Verbesserung der neurologischen Diagnostik nicht möglich ist; sie sollen nur den Rahmen zeigen, innerhalb dessen die Zusammenarbeit zwischen Grundlagenforschung und klinischer Neurologie intensiviert werden soll. Ohne neuroanatomische und neurophysiologische Grundlagen können neurologische Symptome nicht zugeordnet und neurologische Diagnosen nicht gestellt werden.

II. Neuroanatomie und Funktionen des Mittelhirns

Makroskopisch werden drei Abschnitte des Mittelhirns (Abb. 2, 3, 16, 17) unterschieden: der dorsale Abschnitt besteht aus dem von den Vierhügeln gebildeten Mittelhirndach (Tectum) und dem Prätektum (Area praetectalis), das rostral der oberen Vierhügel bis zur Commissura posterior reicht; den mittleren Abschnitt bildet die Haube (Tegmentum); ventral der Haube liegen die Substantiae nigrae und die Hirnschenkel (Pedunculi cerebri).

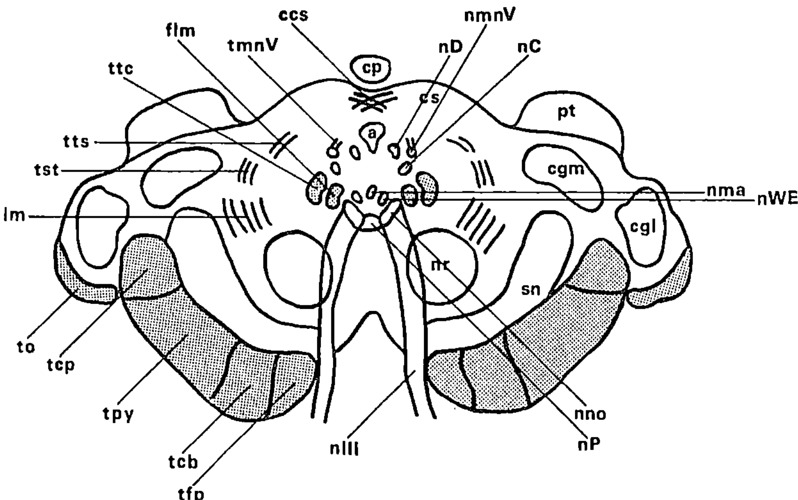

Abb. 16. Querschnitt durch das Mittelhirn in Höhe der oberen Vierhügel (schematische Darstellung nach Pernkopf und Nieuwenhuys u. Mitarb.). *a* Aquaeductus cerebri, *ccs* Commissura colliculorum superiorum, *cgl* Corpus geniculatum laterale, *cgm* Corpus geniculatum mediale, *cp* Corpus pineale, *cs* Colliculus superior, *flm* Fasciculus longitudinalis medialis, *lm* Lemniscus medialis, *nIII* N. oculomotorius, *nC* Nucleus Cajal, *nD* Nucleus Darkschewitsch, *nma* Nucleus medianus anterior, *nmnV* Nucleus mesencephalicus n. trigemini, *nno* Nucleus n. oculomotorii (großzelliger Lateralkern), *nP* Nucleus Perlia, *nr* Nucleus ruber, *nWE* Nucleus Westphal-Edinger, *pt* Pulvinar thalami, *sn* Substantia nigra, *tcb* Tractus corticobulbaris, *tcp* Tractus corticopontinus, *tfp* Tractus frontopontinus, *tmnV* Tractus mesencephalicus n. trigemini, *to* Tractus opticus, *tpy* Tractus pyramidalis, *tst* Tractus spinothalamicus, *ttc* Tractus tegmentalis centralis, *tts* Tractus tectospinalis

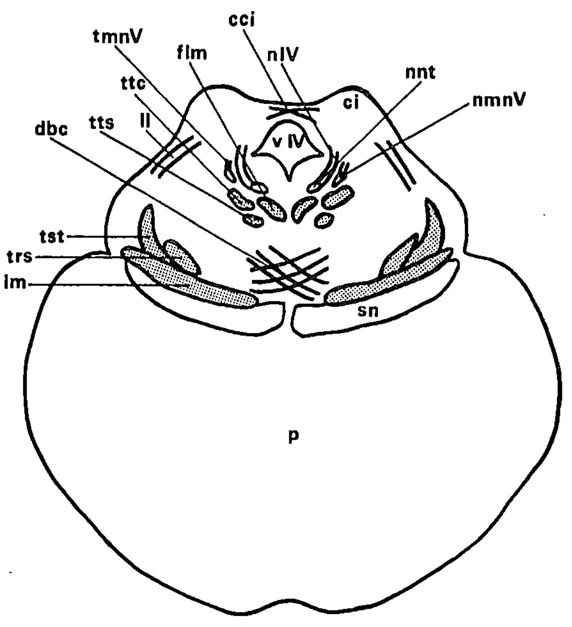

Abb. 17. Querschnitt durch den Hirnstamm in Höhe der unteren Vierhügel (schematische Darstellung nach Pernkopf und Nieuwenhuys u. Mitarb.). *cci* Commissura colliculorum inferiorum, *ci* Colliculus inferior, *dbc* Decussatio brachiorum conjunctivorum, *flm* Fasciculus longitudinalis medialis, *ll* Lemniscus lateralis, *lm* Lemniscus medialis, *nIV* N. trochlearis, *nmnV* Nucleus mesencephalicus n. trigemini, *nnt* Nucleus n. trochlearis, *p* Pons, *sn* Substantia nigra, *tmnV* Tractus mesencephalicus n. trigemini, *trs* Tractus rubrospinalis, *tst* Tractus spinothalamicus, *ttc* Tractus tegmentalis centralis, *tts* Tractus tectospinalis, *vIV* Ventriculus quartus

1. Tektum und Prätektum

Die oberen Vierhügel (Abb. 3, 16) erhalten Fasern vom Tractus opticus, von verschiedenen Rindenarealen, vom akustischen System (über die unteren Vierhügel), vom extrapyramidal-motorischen System (über die Substantiae nigrae) und vom Rückenmark. Kommissurenfasern verbinden den oberen Vierhügel mit dem der Gegenseite (Abb. 16). Efferente Fasern ziehen zum „System der konjugierten Augenbewegungen" (Hoff u. Osler 1957), zur Formatio reticularis und zum Rückenmark; über das Pulvinar (Abb. 3, 16) besteht eine Verbindung zu sekundären Sehrindenfeldern (Nieuwenhuys u. Mitarb. 1979). An der zur primären Sehrinde verlaufenden Sehbahn ist das Mittelhirn nicht beteiligt – die meisten Fasern des Tractus opticus (Abb. 16) erreichen das Corpus geniculatum laterale (Abb. 3, 16), von wo über die Sehstrahlung die Weiterleitung zur Fissura calcarina erfolgt. Eine direkte Verbindung von den oberen Vierhügeln zu den Augenmuskelkernen besteht nicht, die Okulomotorik wird indirekt über das System der konjugierten Augenbewegungen beeinflußt; Szentágothai (1950) kommt aufgrund von Tierexperimenten zu dem Schluß, daß die Impulsleitung von den oberen Vierhügeln zu den Augenmuskelkernen durch eine Zwischenschaltung (im Nucleus Darkschewitsch oder im Nucleus Cajal) und über das mediale Längsbündel vermittelt wird.

Die Funktion der oberen Vierhügel ist nicht endgültig geklärt. Wenn man annimmt, daß in den oberen Vierhügeln optisch ausgelöste Impulse durch kortikale, akustische, subkortikale und spinale Einflüsse modifiziert und zu den Augenmuskelkernen weitergeleitet werden, kann man die oberen Vierhügel als Schaltstelle zwischen optischem und okulomotorischem System verstehen, wo eine reflektorische Abstimmung des Blickens auf das Sehen erfolgt; „die oberen beiden Hügel dienen der Integration der Sehreflexe" (Glees 1971). Die häufig vertretene Auffassung, in den oberen Vierhügeln liege das Zentrum für vertikale Blickbewegungen, erscheint widerlegt. Henn u. Mitarb. (1978) betonen, daß eine Zerstörung der oberen Vierhügel die vertikalen Augenbewegungen nicht beeinträchtigt. Einerseits ergeben tierexperimentelle (Pasik u. Mitarb. 1966) und klinisch-neuropathologische (Balthasar 1968, Christoff 1974) Untersuchungen, daß Läsionen der oberen Vierhügel nicht zu einer vertikalen Blickparese führen, andererseits wird über Patienten mit einer solchen Parese berichtet, bei denen dann autoptisch intakte obere Vierhügel nachgewiesen worden sind (Molnár 1959, Jacobs u. Mitarb. 1973, Christoff 1974).

Die unteren Vierhügel (Abb. 3, 17) sind Bestandteil des akustischen Systems. Sie erhalten über den Lemniscus lateralis (Abb. 17) Fasern von den Kochleariskernen beider Seiten. Ebenso wie die oberen sind auch die unteren Vierhügel durch Kommissurenfasern miteinander verbunden (Abb. 17).

Nach Hoff u. Osler (1957) liegen in den unteren Vierhügeln die Synapsen des akustischen Reflexapparates – während die für die Hörrinde bestimmten Impulse zum Corpus geniculatum mediale (Abb. 3, 16) geleitet, dort umgeschaltet und zur Heschlschen Querwindung projiziert werden, verläuft die akustische Reflexbahn von den unteren Vierhügeln zum okulomotorischen System, zu den Fazialiskernen, zum Rückenmark (über die Formatio reticularis) und zu vegetativen Neuronen des Hirnstamms. Demnach erfolgt über die unteren Vierhügel ein reflektorischer Einfluß akustischer Reize auf die Okulomotorik, die Mimik, die Kopf- und Körperhaltung und auf das Vegetativum.

Im Prätektum werden die Impulse zur Lichtreaktion der Pupille umgeschaltet, wobei die Verbindung mit beiden Nuclei Westphal-Edinger die konsensuelle Lichtreaktion gewährleistet. Das Prätektum ist außerdem eine Schaltstelle für okulomotorische Impulse: aus der Gegenüberstellung klinischer und neuropathologischer Befunde geht hervor, daß die vertikale Blickmotorik vom Prätektum (Kerne der Commissura posterior) und von akzessorischen okulomotorischen Kernen der Formatio reticularis des Mittelhirns (Nuclei Darkschewitsch, Nuclei Cajal, rostrale Zellgruppen des medialen Längsbündels) gesteuert wird (Henn u. Mitarb. 1978). Die Area praetectalis kann als Funktionszentrum für Blickbewegungen nach oben aufgefaßt werden (Wray 1977).

2. Tegmentum

Der komplizierte Feinbau des Tegmentums läßt sich entweder topographisch gliedern (wobei auf den Aquädukt bezogene Lokalisationsangaben die räumliche Orientierung erleichtern) oder strukturell nach Kernen und Fasern (wobei man – summarisch – Zellgruppen der Zwischenneuronen und Hirnnervenkerne, eng vernetzte tegmentale Fasern und lange „transtegmentale" Bahnen unterscheidet). Zur Zuordnung neurologischer Symptome empfiehlt sich jedoch eine Gliederung nach Funktionssystemen, deren tegmentale Anteile hier beschrieben werden.

a) Okulomotorisches System

Der Funktionsablauf der Blickmotorik erfolgt – vereinfacht dargestellt – über drei Stufen:
- kortikale Impulse erreichen über okulogyrische Bahnen das System der konjugierten Augenbewegungen;
- das System der konjugierten Augenbewegungen aktiviert über das mediale Längsbündel die Augenmuskelkerne;
- die Augenmuskelkerne senden über ihre Hirnnerven Impulse zu den entsprechenden Muskeln.

Die okulogyrischen Bahnen. Blickzielbewegungen (intendierte Einstellbewegungen) werden in einem Rindenareal der mittleren Frontalwindung (frontales Adversivfeld) generiert. Die Impulse für Folgebewegungen (visuell gesteuertes „Nachblicken") gehen von pimären und sekundären Sehrindenfeldern aus. Gegen dieses Funktionsmodell gibt es Einwände – Wray (1977) weist auf experimentell-neurologische Arbeiten hin, wonach es zweifelhaft sei, daß frontale Rindenfelder für Blickzielbewegungen verantwortlich sind; wenn eine frontale okulogyrische Bahn überhaupt existiere, könne ihre Funktion nicht definiert werden.

Nach Nieuwenhuys u. Mitarb. (1979) enden sowohl die frontale als auch die okzipitale okulogyrische Bahn in den oberen Vierhügeln und im Prätektum. Daraus ließe sich schließen, daß bei einer Läsion des dorsalen Mittelhirns eine Störung der Blickzielbewegungen ohne Störung der Folgebewegungen nicht vorkommen kann. Dementsprechend stellt Wray (1977) fest, daß die durch einen Tumor der Pinealisregion verursachte Blickparese nach oben nicht nur die Blickzielbewegung, sondern immer auch die Folgebewegung betrifft. Die Neuroanatomie der okulogyrischen Bahnen ist jedoch nicht befriedigend geklärt: wenn alle willkürlich und visuell bedingten Blickimpulse ausschließlich zum dorsalen Mittelhirn geleitet würden, müßten bei einer Läsion dieser Region die Blickbewegungen nach allen Richtungen gestört sein – dies widerspricht der klinischen und neurophysiologischen Erfahrung. Man muß annehmen, daß die okulogyrischen Bahnen nicht nur über die oberen Vierhügel und das Prätektum, sondern auch durch tegmentale und pontine Synapsen mit dem System der konjugierten Augenbewegungen verbunden sind. Von Szentágothai (1950) erhobene Befunde sprechen für einen direkten kortikalen Einfluß auf den Nucleus Darkschewitsch; Henn u. Mitarb. (1978) erwähnen okulogyrische Bahnen, die das System der konjugierten Augenbewegungen in Höhe der Brücke erreichen (Afferenzen zur paramedianen pontinen retikulären Formation).

Das System der konjugierten Augenbewegungen. Das System der konjugierten Augenbewegungen (Abb. 18) wird von den Zwischenneuronen verkörpert, die den Augenmuskelkernen vorgeschaltet sind. Es integriert die Impulse aller Funktionssysteme, die die Okulomotorik beeinflussen, und koordiniert die Aktivität der Augenmuskelkerne zur konjugierten Einstellung der Bulbi, wobei das Prinzip der reziproken Innervation eine entscheidende Rolle spielt. Über die okulomotorische Innervation schreibt Schaltenbrand (1969): „Der Kontraktion jedes Augenmuskels entspricht eine genau dosierte Erschlaffung seines Antagonisten. Isolierte Innervation eines einzelnen Augenmuskels gibt es überhaupt nicht. An jeder Bulbusstellung sind praktisch alle anderen Augenmuskeln beteiligt, und die Muskeln des anderen Auges erhalten automatisch Innervationsimpulse, welche dieselbe Blickrichtung herbeiführen. Lediglich der Vorgang der Konvergenz führt zu diesen doppelseitigen Impulsen noch ein Inkrement oder Dekrement hinzu, durch welches die Sehachsen auf den fixierten Gegenstand eingestellt werden."

Neuroanatomisch entspricht dem System der konjugierten Augenbewegungen eine von zahlreichen Ganglienzellgruppen gebildete Neuronenkette, die sich vom rostralen Mesenzephalon bis in die Medulla oblongata erstreckt. Die einzelnen Zellgruppen sind ipsilateral durch das mediale Längsbündel (Fasciculus longitudinalis medialis) verbunden, das im Tegmentum ventral des Aquädukts verläuft (Abb. 16, 17). Viele Fasern kreuzen zu den kontralateralen Zellgruppen, außerdem verbindet die Commissura posterior die medialen Längsbündel beider Seiten.

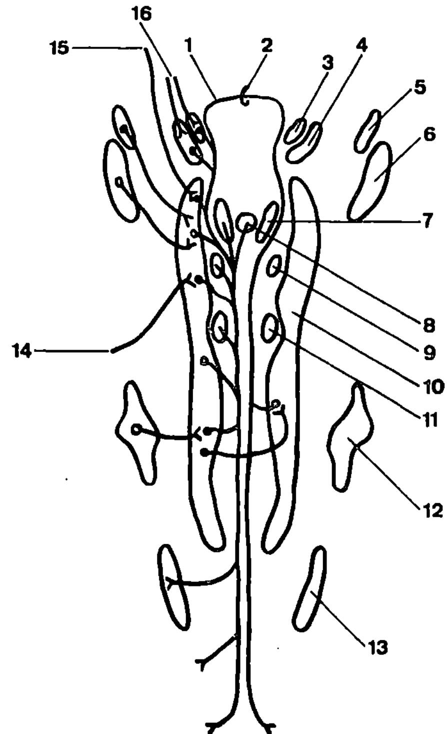

Abb. 18. Das System der konjugierten Augenbewegungen (nach Hoff u. Osler). *1* mediales Längsbündel, *2* Commissura posterior, *3* Nucleus Darkschewitsch, *4* Nucleus Cajal, *5* Globus pallidus, *6* Substantia nigra, *7* Okulomotoriuskern (großzelliger Lateralkern), *8* Nucleus Perlia, *9* Trochleariskern, *10* tektoretikuläre Kerne, *11* Abduzenskern, *12* Vestibulariskerne, *13* Akzessoriuskern, *14* Afferenzen vom Kleinhirn, *15* okulogyrische Bahnen, *16* Afferenzen vom Hypothalamus

Die rostralen Kerne des Systems der konjugierten Augenbewegungen werden unter dem Begriff „rostrale mesenzephale retikuläre Formation" (Henn u. Mitarb. 1978) zusammengefaßt. Zu dieser Formation gehören der im zentralen Höhlengrau gelegene Nucleus Darkschewitsch und der ventrolateral des Aquädukts außerhalb des zentralen Höhlengraus gelegene Nucleus Cajal (Abb. 16).

Während die rostrale mesenzephale retikuläre Formation für vertikale Blickbewegungen entscheidend ist, werden horizontale Blickbewegungen von einem kaudalen Anteil des Systems der konjugierten Augenbewegungen gesteuert, der „paramedianen pontinen retikulären Formation" (Henn u. Mitarb. 1978). Diese ist der rostralen mesenzephalen retikulären Formation übergeordnet, wie Henn u. Mitarb. (1978) erläutern: „Schnelle Augenbewegungen werden in der PPRF generiert. Die vertikalen Bewegungskomponenten werden in der rostralen MRF und Prätectum umgeschaltet, bevor sie zu den schrägen und vertikalen Motoneuronen geleitet werden." Dem entsprechen klinisch-neuropathologische Befunde von Christoff (1974), der bei (bilateralen) pontinen Läsionen sowohl horizontale als auch vertikale Blickparesen festgestellt hat.

Die Blickmotorik hängt nicht allein von kortikalen Impulsen ab. Das System der konjugierten Augenbewegungen erhält auch Einflüsse vom vestibulären System, vom Kleinhirn, vom extrapyramidal-motorischen System (von den Stammganglien und den Substantiae nigrae) und vom Hypothalamus (Hoff u. Osler 1957). Über die Formatio reticularis bestehen afferente und efferente Verbindungen mit den Hirnnervenkernen der Medulla oblongata und mit dem Rückenmark – davon sind die Verbindungen mit den Neuronen, die die Kopfwendung steuern, wichtige Regelkreise für die Koordination von Blick- und Kopfbewegungen. Auch vom Nucleus Cajal verlaufen efferente Fasern zum Rückenmark, im Tractus interstitiospinalis (Nieuwenhuys u. Mitarb. 1979).

Zwar sind viele Fragen unbeantwortet, die die Funktion einzelner Afferenzen und Efferenzen des Systems der konjugierten Augenbewegungen betreffen, doch ist die Gesamtfunktion der Verbindungen erkennbar: die Integration der auf dieses System einwirkenden Impulse ermöglicht die Konstanz des Blickfeldes trotz relativer Bewegung des „Sehraums" (wozu vor allem Einflüsse des vestibulären Systems beitragen) – Kopf- und Körperbewegungen werden durch entgegengesetzt gerichtete Blickbewegungen kompensiert, so daß ein erblicktes Objekt fixiert bleibt; vom System der konjugierten Augenbewegungen ausgehende Impulse bewirken reflektorische Kopf- und Körperbewegungen – die Folgebewegungen der Bulbi werden durch gleichgesetzt gerichtete Kopf- und Körperbewegungen ergänzt, so daß ein sich bewegendes Objekt im Blickfeld bleibt. Die Funktion des Systems der konjugierten Augenbewegungen und seiner Verbindungen besteht aber nicht nur in der Koordination von Blickfeld und Sehraum; zweifellos werden in diesem System auch viele andere Impulse integriert, etwa jene, die das Zusammenspiel von Blickmotorik und Mimik beeinflussen (dabei dürfte das extrapyramidal-motorische System eine Rolle spielen); ungeklärt ist der neurophysiologische Zusammenhang zwischen Emotionalität und Gesichtsausdruck.

Die Augenmuskelkerne. Die mesenzephalen Augenmuskelkerne liegen ventral des Aquädukts, dem medialen Längsbündel eng benachbart – die Okulomotoriuskerne in Höhe der oberen, die Trochleariskerne in Höhe der unteren Vierhügel (Abb. 16, 17). Für die vom N. oculomotorius innervierten Augenmuskeln sind entsprechende Abschitte des großzelligen Lateralkerns zuständig (Abb. 19), wobei einige Augenmuskeln von ipsilateral, einige von kontralateral Fasern erhalten sollen (Hoff u. Osler 1957, Broser 1981). Der Faserverlauf scheint noch nicht endgültig geklärt zu sein, ebensowenig die funktionelle Zuordnung einzelner Anteile des großzelligen Lateralkerns – die von Warwick (1953) angegebene Topographie widerspricht in vielem dem in Abb. 19 dargestellten Schema. Die vom Trochleariskern stammenden Fasern kreuzen im Velum medullare anterius zur Gegenseite und treten (zum Unterschied von allen anderen Hirnnerven) dorsal aus dem Hirnstamm aus (Abb. 3) – die Innervation des M. obliquus superior erfolgt durch den kontralateralen Trochleariskern. Vom Abduzenskern, der kaudal des Mittelhirns in Höhe der Brücke liegt, ziehen die Fasern zum ipsilateralen M. rectus lateralis.

Man kann die Motoneuronen der Augenmuskelkerne als „letzte gemeinsame Strecke" des okulomotorischen Systems auffassen. Von den Einflüssen dieser Motoneuronen auf die entsprechenden Augenmuskelfunktionen hängen die Stellung und die Bewegung der Augen ab. Okulomotorische Neuronen innervieren auch den M. levator palpebrae superioris, dessen Funktion über das System der konjugierten Augenbewegungen mit vertikalen Blickbewegungen gekoppelt ist (Szentágothai 1950) – beim Blick nach oben kontrahiert sich dieser Muskel, das Oberlid wird angehoben; beim Blick nach unten senkt sich das Oberlid.

Oft wird die Auffassung vertreten, der Nucleus Perlia (Abb. 16, 18, 19) sei für die Konvergenz der Bulbi verantwortlich; diese Auffassung ist umstritten. Warwick (1955) stellt aufgrund neuroanatomischer Untersuchungen und theoretischer Überlegungen (die er überzeugend diskutiert) fest, daß der Nucleus Perlia nicht konstant vorkommt und keineswegs als Konvergenzzentrum aufgefaßt werden kann; es sei auch unwahrscheinlich, daß irgendeine andere topisch definierte

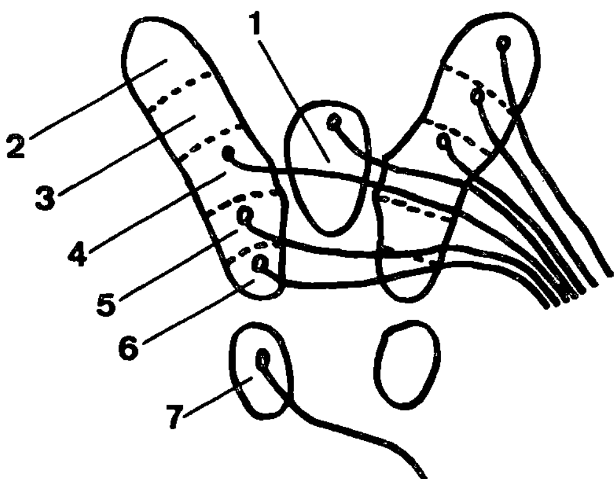

Abb. 19. Schematische Darstellung der äußeren Augenmuskelkerne und des proximalen Faserverlaufs des N. oculomotorius und des N. trochlearis (nach Hoff u. Osler). *1* Nucleus Perlia; *2–6* großzelliger Lateralkern des N. oculomotorius mit den Anteilen für folgende Augenmuskeln: *2* M. levator palpebrae superioris, *3* M. rectus superior, *4* M. rectus medialis, *5* M. obliquus inferior, *6* M. rectus inferior; *7* Nucleus n. trochlearis

Hirnstammregion als Konvergenzzentrum fungiere. Es ist denkbar, daß die Konvergenz der Bulbi und das binokular-räumliche Sehen von zahlreichen, polytopen Regelkreisen abhängen, die sowohl kortikale als auch mesenzephale Impulse integrieren. Dieses Funktionsmodell läßt sich nur dann mit dem Symptom der Konvergenzparese bei rostralen Mittelhirnläsionen vereinbaren, wenn man annimmt, daß die Konvergenzimpulse über Zwischenschaltungen im rostralen Mittelhirn die Augenmuskelkerne erreichen.

Funktionsstörungen des okulomotorischen Systems. Dem dreistufigen Funktionsablauf entsprechend lassen sich die Funktionsstörungen des okulomotorischen Systems in drei Gruppen zusammenfassen:
- Blickparesen und konjugierte Blickdeviationen, die bei Läsion eines okulomotorischen Rindenareals, einer okulogyrischen Bahn oder ihrer Schaltstellen auftreten;
- internukleäre Ophthalmoplegien, die auf eine Schädigung des medialen Längsbündels zurückzuführen sind;
- Augenmuskelparesen, die durch Funktionsausfall der entsprechenden Augenmuskelkerne oder deren Hinnerven verursacht sind.

Okulomotorische Funktionsstörungen, deren topisches Korrelat im Mittelhirn weitgehend gesichert erscheint, sind vertikale Blickparesen, vordere internukleäre Ophthalmoplegien (ein- oder beidseitig) und Paresen des 3. und des 4. Hirnnerven. Da die Strukturen des okulomotorischen Systems im Mittelhirn eng benachbart sind, kommen isolierte Funktionsstörungen nur bei sehr kleinen Herden vor, am ehesten bei kleinen Infarkten; bei raumfordernden Prozessen sind praktisch immer kombinierte Funktionsstörungen zu erwarten. Im Hinblick auf die Symptomatik raumfordernder Prozesse der Mittelhirnregion ist es unwichtig, ob ein bestimmtes neurologisches Symptom bereits durch eine unilaterale oder erst durch eine bilaterale Schädigung einer bestimmten Struktur hervorgerufen wird – ein Tumor der Pinealisregion wird kaum eine streng halbseitige Läsion bewirken, sondern das Mittelhirn praktisch immer beidseits schädigen.

Vertikale Blickparesen. Eine Blickparese nach oben entsteht durch Läsionen der Nuclei Darkschewitsch, der Nuclei Cajal oder des Prätektums einschließlich der Kerne der Commissura posterior (Christoff 1974, Wray 1977, Henn u. Mitarb. 1978).

Blickparesen nach unten werden durch Läsionen verursacht, die am mesodienzephalen Übergang oder ventral in der rostralen mesenzephalen retikulären Formation lokalisiert sind (Jacobs u. Mitarb. 1973, Cogan 1974, Wray 1977, Henn u. Mitarb. 1978).

Man nimmt an, daß vertikale Blickparesen nur bei bilateralen Läsionen vorkommen oder bei unilateralen, wenn die Commissura posterior betroffen ist (Bender 1960, Jacobs u. Mitarb. 1973, Christoff 1974, Wray 1977, Henn u. Mitarb. 1978). Molnár (1959) beschreibt hingegen ausführlich die Krankengeschichte eines 73jährigen Mannes mit einer vertikalen Blickparese, bei dem er autoptisch unilaterale Infarkte mit Schädigung des Nucleus Darkschewitsch und des Nucleus Cajal bei intakter Commissura posterior nachgewiesen hat.

Internukleäre Ophthalmoplegien. Bei der internukleären Ophthalmoplegie ist die für horizontale Blickbewegungen erforderliche Koordination zwischen dem M. rectus lateralis der einen Seite und dem M. rectus medialis der Gegenseite gestört. Ursache der Koordinationsstörung ist eine Unterbrechung des medialen Längsbündels.

Man definiert die vordere internukleäre Ophthalmoplegie als supranukleäre Parese des M. rectus medialis bei Läsion des ipsilateralen medialen Längsbündels (Henn u. Mitarb. 1978). Demnach kann bei einer rechtsseitigen vorderen internukleären Ophthalmoplegie beim Blick nach links zwar das linke Auge abduziert, das rechte aber nicht adduziert werden, weil die Impulse des medialen Längsbündels die entsprechenden Motoneuronen des Okulomotoriuskerns nicht erreichen. Die Konvergenzfunktion des M. rectus medialis ist dabei intakt, beim Blick geradeaus treten keine Doppelbilder auf (Sachsenweger 1969, Schiffter 1974). Die zu einer vorderen internukleären Ophthalmoplegie führenden Läsionen betreffen das mediale Längsbündel zwischen Abduzens- und Okulomotoriuskern, also dessen tegmentalen Anteil; meist handelt es sich um kleine Erweichungs- oder Entmarkungsherde, doch auch Tumoren können diese Lähmung verursachen (Fötzsch 1971). Bei Tumoren wird oft eine beidseitige vordere internukleäre Ophthalmoplegie zu erwarten sein (nämlich Adduktionslähmung des rechten Auges beim Blick nach links und des linken Auges beim Blick nach rechts), meist überlagert von anderen neuroophthalmologischen Symptomen.

Analog zur vorderen wäre bei einer hinteren internukleären Ophthalmoplegie die Innervation des M. rectus lateralis gestört, so daß beim Blick nach lateral zwar ein Auge adduziert, das andere aber nicht abduziert werden kann. Henn u. Mitarb. (1978) lehnen den Begriff der hinteren internukleären Ophthalmoplegie ab, da es kein speziell für die Motoneuronen des Abduzenskerns bestimmtes supranukleäres Faserbündel gebe – von der paramedianen pontinen retikulären Formation verliefen alle Fasern, die Impulse für horizontale Blickbewegungen leiten, zuerst zum Abduzenskern, der nicht nur die Motoneuronen des 6. Hirnnerven, sondern auch die Schaltzellen für die Impulsweiterleitung zu den Motoneuronen des kontralateralen M. rectus medialis enthalte (Abb. 20); eine Läsion des Abduzenskerns führe zu einer „Abducensparese kombiniert mit einer supranukleären Rectus medialis-Parese, was phänomenologisch nicht von einer Blickparese nach ipsilateral zu unterscheiden ist". Daraus läßt sich ableiten, daß bei rostral der

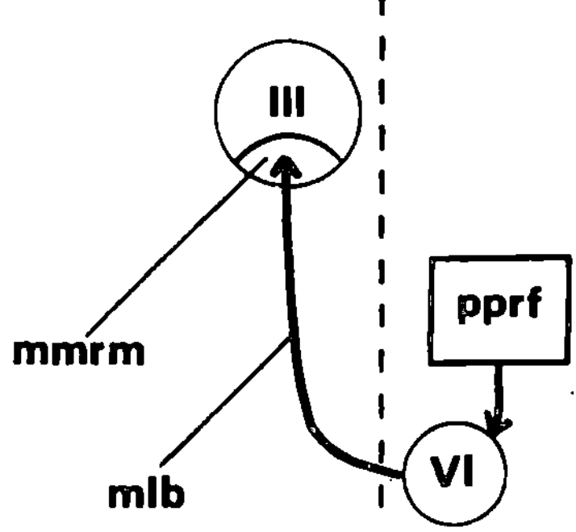

Abb. 20. Die Steuerung der Motoneuronen des M. rectus medialis durch die paramediane pontine retikuläre Formation über im Abduzenskern gelegene Schaltzellen (nach Henn u. Mitarb.). *mlb* mediales Längsbündel, *mmrm* Motoneuronen des M. rectus medialis, *pprf* paramediane pontine retikuläre Formation

Abduzenskerne gelegenen Läsionen des medialen Längsbündels (konjugierte) horizontale Blickparesen nicht vorkommen.

Augenmuskelparesen. Bei Prozessen, die das Tegmentum erfassen, sind Okulomotorius- und Trochlearisparesen durch eine Schädigung der entsprechenden Augenmuskelkerne oder ihrer proximalen Faserabschnitte bedingt. Eine selektive Läsion des großzelligen Lateralkerns durch einen raumfordernden Prozeß, die zu einer äußeren Okulomotoriusparese führen würde, ist unwahrscheinlich – fast immer wird auch das parasympathische Kerngebiet betroffen sein, so daß auch die Pupillenmotorik und die Innervation des Ziliarmuskels gestört sind.

Ein raumfordernder Prozeß der Pinealisregion kann den dorsal des Mittelhirns gelegenen Abschnitt des N. trochlearis schädigen. Jaensch (1931) berichtet über eine beidseitige Trochlearisparese bei einem Tumor der Pinealisregion.

b) Pupillenreaktionen

Die Impulse für die Lichtreaktion der Pupille (Abb. 21) werden von der Retina im Nervus und Tractus opticus zum Prätektum geleitet, dort umgeschaltet und

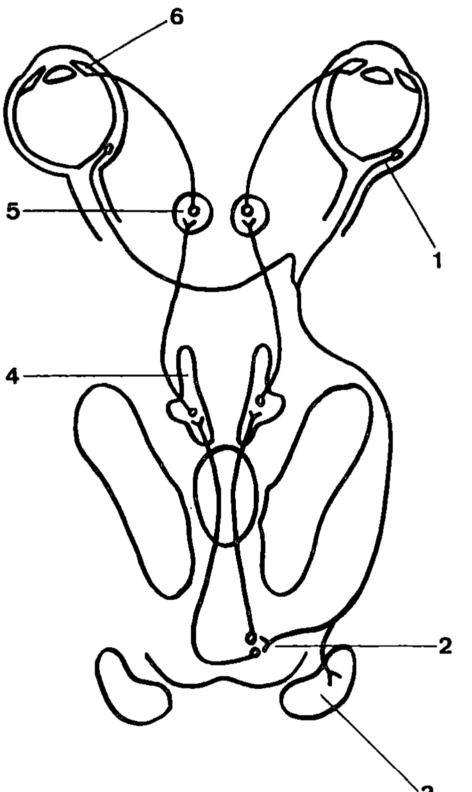

Abb. 21. Die Impulsleitung der Lichtreaktion der Pupille (nach Hoff u. Osler). *1* Retina, *2* Prätektum, *3* Corpus geniculatum laterale, *4* Nucleus Westphal-Edinger, *5* Ganglion ciliare, *6* M. sphincter pupillae

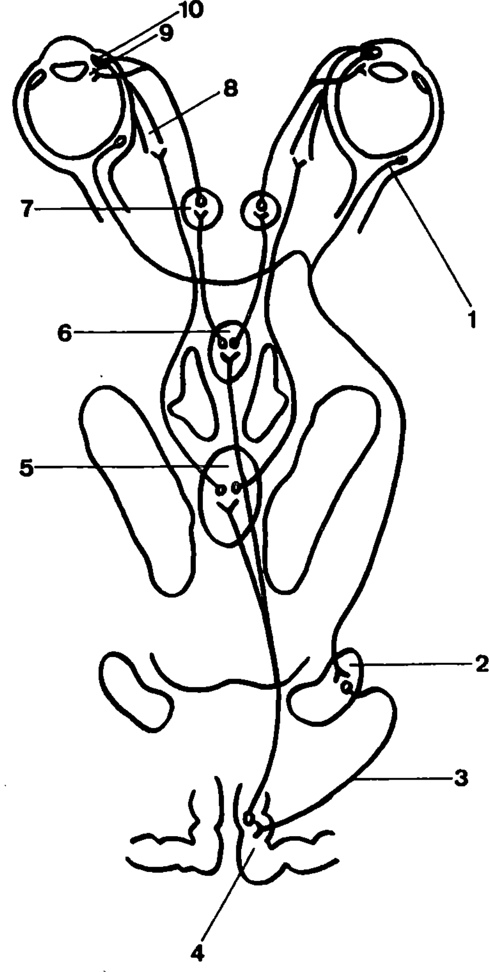

Abb. 22. Die Impulsleitungen der Naheinstellungsreaktion der Pupille, der Akkommodation der Linse und der Konvergenz der Bulbi (nach Hoff u. Osler). *1* Retina, *2* Corpus geniculatum laterale, *3* Sehstrahlung, *4* Sehrinde, *5* Nucleus Perlia, *6* Nucleus medianus anterior, *7* Ganglion ciliare, *8* M. rectus medialis, *9* M. ciliaris, *10* M. sphincter pupillae

zum ipsilateralen und – für die konsensuelle Lichtreaktion – zum kontralateralen Nucleus Westphal-Edinger weitergeleitet, der mediodorsal des großzelligen Lateralkerns liegt (Abb. 16). Der efferente Schenkel des Reflexbogens verläuft vom Nucleus Westphal-Edinger über den N. oculomotorius zum Ganglion ciliare und weiter zum M. sphincter pupillae.

Die Verengung der Pupillen beim Fixieren eines nahen Gegenstandes (Naheinstellungsreaktion) erfolgt über einen Reflexbogen, in dessen afferenten Schenkel die Sehrinde einbezogen ist (Abb. 22). Nach Gay u. Mitarb. (1974) ziehen die von der Sehrinde stammenden Fasern ventral des Aquädukts zu den parasympathischen Augenmuskelkernen. Der efferente Schenkel dürfte – wie der für die Lichtreaktion – im Nucleus Westphal-Edinger beginnen. Nach Hoff u. Osler (1957) geht der efferente Schenkel von einem Nucleus medianus anterior (Abb. 16, 22) aus, doch scheint dessen funktionelle Bedeutung ebenso umstritten zu sein wie die des Nucleus Perlia. Es wird angenommen, daß die Naheinstellungsreaktion der Pupille mit der Akkommodation der Linse (Innervation des Ziliarmuskels, dadurch Entspannung des Ziliarapparates und Zunahme der Linsenkrümmung), vielleicht auch mit der Konvergenz der Bulbi gekoppelt ist.

Wenn Licht- und Naheinstellungsreaktion auf anatomisch unterschiedlichen Bahnen vermittelt werden, ist es verständlich, daß sie voneinander unabhängig gestört sein können – nicht selten ist bei Tumoren der Pinealisregion die Lichtreaktion beeinträchtigt, die Naheinstellungsreaktion jedoch erhalten, was dafür sprechen kann, daß das Prätektum vom Tumor betroffen ist, aber nicht das Tegmentum. Nieuwenhuys u. Mitarb. (1979) geben hingegen an, daß die Bahnen für die Lichtreaktion und die für die Akkommodation im Mittelhirn nicht getrennt verlaufen, sondern beide im Prätektum umgeschaltet werden. Daraus würde sich ergeben, daß Läsionen des Prätektums sowohl die Lichtreaktion als auch die Akkommodation beeinträchtigen – Seybold u. Mitarb. (1971) untersuchen die Pupillenreaktionen von Patienten mit Tumoren der Pinealisregion und stellen bei fast allen Störungen sowohl der Licht- als auch der Naheinstellungsreaktion fest.

Ein kleiner Herd im Prätektum kann die konsensuelle Lichtreaktion beeinträchtigen – die konsensuell reagierende Pupille verengt sich weniger als die des belichteten Auges, was als „Anisokorie bei alternierender Kontraktion" (Lowenstein 1954) bezeichnet wird.

Bei Läsionen der parasympathischen Augenmuskelkerne oder ihrer Efferenzen sind immer sowohl die Licht- als auch die Naheinstellungsreaktion gestört.

c) Akustisches System

Den tegmentalen Anteil der Hörbahn bildet der Lemniscus lateralis (Abb. 17). Er besteht aus Fasern, die von den ipsi- und kontralateralen Kochleariskernen und den Kernen der oberen Olive zum unteren Vierhügel ziehen. Die Verbindung zwischen diesen Kernen und dem unteren Vierhügel erfolgt teils direkt, teils über Ganglienzellen, die im Lemniscus lateralis eingelagert sind (Nieuwenhuys u. Mitarb. 1979).

Nach Umschaltung im unteren Vierhügel verläuft die Hörbahn über das Brachium quadrigeminum inferius (Abb. 3) zum Corpus geniculatum mediale (Abb. 3, 16), das zum dorsalen Thalamusabschnitt gehört. Die Endstrecke der Hörbahn bildet die Radiatio acustica, sie verbindet das Corpus geniculatum mediale mit der Heschlschen Querwindung.

Wie aufgrund der Neuroanatomie des mesenzephalen und dienzephalen Hörbahnanteils zu erwarten, kommen Hörstörungen bei Tumoren der Pinealisregion oft vor.

d) Sensibilität

Der vorwiegend Schmerz- und Temperaturempfindungen leitende Tractus spinothalamicus verläuft in der Haube nahe ihrer Oberfläche lateral des Aquädukts; daran schließt sich ventral der Lemniscus medialis an, der die über den Hinterstrang vermittelten Sinnesqualitäten (propriozeptive Sensibilität, Vibrationsempfindung, taktile Reize) weiterleitet (Abb. 16, 17). Die Fasern beider Bahnen stammen von kontralateral. Da die entsprechenden Fasern des N. trigeminus (vom Nucleus spinalis und vom sensiblen Hauptkern) eng benachbart sind, können bei einer Läsion der lateralen Haubenregion alle sensiblen Qualitäten der kontralateralen Kopf- und Körperseite betroffen sein. Im Nucleus und Tractus mesencephalicus des N. trigeminus (Abb. 16, 17) werden die Impulse der Muskelspindeln der Kaumuskulatur umgeschaltet, diese beiden Strukturen gehören nicht zum sensiblen System.

Bei Tumoren der Pinealisregion sind Sensibilitätsstörungen sehr selten (Pia 1954, Slooff u. Slooff 1974). Dies könnte durch die Lage der sensiblen Bahnen im Mittelhirn bedingt sein – ein von dorsomedial auf das Mittelhirn einwirkender raumfordernder Prozeß wird durch Schädigung medialer Strukturen und durch Verschluß des Aquädukts den Zustand des Patienten erheblich beeinträchtigen, noch bevor Sensibilitätsstörungen auftreten. Bray u. Mitarb. (1958) meinen, daß Sensibilitätsstörungen selten vorkommen, weil der Lemniscus medialis gegen Tumordruck besonders resistent zu sein scheint.

e) Motorik

Zerebellare Impulse beeinflussen die Motorik über Regelkreise, an deren Leitungsbahnen tegmentale Strukturen beteiligt sind. Von den zentralen Kernen des Kleinhirns (vorwiegend vom Nucleus dentatus) ziehen Fasern im Brachium conjunctivum (Abb. 3) zum kontralateralen Nucleus ruber (Abb. 16), sie kreuzen in Höhe der Trochleariskerne zur Gegenseite (Abb. 2, 17). Die Rückkopplung erfolgt vom Nucleus ruber über die zentrale Haubenbahn – die lateral des medialen Längsbündels verläuft (Abb. 16, 17) – zur unteren Olive, von dort im Corpus restiforme (Abb. 3) zur Kleinhirnrinde (wobei die Fasern wieder zur ursprünglichen Seite kreuzen) und weiter zu den Kernen des Kleinhirns. Ein ähnlicher Schaltkreis besteht über Synapsen der Formatio reticularis. Mit dem Rückenmark sind diese Schaltkreise durch den Tractus rubrospinalis (Abb. 17) und den Tractus reticulospinalis verbunden.

Im Brachium conjunctivum verlaufen außerdem Fasern vom Nucleus dentatus zum kontralateralen Thalamus. Sie leiten Impulse, die im Thalamus umgeschaltet und zu motorischen Rindenarealen projiziert werden; die thalamokortikale Projektion wird vom extrapyramidal-motorischen System beeinflußt. Den kortikofugalen Anteil dieser „zerebrozerebellaren Schleife" (Nieuwenhuys u. Mitarb. 1979) bilden der Tractus frontopontinus und die Brückenkerne, deren Fasern im Brachium pontis (Abb. 3) zur kontralateralen Kleinhirnrinde ziehen; diese ist mit dem Nucleus dentatus verbunden.

Man nimmt an, daß das Kleinhirn das Wechselspiel zwischen Agonisten und Antagonisten reguliert, indem es deren Kräfteverhältnis modifiziert und bei phasischen Bewegungsabläufen die Zeitenfolge der Innervation der Agonisten und Antagonisten steuert. Diese Funktion wird durch die Regelkreise gewährleistet, deren zerebellare Efferenzen in den Brachia conjunctiva verlaufen. Schaltenbrand (1969) erläutert dies mit folgender Theorie: „Dabei wird offensichtlich die Länge der Rückkoppelung – Olive, Kleinhirnrinde, Dentatus, Bindearm, Olive – durch zahlreiche Schaltstücke verkleinert oder vergrößert – je nachdem, ob die Impulse vom roten Kern, vom Thalamus oder sogar von der Hirnrinde aus wieder zurückgeworfen werden. Diese ‚Rückkoppelung‘ kann also in unendlich feiner Weise modifiziert und erweitert werden. Im Bereiche dieses Schwingungskreises greift auch die extrapyramidale Modifikation der Bewegungen an.“

Kleinhirnsymptome bei Tumoren der Pinealisregion sind entweder durch eine Schädigung der Brachia conjunctiva bedingt oder durch einen Tumorbefall des Kleinhirns bei infratentoriellem Tumorwachstum.

Smith u. Estridge (1974) erwähnen, daß bei Tumoren der Pinealisregion manchmal extrapyramidal-motorische Symptome vorkommen.

Symptome einer Pyramidenbahnschädigung lassen auf eine Kompression der Pedunculi cerebri schließen, also auf eine Funktionsstörung extrategmentaler Strukturen.

f) Limbisches System und aufsteigendes retikuläres System

Im Tegmentum gelegene Kerne sind durch mehrere afferente und efferente Bahnen in das limbische System einbezogen. Über tegmentale Synapsen ist das limbische System mit der Formatio reticularis des Mittelhirns verbunden, diese ist am aufsteigenden retikulären System beteiligt. Die Neuroanatomie des limbischen Systems wird von Nieuwenhuys u. Mitarb. (1979) ausführlich beschrieben und anschaulich darggestellt, sie ist weitgehend erforscht. Die Funktion und die Symptome bei Störungen dieses Systems sind hingegen weitgehend unbekannt.

Wie Weber (1974) anmerkt, könnten Persönlichkeitsveränderungen, Antriebsminderung und vermehrtes Schlafbedürfnis bei Mittelhirntumoren mit einer Störung des limbischen und des aufsteigenden retikulären Systems zusammenhängen, diese Symptome ließen sich nicht allein als Folge eines Okklusivhydrozephalus erklären.

3. Substantiae nigrae und Pedunculi cerebri

Die Substantiae nigrae (Abb. 16, 17) sind Bestandteil des extrapyramidalmotorischen Systems. Afferente und efferente Fasern verbinden sie mit den Stammganglien. Efferenzen ziehen außerdem zum Thalamus, zum oberen Vierhügel und zur Formatio reticularis. Über den oberen Vierhügel und die Formatio reticularis werden Impulse der Substantia nigra im Tractus tectospinalis (Abb. 16, 17) und im Tractus reticulospinalis zum Rückenmark geleitet (Nieuwenhuys u. Mitarb. 1979). Nach Hoff u. Osler (1957) beeinflussen die Substantiae nigrae auch das System der konjugierten Augenbewegungen (Abb. 18).

In den Pedunculi cerebri ziehen die kortikofugalen Bahnen (Abb. 16) zur Brücke und zum Rückenmark. Lateral verlaufen die von okzipitalen, parietalen und temporalen Rindenarealen stammenden kortikopontinen Bahnen. Daran schließen sich die Pyramidenbahn (deren Fasern für die Motorik des Beines lateral, für die Motorik des Armes medial liegen) und der Tractus corticobulbaris an. Medial des Tractus corticobulbaris zieht die frontopontine Bahn.

III. Symptome bei Tumoren der Pinealisregion

Die Tumoren der Pinealisregion wachsen expansiv oder infiltrierend (Abb. 23).
Bei expansiver Ausbreitung nach ventral wölbt sich der Tumor in den 3. Ventrikel
vor, ein dorsal wachsender Tumor komprimiert den Oberwurm, ein nach unten
wachsender das Mittelhirn. Die expansive Tumorausbreitung nach oben dürfte
wegen des Widerstands des Balkens und der Falx selten sein (Twining 1939,
Wende u. Ciba 1968, Kautzky u. Mitarb. 1976). Das klinische Bild bei einem
Tumor der Pinealisregion wird in den meisten Fällen vom kaudalen Wachstum
und der Affektion des Mittelhirns bestimmt (Abb. 24). Dabei lassen sich (vorwiegend neuroophthalmologische) Herdsymptome, die meistens durch eine Schädigung von Mittelhirnstrukturen verursacht sind, von uncharakteristischen Allge-
meinerscheinungen unterscheiden, die infolge der intrakraniellen Drucksteigerung (durch tumorbedingte Aquäduktstenose und Liquorabflußbehinderung)
auftreten. Diffus infiltrierende und früh metastasierende Tumoren der Pinealisregion können mannigfach kombinierte Symptome hervorrufen, die keinen Schluß

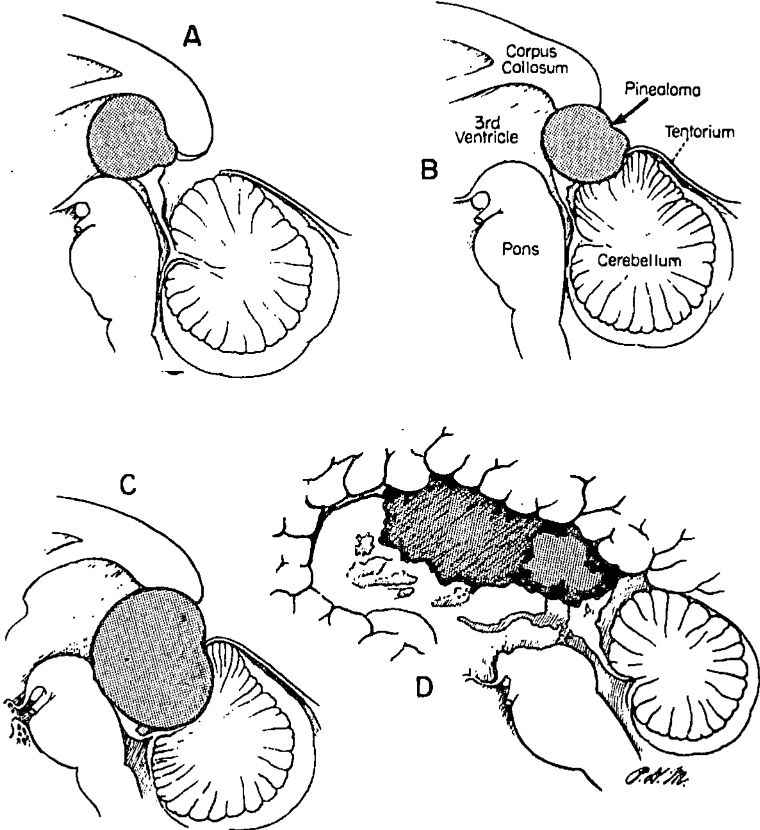

Abb. 23. Wachstumsformen und Ausbreitungsrichtungen der Tumoren der Pinealisregion (aus
Poppen JL [1966] J Neurosurg 25:706)

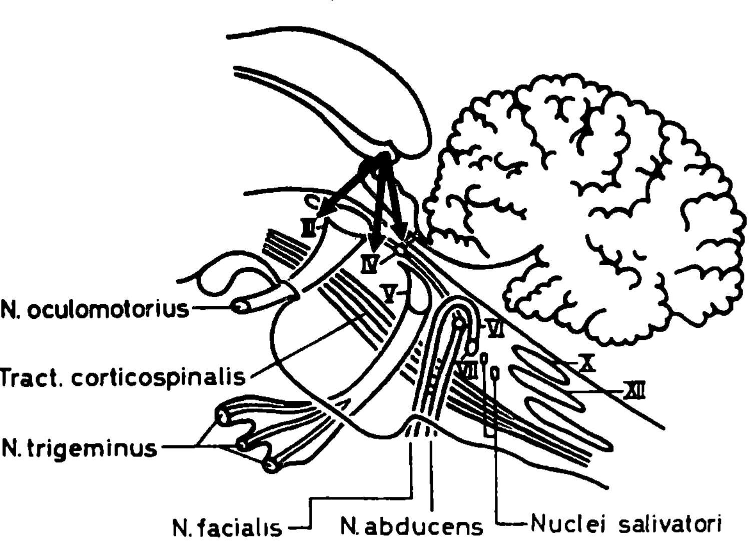

a

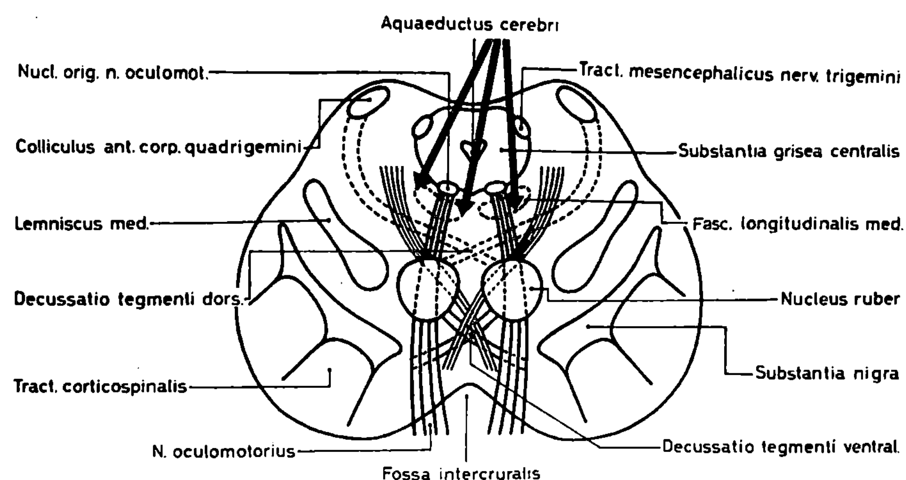

b

Abb. 24a, b. Einwirkung eines Tumors der Pinealisregion auf die Strukturen des Mittelhirns: a Seitansicht, b Querschnitt (aus Sachsenweger R [1969] in: Vinken PJ, Bruyn GW [Hrsg] Handbook of clinical neurology, Bd II. North-Holland Publ Co, Amsterdam)

auf die ursprüngliche Tumorlokalisation erlauben. Nicht selten sind endokrine Störungen bei Tumoren der Pinealisregion; deren Genese ist nicht endgültig geklärt.

1. Mittelhirnsymptome

a) Neuroophthalmologische Symptome

Blickparesen. Die Blickparese nach oben ist das häufigste Mittelhirnsymptom der Tumoren der Pinealisregion. Aus größeren Untersuchungsserien geht hervor, daß dieses Symptom bei jedem zweiten bis dritten Patienten auftritt (Horrax u. Bailey 1925, Horrax 1927, Baggenstoss u. Love 1939, Posner u. Horrax 1946, Rand u. Lemmen 1953, Pia 1954, Ringertz u. Mitarb. 1954, Tytus 1960, Cole 1971, Bradfield u. Perez 1972, Donat u. Mitarb. 1978, Hase u. Mitarb. 1979a, Jooma u. Kendall 1983, Rout u. Mitarb. 1984). Nach Skrzypczak (1967), Poppen u. Marino (1968) und Wray (1977) beträgt die Häufigkeit etwa 60%. Suzuki u. Mitarb. (1962) stellen sogar bei 16 ihrer 24 Patienten (67%) eine Blickparese nach oben fest, Sung u. Mitarb. (1978) hingegen nur bei 13 von 61 Patienten (21%).

Die Parese betrifft sowohl Blickziel- als auch Folgebewegungen, auch der vertikale optokinetische Nystagmus ist gestört (Sachsenweger 1969, Wray 1977). Meist unbeeinträchtigt sind der vertikale okulozephale Reflex (Schuster 1921) – das „Puppenkopfphänomen" –, die Hebung der Bulbi beim Lidschluß (Bellsches Phänomen) und der durch beidseitige kalorische Vestibularisreizung ausgelöste vertikale Nystagmus – bei Spülung der äußeren Gehörgänge mit Warmwasser langsame Bulbusbewegung nach oben und rasches Senken, umgekehrt bei Spülung mit Kaltwasser (Bender 1960, Sanders u. Bird 1970). Manchmal läßt sich ein blickparetischer Nystagmus nach oben feststellen, bevor die Blicklähmung manifest wird (Huber 1971, Stern u. Mitarb. 1971, Smith u. Estridge 1974, Weber 1974, Wray 1977).

Die Blickparese kann seitendifferent ausgeprägt sein, so daß Doppelbilder beim Blick nach oben gesehen werden (Globus u. Silbert 1931, Anduze-Acher u. Mitarb. 1954, Carrier u. Mitarb. 1971, Huber 1971, Stern u. Mitarb. 1971, Weber 1974, Schindler u. Mitarb. 1977). Wray (1977) merkt an, daß eine (supranukleäre) Blickparese nach oben vorkommen kann, die nur ein Auge betrifft; das Bellsche Phänomen sei dabei auslösbar. Lessell (1975) berichtet eine solche Lähmung bei einer Mittelhirnmetastase eines Bronchialkarzinoms.

Bei der neuropathologischen Untersuchung von sechs Tumoren der Pinealisregion stellt Christoff (1974) in vier Fällen eine Infiltration des Mittelhirns fest, in zwei Fällen große Tumoren mit ausgeprägter Kompression, doch ohne Infiltration der benachbarten Strukturen; bei allen infiltrierenden Tumoren habe eine Blickparese nach oben bestanden, aber keine bei den Tumoren mit Mittelhirnkompression. Daraus läßt sich aber nicht ableiten, daß die Blickparese immer nur infolge einer Destruktion von Mittelhirnstrukturen auftritt – eine deutliche Besserung oder eine völlige Remission dieses Symptoms nach einer Shunt-Operation (Smith u. Estridge 1974, Wray 1977) spricht dafür, daß es auch durch Tumordruck auf das Mittelhirn hervorgerufen werden kann. Auf einen ähnlichen Mechanismus läßt sich die Blickparese nach oben bei nicht durch einen Tumor bedingten Aquäduktstenosen und -okklusionen zurückführen – die Liquorabflußbehinderung bewirkt eine Dilatation des Recessus suprapinealis, der dann auf das Mittelhirn drückt (Lavender u. Du Boulay 1965, Lerner u. Mitarb. 1969, Shallat u. Mitarb. 1973).

Der erfolglose Versuch, nach oben zu blicken, kann mit einer Innervation des M. frontalis verbunden sein, erkennbar am entsprechenden Stirnrunzeln und am Anheben der Augenbrauen. Auch ein Retraktionsnystagmus (Nystagmus retractorius), ein Konvergenznystagmus oder ein Konvergenzspasmus können durch diesen Versuch ausgelöst werden. Ein seltenes Phänomen ist die Lidretraktion (Collier 1927) – beim versuchten Blick nach oben erfolgt eine Hebung der Oberlider, doch nicht der Bulbi (die Innervation der Lidheber beim Blick nach oben ist physiologisch). Ein analoges Phänomen beobachtete Cogan (1974) bei einer Patientin mit einer vaskulär bedingten Blickparese nach unten: beim Versuch, nach unten zu blicken, blieben die Bulbi in Mittelstellung, während sich die Oberlider senkten, so daß der Eindruck einer beidseitigen Ptose entstand.

Eine Blickparese nach unten ist bei raumfordernden Prozessen der Pinealisregion selten und kommt nur gemeinsam mit einer Blickparese nach oben vor (Pia 1954, Weber 1963 und 1974, Wray 1977). Einige solche Fälle werden im Schrifttum mitgeteilt (Howell 1910, De Monchy 1923, Alajouanine u. Gilbert 1927; Horrax 1927 bzw. Horrax u. Bailey 1928; Foerster 1928, Glass u. Culbertson 1946, Rand u. Lemmen 1953, Ringertz u. Mitarb. 1954, Tolosa 1961, Weber 1963, Huber 1971, Sullivan u. Mitarb. 1976, Donat u. Mitarb. 1978, Hase u. Mitarb. 1979a, Kawakami u. Mitarb. 1980, Fujii u. Mitarb. 1981, Ventureyra u. Badejo 1984), es findet sich kein Hinweis auf eine Blickparese nach unten ohne Blickparese nach oben bei einem Tumor der Pinealisregion. In Berichten über Fälle, bei denen die Blickparese nach unten klinisch im Vordergrund steht (Jacobs u. Mitarb. 1973, Cogan 1974), werden als häufige Ursache dieses Symptoms Mittelhirninfarkte angegeben, jedoch keine Tumoren der Pinealisregion.

Störungen der Konvergenz. Tumoren der Pinealisregion können einerseits eine Konvergenzparese verursachen, andererseits eine pathologisch gesteigerte oder fehlgesteuerte Konvergenz, die sich als Konvergenzspasmus oder als Konvergenznystagmus äußert. Ein Konvergenzspasmus oder ein Konvergenznystagmus tritt nicht selten beim Blickversuch nach oben auf. Auch ein permanenter Konvergenzspasmus kann vorkommen (Boehm 1919, Glass u. Culbertson 1946, Kalm u. Magun 1950). Es ist denkbar, daß der Konvergenzspasmus durch einen Reizzustand bedingt ist, der der Konvergenzlähmung vorausgeht, doch werden entsprechende Verlaufsbeobachtungen nicht berichtet.

Die Konvergenzparese ist charakterisiert durch eine eingeschränkte oder fehlende Innervation der Mm. recti mediales beim Versuch, ein nahes Objekt zu fixieren (so daß gekreuzte Doppelbilder gesehen werden), und durch unbeeinträchtigte Innervation dieser Muskeln beim Blick nach lateral.

Die Häufigkeit der Konvergenzparese bei Tumoren der Pinealisregion läßt sich nicht ermitteln, vor allem weil der Begriff „Parinaud-Syndrom" im Schrifttum uneinheitlich angewandt wird. Einige Autoren scheinen unter diesem Begriff nur die Blickparese nach oben zu verstehen und nicht auch die Konvergenzparese und Störungen der Pupillenreaktion, so daß die Befundangabe „Parinaud-Syndrom" nicht darüber informiert, ob neben der Blickparese nach oben auch eine Konvergenzparese bestanden hat oder nicht. Die Konvergenzparese ist jedenfalls seltener als die Blickparese nach oben. Wray (1977) gibt an, daß die Konvergenz oft erhalten ist, wenn eine Blickparese nach oben besteht, während sie meist fehlt, wenn eine Blickparese nach unten hinzukommt; sie stellt nur bei drei ihrer 20 Patienten mit einem Tumor der Pinealisregion eine Konvergenzparese fest, hingegen bei zwölf eine Blickparese nach oben. Kunicki (1960) berichtet eine Blicklähmung oder -schwäche nach oben bei sechs seiner acht Patienten, doch bei keinem eine Konvergenzparese.

Es ist fraglich, ob eine Konvergenzparese ohne Blickparese nach oben vorkommt. Sehr selten wird eine Konvergenzstörung angegeben und keine Blicklähmung (Horrax u. Bailey 1925, Friedman u. Plaut 1935, Kundert 1963, Wray 1977), aber in diesen wenigen Fallmitteilungen ist nicht vermerkt, daß der Blick nach oben unbeeinträchtigt ist. Nur Parinaud (1883) stellt eine Konvergenzparese bei einem 37jährigen Patienten fest und gibt an, daß die „parallelen Bewegungen" der Augen nach allen Richtungen uneingeschränkt sind - autoptisch wurde ein Tumor mit Kompression des Mittelhirns nachgewiesen.

Retraktions- und Konvergenznystagmus. Der Retraktionsnystagmus wird durch gleichzeitige Kontraktion aller äußeren Augenmuskeln hervorgerufen (Körber 1903), erkennbar an raschen Rückwärtsbewegungen der Bulbi in die Orbitae und langsamen Vorwärtsbewegungen in die Ausgangsstellung (Smith u. Estridge 1974). Rhythmische Konvergenzbewegungen (De Monchy 1923) werden als Konvergenznystagmus bezeichnet, dabei folgt auf eine rasche Phase der Konvergenz eine langsame Rückkehr der Bulbi in die Mittelstellung. Retraktions- und Konvergenznystagmus können isoliert auftreten, häufiger sind sie miteinander kombiniert. Bei kombinierten Nystagmen überwiegt die Retraktionskomponente, wenn die synchrone Fehlinnervation die äußeren Augenmuskeln mit annähernd gleicher Intensität betrifft, hingegen die Konvergenzkomponente, wenn die Innervation der Mm. recti mediales vorherrscht (Sanders u. Bird 1970, Smith u. Estridge 1974). Als neuropathologisches Substrat dieser Nystagmusformen werden Läsionen in der Umgebung des Aquädukts angegeben (Segarra u. Ojeman 1961), ihre Pathophysiologie ist ungeklärt. Gay u. Mitarb. (1963) weisen elektromyographisch eine synchrone Aktivität von Agonisten und Antagonisten nach, woraus man auf eine Störung der reziproken Augenmuskelinnervation schließen kann; sie nehmen – wie auch Segarra u. Ojeman (1961) – an, daß der Retraktions- und der Konvergenznystagmus auf der gleichen zentralnervösen Fehlsteuerung basieren.

Wenn eine Mittelhirnschädigung besteht, treten Retraktions- und Konvergenznystagmus oft beim Blickversuch nach oben auf (Cogan 1959, Smith u. Mitarb. 1959, Gay u. Mitarb. 1963, Sanders u. Bird 1970, Stern u. Mitarb. 1971, Smith u. Estridge 1974, Wray 1977), manchmal beim Versuch, ein nahes Objekt zu fixieren (Cogan 1959, Smith u. Estridge 1974, Wray 1977), manchmal spontan (De Monchy 1923, Cogan 1959, Segarra u. Ojeman 1961). Außerdem lassen sich diese Nystagmen bei der Prüfung des optokinetischen Nystagmus mit einer abwärts rotierenden Trommel (Smith u. Mitarb. 1959, Segarra u. Ojeman 1961,

Sanders u. Bird 1970, Stern u. Mitarb. 1971, Smith u. Estridge 1974, Wray 1977) oder durch beidseitige Vestibularisreizung mit Kaltwasser (Wray 1977) provozieren.

Wray (1977) gibt an, daß „der Konvergenz-Retraktionsnystagmus vielleicht das deutlichste Zeichen einer von einem Tumor der Pinealisregion hervorgerufenen Läsion des Prätektums ist"; dieses Symptom könne auftreten, noch bevor der Blick nach oben eingeschränkt ist. Nach Segarra u. Ojeman (1961) sind diese Nystagmen in über 60% der Fälle tumorbedingt. Pecker u. Mitarb. (1976) sprechen hingegen dem Retraktionsnystagmus eine nur geringe diagnostische Bedeutung zu – das Symptom sei zwar von lokalisatorischem Wert, es werde jedoch nur in etwa einem Zehntel der Fälle durch einen Tumor der Pinealisregion verursacht.

Da in vielen Befundberichten Retraktions- und Konvergenznystagmus nicht erwähnt werden (und vielleicht auch nicht gezielt geprüft worden sind), kann die Inzidenz bei Tumoren der Pinealisregion nur mit Vorbehalt geschätzt werden. Nach Untersuchungsserien, in denen dieses Symptom angeführt ist (Sanders u. Bird 1970, Seybold u. Mitarb. 1971, Wray 1977, Donat u. Mitarb. 1978), könnten Retraktions- und Konvergenznystagmus bei bis zu 40% der Patienten mit einem Tumor der Pinealisregion vorkommen.

Hertwig-Magendiesche Schielstellung. Bei der Hertwig-Magendieschen Schielstellung ist ein Bulbus adduziert und gesenkt, der andere abduziert und gehoben (Hoff u. Osler 1957, Smith u. Mitarb. 1964, Sachsenweger 1969). Das Symptom weist auf einen Prozeß im Hirnstamm oder im Kleinhirn hin und hat geringe lokalisatorische Bedeutung (Wray 1977). Sehr selten wird eine Hertwig-Magendiesche Schielstellung bei einem Tumor der Pinealisregion angegeben (Bailey u. Jelliffe 1911, Cogan 1959, Sanders u. Bird 1970, Sullivan u. Mitarb. 1976, Wray 1977).

Störungen der Pupillenreaktionen und der Akkommodation. Pupillensymptome bei Tumoren der Pinealisregion sind die Störung der Lichtreaktion, die Störung der Naheinstellungsreaktion, die Pupillenerweiterung und die Anisokorie. Kombinationen dieser Symptome sind nicht selten.

Zwar wird oft eine fehlende oder eingeschränkte Lichtreaktion bei normaler Naheinstellungsreaktion beobachtet, doch ist dieser Befund durchaus nicht typisch für einen Tumor der Pinealisregion – in vielen Fällen sind sowohl die Licht- als auch die Naheinstellungsreaktion gestört. In manchen Befundberichten über Tumoren der Pinealisregion werden lichtstarre Pupillen mit erhaltener Naheinstellungsreaktion als „Argyll-Robertson Pupillen" bezeichnet; daraus können sich Mißverständnisse ergeben, weil beim (Argyll) Robertson-Phänomen eine Miosis besteht, während bei Tumoren der Pinealisregion die Pupillen oft dilatiert sind.

Die Zusammenfassung größerer Untersuchungsserien (Tabelle 5) ergibt, daß bei etwa der Hälfte der Patienten mit einem raumfordernden Prozeß der Pinealisregion die Lichtreaktion der Pupillen beeinträchtigt ist; die Naheinstellungsreaktion ist bei über 40% jener Patienten beeinträchtigt, bei denen eine Störung der Lichtreaktion besteht. Nach Seybold u. Mitarb. (1971) dürfte die Kombination von gestörter Licht- und gestörter Naheinstellungsreaktion noch häufiger sein –

Tabelle 5. Störungen der Pupillenreaktionen bei raumfordernden Prozessen der Pinealis-region – Fallserien im Schrifttum

	Patientenzahl	Beeinträchtigung der Lichtreaktion	Beeinträchtigung der Licht- und der Naheinstellungsreaktion
Rand u. Lemmen (1953)	32	20	14
Pia (1954)	64	29	8
Skrzypczak (1967)	31	27	6
Poppen u. Marino (1968)	42	10	2
Donat u. Mitarb. (1978)	32	24	14
Hase u. Mitarb. (1979 a)	23	9	8
	224	119 53%	52 23%

bei fehlender Lichtreaktion finde sich nur selten eine normale Naheinstellungs-reaktion, sofern sorgfältig untersucht wird.

Ein Fehlen der Naheinstellungsreaktion bei normaler Lichtreaktion wird in einem einzigen Fallbericht angegeben (Whittle u. Mitarb. 1983). Keine Nahein-stellungsreaktion bei abgeschwächter Lichtreaktion stellen Gowers (1881) bei einer 23jährigen Patientin und Parinaud (1883) bei einem 37jährigen Patienten mit einem Tumor in der Mittelhirnregion fest.

Die Kombination von gestörter Pupillenreaktion und Blickparese nach oben ist sehr häufig (Sachsenweger 1969, Smith u. Estridge 1974, Weber 1974, Wray 1977). Selten sind Fallmitteilungen über eine Pupillenmotilitätsstörung bei unein-geschränktem Blick nach oben (Hamby u. Gardner 1935, Dandy 1936, Horrax 1936, Posner u. Horrax 1946, Fowler u. Mitarb. 1956, Skrzypczak 1967, Cole 1971).

Erweiterte Pupillen bestehen bei etwa einem Drittel der Patienten (Posner u. Horrax 1946, Rand u. Lemmen 1953, Pia 1954). Es kann vorkommen, daß die Pupillenreaktionen trotz Mydriasis erhalten sind (Kalm u. Magun 1950).

Hinweise auf die Häufigkeit der Anisokorie bei Tumoren der Pinealisregion sind selten und unterschiedlich. Poppen u. Marino (1968) geben dieses Symptom bei fünf von 42 Patienten (12%) an, Rand u. Lemmen (1953) bei neun von 32 Patienten (28%), Skrzypczak (1967) bei 19 von 31 Patienten (61%). In einem von Horrax u. Bailey (1925) berichteten Fall bestand eine Anisokorie ohne Einschrän-kung der Pupillenreaktionen.

Akkommodationsstörungen bei Tumoren der Pinealisregion werden selten erwähnt. Es könnte sein, daß dieses Symptom zu wenig beachtet wird. Walsh u. Hoyt (1969) weisen darauf hin, daß die abnorme Akkommodation eines der frühesten Symptome sein kann – einige ihrer Patienten klagten über unscharfes Sehen beim Blick auf entfernte Objekte; diese „Kurzsichtigkeit" sei durch einen gesteigerten Tonus des Ziliarmuskels bedingt. Auch bei einem von Sanders u. Bird (1970) untersuchten Patienten war eine solche Kurzsichtigkeit das erste Anzeichen eines Tumors der Pinealisregion. Es ist denkbar, daß der Tumor in einem frühen Stadium die parasympathischen Nervenzellen irritiert, die die Ak-kommodation steuern, was eine abnorme Dauerinnervation des Ziliarmuskels zur Folge hat; in einem späteren Stadium könnte eine Lähmung dieser Nervenzellen eintreten, so daß die Naheinstellungsreaktion der Linse verlorengeht und eine Akkommodationsparese manifest wird.

Augenmuskelparesen und Ptose. Die von Tumoren der Pinealisregion hervorgerufenen Okulomotoriusparesen können einzelne, mehrere oder alle Muskeln betreffen, die vom N. oculomotorius innerviert werden, sie können uni- oder bilateral sein (Huber 1971, Smith u. Estridge 1974, Weber 1974). Meist ist die Lähmung partiell und einseitig (Skrzypczak 1967), doch kann eine komplette beidseitige Okulomotoriusparese vorkommen (Weber 1963). Entsprechend der Ausprägung der Lähmung bestehen Doppelbilder. Huber (1971) weist darauf hin, daß bei den meisten Patienten mit einer Blickparese nach oben keine Okulomotoriusparese feststellbar ist; die von diesen Patienten angegebenen Doppelbilder seien durch eine asymmetrische supranukleäre Parese bedingt.

Im Vergleich zu supranukleären Augenbewegungsstörungen sind Okulomotoriusparesen bei raumfordernden Prozessen der Pinealisregion selten. Je einen Einzelfall erwähnen Poppen u. Marino (1968) unter 42 und Sung u. Mitarb. (1978) unter 61 Patienten. Nach Pia (1954) und Bradfield u. Perez (1972) beträgt die Häufigkeit etwa 12%. Auffallend hoch ist die Inzidenz im Krankengut von Suzuki u. Mitarb. (1962) – sie stellen bei 18 von 24 Patienten (75%) Symptome einer Okulomotoriuslähmung fest (bei 16 Patienten bilateral).

Trochlearisparesen kommen bei raumfordernden Prozessen der Pinealisregion noch seltener vor als Okulomotoriusparesen. Nach Untersuchungsserien, in denen dieses Symptom vermerkt ist (Pia 1954, Ringertz u. Mitarb. 1954, Suzuki u. Mitarb. 1962, Skrzypczak 1967, Wray 1977), besteht eine Trochlearisparese in 6%. Ein extrem seltener Befund ist die von Jaensch (1931) bei einer 35jährigen Patientin festgestellte beidseitige Trochlearisparese als einzige Augenbewegungsstörung (autoptisch wurde ein Tumor der Pinealisregion verifiziert).

Obwohl auf die Pinealisregion beschränkte Tumoren die Abduzenskerne nicht schädigen, sind uni- oder bilaterale Abduzensparesen die häufigsten Augenmuskellähmungen bei Tumoren der Pinealisregion. Das Symptom wird durch Kompression des 6. Hirnnerven hervorgerufen, zu der es infolge der intrakraniellen Drucksteigerung bei tumorbedingter Liquorabflußbehinderung kommt. Die Abduzensparese gehört nicht zu den neuroophthalmologischen Mittelhirnsymptomen und läßt keinen Schluß auf die Tumorlokalisation zu.

Aus den Befundberichten und Symptomangaben im Schrifttum ergeben sich sehr unterschiedliche Inzidenzen der Abduzensparese, sie schwanken zwischen 8% (Suzuki u. Mitarb. 1962) und 50% (Horrax u. Bailey 1925, Sanders u. Bird 1970). Poppen u. Marino (1968) geben bei sieben von 42 Patienten (17%) eine Abduzensparese an (davon in 4 Fällen bilateral); im Krankengut von Pia (1954) bestehen vorwiegend beidseitige Paresen bei 14 von 64 Patienten (22%). Da sich aus vielen Untersuchungsserien (Pia 1954, Kundert 1963, Poppen u. Marino 1968, Bradfield u. Perez 1972, Donat u. Mitarb. 1978, Sung u. Mitarb. 1978, Hase u. Mitarb. 1979a) eine Häufigkeit von 16–22% errechnen läßt, kann man annehmen, daß bei etwa jedem fünften Patienten mit einem raumfordernden Prozeß der Pinealisregion eine uni- oder bilaterale Abduzensparese auftritt.

Bei Tumoren der Pinealisregion kann eine ein- oder beidseitige Ptose bestehen (Huber 1971, Weber 1974). Das Symptom spricht für eine Schädigung des Okulomotoriuskerns, es kommt meist gemeinsam mit Augenmuskellähmungen vor. Oft ist die Ptose mit Pupillenmotilitätsstörungen und vertikaler Blickparese kombiniert (Sachsenweger 1969). Dandy (1936) hält die Ptose in Verbindung mit einer Blickeinschränkung nach oben für ein charakteristisches Tumorzeichen.

Im Schrifttum wird relativ selten auf eine Ptose bei einem raumfordernden Prozeß der Pinealisregion hingewiesen. Ringertz u. Mitarb. (1954) geben eine beidseitige Lidheberparese bei sieben von 65 Patienten (11%) an. Haldeman (1927) erwähnt bei einer 49jährigen Patientin eine bilaterale Ptose ohne Augenmuskelparesen.

Das Parinaud-Syndrom. In vielen Fallberichten über Tumoren der Pinealisregion wird das Parinaud-Syndrom angegeben, seine diagnostische Bedeutung wird oft betont. In der Literatur besteht jedoch keine Einigkeit über die Definition dieses Syndroms. Zwar wird die Blickparese nach oben übereinstimmend als Komponente angeführt, aber unterschiedlich sind die anderen Symptome, die dem Parinaud-Syndrom zugeordnet werden. Hoff u. Osler (1957) bezeichnen als Parinaud-Syndrom die Kombination von Blickparese nach oben, Konvergenzstörung der Bulbi und Einschränkung der Naheinstellungsreaktion der Pupillen. Huber (1971) schreibt, daß „definitionsgemäß das Parinaud-Syndrom nur aus einer vertikalen Blickparese, nukleären Okulomotoriusparesen und Pupillenstörungen besteht". In den „Klinischen Syndromen" (Leiber u. Olbrich 1972) werden folgende Symptome als Parinaud-Syndrom zusammengefaßt: vertikale Blickstörung; lichtstarre, normal weite oder erweiterte Pupillen; Konvergenzreaktion erhalten, eventuell verzögert; nukleäre Trochlearis- und Okulomotoriusparese; selten Nystagmus retractorius. Für manche Autoren (Walsh u. Hoyt 1969, Weber 1974) scheinen vertikale Blickparese und Parinaud-Syndrom identisch zu sein.

Parinaud berichtet 1883 in seiner grundlegenden Arbeit – „Lähmung der assoziierten Augenbewegungen" – über zehn Patienten, wovon drei Symptome bieten, die man dem Parinaud-Syndrom zuordnen kann. Bei einem 67jährigen Patienten bestanden eine Blickparese nach oben und unten, eine Konvergenzparese, ungleich weite, etwas enge Pupillen ohne Licht- und Naheinstellungsreaktion – die Symptome könnten vaskulär bedingt sein. Eine Blickparese nach oben und eine Konvergenzparese fanden sich bei einer 20jährigen Patientin (der Pupillenbefund ist nicht angegeben) – eine luetische Genese der Symptome wird angenommen. Bei einem (bereits im Zusammenhang mit Konvergenz- und Pupillenreaktionsstörungen erwähnten) 37jährigen Tumorpatienten beschreibt Parinaud (1883) eine Konvergenzparese, keine Einschränkung der „parallelen" Augenbewegungen, seitengleich weite, etwas enge Pupillen mit schwacher Licht- und ohne Naheinstellungsreaktion. Bei keinem dieser Patienten wird eine Augenmuskelparese berichtet.

Sanders u. Bird (1970) und Wray (1977) geben an, Gowers (1881) habe zwei Jahre vor Parinaud (1883) eine Blickparese und eine Pupillenmotilitätsstörung bei einem „Pinealom" beschrieben, das autoptisch verifiziert worden sei. Gowers (1881) stellt bei einer 23jährigen Patientin eine Blickparese nach oben und seitengleich weite Pupillen mit schwacher Licht- und fehlender Naheinstellungsreaktion fest; als Ursache dieser Symptome nimmt er einen „irgendwo in der Mittellinie" gelegenen Tumor an; der Fallbericht enthält keine neuropathologischen Angaben und schließt mit der Bemerkung, die Beschwerden der Patientin hätten sich gebessert.

Es fällt schwer, die von Parinaud (1883) beschriebenen Symptome als Syndrom zusammenzufassen; eine präzise Definition des Parinaud-Syndroms läßt sich nicht ableiten. Da dieses Syndrom nicht einheitlich definiert ist, ist der Informationsgehalt der Befundangabe „Parinaud-Syndrom" begrenzt – aus dieser Angabe geht nicht klar hervor, ob und welche Symptome zusätzlich zur Blickparese nach oben bestehen. Vom Befund eines Parinaud-Syndroms kann nicht auf das Vorliegen eines Tumors der Pinealisregion geschlossen werden – neben Tumoren können vor allem Gefäßprozesse dieses Syndrom verursachen (Sullivan u. Mitarb. 1976).

In Befundberichten über Tumoren der Pinealisregion sollten alle neuroophthalmologischen Symptome mit dem Grad der Funktionsstörung einzeln angeführt werden, dies gilt besonders für die Dokumentation klinischer Verlaufskontrollen. Die genaue Beschreibung der einzelnen Symptome dient der Befundauswertung mehr als die Angabe eines der Syndrome, die mit Tumoren der Pinealisregion in Zusammenhang gebracht worden sind (Aquäduktsyndrom, Epiphysensyndrom, Nothnagel-Syndrom, Parinaud-Syndrom, Vierhügelsyndrom).

Stauungspapillen und Gesichtsfelddefekte. Als unspezifisches Zeichen der intrakraniellen Drucksteigerung finden sich Stauungspapillen bei einem Tumor der Pinealisregion in mindestens zwei Dritteln der Fälle (Rand u. Lemmen 1953, Pia 1954, Ringertz u. Mitarb. 1954, Suzuki u. Mitarb. 1962, Kundert 1963, Skrzypczak 1967, Poppen u. Marino 1968, Wray 1977, Sung u. Mitarb. 1978, Hase u. Mitarb. 1979a, Abay u. Mitarb. 1981, Hitchon u. Mitarb. 1983, Jooma u. Kendall 1983, Casenave u. Mitarb. 1984, Rout u. Mitarb. 1984). Sie sind Folge der tumorbedingten Liquorabflußbehinderung im Aquädukt, meist seitengleich und oft hochgradig ausgeprägt (Wray 1977). Nach Rand u. Lemmen (1953) und Pia (1954) besteht eine sekundäre Optikusatrophie bei jedem achten Patienten mit einem raumfordernden Prozeß der Pinealisregion.

Den Stauungspapillen entsprechend sind oft der blinde Fleck vergrößert und das periphere Gesichtsfeld eingeschränkt (Walsh u. Hoyt 1969). Selten ist hingegen der Befund einer homonymen Hemianopsie, der für ein Tumorwachstum nach lateral mit Läsion des Corpus geniculatum laterale (Smith u. Estridge 1974) oder der Sehstrahlung spricht. Huber (1971) erhebt bei keinem seiner zehn Patienten einen solchen Befund; Skrzypczak (1967) stellt jedoch bei fünf von 31 Patienten (16%) Gesichtsfelddefekte fest, die auf eine Funktionsstörung der Sehbahn hinweisen. Eine bitemporale Heminanopsie tritt auf, wenn ein Tumor der Pinealisregion ins Chiasma metastasiert oder das Chiasma durch eine Metastase komprimiert wird. Diese Sehstörung kann sich auch ausbilden, wenn der Tumor den Aquädukt verschlossen hat und der Boden des aufgeweiteten 3. Ventrikels das Chiasma komprimiert (Busch 1957, Wisoff u. Sarwar 1975).

Nach Untersuchungsserien, die auf das Gesichtsfeld Bezug nehmen (Rand u. Lemmen 1953, Kundert 1963, Poppen u. Marino 1968, Sung u. Mitarb. 1978,

Hase u. Mitarb. 1979a, Casenave u. Mitarb. 1984), beträgt die Häufigkeit der Gesichtsfeldeinschränkungen bei Tumoren der Pinealisregion etwa 20%. In diesen Serien wird nicht angegeben, ob es sich um Gesichtsfelddefekte infolge von Stauungspapillen, infolge einer Läsion der Sehbahn oder infolge einer Chiasmakompression oder -infiltration handelt.

b) Störungen des Gehörs

Tumoren der Pinealisregion können durch Kompression oder Infiltration der unteren Vierhügel oder des Lemniscus lateralis Störungen des Gehörs verursachen. Erstmals erwähnt Duffin (1876) audiologische Symptome in einem Fallbericht. Der kausale Zusammenhang zwischen Tumorbefall der unteren Vierhügel und Gehörstörung wird bereits von Weinland (1894) festgestellt.

Schwerhörigkeit oder Tinnitus können ein- oder beidseitig auftreten (Gutzeit 1896, Howell 1910, Bailey u. Jelliffe 1911, De Monchy 1923; Horrax u. Bailey 1925 bzw. Horrax 1927; Alajouanine u. Gilbert 1927, Foerster 1928, Van Wagenen 1931, Allen u. Lovell 1932, Harris u. Cairns 1932, Hamby u. Gardner 1935, Tönnis 1935, Dandy 1936, Araki 1937, Pratt u. Brooks 1938, Baggenstoss u. Love 1939, Bailey u. Mitarb. 1939, Torkildsen 1948, Lange-Cosack 1952, Rand u. Lemmen 1953, Heppner 1954, Pia 1954, Ringertz u. Mitarb. 1954, Davidoff u. Epstein 1955; Heppner 1955a bzw. 1955b; Fowler u. Mitarb. 1956, D'Errico 1961, Tolosa 1961, Suzuki u. Mitarb. 1962, David u. Mitarb. 1963, Kundert 1963, Ameli u. Mitarb. 1966, Skrzypczak 1967, Suzuki u. Hori 1969, El-Mahdi u. Mitarb. 1972, DeGirolami u. Schmidek 1973, Smith u. Mitarb. 1976, Page 1977, Donat u. Mitarb. 1978, Kawakami u. Mitarb. 1980, Kameyama u. Mitarb. 1981, Nishiura u. Mitarb. 1981, Norbut u. Mendelow 1981). Horrax (1927) gibt an, bei Tumoren der Pinealisregion seien die audiologischen Symptome beidseits, bei Tumoren der Brücke eher einseitig ausgeprägt. Skrzypczak (1967) stellt hingegen bei Tumoren der Pinealisregion ausschließlich eine unilaterale Schwerhörigkeit

Tabelle 6. Störungen des Gehörs bei raumfordernden Prozessen der Pinealisregion – Fallserien im Schrifttum

	Patientenzahl	Beeinträchtigung des Gehörs (Schwerhörigkeit und/oder Tinnitus)
Horrax (1927)	15	5 (alle beidseitig)
Dandy (1936)	10	3 (alle einseitig)
Rand u. Lemmen (1953)	32	5
Pia (1954)	64	14 (9 beidseitig)
Ringertz u. Mitarb. (1954)	65	15 (4 beidseitig)
Suzuki u. Mitarb. (1962)	24	9
Kundert (1963)	20	4
Skrzypczak (1967)	31	6 (alle einseitig)
Smith u. Mitarb. (1976)	20	2
Donat u. Mitarb. (1978)	34	7
	315	70 22%

fest, oft gingen uncharakteristische Ohrgeräusche voraus. Die Angaben, daß die Beeinträchtigung des Hörvermögens mit einer Hochtonschwerhörigkeit beginne (Walsh u. Hoyt 1969, Huber 1971) und daß die Hochtonschwerhörigkeit ein charakteristisches audiologisches Symptom eines Tumors der Pinealisregion sei (Tolosa 1961), sollten durch größere Untersuchungsserien überprüft werden.

Audiologische Symptome bestehen bei jedem vierten bis fünften Patienten mit einem raumfordernden Prozeß der Pinealisregion (Tabelle 6). Früher hat man diesen Symptomen keine große diagnostische Bedeutung zugesprochen (Pia 1954) – wie Pecker u. Mitarb. (1976) einwenden, sind die Hörstörungen meist gering ausgeprägt und nur durch spezielle audiometrische Untersuchungsmethoden nachweisbar. Künftig kann aber von der Analyse akustisch evozierter Potentiale (Maurer u. Mitarb. 1980 und 1982, Lowitzsch u. Mitarb. 1983) ein Beitrag zur Diagnose und Verlaufskontrolle der Tumoren der Pinealisregion erwartet werden.

c) Sensibilitätsstörungen

Bei Tumoren der Pinealisregion kommen Sensibilitätsstörungen sehr selten vor. Sie werden nur in wenigen Untersuchungsserien und in manchen Fallberichten angeführt (Horrax u. Bailey 1925, Alajouanine u. Gilbert 1927, Haldeman 1927, Horrax 1927, Foerster 1928, Heppner 1955a, Fowler u. Mitarb. 1956, Suzuki u. Mitarb. 1962, Kundert 1963, Ameli u. Mitarb. 1966, Skrzypczak 1967, Suzuki u. Hori 1969, Mincer u. Mitarb. 1976, Donat u. Mitarb. 1978, Sung u. Mitarb. 1978) und dürften fast immer einseitig sein – eine bilaterale Hypästhesie wird nicht angegeben. Sensibilitätsstörungen im Trigeminusgebiet scheinen häufiger zu sein als Hypästhesien des Körpers und der Extremitäten. Bei einem von Baggenstoss u. Love (1939) beschriebenen Fall bestand eine einseitige Verminderung der Lage-empfindung. Eine Hemianästhesie (auch im Trigeminusgebiet) für Schmerz und Temperatur wird in einem Fallbericht von Tolosa (1961) erwähnt.

d) Zerebellare Symptome

Auf zerebellare Symptome bei Tumoren der Pinealisregion wird bereits in Fallbe-richten des vorigen Jahrhunderts hingewiesen (Duffin 1876, Nothnagel 1888, Weinland 1894, Oestreich u. Slawyk 1899). Sie werden durch Kompression oder Infiltration der Brachia conjunctiva oder des Kleinhirns hervorgerufen.

Zerebellare Symptome entwickeln sich bei jedem zweiten Patienten mit einem raumfordernden Prozeß der Pinealisregion (Tabelle 7). Ihre Ausprägung reicht vom angedeuteten Intentionstremor bis zur hochgradigen Gangataxie. Sie kön-nen ein- oder beidseitig bestehen; Pia (1954) stellt bei seinen Patienten bilaterale zerebellare Symptome ebenso häufig fest wie unilaterale. Bei Kindern sind solche Symptome – in Verbindung mit Zeichen der intrakraniellen Drucksteigerung – oft die ersten Krankheitszeichen eines Tumors der Pinealisregion (Pia 1954, Koos u. Miller 1971).

Wenn Kleinhirnsymptome im Vordergrund stehen, können diese die richtige Tumorlokalisation verhindern (Horrax 1949) und zur Fehldiagnose eines Tumors der hinteren Schädelgrube führen (Davidoff 1967, Slooff u. Slooff 1974, Smith u.

Tabelle 7. Zerebellare Symptome bei raumfordernden Prozessen der Pinealisregion – Fallserien im Schrifttum

	Patientenzahl	zerebellare Symptome
Horrax (1927)	15	11
Baggenstoss u. Love (1939)	10	5
Rand u. Lemmen (1953)	32	11
Pia (1954)	64	51
Tytus (1960)	17	3
Suzuki u. Mitarb. (1962)	24	6
Skrzypczak (1967)	31	27
Poppen u. Marino (1968)	42	19
Bradfield u. Perez (1972)	18	3
Tod u. Mitarb. (1974)	12	5
Smith u. Mitarb. (1976)	20	8
Donat u. Mitarb. (1978)	34	18
Hase u. Mitarb. (1979a)	23	12
Abay u. Mitarb. (1981)	27	6
Rao u. Mitarb. (1981)	17	4
Rout u. Mitarb. (1984)	22	8
	408	197 48%

Estridge 1974). Die Fehlinterpretation zerebellarer Symptome bei Tumoren der Pinealisregion hat früher zu erfolglosen Explorationen der hinteren Schädelgrube Anlaß gegeben (Horrax u. Bailey 1925 bzw. Horrax 1927; Allen u. Lovell 1932, Harris u. Cairns 1932, Horrax 1936; Posner u. Horrax 1946 bzw. Horrax 1950; McGovern 1949, Olivecrona 1967, Cole 1971, DeGirolami u. Schmidek 1973).

e) Extrapyramidale Bewegungsstörungen

Extrapyramidale Bewegungsstörungen sind bei Tumoren der Pinealisregion sehr selten. Nur wenige Fälle mit solchen Symptomen werden erwähnt (De Monchy 1923, Rand u. Lemmen 1953, Tolosa 1961, Skrzypczak 1967, DeGirolami u. Schmidek 1973, Hase u. Mitarb. 1979a). Über einen Patienten mit ausgeprägter Bewegungsstörung berichten Lins u. Mitarb. (1978): autoptisch wurde ein Germinom der Pinealisregion mit Tumorausbreitung in den Stammganglien nachgewiesen.

f) Funktionsstörungen der Pyramidenbahn

Bei Tumoren der Pinealisregion können ein- oder beidseitig ausgeprägte Pyramidenzeichen, gesteigerte Reflexe und spastische Paresen vorkommen. Pyramidenzeichen können sich in etwa einem Viertel bis Drittel der Fälle finden (Pia 1954, Tytus 1960, Rout u. Mitarb. 1984). Diese Symptome weisen auf eine Kompression der Pedunculi cerebri hin; eine Infiltration der Pyramidenbahn durch einen Tumor der Pinealisregion wäre ungewöhnlich.

2. Ätiologie mesenzephaler Symptome

Mittelhirnsymptome werden vor allem durch Tumoren und durch zerebrale Gefäßveränderungen verursacht. Eine vertikale Blickparese kann auch bei einem Tumor vorkommen, der nicht von der Pinealisregion ausgeht (Leuenberger 1978).

Vaskulär bedingte Mittelhirnsymptome können im Rahmen einer vertebrobasilären Insuffizienz oder infolge von Verschlüssen mesenzephaler Gefäße auftreten. Durchblutungsstörungen des Mittelhirns dürften ebenso häufig zu einer vertikalen Blickparese führen wie Tumoren; in manchen Untersuchungsserien (Sullivan u. Mitarb. 1976, Leuenberger 1978) überwiegen sogar die Fallzahlen der Blickparesen vaskulärer Genese. Seltenere Ursachen mesenzephaler Symptome sind Einblutungen ins Mittelhirn bei Hypertonie, gerinnungshemmender Medikation oder aus Gefäßmißbildungen (Chambers u. McLennan 1978, Leuenberger 1978, Durward u. Mitarb. 1982).

Manchmal entwickeln sich Mittelhirnsymptome nach einem Trauma. Leuenberger (1978) erwähnt drei Fälle einer vertikalen Blickparese nach Hirnkontusion und einen Fall nach Geburtstrauma. Bodechtel u. Mitarb. (1974) haben dieses Symptom nach einer Schußverletzung festgestellt.

Ausnahmsweise kann eine vertikale Blickparese bei Encephalomyelitis disseminata, bei Lues und bei Wernicke-Enzephalopathie im Vordergrund stehen (Tour 1956, Bodechtel u. Mitarb. 1974, Leuenberger 1978). Die klinische Differentialdiagnose zwischen Tumor der Pinealisregion und Wernicke-Enzephalopathie kann schwierig sein (Erbslöh 1974).

Mittelhirnsymptome kommen auch bei Aquäduktstenosen oder -okklusionen vor, die nicht durch einen Tumor bedingt sind (Lerner u. Mitarb. 1969, Chattha u. Delong 1975, Pecker u. Mitarb. 1976). Wie Shallat u. Mitarb. (1973) hervorheben, kann die Blickparese nach oben bei Patienten mit geshuntetem Hydrozephalus ein Frühsymptom der Shunt-Insuffizienz sein.

Manchmal sind mesenzephale Symptome die ersten oder die auffälligsten Zeichen einer supratentoriellen Raumforderung, die eine Mittelhirnkompression in der Tentoriuminzisur bewirkt hat. Selbst bei subduralen Hämatomen kann eine Blickparese nach oben im Vordergrund stehen (Johnson u. Yates 1956, Pecker u. Mitarb. 1976).

3. Symptome infolge intrakranieller Drucksteigerung

Bei Tumoren der Pinealisregion besteht fast immer eine Liquorabflußbehinderung mit Okklusivhydrozephalus und entsprechender Steigerung des intrakraniellen Drucks. Ursache der Liquorabflußbehinderung ist die Einengung – oder der Verschluß – des Aquädukts durch Kompression oder Infiltration des Mittelhirns (Abb. 23). Überaus selten kann sich ein Hydrozephalus aufgrund einer Liquorresorptionsstörung entwickeln – diese Möglichkeit erwägen Friedman u. Plaut (1935) in einer Fallbeschreibung eines Tumors der Pinealisregion mit Hydrozephalus ohne Aquäduktstenose und mit diffuser metastatischer Infiltration der Meningen und der Nervenwurzeln.

98

Bei Aquäduktverschluß kann der hohe Druck in den supratentoriellen Ventrikeln die Ausbildung pathologischer Liquorwege bewirken. Nothnagel (1888) berichtet über eine Rhinoliquorrhö bei einem 20jährigen Patienten mit einem Tumor der Pinealisregion: der Liquorfluß führte zu einer Remission der Hirndrucksymptome; autoptisch konnte jedoch keine Fistel zwischen inneren und äußeren Liquorräumen festgestellt werden. Ein ähnlicher Fall wird von Haldeman (1927) mitgeteilt: die Hirndruckzeichen einer 49jährigen Patientin mit einem Tumor der Pinealisregion besserten sich deutlich nach einer Rhinoliquorrhö; bei der Autopsie fanden sich eine Fistel zwischen Seitenventrikel und Subarachnoidalraum und ein Duradefekt an der Frontobasis. Eine Fistel zwischen 3. und 4. Ventrikel weisen Globus u. Silbert (1931) bei einem 17jährigen Mann mit einem Tumor der Pinealisregion nach – der Entlastung des Okklusivhydrozephalus durch diese Fistel hatte eine Remission der Hirndrucksymptome entsprochen. Ein pathologischer Liquorabfluß vom Seitenventrikel durch das vom Tumor zerstörte Splenium in den Subarachnoidalraum könnte bei einem von James u. Dudley (1957) autopsierten Fall bestanden haben. Fisteln zwischen dem 3.Ventrikel und dem Subarachnoidalraum bei tumorbedingtem Aquäduktverschluß stellen Jennett u. Mitarb. (1963) und Tod u. Mitarb. (1974) fest.

Von den meisten Patienten mit einem Tumor der Pinealisregion werden durch intrakranielle Drucksteigerung hervorgerufene Beschwerden angegeben, vor allem Kopfschmerzen, Übelkeit und Erbrechen, manchmal auch Schwindel; Bewußtseinsstörungen sind seltener. Auf Stauungspapillen und Abduzensparese als Folgen der intrakraniellen Drucksteigerung wurde bereits im Abschnitt über neuroophthalmologische Symptome hingewiesen.

Über Kopfschmerzen wechselnder Intensität klagen fast alle Patienten (Ringertz u. Mitarb. 1954, Suzuki u. Mitarb. 1962, Kundert 1963, Skrzypczak 1967, Poppen u. Marino 1968, Lin u. Mitarb. 1978b, Sung u. Mitarb. 1978, Hase u. Mitarb. 1979a, Rout u. Mitarb. 1984). Sie treten oft anfallsartig auf, im Laufe der Erkrankung werden die Intervalle kürzer (Pia 1954). Anfangs sind die Kopfschmerzen meist diffus oder frontal betont (Horrax 1949), später werden sie eher im Hinterkopf empfunden (Pia 1954).

Erbrechen – in Verbindung mit Kopfschmerzen – geben etwa zwei Drittel der Patienten an (Pia 1954, Ringertz u. Mitarb. 1954, Poppen u. Marino 1968, Bradfield u. Perez 1972, Lin u. Mitarb. 1978b, Sung u. Mitarb. 1978, Jooma u. Kendall 1983). Oft bessern sich die Kopfschmerzen unmittelbar nach dem Erbrechen. Hase u. Mitarb. (1979a) erkären dies damit, daß beim Brechakt infolge der (zusätzlichen) intrakraniellen Drucksteigerung Liquor durch die tumorbedingte Aquäduktstenose gepreßt wird, wodurch eine temporäre Druckentlastung erfolgt.

4. Psychiatrische Symptome

Psychiatrische Symptome treten bei vielen Patienten mit einem Tumor der Pinealisregion auf. Der Ausprägungsgrad und die Form dieser Symptome sind sehr unterschiedlich, sie erlauben keinen Schluß auf einen raumfordernden Prozeß der Pinealisregion. Die psychischen Veränderungen und die Bewußtseinsstörungen, die bei Tumoren der Pinealisregion vorkommen, lassen sich nicht allein auf die intrakranielle Drucksteigerung zurückführen (Weber 1963). Das Bewußtsein wird nicht nur durch die intrakranielle Drucksteigerung, sondern auch durch Kompression oder Infiltration des Mittelhirns oder des Hypothalamus beeinträchtigt (Smith u. Estridge 1974). Es ist anzunehmen, daß dadurch auch psychiatrische Symptome provoziert werden, wobei eine Alteration des limbischen Systems in Betracht kommt (Weber 1974). Für die Genese mnestischer Störungen durch Tumoren in der Nachbarschaft des 3.Ventrikels (Tolosa 1961) sprechen die psychischen Veränderungen, die Ford u. Muncie (1938), Mackay (1939) und Dupont u. Mitarb. (1977) bei Patienten mit Germinomausbreitung in den Wänden des 3.Ventrikels angeben.

In vielen Fallberichten sind psychiatrische Symptome nicht erwähnt, nur in einigen Untersuchungsserien (Ringertz u. Mitarb. 1954, Suzuki u. Mitarb. 1962, Kundert 1963, Weber 1963, Skrzypczak 1967, Poppen u. Marino 1968, Sung u. Mitarb. 1978) werden sie angeführt, wobei eine genauere Symptombeschreibung oft fehlt. Gedächtnis- und Denkstörungen und Veränderungen der Persönlichkeit sind relativ häufig (Bailey u. Jelliffe 1911, Horrax u. Bailey 1925, Mahaim 1953, Kunicki 1960, Kundert 1963, Weber 1963, Skrzypczak 1967, Poppen u. Marino 1968, Oswald u. Hedinger 1972, Ventureyra 1981, Jooma u. Kendall 1983). Die Persönlichkeitsveränderung beherrscht manchmal das klinische Bild (Verger 1907, Weber 1974, Herrick u. Rubinstein 1979). Seltener sind euphorische Verstimmungen (Friedman u. Plaut 1935, Kundert 1963), Erregungszustände (Suzuki u. Mitarb. 1962), Verwirrtheit (Mincer u. Mitarb. 1976) und Halluzinationen (Kundert 1963, Enriquez u. Mitarb. 1973).

Booth u. Mitarb. (1963) berichten über einen 20jährigen Patienten, bei dem man eine Erkrankung des schizophrenen Formenkreises diagnostiziert und eine Elektrotherapie durchgeführt hat; autoptisch fand sich ein Germinom mit Befall der Pinealisregion und diffuser periventrikulärer Infiltration. Auch Symptome einer Katatonie können bei Tumoren der Pinealisregion vorkommen (Newmann 1955, Herrick u. Rubinstein 1979).

Bemerkenswert ist eine Fallmitteilung von Bailey u. Murray (1928) über einen Patienten, bei dem man die durch ein Germinom der Pinealisregion mit vorwiegend periventrikulärer Tumorausbreitung hervorgerufenen Symptome als Zwangsneurose verkannt hat.

5. Hypothalamische Symptome und endokrine Störungen

Unter dem Begriff „hypothalamische Symptome" werden endokrine, vegetative und metabolische Störungen bei Tumoren der Pinealisregion zusammengefaßt (Kalm u. Magun 1950, Rand u. Lemmen 1953, Pia 1954, Donat u. Mitarb. 1978, Salazar u. Mitarb. 1979), wobei nicht immer sicher ist, ob alle diese Symptome durch eine Schädigung des Hypothalamus bedingt sind. Als Ursachen einer solchen Läsion kommen eine kontinuierliche Tumorausbreitung in den Hypothalamus, eine metastatische Absiedlung am Boden des 3.Ventrikels und eine Druckschädigung hypothalamischer Zentren durch den aufgeweiteten 3.Ventrikel bei Verschlußhydrozephalus in Frage. Kalm u. Magun (1950) halten es zwar für

wenig wahrscheinlich, daß hypothalamische Symptome durch einen Verschlußhydrozephalus hervorgerufen werden können, doch sprechen von Pia (1954) erhobene Befunde dafür, daß die intrakranielle Drucksteigerung solche Symptome
zur Folge haben kann. Die endokrinen Störungen können nicht nur durch eine
Läsion der Bahnen zwischen Hypothalamus und Hypophyse verursacht sein,
sondern auch durch eine Infiltration oder Druckschädigung der Hypophyse.

Hypothalamische Symptome und endokrine Störungen treten bei etwa einem
Drittel der Patienten mit einem Tumor der Pinealisregion auf (Russell u. Sachs
1943, Rand u. Lemmen 1953, Pia 1954, Ringertz u. Mitarb. 1954, Poppen u.
Marino 1968, Slooff u. Slooff 1974, Donat u. Mitarb. 1978, Clar u. Mitarb. 1979,
Salazar u. Mitarb. 1979), wobei in der Mehrzahl der Fälle ein Diabetes insipidus
besteht. Tod u. Mitarb. (1974) stellen diese Symptome sogar bei jedem ihrer zwölf
Patienten fest. Schlafstörungen (Hypersomnie) sind relativ häufig (Allen u. Lovell
1932, Rand u. Lemmen 1953, Pia 1954, Kunicki 1960, Skrzypczak 1967), ebenso
Störungen der Sexualfunktion. An weiteren Symptomen werden Stoffwechselstö-
rungen (Kachexie oder Adipositas) angegeben (Russell u. Sachs 1943, Kalm u.
Magun 1950, Pia 1954, Suzuki u. Mitarb. 1962, Kundert 1963, Poppen u. Marino
1968, Donat u. Mitarb. 1978, Sung u. Mitarb. 1978). Ausführlich schreibt Axelrod (1977) über Zeichen der Hypophysenvorderlappeninsuffizienz bei Tumoren
der Pinealisregion.

a) Diabetes insipidus

Der Diabetes insipidus ist die häufigste endokrine Störung bei Tumoren der
Pinealisregion. Faßt man Fallserien des Schrifttums zusammen (Russell u. Sachs
1943, Horrax 1947, Rand u. Lemmen 1953, Pia 1954, Ringertz u. Mitarb. 1954,
Poppen u. Marino 1968, Sung u. Mitarb. 1978, Onoyama u. Mitarb. 1979), ergibt
sich eine Inzidenz von 14%. Wie Axelrod (1977) betont, läßt sich diese Inzidenz
jedoch nicht exakt bestimmen, weil im Schrifttum die Diagnose „Diabetes insipidus" meist auf klinischen und nicht auf Laboratoriumsbefunden beruht. Jedenfalls kommt ein Diabetes insipidus bei Tumorausbreitung am Boden des
3.Ventrikels und bei suprasellären Germinomen viel öfter vor als bei Tumoren der
Pinealisregion (Axelrod 1977, Sung u. Mitarb. 1978, Onoyama u. Mitarb. 1979);
nach Camins u. Mount (1974) besteht ein Diabetes insipidus in 93% der suprasellären Germinome.

Nur selten dürfte der Diabetes insipidus durch die Aufweitung des
3.Ventrikels nach Aquäduktverschluß hervorgerufen werden. Im Krankengut
von Pia (1954) ist dieses Symptom bei zwei Meningeomen und bei einer Arachnoidalzyste der Pinealisregion vermerkt; Fukui u. Mitarb. (1983) berichten einen
Diabetes insipidus bei einem kavernösen Angiom der Pinealisregion. Wenn ein
Diabetes insipidus besteht, beweist der neuroradiologische Befund eines Tumors
der Pinealisregion mit Verschlußhydrozephalus ohne Nachweis einer Tumorabsiedlung am Boden des 3.Ventrikels nicht, daß die Ballonierung des 3.Ventrikels
den Diabetes bedingt, da eine Tumorinfiltration des Hypothalamus oder des
Hypophysenhinterlappens radiologisch nicht ausschließbar ist. Vor allem bei
Germinomen sind Infiltrate im Hypothalamus, im Infundibulum und in der Neu-

rohypophyse verifiziert worden (Horrax u. Bailey 1925, Stringer 1934, Baggenstoss u. Love 1939; Horrax 1947 bzw. Horrax u. Wyatt 1947; Walton 1949, Dayan u. Mitarb. 1966, Philippides u. Mitarb. 1975, Dupont u. Mitarb. 1977), die die Genese des Diabetes insipidus erklären. Unklar bleibt allerdings der Zusammenhang zwischen Germinom und Diabetes insipidus in zwei von Booth u. Mitarb. (1963) autoptisch verifizierten Fällen einer diffusen intrakraniellen Germinomausbreitung: in einem Fall ohne Diabetes insipidus fand sich eine Infiltration des Infundibulums und des Hypophysenhinterlappens, wohingegen im anderen Fall ein Diabetes insipidus und andere endokrine Störungen bestanden hatten, aber die entsprechenden Strukturen intakt waren.

Der Diabetes insipidus kann das erste Symptom eines Tumors der Pinealisregion sein und den neuroophthalmologischen Symptomen sogar um Jahre vorausgehen (Puschett u. Goldberg 1968, Axelrod 1977).

Die klinischen Zeichen des Diabetes insipidus können abklingen, wenn zur Funktionsstörung des Hypophysenhinterlappens eine Hypophysenvorderlappeninsuffizienz hinzukommt (Dayan u. Mitarb. 1966, Puschett u. Goldberg 1968, Kageyama 1971, Axelrod 1977). Ein solcher Krankheitsverlauf bei einem Tumor der Pinealisregion mit prasellärer Ausbreitung läßt daran denken, daß ein Tumorbefall der Adenohypophyse eingetreten ist.

b) Störungen der Sexualfunktion

Störungen der Sexualfunktion sind häufige Krankheitszeichen bei Tumoren der Pinealisregion; manchmal stehen sie klinisch im Vordergrund. Bei einer globalen Einteilung dieser Störungen lassen sich Anzeichen eines Hypogonadismus der Pubertas praecox gegenüberstellen.

Hypogonadismus. Symptome der beeinträchtigten Sexualfunktion bei erwachsenen Patienten mit einem raumfordernden Prozeß der Pinealisregion sind Hypogenitalismus, Unterentwicklung oder Regression der sekundären Geschlechtsmerkmale (Russell u. Sachs 1943, Walton 1949, Rand u. Lemmen 1953, Booth u. Mitarb. 1963, David u. Mitarb. 1963, Skrzypczak 1967, Puschett u. Goldberg 1968, Tod u. Mitarb. 1974, Mincer u. Mitarb. 1976), Potenzstörungen und Libidoverlust (Kalm u. Magun 1950, Anduze-Acher u. Mitarb. 1954, Pia 1954, Ringertz u. Mitarb. 1954, Tolosa 1961, Booth u. Mitarb. 1963, Kundert 1963, Weber 1963, Castleman u. McNeely 1971, Sung u. Mitarb. 1978), Menstruationsstörungen und Amenorrhö (Horrax u. Bailey 1925, Hamby u. Gardner 1935, Pratt u. Brooks 1938; Posner u. Horrax 1946 bzw. Horrax 1950; Pia 1954, Ringertz u. Mitarb. 1954, Tod u. Mitarb. 1974, Mincer u. Mitarb. 1976, McCormack u. Mitarb. 1978, Vaquero u. Mitarb. 1980, Abay u. Mitarb. 1981). Bei Jugendlichen äußert sich diese Funktionsstörung in einer verzögerten oder fehlenden Pubertät. Diese wird beim männlichen Geschlecht (Klapproth 1922, Kunicki 1960, David u. Mitarb. 1963; Cohen u. Mitarb. 1964 bzw. Wurtman u. Mitarb. 1964b; Poppen u. Marino 1968, Stern u. Mitarb. 1971, Backlund u. Mitarb. 1974, Philippides u. Mitarb. 1975, Sones u. Hoffman 1975, Rubery u. Wheeler 1980) häufiger angegeben als beim weiblichen (David u. Mitarb. 1963; Scully u. McNeely 1974 bzw.

New u. Scott 1975 und Tavcar u. Mitarb. 1980; Spiegel u. Mitarb. 1976, Sung u. Mitarb. 1978), entsprechend der Geschlechtsverteilung der Tumoren der Pinealisregion.

Der Hypogonadismus ist meistens mit anderen endokrinen Störungen kombiniert. Manchmal entwickelt sich bei einem Tumor der Pinealisregion eine Dystrophia adiposogenitalis (De Monchy 1923, Starck 1928, Krayenbühl u. Zollinger 1943, Rand u. Lemmen 1953, Pia 1954, Weber 1963, Nishiyama u. Mitarb. 1966).

Nach Axelrod (1977) kann der Hypogonadismus das einzige endokrinologische Symptom eines Tumors der Pinealisregion sein. Er führt drei Theorien an, die die Pathogenese dieses isolierten Hypogonadismus erklären können:
– Produktion eines antigonadotropen Wirkstoffs durch einen Pinealiszelltumor;
– tumorbedingte Funktionsstörung des Hypothalamus durch Kompression oder Destruktion von Zellen, die die gonadotrope Funktion des Hypophysenvorderlappens aktivieren;
– Beeinträchtigung der Sexualfunktion als unspezifisches Krankheitszeichen (entsprechend der verzögerten Pubertät und der sekundären Amenorrhö bei zahlreichen psychischen und somatischen Erkrankungen).

Die Theorie, der Hypogonadismus werde durch einen spezifischen Wirkstoff eines vom Pinealisparenchym stammenden Tumors hervorgerufen, hat bisher wenig Unterstützung gefunden. Zwar finden Kitay u. Altschule (1954) in der Literatur 20 Fälle von Hypogonadismus bei „Pinealisparenchymtumoren" und nur zehn Fälle bei „nicht-parenchymatösen Tumoren", doch ist diese Differenz nicht aussagekräftig; außerdem läßt die von diesen Autoren angewandte Nomenklatur die Frage offen, ob es sich bei den „Pinealisparenchymtumoren" ausschließlich um Pineozytome und Pineoblastome handelt. David u. Mitarb. (1963) meinen zwar, der Hypogonadismus könne nicht nur durch eine Läsion des Hypothalamus oder der Hypophyse verursacht sein, sondern auch durch einen „Hyperpinealismus", sie geben aber keinen autoptisch verifizierten Fall an, der diese Auffassung untermauern könnte. Die Angabe von Wurtman u. Mitarb. (1968), gonadale Veränderungen seien bei einer großen Zahl von Patienten mit einem Pinealom beobachtet worden, deren Tumor weder in andere Hirnregionen eingewachsen sei, noch Symptome einer chronischen Liquordrucksteigerung hervorgerufen habe (solche Beobachtungen könnten für einen Hyperpinealismus sprechen), muß nach Durchsicht der Literatur angezweifelt werden – in allen ausführlichen Berichten über autopsierte Fälle eines Hypogonadismus bei einem Tumor der Pinealisregion wird ein Tumorbefall des Hypothalamus oder der Hypophyse beschrieben.

Axelrod (1977) weist auf zwei Fallmitteilungen hin, die die Theorie der Pathogenese des Hypogonadismus durch einen vom Pinealisparenchymtumor produzierten Wirkstoff indirekt unterstützen: Wurtman u. Mitarb. (1964b) stellen bei einem 14jährigen Patienten mit verzögerter Pubertät HIOMT, Melatonin und Serotonin in den Metastasen eines Pinealisparenchymtumors fest (wobei aber nicht gesichert ist, ob nur die Pinealisregion oder auch der Hypothalamus vom Tumor betroffen ist) – dieser Fall wird auch von Cohen u. Mitarb. (1964) diskutiert; Wurtman u. Kammer (1966) weisen eine hohe HIOMT-Aktivität in einem suprasellären „Tumor vom Zweizelltyp" bei einer 18jährigen Frau mit sekundärer Amenorrhö nach (wobei aber die endokrine Störung eher durch die Lokalisation des Tumors bedingt sein kann und außerdem nicht sicher ist, ob es sich um einen Pinealiszelltumor oder um ein Germinom handelt).

Auch der tierexperimentelle Nachweis einer antigonadotropen Wirkung des Melatonin (Fraschini u. Mitarb. 1968) läßt daran denken, daß der Hypogonadismus bei einem Pinealiszelltumor durch einen Hyperpinealismus bedingt sein kann. Der Befund eines Hypogonadismus bei einem histologisch verifizierten, ausschließlich die Pinealisregion betreffenden Pinealiszelltumor könnte der Theorie des Hyperpinealismus Nachdruck verleihen – ein solcher Fall ist bisher nicht beschrieben worden.

In seltenen Fällen könnte die Störung der Sexualfunktion durch einen antigonadotropen Effekt des Tumors bedingt sein, aber in den meisten Fällen ist eine Läsion des Hypothalamus oder der Hypophyse als Ursache des Hypogonadismus anzunehmen. Dabei spielen die Tumorhistologie und die primäre Tumorlokalisation keine Rolle (Krayenbühl u. Zollinger 1943) – Symptome einer beeinträchtigten Sexualfunktion sind sowohl bei Tumoren der Pinealisregion mit Absiedlung am Boden des 3.Ventrikels (Krayenbühl u. Zollinger 1943, Walton 1949; Scully u. McNeely 1974 bzw. Tavcar u. Mitarb. 1980) als auch bei einem diffus infiltrierenden Germinom (Booth u. Mitarb. 1963) und bei suprasellären Germinomen (Rand u. Lemmen 1953, Puschett u. Goldberg 1968, Simson u. Mitarb. 1968, Kageyama 1971, El-Mahdi u. Mitarb. 1972, Riverson u. Mitarb. 1973, Cohen u. Mitarb. 1974, Seguy u. Mitarb. 1976, Grossman u. Gonzalez 1977, Wray 1977, Sung u. Mitarb. 1978, Chang u. Mitarb. 1981) festgestellt worden.

Pubertas praecox. Seit dem ersten Hinweis von Gutzeit (1896) auf ein Symptom sexueller Frühreife bei einem Tumor der Pinealisregion (bei einem siebenjährigen Knaben mit einem Teratom waren die „Pubes reichlich entwikkelt") sind zahlreiche Tumorfälle mit solchen Symptomen berichtet worden, auch schon im älteren Schrifttum (Heubner 1898 bzw. Oestreich u. Slawyk 1899; Ogle 1899, Frankl-Hochwart 1909, Goldzieher 1913, Horrax 1916, Boehm 1919). Zur Pathogenese der Pubertas praecox bei Tumoren der Pinealisregion wird in vielen Übersichtsarbeiten Stellung genommen (Marburg 1909, Pellizzi 1910, Krabbe 1923, Horrax u. Bailey 1925, Bing u. Mitarb. 1938, Berblinger 1944, Troland u. Brown 1948, Kitay u. Altschule 1954, David u. Mitarb. 1957 und 1963, Weber 1963, Wurtman u. Mitarb. 1968, Koos u. Miller 1971, Smith u. Estridge 1974, Pecker u. Mitarb. 1976, Axelrod 1977). Dennoch ist die Frage nach dem Zusammenhang zwischen Tumor der Pinealisregion und Pubertas praecox nicht endgültig beantwortet. Ungeklärt ist die Tatsache, daß fast ausschließlich das männliche Geschlecht betroffen ist.

Bei Mädchen mit einem Tumor der Pinealisregion ist die Pubertas praecox extrem selten. Faßbender (1933) berichtet über ein siebenjähriges Mädchen mit einem radiologisch nachgewiesenen kalkhaltigen Tumor der Pinealisregion (Teratom ?), Makrosomie und Zeichen beginnender Pubertät. Skrzypczak (1967) gibt eine Pubertas praecox bei einem neunjährigen Mädchen an. David u. Mitarb. (1969) berichten dieses Krankheitsbild bei einem siebenjährigen, Salazar u. Mitarb. (1979) erwähnen es bei einem dreijährigen Mädchen (in beiden Fällen wurde der Tumor radiologisch festgestellt). Lin u. Mitarb. (1978b) erwähnen eine Puber-

tas praecox bei einem achtjährigen Mädchen mit einem Germinom der Pinealisregion.

Häufigkeit. Die Häufigkeit der Pubertas praecox bei Knaben mit einem Tumor der Pinealisregion kann nur mit großer Vorsicht geschätzt werden. Nach den
von Haldeman (1927), Bing u. Mitarb. (1938) und David u. Mitarb. (1957) aus
der Literatur zusammengestellten Fällen liegt die Inzidenz zwischen 41 und 48%
(bei Knaben bis zum 15. bzw. 16. Lebensjahr); Kitay u. Altschule (1954) errechnen eine Inzidenz von 32%. Diese Prozentzahlen dürften zu hoch sein. Wie
Axelrod (1977) bemerkt, könnte die aus Fallberichten des Schrifttums berechnete
Häufigkeit die Tendenz widerspiegeln, vorzugsweise solche Fälle von Tumoren
der Pinealisregion zu veröffentlichen, bei denen eine Pubertas praecox besteht.
Außerdem ist die in diesen Zusammenstellungen gewählte obere Altersgrenze
sehr hoch – bei einem Fünfzehnjährigen kann wohl kaum eine vorzeitige Pubertät
diagnostiziert werden; von einer Pubertas praecox kann man nur dann sprechen,
wenn sie vor dem zehnten Lebensjahr auftritt (David u. Mitarb. 1957, Weber
1963).

Faßt man größere Fallserien zusammen (Tabelle 8), in denen die Symptome
bei Tumoren der Pinealisregion aufgeschlüsselt sind und auch auf die Pubertas
praecox Bezug genommen wird, ergibt sich, daß diese in 3,6% aller Fälle vorkommt (ohne Rücksicht auf Tumorhistologie, Alter und Geschlecht). Wenn man
davon ausgeht, daß ein Drittel der Tumoren der Pinealisregion in einem Alter
auftritt, in dem die physiologische Pubertät nicht zu erwarten ist, kann man auf
eine Häufigkeit der Pubertas praecox von 10,8% schließen (bezogen auf alle
Patienten vor der Pubertät). Setzt man ferner voraus, daß ungefähr vier Fünftel
aller Tumoren der Pinealisregion das männliche Geschlecht betreffen und daß die
Pubertas praecox bei Mädchen mit solchen Tumoren fast nie vorkommt, dann
könnte es sein, daß sich etwa bei jedem siebenten bis achten Knaben (13,5%) mit
einem Tumor der Pinealisregion Symptome einer Pubertas praecox entwickeln.
Die Pubertas praecox ist demnach ein relativ seltenes Krankheitsbild bei einem
Tumor der Pinealisregion.

Tabelle 8. Pubertas praecox bei raumfordernden Prozessen der Pinealisregion – Fallserien im
Schrifttum

	Patientenzahl	Pubertas praecox
Rand u. Lemmen (1953)	32	–
Ringertz u. Mitarb. (1954)	65	–
Skrzypczak (1967)	31	3
Poppen u. Marino (1968)	42	3
DeGirolami u. Schmidek (1973)	49	1
Donat u. Mitarb. (1978)	34	1
Sung u. Mitarb. (1978)	61	3
Hitchon u. Mitarb. (1983)	45	2
Jooma u. Kendall (1983)	33	2
Rout u. Mitarb. (1984)	22	–
	414	15 3,6%

Nach David u. Mitarb. (1963) ist die Pubertas praecox bei Knaben etwas seltener als bei Mädchen (45% gegenüber 55%), wobei nur in 10% aller Fälle (bzw. nur bei 22% der Knaben) ein Tumor der Pinealisregion besteht. Bei einem Knaben mit einer Pubertas praecox findet sich demnach relativ selten ein Tumor der Pinealisregion.

Pathogenese. Über den Zusammenhang zwischen Tumor der Pinealisregion und Pubertas praecox gibt es drei Theorien (David u. Mitarb. 1963, Axelrod 1977):
– die Pinealis produziert einen antigonadotropen Wirkstoff; die Pubertät tritt vorzeitig ein, wenn Pinealisparenchym durch den Tumor zerstört wird und die Sekretion dieses Wirkstoffs abnimmt;
– durch das Tumorwachstum werden Zentren im Hypothalamus komprimiert oder destruiert, die die in der Region des Tuber cinereum gelegenen Zentren der Sexualentwicklung hemmen; wenn diese Hemmung entfällt, nimmt die Gonadotropinausschüttung zu, so daß es zur Pubertas praecox kommt;
– der Tumor produziert einen gonadotropen Wirkstoff.

1) Die Theorie des „Hypopinealismus". Die Theorie, die Pubertas praecox könnte die Folge einer tumorbedingten Funktionseinschränkung der Pinealis sein, wird bereits von Marburg (1909) vertreten – er nimmt an, die „genitale Hypertrophie" werde „durch frühzeitige Vernichtung aktionsfähigen Zirbelgewebes" hervorgerufen. Diese Annahme scheint durch einen Hinweis von Foerster (1925) auf eine Pubertas praecox bei einer operativ festgestellten Atrophie der Pinealis gestützt zu werden, doch mangelt diesem Befund die histologische Absicherung. Berblinger (1944) stellt fest, daß die Pubertas praecox bei Teratomen der Pinealisregion viel häufiger vorkommt als bei „Pinealocytomen" und hält – neben der „diencephalen" – eine „pineale Unterform" der „cerebrogenen Frühreife" für möglich, die bei Teratomen durch Destruktion der Pinealis verursacht sein könnte. Kitay u. Altschule (1954) versuchen, die Theorie des tumorbedingten Hypopinealismus anhand von Fallberichten über Tumoren der Pinealisregion bei männlichen Patienten (unter 16 Jahren) zu untermauern; sie finden unter 73 Fällen von „nicht-parenchymatösen Tumoren" 36 (49%) mit Pubertas praecox, aber unter 72 Fällen von „Pinealisparenchymtumoren" nur zehn (14%) mit Pubertas praecox; diese Koinzidenz lasse auf eine endokrine, die Sexualentwicklung hemmende Funktion der Pinealis schließen, die eingeschränkt werde, wenn ein „nicht-parenchymatöser Tumor" Pinealisgewebe zerstört; manchmal komme eine Pubertas praecox auch bei einem „Pinealisparenchymtumor" vor, weil nicht jeder dieser Tumoren inkretorisch aktiv sei. Auch David u. Mitarb. (1957) stellen fest, daß die Pubertas praecox bei Teratomen viel häufiger ist als bei „Pinealomen"; sie finden in der Literatur Angaben über 108 Patienten (unter 15 Jahren) mit einem Tumor der Pinealisregion – 37 Fälle mit Pubertas praecox, davon 22 (59%) Teratome und nur sechs (16%) „Pinealome"; 71 Fälle ohne Pubertas praecox, davon 42 (59%) „Pinealome".
Gegen die Schlußfolgerungen aufgrund von Fallzusammenstellungen ist einzuwenden, daß die Nomenklatur der Tumoren der Pinealisregion überaus uneinheitlich ist; man muß bezweifeln, daß alle „Pinealisparenchymtumoren" und

„Pinealome" den Pinealiszelltumoren der neuen Nomenklatur entsprechen. Außerdem könnte das häufige Vorkommen der Pubertas praecox bei Teratomen mit einer Hormonproduktion dieser Tumoren zusammenhängen und nicht mit der Zerstörung der Pinealis. Letztlich läßt sich mit klinischen und pathologisch-histologischen Befunden ein Hypopinealismus nicht beweisen. Vielleicht könnten Bestimmungen des Melatoninspiegels im Serum und im Liquor mit Radioimmunoassays dazu beitragen, das Problem der Pinealisfunktion aufzuhellen und der Lösung der Frage näherzukommen, ob eine Störung dieser Funktion eine Pubertas praecox verursachen kann oder nicht.

2) Die Schädigung des Hypothalamus. In vielen Fällen einer Pubertas praecox ist ein raumfordernder Prozeß im Hypothalamus ohne Veränderung der Pinealis nachgewiesen worden (Schmalz 1925, Horrax u. Bailey 1928, Driggs u. Spatz 1939, Weinberger u. Grant 1941, Papez u. Ecker 1947, Troland u. Brown 1948; Ostertag 1950 bzw. Stutte 1950; Lange-Cosack 1951, List u. Mitarb. 1958, Schmidt u. Mitarb. 1958, Wolman u. Balmforth 1963, Northfield u. Russell 1967, Baraton u. Mitarb. 1976, Fermé u. Mitarb. 1977, Lin u. Mitarb. 1978a, Takeuchi u. Mitarb. 1979c, Mori u. Mitarb. 1981, Diebler u. Ponsot 1983). Daraus läßt sich schließen, daß die Pubertas praecox bei Tumoren der Pinealisregion durch eine Tumorinfiltration oder eine Kompression des Hypothalamus hervorgerufen wird.

Schmalz stellt bereits 1925 (in einem Fallbericht über einen Tumor am Boden des 3.Ventrikels, die Pinealis dabei intakt) die Frage, „ob nicht durch die Zerstörung des Zwischenhirns die genitale Frühreife bedingt sein könnte". Bing u. Mitarb. (1938) fassen nach Durchsicht der Literatur 21 Fälle einer Pubertas praecox bei einem Tumor der Pinealisregion zusammen, wovon in 15 Fällen zusätzliche vegetative und endokrine Symptome angegeben sind, die auf eine Funktionsstörung des Hypothalamus hinweisen; außerdem finden sie 17 Berichte über eine gestörte Sexualentwicklung bei intrakraniellen Prozessen mit intakter Pinealis; daraus folgern sie, daß die Pubertas praecox durch eine Schädigung des Hypothalamus (und nicht der Pinealis) verursacht wird; es könnte sein, daß Tumoren der Pinealisregion Funktionsstörungen des Hypothalamus provozieren.

Es ist bekannt, daß im Tuber cinereum gelegene Zentren die Sexualentwicklung steuern (Broser 1981); auf diese Funktion des Tuber cinereum hat Aschner bereits 1912 hingewiesen. Man nimmt an, daß dem Tuber cinereum hypothalamische Zentren übergeordnet sind, die dessen Funktion hemmen (Axelrod 1977). Eine Läsion dieser Zentren könnte demnach eine gesteigerte Aktivität des Tuber cinereum und somit eine vorzeitige Pubertät auslösen. Mit dieser Theorie nicht vereinbar ist ein von Papez u. Ecker (1947) beschriebener Fall einer Pubertas praecox bei einem Infundibulom: autoptisch und histologisch wurde eine völlige Zerstörung des Tuber cinereum nachgewiesen. Troland u. Brown (1948) meinen, daß ein Tumor in der Region des Tuber cinereum die Zentren der Sexualentwicklung stimulieren könnte (so daß eine Pubertas praecox eintritt), bevor er das Tuber cinereum zerstört. Eine solche Stimulation des Tuber cinereum oder des Hypophysenvorderlappens könnte bei hypothalamischen Hamartomen (Driggs u. Spatz 1939, Weinberger u. Grant 1941; Ostertag 1950 bzw. Stutte 1950; Lange-

Cosack 1951, List u. Mitarb. 1958, Schmidt u. Mitarb. 1958, Wolman u. Balmforth 1963, Northfield u. Russell 1967, Baraton u. Mitarb. 1976, Fermé u. Mitarb. 1977, Lin u. Mitarb. 1978a, Takeuchi u. Mitarb. 1979c, Mori u. Mitarb. 1981, Diebler u. Ponsot 1983) die Ursache einer Pubertas praecox sein. Driggs u. Spatz (1939), Schmidt u. Mitarb. (1958) und Wolman u. Balmforth (1963) nehmen eine neurosekretorische Aktivität dieser hyperplastischen Mißbildungen an. Northfield u. Russell (1967) vertreten hingegen die Auffassung, daß die Pubertas praecox bei Hamartomen durch Kompression hypothalamischer Zentren ausgelöst wird; zwischen der Histologie eines Tumors im Hypothalamus und dem Auftreten einer Pubertas praecox bestehe kein Zusammenhang. Für diese Auffassung spricht, daß eine Pubertas praecox bei vielen suprasellären Tumoren unterschiedlicher Histologie vorkommen kann – bei Germinomen (Troland u. Brown 1948, Rubin u. Kramer 1965, Camins u. Mount 1974, Baraton u. Mitarb. 1976, Fermé u. Mitarb. 1977, Sung u. Mitarb. 1978), Teratomen (Frazier 1932), pilozytischen Astrozytomen (Baraton u. Mitarb. 1976, Fermé u. Mitarb. 1977), neuronalen Tumoren (Horrax u. Bailey 1928, List u. Mitarb. 1958) und Kraniopharyngeomen (Ford 1937).

Die Pubertät kann nicht nur bei einer tumorbedingten Schädigung des Zwischenhirns vorzeitig eintreten, sondern auch bei Entzündungen und bei Kompression des Hypothalamus durch hydrozephale Aufweitung des 3.Ventrikels (Lange-Cosack 1951 und 1952). Ein Okklusivhydrozephalus dürfte aber extrem selten zu einer Pubertas praecox führen; nach Fermé u. Mitarb. (1977) kann nur ein Tumorwachstum im Hypothalamus und nicht dessen Kompression eine Pubertas praecox auslösen. Über eine Pubertas praecox bei einem Okklusivhydrozephalus infolge einer arteriovenösen Mißbildung im Gebiet der V. magna Galeni berichten Ventureyra u. Badejo (1984); sie meinen, daß die Kombination von Kompression und Ischämie des Hypothalamus die endokrine Störung bewirkt haben kann.

Es ist anzunehmen, daß die Pubertas praecox bei Tumoren der Pinealisregion in vielen Fällen durch eine Schädigung des Hypothalamus bedingt ist. Diese kann durch kontinuierliches Tumorwachstum oder durch Tumorabsiedlung am Boden des 3.Ventrikels erfolgen; ob auch die Kompression des Hypothalamus durch den aufgeweiteten 3.Ventrikel bei tumorbedingtem Aquäduktverschluß eine Pubertas praecox hervorrufen kann, bleibt fraglich – bei den meisten Kindern mit Okklusivhydrozephalus besteht keine Störung der Sexualentwicklung, eine Pubertas praecox bei (autoptisch gesichert) nicht tumorbedingtem Aquäduktverschluß wird nicht berichtet. Wenn man annimmt, die Schädigung des Hypothalamus sei die Ursache der Pubertas praecox bei Tumoren der Pinealisregion, kann man aber nicht erklären, weshalb sie bei diesen Tumoren fast ausschließlich das männliche Geschlecht betrifft, während sie bei hypothalamischen Hamartomen (Ostertag 1950 bzw. Stutte 1950; Wolman u. Balmforth 1963, Diebler u. Ponsot 1983) nicht selten auch bei Mädchen vorkommt.

3) Hormonaktive Tumoren. Choriokarzinome rufen eine Pubertas praecox aufgrund ihrer Choriongonadotropinproduktion hervor, unabhängig von ihrer Lokalisation. Bei Patienten mit intrakraniellem Choriokarzinom und Pubertas praecox wurden hohe Choriongonadotropinspiegel im Harn (Bruton u. Mitarb. 1961, Kawakami u. Mitarb. 1980), im Serum (Romshe u. Sotos 1975 – der Tumor in diesem Fall allerdings nicht histologisch verifiziert; Rao u. Govindan 1979) und im Liquor (Allen u. Mitarb. 1979, Kawakami u. Mitarb. 1980) festgestellt. Bei Pubertas praecox wurden Choriokarzinome in der Pinealisregion (Goldzieher 1913, Zondek u. Mitarb. 1953, Kawakami u. Mitarb. 1980), im 3.Ventrikel (Bruton u. Mitarb. 1961, Nishiyama u. Mitarb. 1966), suprasellär (Rao u. Govindan 1979), intrasellär (Kageyama u. Belsky 1961) und im Temporallappen (Kawakami u. Mitarb. 1980) nachgewiesen.

Auch bei intrakraniellen Germinomen können hohe Choriongonadotropinspiegel bestehen (Scully u. Mitarb. 1975, Kubo u. Mitarb. 1977, Takeuchi u. Mitarb. 1978, Neuwelt u. Mitarb. 1979 und 1980, Chang u. Mitarb. 1981, Handa u. Yamashita 1981, Jooma u. Kendall 1983, Page u. Mitarb. 1983, Aguila u. Mitarb. 1984). Kubo u. Mitarb. (1977) weisen bei einem fünfjährigen Mädchen mit einem suprasellären Germinom Choriongonadotropin im Serum, im Liquor und im exzidierten Tumorgewebe nach – dies ist der einzige in der Literatur angegebene Fall einer Pubertas praecox bei einem Mädchen mit einem hormonaktiven intrakraniellen Tumor. Bei anderen Mädchen mit suprasellären Germinomen und hohen Choriongonadotropinwerten (Scully u. Mitarb. 1975, Takeuchi u. Mitarb. 1978) und mit intrakraniellen Choriokarzinomen (Giuffrè u. Di Lorenzo 1975, Márquez Esteban u. Mitarb. 1979) bestand keine Pubertas praecox.

Wenn man annimmt, daß nicht nur Choriokarzinome, sondern auch andere Keimzelltumoren Choriongonadotropin produzieren können (Mostofi u. Price 1973), und bedenkt, daß Keimzelltumoren in der Pinealisregion häufiger vorkommen als andere Tumoren, dann ist zu vermuten, daß die Pubertas praecox bei Tumoren der Pinealisregion in vielen Fällen durch die Hormonaktivität des Tumors hervorgerufen wird. Damit ließe sich auch erklären, weshalb die Pubertas praecox bei diesen Tumoren fast ausschließlich Knaben betrifft – Choriongonadotropin stimuliert ähnlich wie das luteinisierende Hormon die Zwischenzellen des Hodens, hat jedoch kaum follikelstimulierende Wirkung; während die Stimulation der Zwischenzellen genügt, um männliche Sexualhormone zu produzieren, ist sowohl luteinisierendes als auch follikelstimulierendes Hormon erforderlich, um das Ovar zur Östrogenproduktion anzuregen (McArthur u. Mitarb. 1973, Axelrod 1977).

Die Zusammenfassung der im Schrifttum angegebenen Theorien über den Zusammenhang zwischen Tumor der Pinealisregion und Pubertas praecox läßt schließen, daß die Pubertas praecox oft durch eine tumorbedingte Schädigung des Hypothalamus hervorgerufen wird und daß bei hormonaktiven Keimzelltumoren (die in der Pinealisregion nicht selten sind) die Pubertas praecox infolge einer Choriongonadotropinproduktion auftritt; es ist nicht ausschließbar, daß durch die tumorbedingte Schädigung der Pinealis eine Funktion ausfällt, die die Entwicklung der Pubertät bremst. Sowohl für als auch gegen jede der in der Literatur vertretenen Auffassungen gibt es Argumente. Vielleicht hängt die Pubertas praecox bei Tumoren der Pinealisregion von einem multifaktoriellen Pathomechanismus ab, vielleicht spielt das Zusammentreffen von Pinealis- und Hypothalamusschädigung bei der Entwicklung der Pubertas praecox eine Rolle.

IV. Die Krankheit „Tumor der Pinealisregion"

1. Erstsymptome

Die Erkrankung an einem Tumor der Pinealisregion beginnt meistens völlig uncharakteristisch mit Zeichen intrakranieller Drucksteigerung. Kopfschmerzen sind das häufigste Erstsymptom (Horrax u. Bailey 1925, Baggenstoss u. Love 1939, Pia 1954, Ringertz u. Mitarb. 1954, Suzuki u. Mitarb. 1962, Kundert 1963, Bradfield u. Perez 1972, Mincer u. Mitarb. 1976, Sung u. Mitarb. 1978). Mit den Kopfschmerzen sind oft andere Zeichen der intrakraniellen Drucksteigerung verbunden, wie Übelkeit, Erbrechen, Schwindel oder Sehstörungen („Verschwommensehen" infolge Stauungspapillen). Epileptische Anfälle (Horrax u. Bailey 1925, Kundert 1963, Kazner u. Kunze 1968) sind extrem selten.

Einige Patienten geben als Erstbeschwerden außer Kopfschmerzen Doppelbilder an, die für eine frühe Mittelhirnschädigung durch den Tumor sprechen. Ein ähnlicher Pathomechanismus ist anzunehmen, wenn die Erkrankung mit Zeichen der intrakraniellen Drucksteigerung und Hörstörungen beginnt (Kawakami u. Mitarb. 1980) oder mit zerebellaren Symptomen, was bei Kindern häufig vorkommt (Pia 1954, Koos u. Miller 1971). Unwillkürliche Blickbewegungen nach oben (wahrscheinlich okulogyrische Krisen) und Kopfschmerzen waren die ersten Krankheitszeichen eines Patienten von Glass u. Culbertson (1946).

Selten verursacht ein Tumor der Pinealisregion neuroophthalmologische oder endokrinologische Symptome, bevor intrakranielle Druckzeichen auftreten; nach Pia (1954) führen „nur in 5% . . . bei fehlendem Hirndruck örtliche Symptome zur Behandlung". Doppelbilder beim Blick nach oben können die einzigen Erstbeschwerden sein (Weber 1963, Carrier u. Mitarb. 1971, Stern u. Mitarb. 1971). In einem von Anduze-Acher u. Mitarb. (1954) beschriebenen Fall vergingen diese Beschwerden nach kurzer Zeit, so daß der Beginn einer Encephalomyelitis disseminata diagnostiziert wurde; auch in einem von David u. Mitarb. (1963) angegebenen Fall wurde eine Encephalomyelitis disseminata differentialdiagnostisch in Erwägung gezogen. Eine konstante Deviation der Bulbi nach unten war das erste Symptom bei einem zwei Wochen alten Mädchen mit einem Hämangiom der Pinealisregion (Sonntag u. Mitarb. 1981 bzw. Demakas u. Mitarb. 1982). Walsh u. Hoyt (1969) erwähnen Akkommodationsstörungen als erste Anzeichen eines Tumors der Pinealisregion; dementsprechend berichten Sanders u. Bird (1970) über einen Patienten, dessen Erkrankung mit unscharfem Sehen beim Blick auf entfernte Objekte begonnen hat. Eine Erweiterung der Pupillen mit Verlust der Lichtreaktion kann allen anderen Symptomen vorausgehen (Walsh u. Hoyt 1969). Bemerkenswert ist in diesem Zusammenhang die diskrete Störung der Lichtreaktion mit „Anisokorie bei alternierender Kontraktion" (Lowenstein 1954), die Seybold u. Mitarb. (1971) bei einer sonst symptomfreien Patientin festgestellt haben (bei dieser wurde radiologisch der Zufallsbefund eines raumfordernden Prozesses der Pinealisregion erhoben); die minimale Beeinträchtigung der direkten und der konsensuellen Lichtreaktion könne eines der frühesten Symptome eines Tumors der Pinealisregion sein. Busch (1957) meint hingegen, der bitemporale Gesichtsfelddefekt sei ein Frühsymptom, hervorgerufen durch Metastasierung ins Chiasma oder durch Chiasmakompression bei hydrozephaler Aufweitung des 3.Ventrikels – „erst in einem späten Stadium pflegt die assoziierte Blicklähmung nach oben, die für eine Schädigung des Vierhügelgebietes so charakteristisch ist, sich einzustellen".

Endokrine Störungen treten manchmal früher auf als neurologische Symptome (Puschett u. Goldberg 1968), in solchen Fällen ist meistens der Diabetes insipidus das erste Anzeichen der Erkrankung (Starck 1928, Stringer 1934, Horrax u. Daniels 1942; Horrax 1947 bzw. Horrax u. Wyatt 1947; Walton 1949, Kalm u. Magun 1950, Weber 1963, Dayan u. Mitarb. 1966, Puschett u. Goldberg 1968, Stern u. Mitarb. 1971, Oswald u. Hedinger 1972, Wilson u. Mitarb. 1979, Chang u. Mitarb. 1981, Ventureyra 1981, Jooma u. Kendall 1983). Gemeinsam mit dem Diabetes insipidus können sich Symptome eines Hypogonadismus oder einer Hypophysenvorderlappeninsuffizienz sehr früh entwickeln (Puschett u. Goldberg 1968, Philippides u. Mitarb. 1975). Manche Patienten geben an, ihre Krankheit habe mit Potenzstörungen und Libidoverlust begonnen (Anduze-Acher u. Mitarb. 1954, Castleman u. McNeely 1971). Ein sehr seltenes Erstsymptom ist die sekundäre Amenorrhö (Pratt u. Brooks 1938; Posner u. Horrax 1946 bzw. Horrax 1950; Vaquero u. Mitarb. 1980). Ebenso selten ist die Pubertas praecox das einzige Zeichen der beginnenden Erkrankung; ein solcher Fall wird von Horrax (1936 bzw. 1937) mitgeteilt, ein weiterer von Kawakami u. Mitarb. (1980) bei einem Choriokarzinom der Pinealisregion.

Manchmal sind psychiatrische Symptome das erste Krankheitszeichen. Derartige Erstsymptome können Gedächtnisstörungen oder Veränderungen der Persönlichkeit sein (Bailey u. Jelliffe 1911, Horrax u. Bailey 1925, Foerster 1928, Mackay 1939, Weber 1963). Booth u. Mitarb. (1963) berichten eine „schizophrene Reaktion" am Beginn der Erkrankung.

Es kann sein, daß blutende Tumoren der Pinealisregion mit einer Subarachnoidalblutung ohne neurologische Herdsymptome erstmals klinisch in Erscheinung treten (Steinbok u. Mitarb. 1977, Rozario u. Mitarb. 1979), oder daß die Erkrankung mit Zeichen einer Meningitis akut wird, wenn der Tumor in die Meningen metastasiert (Alajouanine u. Mitarb. 1950, Houdart u. Mitarb. 1953, David u. Mitarb. 1963, Scully u. McNeely 1974) oder eine cholesterinhaltige Tumorzyste rupturiert (Sweet 1940).

2. Anamnesedauer und Krankheitsverlauf

Die Zeitspanne zwischen dem ersten Auftreten von Symptomen und der Aufnahme im Krankenhaus, der Diagnosestellung eines Tumors der Pinealisregion oder dessen Therapiebeginn beträgt in den meisten Fällen nur wenige Monate (Baggenstoss u. Love 1939, Kunicki 1960, Suzuki u. Mitarb. 1962, Skrzypczak 1967, Tod u. Mitarb. 1974, Smith u. Mitarb. 1976, Donat u. Mitarb. 1978, Hase u. Mitarb. 1979a). Im Krankengut von Wray (1977) – 20 Patienten – beträgt die durchschnittliche Anamnesedauer bis zur Tumordiagnose sieben Monate (6 Wochen – 4 Jahre). Bei 46 der 61 Patienten (75%) von Sung u. Mitarb. (1978) bestanden bis zur Diagnose etwa sechs Monate lang Symptome. Jooma u. Kendall (1983) und Rout u. Mitarb. (1984) geben eine mittlere Anamnesedauer von acht Monaten an (bei 33 bzw. 22 Patienten). Durchschnittlich elf Monate (10 Tage–5 Jahre) bis zur Therapie dauerte die Anamnese der 32 Patienten von Rand u. Lemmen (1953). Die kürzeste Anamnese im Krankengut von Bradfield u. Perez (1972) beträgt zwei Tage, die längste neun Jahre.

Kundert (1963) und Tzonos (1968) geben zwar an, die Lebenserwartung der Patienten mit kurzer Vorgeschichte sei geringer als die der Patienten mit langdauernder Anamnese, doch läßt die Anamnesedauer keinen Schluß auf die Tumordignität zu – in den Serien von Pia (1954) und DeGirolami u. Schmidek (1973) ist die Vorgeschichte bei Gliomen länger als bei Teratomen. Pia (1954) schreibt: „Es besteht bei den Vierhügelgeschwülsten im allgemeinen keine Übereinstimmung zwischen der Dauer der Vorgeschichte und der biologischen Wertigkeit der Geschwulstart. Die Länge der Anamnese dürfte von dem Zeitpunkt abhängig sein, an dem es zu einer Behinderung der Liquorpassage kommt." Je rascher der Aquäduktverschluß eintritt, desto akuter ist der Krankheitsverlauf (Weber 1974). Die Symptome der intrakraniellen Drucksteigerung treten in 70% der Fälle akut auf (Pia 1954). Zwischen der Tumorgröße und dem Ausprägungsgrad des Krankheitsbildes scheint keine Beziehung zu bestehen (Suzuki u. Iwabuchi 1965).

In ihrer Studie über 42 Patienten mit Tumoren der Pinealisregion teilen Poppen u. Marino (1968) den Krankheitsverlauf in drei Stadien ein: das erste Stadium sei durch Kopfschmerzen charakterisiert, manchmal verbunden mit Schwindel und Erbrechen; die Symptome des zweiten Stadiums seien Verschwommensehen, Doppelbilder, Pupillenveränderungen, Blickparese nach oben, Ataxie und psychiatrische Symptome; im dritten Stadium entwickelten sich Stauungspapillen und mehr oder minder ausgeprägte spastische Paresen, der Allgemeinzustand verschlechtere sich deutlich. Aus zahlreichen Fallbeschreibungen geht hervor, daß diese Stadieneinteilung nur selten zutrifft. Man gewinnt vielmehr den Eindruck, daß die Symptome bei Tumoren der Pinealisregion sowohl mit unterschiedlicher Geschwindigkeit als auch in regelloser Folge auftreten; insofern ist im Einzelfall die weitere Entwicklung der Krankheit nicht absehbar. Allgemeine nosologische Kriterien lassen sich bei Tumoren der Pinealisregion nicht feststellen. Besonders kompliziert wird das Krankheitsbild, wenn spinale Symptome aufgrund von Metastasen zu den Symptomen des Primärtumors hinzukommen.

Bei unbehandelten oder erfolglos behandelten Tumoren der Pinealisregion ist die Prognose infaust. Die meisten Patienten sterben im Koma an den Folgen der Mittelhirnkompression oder -destruktion, manche am Funktionsausfall lebenswichtiger Zentren, verursacht durch Tumormetastasen.

3. Klinische Diagnose und Differentialdiagnose

Eine progrediente Blickparese nach oben bei einem jugendlichen Patienten mit weiten, lichtstarren, bei Konvergenz reagierenden Pupillen und mit Zeichen der intrakraniellen Drucksteigerung ist hochverdächtig auf einen Tumor der Pinealisregion (Smith u. Estridge 1974). Praktisch kommt jedoch dieses typische klinische Bild – insbesondere bei der Erstuntersuchung – eher selten vor. Für die meisten Fälle gilt die Auffassung von Ringertz u. Mitarb. (1954), daß es nicht möglich ist, allein aufgrund von anamnestischen Daten und neurologischen Symptomen einen Tumor der Pinealisregion mit Sicherheit zu diagnostizieren. Da Tumoren der Pinealisregion selten sind, wird man kaum an einen solchen Tumor denken, wenn nur Zeichen der intrakraniellen Drucksteigerung bestehen. Am ehesten wird man bei neuroophthalmologischen Mittelhirnsymptomen in Verbindung mit Zeichen der intrakraniellen Drucksteigerung einen Tumor der Pinealisregion vermuten. Wenn zerebellare Symptome im Vordergrund stehen, liegt die Fehldiagnose eines Kleinhirntumors nahe.

Für differentialdiagnostische Überlegungen bietet sich die Blickparese nach oben als Leitsymptom an. Dabei ist aber zu bedenken, daß dieses Symptom einerseits nur bei jedem zweiten bis dritten Patienten mit einem Tumor der Pinealisregion vorkommt, andererseits – wenn Zeichen der intrakraniellen Drucksteigerung fehlen – nicht nur durch einen Tumor, sondern auch vaskulär (Sullivan u. Mitarb. 1976) bedingt sein kann. Es stellt sich die Frage, ob die Lokalisation des Prozesses möglich ist, wenn neben der Blickparese nach oben andere neurologische Symptome bestehen – oft hängt der Therapieplan, vor allem aber die Prognose davon ab, ob ein Tumor in der Pinealisregion vorliegt, oder ob sich ein Tumor in einer benachbarten Hirnregion entwickelt hat.

Tytus (1960) stellt die klinischen Befunde von 17 Patienten mit „Pinealomen" denen von 18 Patienten mit Gliomen im dorsalen Abschnitt des 3.Ventrikels gegenüber. Eine Blickparese nach oben bestand in 53% der „Pinealome" und in 44% der Gliome. Stauungspapillen und lichtstarre Pupillen kamen in beiden Tumorgruppen etwa gleich oft vor (in ungefähr drei Viertel der Fälle). Ein deutlicher Unterschied fand sich in der Häufigkeit der Pyramidenzeichen, zerebellaren Symptome und Bewußtseinsstörungen – diese Symptome waren bei den „Pinealomen" viel seltener als bei den Gliomen.

Tovi u. Mitarb. (1961) fassen die neurologischen Symptome von 49 Patienten mit primären Thalamustumoren zusammen. Jeder fünfte Patient (20%) hatte eine Blickparese nach oben. Stauungspapillen fanden sich in 71%. Bei fast jedem dritten Patienten (29%) war die Lichtreaktion der Pupillen gestört. Motorische Halbseitenzeichen und Sensibilitätsstörungen bestanden in je einem Fünftel der Fälle. Elf Patienten (22%) waren ataktisch. Bewußtseinsstörungen kamen bei 14 Patienten (29%) vor. Elf Patienten (22%) hatten epileptische Anfälle.

Horrax (1927) vergleicht die neurologischen Befunde bei Tumoren der Pinealisregion (15 Fälle) mit denen bei Ponstumoren (15 Fälle). Eine Blickparese nach oben fand sich in 47% der Tumoren der Pinealisregion, hingegen bei keinem Ponstumor. Stauungspapillen traten bei den Tumoren der Pinealisregion früher und häufiger auf (93%) als bei den Ponstumoren (60%). Bei jedem dritten Patienten mit einem Tumor der Pinealisregion waren die Pupillen lichtstarr, während bei keinem Patienten mit einem Ponstumor die Lichtreaktion völlig fehlte. Motorische Halbseitenzeichen bestanden bei 60% der Ponstumoren, aber bei keinem Tumor der Pinealisregion. Eine Hemihypästhesie kam bei den Ponstumoren viel öfter vor. Zerebellare Symptome waren bei den Tumoren der Pinealisregion seltener (73%) als bei den Ponstumoren (100%). Hirnnervenausfälle – vor allem Fazialisparesen – fanden sich bei vielen Ponstumoren, doch nur bei sehr wenigen Tumoren der Pinealisregion.

Bray u. Mitarb. (1958) berichten über die Symptome von 48 Kindern mit Hirnstammtumoren. Nur in 10% bestand eine Blickparese nach oben, während horizontale Blickparesen in 46% der Fälle vorkamen. Stauungspapillen entwikkelten sich bei 17 Kindern (35%), aber durchschnittlich erst fünf Monate nach dem Auftreten neurologischer Symptome. Störungen der Pupillenreaktion werden nicht erwähnt. In fast allen Fällen fanden sich Pyramidenzeichen und Hirnnervenausfälle – am häufigsten waren Fazialisparesen, oft waren mehrere Hirnnerven betroffen. Bei sehr vielen Kindern bestanden zerebellare Symptome.

Aus diesen klinischen Befunden lassen sich keinesfalls sichere differentialdiagnostische Schlüsse ziehen, doch könnten sich daraus – für manche Fälle – lokalisatorische Hinweise ableiten lassen. Ein auf die Pinealisregion beschränkter Tumor ist am ehesten dann anzunehmen, wenn neben der Blickparese nach oben nur die Lichtreaktion der Pupillen gestört ist und intrakranielle Druckzeichen bestehen. Wenn außerdem zerebellare Symptome, Pyramidenzeichen oder Sensibilitätsstörungen nachweisbar sind, muß man daran denken, daß der Tumor benachbarte Regionen befallen hat, oder daß ein in der Umgebung entstandener Tumor in die Pinealisregion eingewachsen ist – bei Hirnnervenausfällen ist eine kaudale Tumorausbreitung in den Hirnstamm zu befürchten; ein rostrales Tumorwachstum in den Thalamus könnte vorliegen, wenn Sensibilitätsstörungen ohne Hirnnervenparesen bestehen.

Ebenso wichtig wie die Bestimmung der Tumorausdehnung in der Pinealisregion und deren Umgebung ist die Abklärung der Frage nach einer Tumorabsiedlung – oder nach einem Zweittumor – am Boden des 3.Ventrikels. Mit einer suprasellären Metastase muß in vielen Fällen gerechnet werden, in erster Linie bei Germinomen. Diese läßt sich mit klinischen Untersuchungsmethoden meist feststellen, doch nicht immer ausschließen. Eine supraselläre Metastase ist anzunehmen, wenn zu den Symptomen des Tumors der Pinealisregion die bei suprasellären Germinomen bekannten Symptome hinzukommen. Bei Tumoren, die sowohl die Pinealisregion als auch den Boden des 3.Ventrikels betreffen, können diese Symptome im Vordergrund stehen oder sogar früher auftreten als die Mittelhirnsymptome (Horrax 1947 bzw. Horrax u. Wyatt 1947; Swischuk u. Bryan 1974, Camins u. Takeuchi 1978, Chang u. Mitarb. 1981).

V. Symptome bei suprasellären Germinomen

Für ein supraselläres Germinom typisch ist der Diabetes insipidus in Verbindung mit Zeichen der Hypophysenvorderlappeninsuffizienz und Sehstörungen (Kageyama u. Belsky 1961, Rubin u. Kramer 1965, Simson u. Mitarb. 1968, Kageyama 1971, Camins u. Mount 1974, Cohen u. Mitarb. 1974, Spiegel u. Mitarb. 1976, Axelrod 1977, Iraci 1977, Camins u. Takeuchi 1978, Waga u. Mitarb. 1979). Die endokrinen Störungen werden durch Kompression oder Infiltration des Hypothalamus oder durch Tumorbefall der Hypophyse hervorgerufen, die Sehstörungen durch Kompression oder Infiltration des Chiasmas oder durch Tumorbefall eines – oder beider – Sehnerven.

Zeichen der intrakraniellen Drucksteigerung sind eher selten. Sie sind nicht typisch für ein supraselläres Germinom (Kageyama 1971) und treten meist spät auf. Nur bei zwei von 18 Patienten (11%) in der Serie von Takeuchi u. Mitarb.

(1978) bestanden am Krankheitsbeginn Kopfschmerzen, Schwindel oder Erbrechen.

Über die Kombination eines suprasellären Germinoms mit dem Klinefelter-
Syndrom berichten Ahagon u. Mitarb. (1983).

1. Diabetes insipidus

Ein Diabetes insipidus findet sich in fast allen Fällen (Rubin u. Kramer 1965,
Simson u. Mitarb. 1968, Luccarelli 1972, Camins u. Mount 1974, Eichholtz u.
Spaar 1974, Sano 1976b, Jenkin u. Mitarb. 1978, Takeuchi u. Mitarb. 1978,
Chang u. Mitarb. 1981).

In vielen Fällen – nach Takeuchi u. Mitarb. (1978) in 50% – ist der Diabetes
insipidus das erste Symptom eines suprasellären Germinoms (Horrax 1947 bzw.
Horrax u. Wyatt 1947; Baker u. Rucker 1950, Rand u. Lemmen 1953, Kageyama
u. Belsky 1961, David u. Mitarb. 1963, Weber 1963, Puschett u. Goldberg 1968,
Simson u. Mitarb. 1968, Kageyama 1971, Luccarelli 1972, Warzok u. Arnold
1972, Camins u. Mount 1974, Sano 1976b, Spiegel u. Mitarb. 1976, Inoue u.
Mitarb. 1979, Chang u. Mitarb. 1981). Er kann Monate, sogar Jahre vor anderen
Symptomen auftreten (Luccarelli 1972, Camins u. Mount 1974, Schmidek 1977b,
Takeuchi u. Mitarb. 1978).

2. Hypothalamische Symptome und Hypophysenvorderlappeninsuffizienz

Bei Jugendlichen mit einem suprasellären Germinom ist oft das Wachstum verzögert. Camins u. Mount (1974) geben dieses Symptom in 31% der Fälle an, Takeuchi u. Mitarb. (1978) in 39% (in 17% als Erstsymptom).

Symptome eines Hypogonadismus treten bei jedem sechsten Patienten auf
(Camins u. Mount 1974, Takeuchi u. Mitarb. 1978). Eine primäre oder sekundäre
Amenorrhö kann bereits am Beginn der Erkrankung bestehen (Rand u. Lemmen
1953, Simson u. Mitarb. 1968, Riverson u. Mitarb. 1973, Cohen u. Mitarb. 1974,
Wray 1977, Chang u. Mitarb. 1981). Manchmal kommt es zu Potenzstörungen
und Libidoverlust (Puschett u. Goldberg 1968, Kageyama 1971, El-Mahdi u.
Mitarb. 1972, Seguy u. Mitarb. 1976, Grossman u. Gonzalez 1977, Sung u.
Mitarb. 1978, Jooma u. Kendall 1983). Im Gegensatz zum Hypogonadismus ist
die Pubertas praecox selten (Rubin u. Kramer 1965, Camins u. Mount 1974,
Baraton u. Mitarb. 1976, Fermé u. Mitarb. 1977, Sung u. Mitarb. 1978); im
Schrifttum findet sich ein einziger ausführlicher Fallbericht von Troland u.
Brown (1948) über eine Pubertas praecox als Erstsymptom eines suprasellären
Germinoms.

Über die Beeinträchtigung der thyreotropen und kortikotropen Funktion bei
suprasellären Germinomen berichten Spiegel u. Mitarb. (1976) und Takeuchi u.
Mitarb. (1978).

Bei einigen Patienten wird eine abnorme Gewichtszunahme beschrieben (Rubin u. Kramer 1965, Simson u. Mitarb. 1968, Kageyama 1971). Andererseits kann
eine Anorexie mit entsprechendem Gewichtsverlust ein Frühsymptom eines su-

prasellären Germinoms sein (Kageyama 1971, Beeley u. Mitarb. 1973, Riverson u. Mitarb. 1973, Wray 1977, Dariano u. Mitarb. 1981).

Infolge der Hypothalamusläsion kann der Elektrolythaushalt (Kageyama 1971) oder die Thermoregulation (Takeuchi u. Mitarb. 1978) gestört sein.

Anfallsartig auftretender Schlaf war das erste Symptom eines sprasellären Germinoms bei einem 13jährigen Mädchen (Simson u. Mitarb. 1968). Dieses Symptom bestand auch bei einer Patientin von Rand u. Lemmen (1953).

3. Ophthalmologische Symptome

Ophthalmologische Symptome kommen ungefähr gleich häufig vor wie der Diabetes insipidus (Simson u. Mitarb. 1968, Luccarelli 1972, Camins u. Mount 1974, Eichholtz u. Spaar 1974, Takeuchi u. Mitarb. 1978, Chang u. Mitarb. 1981). Nach Schmidek (1977b) sind sie ebenso oft wie der Diabetes insipidus das erste Anzeichen eines sprasellären Germinoms; Takeuchi u. Mitarb. (1978) berichten hingegen Sehstörungen am Beginn der Erkrankung in nur 17% ihrer Fälle, die gleiche Prozentzahl ergibt sich aus der Zusammenstellung von Luccarelli (1972).

Die häufigsten ophthalmologischen Symptome sind die bitemporale Hemianopsie und die Visusminderung, sie finden sich nach Eichholtz u. Spaar (1974) in je einem Drittel der Fälle. Nicht selten sind sowohl das Gesichtsfeld als auch der Visus eingeschränkt (Simson u. Mitarb. 1968, Kageyama 1971, Luccarelli 1972, Camins u. Mount 1974, Eichholtz u. Spaar 1974, Chang u. Mitarb. 1981, Dariano u. Mitarb. 1981). Die bitemporale Hemianopsie läßt auf eine Chiasmakompression schließen. Die Einschränkung des Visus kann bis zur ein- oder beidseitigen Erblindung fortschreiten (Kageyama u. Belsky 1961, Simson u. Mitarb. 1968); als Ursache ist eine Sehnerveninfiltration anzunehmen (Kageyama 1971), die letztlich eine primäre Optikusatrophie zur Folge hat. Diese kann beidseits ausgeprägt sein (Kageyama u. Belsky 1961, Simson u. Mitarb. 1968, Kageyama 1971, Eichholtz u. Spaar 1974, Dariano u. Mitarb. 1981). Stauungspapillen können deshalb sogar bei erheblichem Okklusivhydrozephalus fehlen (Schmidek 1977b). Sung u. Mitarb. (1978) geben Stauungspapillen nur bei vier von 16 Patienten an, Eichholtz u. Spaar (1974) nur in 9%.

Manchmal bestehen Augenmuskelparesen. Simson u. Mitarb. (1968) erwähnen bei zwei von elf Patienten eine einseitige Ophthalmoplegie. Ein Exophthalmus kann sich entwickeln, wenn der Tumor in die Orbita einwächst (David u. Mitarb. 1963, Luccarelli 1972).

4. Differentialdiagnose

Die bei sprasellären Germinomen bekannten Symptome können auch bei Gliomen (des Hypothalamus, des Infundibulums, des Chiasmas oder des Sehnerven), Kraniopharyngeomen, Dermoiden und Epidermoiden, Teratomen, Hamartomen, Meningeomen des Tuberculum sellae, Hypophysenadenomen, sprasellären Metastasen, bei der Histiozytosis X und bei der Arachnitis opticochiasmatica vorkommen (Kageyama u. Belsky 1961, Rubin u. Kramer 1965, Luccarelli 1972, Camins u. Mount 1974, Slooff u. Slooff 1974, Schmidek 1977b).

Astrozytome im vorderen Abschnitt des 3.Ventrikels verursachen meist früh eine Liquorabflußbehinderung mit entsprechenden intrakraniellen Druckzeichen; Diabetes insipidus und Gesichtsfelddefekte sind seltene Symptome dieser Tumoren (Kageyama u. Belsky 1961). Bei Gliomen des Infundibulums kommt nach Kageyama u. Belsky (1961) und Rubin u. Kramer (1965) ein Diabetes insipidus nicht vor. Bei Optikusgliomen ist ein Diabetes insipidus überaus selten (Rubin u. Kramer 1965, Luccarelli 1972). Bei Kraniopharyngeomen bestehen häufig intrakranielle Druckzeichen; Diabetes insipidus und Zeichen der Hypophysenvorderlappeninsuffizienz am Beginn der Erkrankung sind ungewöhnlich (Kageyama u. Belsky 1961, Rubin u. Kramer 1965, Luccarelli 1972). Meningeome des Tuberculum sellae finden sich – im Gegensatz zu suprasellären Germinomen – eher bei älteren Patienten; sie verursachen zwar oft eine bitemporale Hemianopsie, doch keinen Diabetes insipidus (Kageyama u. Belsky 1961, Luccarelli 1972). Auch Hypophysenadenome kommen eher bei älteren Patienten vor; selten besteht dabei ein Diabetes insipidus (Rubin u. Kramer 1965, Luccarelli 1972, Camins u. Mount 1974), eine bitemporale Hemianopsie entwickelt sich erst spät bei suprasellärem Wachstum.

D. Diagnostik

Die Indikation zur Diagnostik der Pinealisregion besteht bei klinischen Befunden, die den Verdacht auf einen raumfordernden Prozeß in dieser Region ergeben, aber auch bei Zeichen der intrakraniellen Drucksteigerung ohne Herdsymptome, die die Folge einer tumorbedingten Aquäduktstenose oder -okklusion sein können. Ziele dieser Diagnostik sind der Ausschluß oder der Nachweis des raumfordernden Prozesses, die Feststellung seiner Ausdehnung und die Beantwortung der Frage, ob und in welchem Ausmaß Strukturen betroffen sind, die an die Pinealisregion grenzen. Wenn sich ein Tumor in der Pinealisregion findet, stellt sich die Frage, ob er expansiv oder infiltrierend wächst, somit die Frage nach seiner Dignität; bei einem malignen Tumor muß die Möglichkeit einer Tumorabsiedlung bedacht und die Frage nach Metastasen geklärt werden. Das ideale diagnostische Ziel ist die Artdiagnose des Tumors. Zweifellos sind neuroradiologische Untersuchungen die beste Methode, diesen Zielen näher zu kommen und sie manchmal sogar zu erreichen, wobei die Computertomographie den absoluten Vorrang hat.

Die Elektroenzephalographie ermöglicht nicht die Diagnose eines Tumors der Pinealisregion (Smith u. Estridge 1974, Weber 1974). Zwar zeigt das Elektroenzephalogramm in den meisten Fällen Allgemeinveränderungen (Suzuki u. Mitarb. 1962) als Ausdruck des erhöhten Hirndrucks (Skrzypczak 1967), es erbringt jedoch keine genauere Information. In seinem Bericht über 20 Patienten mit einem Tumor der Pinealisregion gibt Kundert (1963) an, daß das EEG „in keinem Fall auch nur annähernd Schlüsse ... auf den Sitz des Tumors" zuließ. Hingegen könnte die Auswertung der akustisch evozierten Potentiale einen lokalisatorischen Hinweis ergeben, wenn Hörstörungen bei einem Patienten mit Tumorverdacht bestehen. In einem von Lowitzsch u. Mitarb. (1983) erwähnten Fall ließ sich damit „eine Druckwirkung des Pinealoms auf die unteren Vierhügel ... allerdings nicht objektivieren".

Der Beitrag konventioneller nuklearmedizinischer Untersuchungsmethoden zur Diagnostik der Pinealisregion ist gering. Bei Tumoren dieser Region ist das Szintigramm manchmal unauffällig, manchmal zeigt sich eine Aktivitätsanreicherung (Witkofski u. Mitarb. 1967, Gold u. Loken 1969, El-Mahdi u. Mitarb. 1972, Zeidler u. Mitarb. 1972, DeGirolami u. Schmidek 1973, Hase u. Mitarb. 1979a). Nur bei einem der beiden Germinome im pädiatrischen Krankengut von Harwood-Nash u. Fitz (1976) war das Szintigramm pathologisch. Die szintigraphische Artdiagnose eines Tumors der Pinealisregion ist nicht möglich. Es ist anzunehmen, daß neue nuklearmedizinische Untersuchungsmethoden, nämlich die Emissionscomputertomographie und vor allem die Computertomographie der emittierten Positronen (PET), die Diagnostik der Pinealisregion verbessern werden. Die PET könnte nicht nur zur Erforschung des Pinealisstoffwechsels beitragen (die Melatoninkonzentration im Pinealisgewebe wird dabei von besonderem Interesse sein), sondern vielleicht auch die Artdiagnose mancher Tumoren der Pinealisregion ermöglichen.

Da mit der Kernspintomographie (NMR) in einem Untersuchungsgang Abbildungen jeder beliebigen Schichtebene hergestellt werden können, liegt es nahe, daß sich diese Methode zur Diagnostik der topographisch komplizierten Pinealisregion anbieten wird. Die Aussagekraft der NMR bei der Abklärung von Tumoren dieser Region (Huk u. Mitarb. 1983) werden künftige Untersuchungsserien zeigen.

Relativ gering ist die Aussagekraft der Echoenzephalographie bei Tumoren der Pinealisregion. Vor der Entwicklung der Computertomographie wurde sie als ergänzende Untersuchung vorgeschlagen, um den Tumor zu lokalisieren und das Ausmaß des durch ihn bedingten Hydrozephalus zu bestimmen (Kazner u. Kunze 1968). Im Zeitalter der Computertomographie hat diese Untersuchungsmethode ihre Bedeutung verloren.

Unbeeinflußt von der Entwicklung moderner bildgebender Verfahren bleibt die Bedeutung der Liquorzytologie und der Serum- und Liquoranalyse für die Diagnostik der Tumoren der Pinealisregion. Tumorzellen im Liquor lassen manchmal auf die Histologie des Tumors schließen. Zur Artdiagnose trägt auch der Nachweis von Choriongonadotropin und Alpha-Fetoprotein im Serum oder Liquor bei, die von manchen Tumoren produziert werden, die in der Pinealisregion vorkommen können. Eine subtile Liquordiagnostik (einschließlich radioimmunologischer Untersuchungsmethoden) kann bei der Abklärung von Tumoren dieser Region die wichtigsten Informationen zur Ergänzung der neuroradiologischen Befunde erbringen.

I. Neuroradiologie

1. Schädelübersichtsaufnahmen

Häufige pathologische Röntgenbefunde bei Tumoren der Pinealisregion sind Schädelveränderungen infolge intrakranieller Drucksteigerung und abnorme Kalkschatten in der Pinealisregion.

a) Zeichen intrakranieller Drucksteigerung

Röntgenologische Zeichen der intrakraniellen Drucksteigerung finden sich in 47–60% der Fälle (Rand u. Lemmen 1953, Pia 1954, Kundert 1963, Weber 1963, Harwood-Nash u. Fitz 1976, Donat u. Mitarb. 1978, Hase u. Mitarb. 1979a, Hitchon u. Mitarb. 1983). Weber (1963) stellt solche Röntgensymptome bei sechs von elf Patienten fest, nämlich Nahtsprengungen und vertiefte Impressiones digitatae bei Kindern und Sellaveränderungen bei Erwachsenen. Pia (1954) gibt Nahtsprengungen und vertiefte Impressionen in 56% der Fälle an, eine sekundäre Sellaerweiterung in 42% und eine Druckatrophie des Sellarückens in 37%. Bei neun von 18 Kindern im Krankengut von Harwood-Nash u. Fitz (1976) bestanden klaffende Schädelnähte, Sellaveränderungen jedoch nur bei drei Kindern.

b) Verkalkungen in der Pinealisregion

Bei der Beurteilung von Verkalkungen in der Pinealisregion sind das Alter des Patienten und die Konfiguration, die Größe und die Lage der Verkalkung zu berücksichtigen. Es kann sehr schwierig, manchmal unmöglich sein, zwischen einer Kalkeinlagerung in der Pinealis und einer Tumorverkalkung zu unterscheiden. Konfiguration, Größe und Dichte der physiologischen Pinealisverkalkungen sind sehr unterschiedlich, sie „können vereinzelte, mehrfach geteilte inselartige bis erbsgroße kompakte Kalkschatten oder eine Anhäufung krümeliger, punktförmiger, sandig strukturierter Konglomerate sein" (Parnitzke 1961) – ähnlich können Tumorverkalkungen aussehen. Die maximale Größe der Pinealisverkalkung beträgt 10 × 5 mm (Stauffer u. Mitarb. 1953); bei größeren Kalkschatten ist der Verdacht auf einen Tumor durch weitere Untersuchungen abzuklären (Lin u. Mitarb. 1978b). Mit verschiedenen Meßmethoden – die von Parnitzke (1961) und Oon (1964) ausführlich beschrieben werden – läßt sich im seitlichen Schädelübersichtsbild eine Verlagerung der Pinealisverkalkung ausschließen oder nachweisen. In der sagittalen Röntgenaufnahme projiziert sich diese Verkalkung normalerweise in oder sehr nahe der Mittellinie.

Pinealisverkalkung im Kindesalter. Im ersten Lebensjahrzehnt kommt eine Pinealisverkalkung sehr selten vor, sie findet sich in 2,3% (Macpherson u. Matheson 1979) bis 5,1% (Dyke 1930) der Schädelaufnahmen. Im zweiten Lebensjahrzehnt beträgt diese Inzidenz 12,2% (Macpherson u. Matheson 1979) bis 28,1% (Dyke 1930). Die Häufigkeit von Verkalkungen in der Pinealisregion bei Patienten unter 20 Jahren mit Tumoren in dieser Region ist deutlich höher – Löfgren (1958) gibt solche Verkalkungen bei neun von 13 Patienten (69%) an, Lin u. Mitarb. (1978b) stellen sie bei 15 von 19 Patienten (79%) fest. Daher ergibt der Röntgenbefund einer Verkalkung in der Pinealisregion bei einem Kind unter zehn Jahren den Verdacht auf einen Tumor (Dandy 1936, Camp 1950, Weber 1963, Harwood-Nash u. Fitz 1976).

Häufigkeit. Aus der Zusammenfassung von Angaben im Schrifttum (Baggenstoss u. Love 1939, Rand u. Lemmen 1953, Suzuki u. Mitarb. 1962, Kundert 1963, Poppen u. Marino 1968, Donat u. Mitarb. 1978, Lin u. Mitarb. 1978b, Hase u. Mitarb. 1979a) geht hervor, daß bei etwa 45% aller Tumoren der Pinealisregion (ohne Berücksichtigung ihrer Histologie) Verkalkungen vorkommen. Da diese Angaben auch Fälle mit einer physiologischen Pinealisverkalkung bei einem Tumor der Pinealisregion einbeziehen, läßt sich daraus nicht schließen, daß fast jeder zweite Tumor der Pinealisregion verkalkt – die Inzidenz der Tumorverkalkungen kann nicht ermittelt werden.

Einige Autoren geben an, daß Verkalkungen bei Germinomen und Teratomen der Pinealisregion häufig, bei Gliomen jedoch eher selten sind. Lin u. Mitarb. (1978b) stellen Verkalkungen bei zehn von 15 Germinomen (67%) und bei zehn von zwölf Teratomen (83%) fest. Chang u. Mitarb. (1981) weisen bei jedem Germinom der Pinealisregion (14 Fälle) einen Kalkschatten nach (den sie für Pinealiskalk halten). Suprasellläre Germinome zeigen hingegen überaus selten Verkalkungen (Kageyama u. Belsky 1961, Rubin u. Kramer 1965, Kageyama 1971, Banna u. Mitarb. 1976, Lin u. Mitarb. 1978b, Takeuchi u. Mitarb. 1979b).

Nur bei drei von neun Gliomen der Pinealisregion stellt Greitz (1972) abnorme Verkalkungen fest. DeGirolami u. Schmidek (1973) geben sie nur bei zwei von zehn Gliomen an.

Über Verkalkungen von Pinealiszelltumoren wird wenig mitgeteilt. Lin u. Mitarb. (1978b) weisen sie bei vier von fünf Pineoblastomen nach. Da normales Pinealisparenchym zur Kalkeinlagerung tendiert, ist anzunehmen, daß auch Pinealiszelltumoren häufig verkalken.

Bei Meningeomen der Pinealisregion dürften röntgenologisch nachweisbare Verkalkungen eher selten sein. Sie finden sich bei vier der elf (36%) von Roda u. Mitarb. (1982) zusammengefaßten Fälle.

Lokalisation. In vielen Tumorfällen liegt die Verkalkung außerhalb des Areals, in dem sich der Pinealiskalk normalerweise projiziert, wobei man oft nicht entscheiden kann, ob eine verlagerte Pinealis- oder eine „exzentrische" Tumorverkalkung vorliegt. Bei den von Greitz (1972) ausgewerteten Fällen fand sich die Verkalkung meist im Zentrum oder im unteren Anteil des Tumors, manchmal im oberen Tumoranteil oder an der Tumorperipherie. Lin u. Mitarb. (1978b) weisen bei 17 von 24 Patienten (71%) mit einem Tumor der Pinealisregion (überwiegend nach hinten und unten) verlagerte Kalkschatten nach, wobei sie keine Beziehung zwischen der Lokalisation der Verkalkung und dem Ausmaß des tumorbedingten Hydrozephalus feststellen. Eine Verlagerung nach vorne und unten kommt bei Spleniumgliomen vor (Schlesinger 1950). Selten ist die Verkalkung nach lateral disloziert (Pia 1954, Weber 1963); Pia (1954) gibt an, er habe einen solchen Befund nur bei infiltrierend wachsenden Tumoren erhoben.

Konfiguration. Bei Tumoren der Pinealisregion werden sehr unterschiedlich konfigurierte Verkalkungen beschrieben. Bereits 1911 weisen Bailey und Jelliffe bei einem Teratom mehrere Kalkschatten in der Pinealisregion nach, doch ohne diesen Befund als tumorverdächtig zu interpretieren. Rand u. Lemmen (1953) stellen in einigen Fällen eine homogene Verkalkung fest, in anderen Fällen verstreute Kalkinseln. Der Durchmesser der homogenen, kugeligen Kalkschatten kann mehrere Zentimeter betragen (Pia 1954, Parnitzke 1961). Parnitzke (1961) beschreibt homogen dichte und schollige, teilweise watteartig aufgelockerte, Weber (1963) dichte eckige, seltener rundliche Verkalkungen. Die einzelnen Kalkschollen sind oft eng benachbart, verschieden groß und unregelmäßig konturiert (Abb. 25a). Bei Germinomen und Teratomen der Pinealisregion und bei Pineoblastomen finden Lin u. Mitarb. (1978b) homogen dichte, kompakt körnige, flockige und amorphe Verkalkungen (die in ihrer Übersichtsarbeit einzeln abgebildet sind) und verstreute Kalkinseln.

c) Differentialdiagnostische Überlegungen

Zwar unterstützt der Röntgenbefund einer abnormen Verkalkung in der Pinealisregion den klinischen Tumorverdacht und ermöglicht die Tumorlokalisation, aus der Konfiguration des Kalkschattens kann jedoch nicht auf die Tumorhistologie geschlossen werden (Rand u. Lemmen 1953, Ozonoff u. Burrows 1971). Ebensowenig ergibt die abnorme Verkalkung einen Hinweis auf die Tumordignität — sowohl die expansiv als auch die infiltrierend wachsenden Tumoren der Pinealisregion können verkalken.

Der überaus seltene Befund eines Zahnschattens oder des Schattens einer Zahnanlage in der Pinealisregion (Bochner u. Scarff 1938, Davidoff u. Epstein 1955, Kroening 1962, Suzuki u. Mitarb. 1962; McCormack u. Mitarb. 1978 bzw. Salazar u. Mitarb. 1979; Chang u. Mitarb. 1981) beweist zwar, daß ein Teratom vorliegt, aber die Frage bleibt offen, ob dieses Teratom neben dem differenzierten Gewebe auch maligne Tumoranteile enthält oder nicht. Nur in sehr wenigen Fällen dürfte die Angabe von Camp (1950) zutreffen, Teratome seien an einem zentralen Kalkschatten mit aufgehelltem, Fettgewebe entsprechendem Saum erkennbar.

Große schalenförmige, schmale sichelförmige und dünne ringförmige Kalkschatten kommen bei „Aneurysmen" der V. magna Galeni vor (Oscherwitz u. Davidoff 1947, Poppen u. Avman 1960; Russell u. Newton 1964 bzw. Newton u. Troost 1974; Wilson u. Roy 1964, Weir u. Mitarb. 1968, Agee u. Mitarb. 1969; weitere Fälle erwähnen Ozonoff u. Burrows 1971). Eine ähnlich konfigurierte Verkalkung kann sich bei einem Lipom der Pinealisregion zeigen.

Die Frage nach einer suprasellären Metastase eines Tumors der Pinealisregion läßt sich mit Schädelübersichtsaufnahmen nicht abklären. Eine aufgeweitete Sella spricht eher für einen durch den Tumor verursachten Okklusivhydrozephalus als für eine supraselläre Raumforderung – bei suprasellären Germinomen ist der Sellabefund oft normal (Kageyama u. Belsky 1961, Rubin u. Kramer 1965, Kageyama 1971, Camins u. Mount 1974, Takeuchi u. Mitarb. 1979b, Chang u. Mitarb. 1981). Verkalkungen suprasellärer Germinome (Sung u. Mitarb. 1978) sind sehr selten. Nur in einem einzigen Fall (Swischuk u. Bryan 1974) wurde bei einem „doppelten" Germinom eine Verkalkung in der Pinealisregion und eine zweite oberhalb der Sella nachgewiesen.

2. Ventrikulographie und Pneumenzephalographie

Vor der Entwicklung der Computertomographie (Hounsfield 1973) waren die Ventrikulographie und die Pneumenzephalographie bei Verdacht auf einen Tumor der Pinealisregion diagnostisch entscheidend. Mit diesen Untersuchungen läßt sich ein solcher Tumor zwar ebenso sicher nachweisen wie mit der Computertomographie (vielleicht könnten dadurch in manchen Fällen wichtige Informationen zur Ergänzung des computertomographischen Befundes gewonnen werden), sie sind jedoch heute nicht mehr – oder nur ausnahmsweise – indiziert, weil das Risiko einer Komplikation und die Patientenbelastung zu hoch sind. Zur Ventrikulographie ist ein neurochirurgischer Eingriff erforderlich; das ins Ventrikelsystem eingebrachte Kontrastmittel kann schädlich sein. D'Errico (1961) macht darauf aufmerksam, daß die Ventrikulographie besonders bei den stark vaskularisierten Tumoren der Pinealisregion gefährlich ist, weil Tumorblutungen provoziert werden können; er erwähnt zwei bei solchen Tumoren unmittelbar nach der Ventrikulographie eingetretene Todesfälle. Bei Tumoren der Pinealisregion ist der intrakranielle Druck meistens erhöht; in einem solchen Fall ist die Pneumenzephalographie wegen der Gefahr der Hirnherniation kontraindiziert, sie kann erst nach einem neurochirurgischen Eingriff zur Entlastung des intraventrikulären Drucks durchgeführt werden.

Dennoch sollen die folgenden Anmerkungen nicht nur als medizinhistorische Reminiszenz verstanden werden, sondern auch als Hinweis darauf, welche Befunde bei Tumoren der Pinealisregion mit der Ventrikulographie und der Pneumenzephalographie erhoben und welche Differentialdiagnosen gestellt werden können. Der didaktische Wert vieler Beiträge zu diesem Thema im älteren Schrifttum soll nicht vergessen werden. Sie informieren ausführlich über die verschiedenen Wachstumsrichtungen der Tumoren der Pinealisregion und über die verschiedenen tumorbedingten Veränderungen benachbarter Regionen; die darin abgebildeten Ventrikulogramme und Pneumenzephalogramme zeigen anschaulich – vielleicht anschaulicher als manche Computertomogramme – die pathologischen Befunde der Pinealisregion. Es wird wichtig sein, aus diesen Befunden zu lernen und ihren Informationsgehalt zu analysieren, wenn moderne bildgebende Verfahren eine ebenso genaue Abbildung der Liquorräume ermöglichen werden wie die Pneumenzephalographie.

a) Geschichtlicher Rückblick

Dandy weist bereits 1922 auf den Wert der Ventrikulographie für die Lokalisation von Tumoren im 3. Ventrikel hin (Dandy 1922a). In einem Fallbericht von Van Wagenen (1931) findet sich die erste ausführliche Beschreibung des charakteristischen Befundes eines Tumors der Pinealisregion: „Die Ventrikulogramme zeigen eine deutliche Erweiterung der Seitenventrikel und des 3. Ventrikels, aber keine Verlagerung oder Verformung, abgesehen von einem unregelmäßig abgerundeten Gebilde . . ., das sich von der Pinealisregion nach oben und vorne in den 3. Ventrikel vorwölbt. Anscheinend verschließt der Tumor den Aquädukt. . . . Der Befund entspricht einem Tumor der Pinealisregion."
Aus den dreißiger Jahren stammen mehrere Mitteilungen über ventrikulographisch nachgewiesene raumfordernde Prozesse der Pinealisregion mit entsprechenden Abbildungen (Allen u. Lovell 1932, Harris u. Cairns 1932, Hamby u. Gardner 1935, Lysholm u. Mitarb. 1935, McLean 1935, Dandy 1936, Horrax 1936, Araki 1937, Horrax 1937, Kahn 1937, Baggenstoss u. Love 1939, Bailey u. Mitarb. 1939). Zur übersichtlichen Darstellung des 3. Ventrikels fordert Dandy (1936) die Entfernung des Liquors aus dem gesamten Ventrikelsystem und den Ersatz durch Luft; mit dieser Technik könne jeder Tumor genau lokalisiert werden, der intrakranielle Druckzeichen hervorruft, somit auch jeder Tumor der Pinealisregion. Lysholm u. Mitarb. (1935) fassen die Röntgensymptome zusammen, die das Ventrikulogramm bei einem solchen Tumor zeigen kann: Hydrocephalus internus, Füllungsdefekt des dorsalen Abschnitts des 3. Ventrikels, Füllungsdefekt im Dach des 3. Ventrikels, Verlagerung des oberen Aquäduktabschnitts nach basal. Johnson u. List (1937) weisen darauf hin, daß bei Pinealistumoren die Mittellinienstrukturen nicht nach lateral verlagert sind. Als typisches Tumorzeichen gibt Twining (1939) die Obliteration des Recessus suprapinealis an; bei kleineren Tumoren könne ein „Pseudorezessus" sichtbar sein, der einer Luftansammlung zwischen Tumor und Dach des 3. Ventrikels entspreche. Lysholm (1946) und Lindgren u. Di Chiro (1953) stellen fest, daß die dorsale Kontur des 3. Ventrikels auch bei Tumoren der Vierhügelplatte abnorm sein kann.

Die Bedeutung der Ventrikulographie für die Diagnostik der Tumoren der Pinealisregion wird von vielen Autoren hervorgehoben (Horrax u. Daniels 1942; Horrax 1947, 1949 und 1950; Rand u. Lemmen 1953, Pia 1954, Davidoff u. Epstein 1955, Ruggiero 1961, Suzuki u. Mitarb. 1962, Davidoff 1967, Poppen u. Marino 1968). Sie bleibt bis zur Entwicklung der Computertomographie die wichtigste neuroradiologische Untersuchungsmethode zur Abklärung des Tumorverdachts.

Die Kombination von Ventrikulographie und Röntgentomographie und die Anwendung positiver Kontrastmittel ermöglichten die exakte Abbildung der dorsalen Kontur des 3.Ventrikels und somit in sehr vielen Fällen den sicheren Nachweis oder Ausschluß eines Tumors der Pinealisregion. Entsprechend der Entwicklung geeigneter Kontrastmittel wurden anfangs nicht wasserlösliche Kontrastmittel verwendet (Heppner 1955a, David u. Mitarb. 1963, Jennett u. Mitarb. 1963, Zingesser u. Schechter 1964, Suzuki u. Hori 1969, Lang u. Russell 1970, Cole 1971, El-Mahdi u. Mitarb. 1972, Caron u. Mitarb. 1974, Tod u. Mitarb. 1974), später wasserlösliche – Megluminiocarmat (Swischuk u. Bryan 1974, Schindler 1976, Hase u. Mitarb. 1979a) und Metrizamid (Strand u. Mitarb. 1978, Casenave u. Mitarb. 1984). Einen Vorteil der Ventrikulographie mit nicht wasserlöslichem Kontrastmittel haben Suzuki u. Hori (1969) darin gesehen, daß mit dem (bei Aquäduktverschluß) im 3.Ventrikel verbleibenden Kontrastmittel Kontrolluntersuchungen nach Strahlentherapie durchgeführt werden können; damit ließe sich auf einfache Weise eine Änderung der Tumorgröße feststellen; außerdem könne mit dem Nachweis des Kontrastmittels im Spinalkanal bewiesen werden, daß der Aquädukt wieder durchgängig ist – diese Untersuchungsmethode hat Heppner bereits 1955 angewandt (Heppner 1955a). Mit wasserlöslichen Kontrastmitteln lassen sich jedoch anatomische Einzelheiten und pathologische Veränderungen des Ventrikelsystems genauer darstellen (Strand u. Mitarb. 1978); der Vorteil der Resorbierbarkeit dieser Kontrastmittel ist evident.

Die Pneumenzephalographie kann zur Diagnostik der Tumoren der Pinealisregion mehr beitragen als die Ventrikulographie, weil dabei sowohl der 3.Ventrikel als auch die Mittelhirnzisternen abgebildet werden. Dies gilt unter der Voraussetzung, daß keine Zeichen der intrakraniellen Drucksteigerung die Untersuchung verbieten und daß der Aquädukt durchgängig ist. Bei verschlossenem Aquädukt wurde nicht selten die Pneumenzephalographie mit der Ventrikulographie kombiniert (Ruggiero 1957, Klaus 1958, Lourie u. Berne 1961, Schindler 1976, Strand u. Mitarb. 1978, Hase u. Mitarb. 1979a) (Abb. 26c).

Das umfangreiche Schrifttum über die Pneumenzephalographie enthält relativ wenige Arbeiten, in denen auf pneumenzephalographische Befunde bei Tumoren der Pinealisregion näher eingegangen wird (Ruggiero 1957, Klaus 1958, Zingesser u. Schechter 1964, Wende u. Ciba 1968, Greitz 1972, Harwood-Nash u. Fitz 1976, Schindler 1976, Ruggiero u. Mitarb. 1977, Hase u. Mitarb. 1979a). Ausführlich berichtet Kruyff (1965) über pneumenzephalographische Befunde bei Zysten in der Nachbarschaft der Vierhügelplatte. Besondere Beachtung verdienen die im Atlas von Di Chiro (1967) abgebildeten Pneumenzephalogramme von raumfordernden Prozessen der Pinealisregion.

b) Befunde

Bei Tumoren der Pinealisregion sind Verformungen und Verlagerungen der angrenzenden inneren und äußeren Liquorräume ventrikulographisch und pneumenzephalographisch nachweisbar. Außerdem findet sich oft eine symmetrische Aufweitung der Seitenventrikel und des ventralen Abschnitts des 3.Ventrikels aufgrund einer Liquorabflußbehinderung infolge Aquäduktstenose oder -okklusion.

In fast allen Fällen besteht ein Füllungsdefekt des dorsalen Abschnitts des 3.Ventrikels (Abb. 25a, 26c, 27, 28a). Er entspricht der Tumorvorwölbung in den 3.Ventrikel, die sich mit ventralkonvex runder, polyzyklischer, geradliniger oder unregelmäßiger Begrenzung abbildet (Twining 1939, Rand u. Lemmen 1953, David u. Mitarb. 1963, Jennett u. Mitarb. 1963, Greitz 1972, Tod u. Mitarb. 1974, Taveras u. Wood 1976). Zwar meint Dandy (1936), es spreche gegen einen Tumor der Pinealisregion, wenn sich der Recessus suprapinealis darstellt; dennoch kommen solche Tumoren ohne Obliteration des Recessus suprapinealis vor (Rand u. Lemmen 1953, Jennett u. Mitarb. 1963, Greitz 1972) (Abb. 26c) – dessen Verschluß hängt von der Tumorgröße ab (Twining 1939, Wende u. Ciba 1968).

Da der Aquädukt bei Tumoren der Pinealisregion meist verschlossen ist (Rand u. Lemmen 1953) (Abb. 26a und c), sind Veränderungen des Aquädukts nur selten erkennbar. Durch das Tumorwachstum wird der Aquädukt von oben eingeengt, gestreckt und nach basal verlagert (David u. Mitarb. 1963, Jennett u. Mitarb. 1963, Greitz 1972, Tod u. Mitarb. 1974). Manchmal verläuft er in einem basalkonvexen Bogen (Abb. 27); manchmal zeigt sich ein Knick in Höhe der unteren Vierhügel (Di Chiro 1967, Wende u. Ciba 1968, Greitz 1972, Harwood-Nash u. Fitz 1976; Kautzky u. Mitarb. 1976 bzw. Schindler 1976 und Hase u. Mitarb. 1979a), so daß der rostrale Aquäduktabschnitt nach vorne unten gerichtet ist (Abb. 25a). Unregelmäßige Konturen des Aquädukts sprechen für eine Tumorinfiltration (Lindgren u. Di Chiro 1953, Wende u. Ciba 1968, Kautzky u. Mitarb. 1976).

Die pneumographische Darstellung der Mittelhirnzisternen kann über die dorsale, seltener auch über die laterale Tumorausdehnung informieren. Die Vierhügelzisterne wird durch einen Tumor der Pinealisregion eingeengt oder obliteriert (Wende u. Ciba 1968, Schindler 1976; Clar u. Mitarb. 1978 bzw. 1979) (Abb. 26a und b, 27). Wenn sich ein Teil der Vierhügelzisterne kontrastiert, kann die dorsale Tumorkontur abgegrenzt und – bei gleichzeitiger Füllung des Äquadukts – die Lage und Form der Vierhügelplatte beurteilt werden. Diese ist oft nach basal verlagert, steil aufgerichtet (Ruggiero 1957, Greitz 1972) und deformiert; bei Gliomen des Spleniums kann sie nach basal und nach vorne disloziert sein (Zatz u. Mitarb. 1967). Der Befund einer verdickten Vierhügelplatte spricht für eine Tumorausbreitung im Mittelhirndach (Zingesser u. Schechter 1964, Di Chiro 1967, Wende u. Ciba 1968, Thiébot u. Mitarb. 1978).

Die Cisterna veli interpositi kann aufgestaut sein (Di Chiro 1967), doch ist dieser Befund fast nie feststellbar, weil die Luftfüllung dieser Zisterne bei einem Tumor der Pinealisregion nur selten gelingt.

Die Ambienszisternen können vom Tumor auseinandergedrängt sein (Taveras 1960; Schindler 1976 bzw. Hase u. Mitarb. 1979a) (Abb. 29b). Klaus (1958)

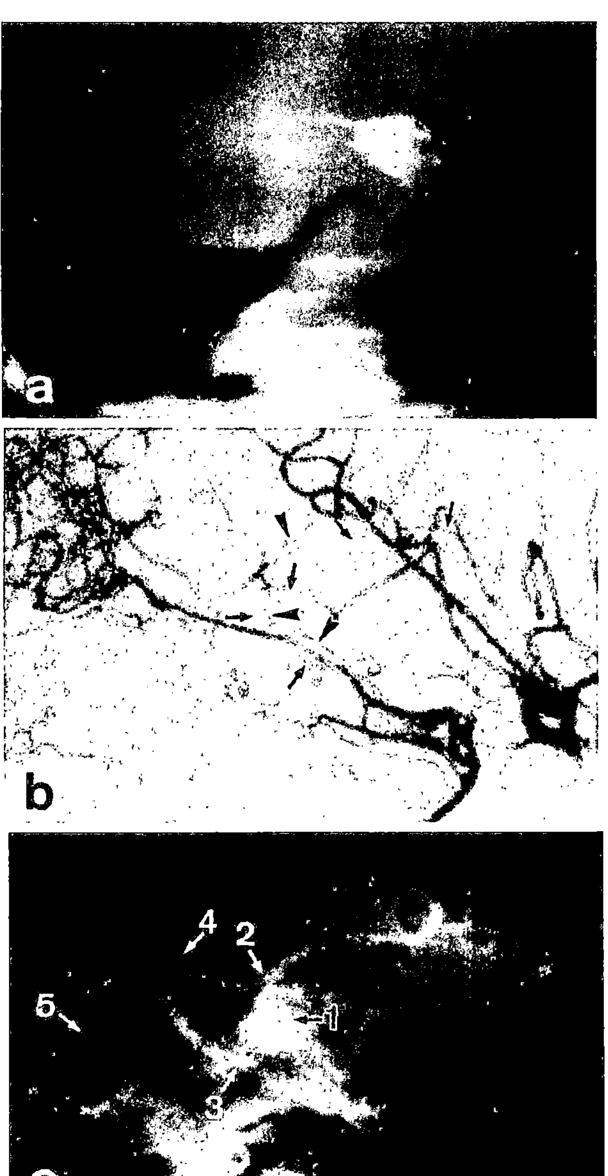

Abb. 25a–c. Tumor der Pinealisregion (Histologie unbekannt). 16jähriger Patient. **a** Pneumenzephalographie, Tomogramm der Medianebene: schollige Tumorverkalkung; Füllungsdefekt des dorsalen Abschnitts des 3.Ventrikels; Knick des Aquädukts. **b** Retrograde Brachialisangiographie rechts, seitliches Arteriogramm, Subtraktion: Dorsalverlagerung der A. chorioidea posteromedialis (→), ihr proximaler Abschnitt projiziert sich dorsal der A. chorioidea posterolateralis (▸). **c** Karotisangiographie, seitliches Phlebogramm: der basalkonvexe Bogen der V. cerebri interna ist abgeflacht, ihr dorsaler Abschnitt und die V. magna Galeni sind angehoben; Verlagerung der V. basalis nach unten (Normvariante: die V. basalis mündet in den Sinus rectus); der Abstand zwischen V. cerebri interna und V. basalis ist vergrößert; *1* Tumorverkalkung, *2* V. cerebri interna, *3* V. basalis, *4* V. magna Galeni, *5* Sinus rectus

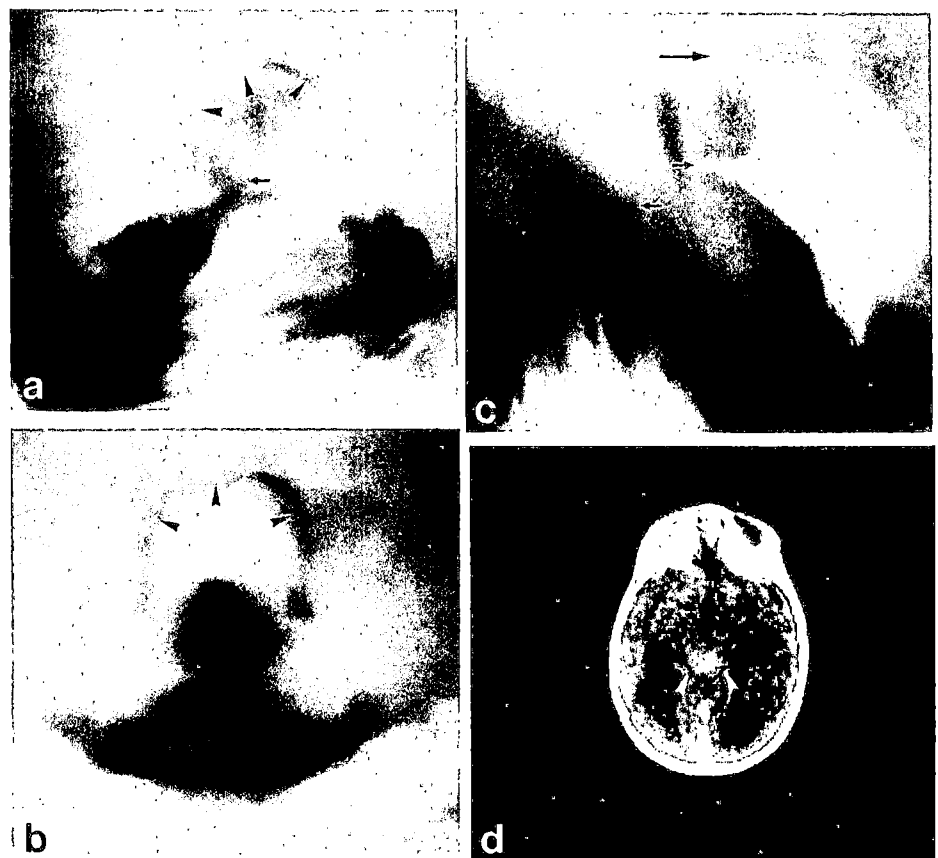

Abb. 26a–d. Tumor der Pinealisregion (Histologie unbekannt). 5jähriges Mädchen. a und b Pneumenzephalographie, Tomogramm der Medianebene und sagittales Tomogramm (halbaxial), c Pneumenzephalographie kombiniert mit Ventrikulographie (Metrizamid), Tomogramm der Medianebene: Füllungsdefekt des dorsalen Abschnitts des 3.Ventrikels; Aquäduktverschluß (→); Einengung und Verformung der Vierhügelzisterne (▸) durch den Tumor; der Recessus suprapinealis (———→) ist nicht obliteriert. d Axiale Computertomographie: ventral unscharf begrenzter, homogen und mäßig hyperdenser Tumor der Pinealisregion; die Vierhügelzisterne (▸) ist eingeengt; deutliche Erweiterung der supratentoriellen Ventrikel (Liquorabflußbehinderung)

weist nach, daß die im seitlichen Pneumenzephalogramm meßbare „Ventrikel-Zisternen-Distanz" bei Tumoren der Pinealisregion vergrößert ist; sie entspricht dem kürzesten Abstand zwischen der dorsalen Kontur des 3.Ventrikels und den Ambiensflügeln (in lateraler Projektion); ein Abstand von mehr als 18 mm sei charakteristisch für einen Tumor der Pinealisregion.

Wenn der raumfordernde Prozeß das Mittelhirn nach basal verlagert, ist die Cisterna pontis verschmälert (Schindler 1976 bzw. Hase u. Mitarb. 1979a) (Abb. 29a und b).

127

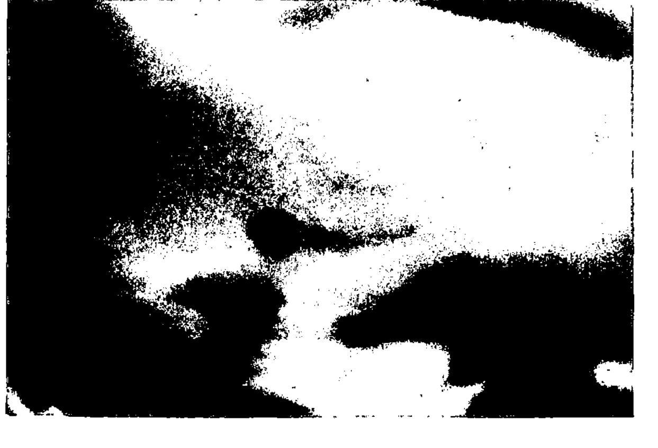

Abb. 27. Glioblastom der Vierhügelplatte (bioptisch verifiziert). 32jährige Patientin. Pneumenzephalographie, Tomogramm der Medianebene. Füllungsdefekt des dorsalen Abschnitts des 3.Ventrikels; Verlagerung des Aquädukts, der in einem basalkonvexen Bogen verläuft. Der Tumor obliteriert die Vierhügelzisterne und deformiert das Dach des 4.Ventrikels

Durch eine infratentorielle Tumorausbreitung mit Kompression des Oberwurms wird die Oberwurmzisterne verformt und nach dorsal gekrümmt (Greitz 1972; Schindler 1976 bzw. Hase u. Mitarb. 1979a) (Abb. 28a, 29a).

c) Differentialdiagnostische Überlegungen

Die Ventrikulographie ermöglicht die Differentialdiagnose zwischen (nicht tumorbedingter) Aquäduktstenose und Tumor der Pinealisregion. Dieses differentialdiagnostische Problem läßt sich klinisch nicht lösen – bei einer Einengung des Aquädukts können die gleichen neurologischen Symptome auftreten wie bei einem Tumor der Pinealisregion. Deshalb war die Ventrikulographie vor der Entwicklung der Computertomographie die entscheidende Untersuchung zur Abklärung dieser Symptome.

In den meisten Fällen gelingt die Lokalisation, oft auch die Größenbestimmung des Tumors; seltener läßt sich mit der Ventrikulographie oder Pneumenzephalographie feststellen, von welchen Strukturen der Tumor ausgegangen ist und welche an die Pinealisregion grenzenden Strukturen vom Tumor betroffen sind. Über Fehldiagnosen berichten Cummins u. Mitarb. (1960): in 22 von 106 Fällen (21%) wurde irrtümlich ein Tumor im 3.Ventrikel angenommen; in acht Fällen (8%) wurde ein raumfordernder Prozeß im 3.Ventrikel aufgrund des Röntgenbefundes außerhalb dieses Ventrikels lokalisiert; während fünf Tumoren (5%) als „Pinealistumoren" verkannt wurden, wurde kein „Pinealistumor" radiologisch fehldiagnostiziert.

Die ventrale Tumorkontur ist im Ventrikulogramm sichtbar, doch ist die dorsale Kontur im Pneumenzephalogramm nur dann abgrenzbar, wenn die Vierhügelzisterne und die Ambienszisternen dargestellt sind. Bei Obliteration dieser Zisternen kann nicht entschieden werden, ob der Tumor von der Pinealis oder vom Mittelhirndach ausgegangen ist, und sogar Tumoren des dorsalen Thalamusabschnitts, des Spleniums und Oberwurmtumoren mit supratentoriellem Wachstum kommen differentialdiagnostisch in Frage. Zwar ist ein Tumor des Mittelhirndachs nachgewiesen, wenn sich eine verdickte Vierhügelplatte darstellt

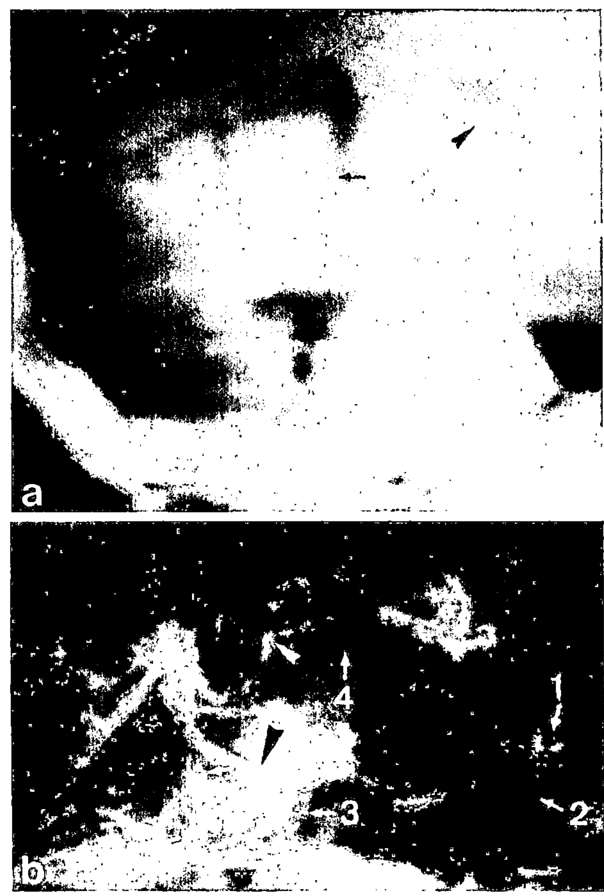

Abb. 28a, b. Tumor der Pinealisregion (Histologie unbekannt). 10jähriger Knabe. a Pneumenzephalographie, Tomogramm der Medianebene: Füllungsdefekt des dorsalen Abschnitts des 3.Ventrikels (▶); Verformung der Oberwurmzisterne (→) und Kompression des Oberwurms. b Retrograde Brachialisangiographie rechts, seitliches Phlebogramm: der dorsale Abschnitt der V. cerebri interna (▶) ist angehoben, ihre basalkonvexe Krümmung ist dadurch verstärkt; Verlagerung der V. basalis (▶) nach unten (die V. basalis mündet in den Sinus rectus); vergrößerter Abstand zwischen V. cerebri interna und V. basalis; die V. praecentralis cerebelli (→) ist nach dorsal verlagert und gestreckt; *1* Vv. interpedunculares, *2* V. pontomesencephalica, *3* V. mesencephalica lateralis, *4* V. thalami superior

(Zingesser u. Schechter 1964, Di Chiro 1967, Wende u. Ciba 1968, Thiébot u. Mitarb. 1978) und der schmale Liquorraum zwischen Pinealis und oberen Vierhügeln kontrastiert ist, doch ist dieser Befund praktisch kaum zu erwarten – wenn die klinischen Zeichen eines Vierhügeltumors abgeklärt werden, ist er meistens bereits so groß, daß er sich von der Pinealis nicht mehr abgrenzen läßt (Schindler 1976).

Es stellt sich die Frage, ob aus dem Ventrikulogramm oder Pneumenzephalogramm auf die Tumordignität geschlossen werden kann. Die Befunde, die unter

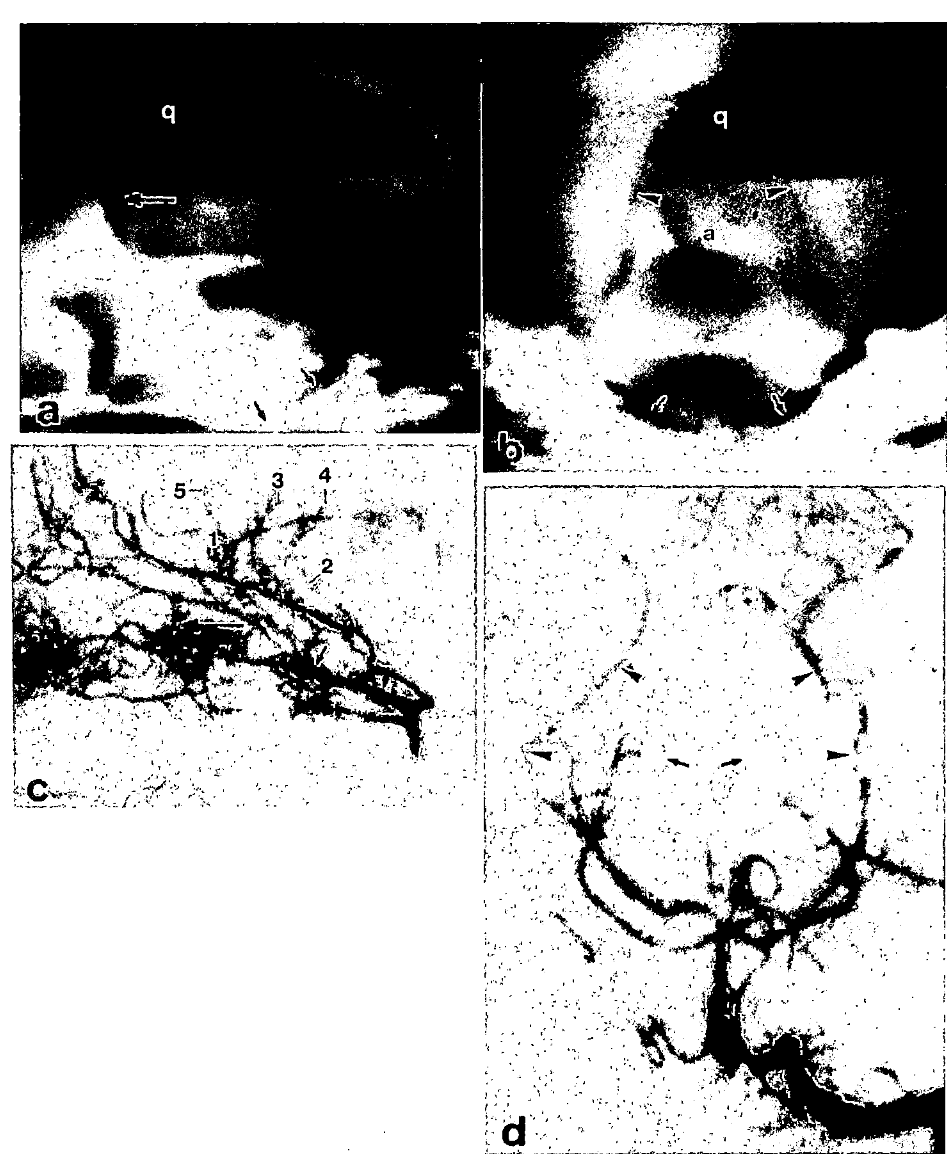

diesem differentialdiagnostischen Aspekt im Schrifttum angegeben werden, beziehen sich vorwiegend auf die ventrale Tumorkontur; ihre Interpretation ist schwierig und eingeschränkt, weil in vielen Arbeiten der Begriff „Pinealom" angewandt wird und Pinealome sich der neuen Tumorklassifikation nicht sicher zuordnen lassen. Man kann aber annehmen, daß es sich bei den meisten „Pinealomen" um eher benigne Tumoren handelt. Nach Greitz (1972) haben diese Tumoren meist regelmäßig runde oder gelappte Konturen, das Tumorzentrum liegt in der Mittellinie; eine unregelmäßige oder polyzyklische Tumorkontur

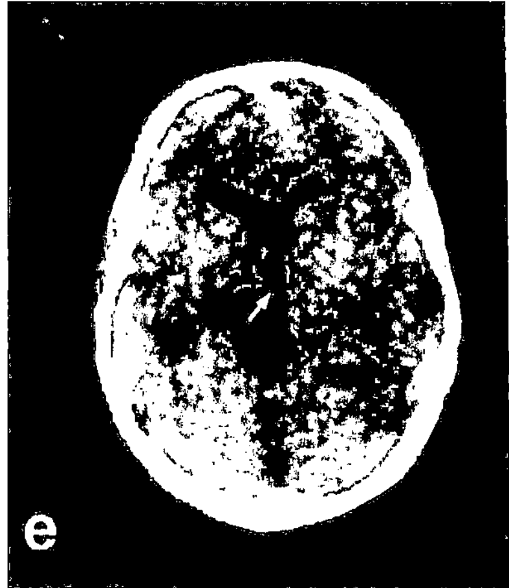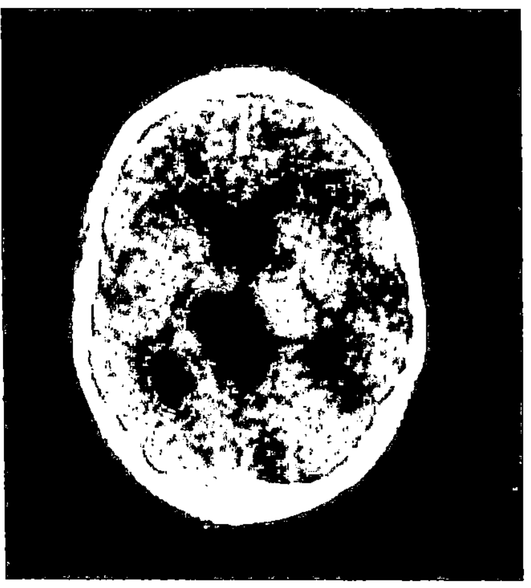

Abb. 29 a–e. Arachnoidalzyste in der Pinealisregion (computertomographisch nachgewiesen und operativ bestätigt). 23jährige Patientin. **a** und **b** Pneumenzephalographie, Tomogramm der Medianebene und sagittales Tomogramm (halbaxial): die Ambienszisternen (▸) sind auseinandergedrängt, die Cisterna pontis (→) ist verschmälert; Aufweitung und abnorme Kontur der Vierhügelzisterne (*q*); Verformung der Oberwurmzisterne (———→) und Kompression des Oberwurms; der Aquädukt (*a*) ist nach rechts verlagert. **c** Vertebralisangiographie, seitliches Arteriogramm, Subtraktion: ausgeprägte Verlagerung der linken A. chorioidea posteromedialis (*1*) nach dorsal, die linke A. chorioidea posterolateralis (*3*) ist ebenfalls nach dorsal verlagert (Seitenhinweis aufgrund des computertomographischen Befundes); die mediale (*2*) und die laterale (*4*) Chorioidalarterie der Gegenseite sind nur gering disloziert; Streckung und Basalverlagerung der (linken) A. cerebri posterior (→); die A. vermiana superior (———→) ist nach dorsal verdrängt und steilgestellt; Normalbefund der A. pericallosa posterior (*5*). **d** Vertebralisangiographie, sagittales Arteriogramm (halbaxial), Subtraktion: Verdrängung der Aa. cerebri posteriores (▸) und der Aa. cerebelli superiores (→) nach lateral. **e** Axiale Computertomographie: Zyste in der Pinealisregion (liquordicht), vorwiegend nach links reichend; der dorsale Abschnitt des 3.Ventrikels (→) ist von links eingedellt; Dilatation der supratentoriellen Ventrikel (Liquorabflußbehinderung)

und eine Lateralverlagerung des dorsalen Abschnitts des 3.Ventrikels sprechen eher für ein Gliom. Diese Lateralverlagerung kann auch bei Ependymomen vorkommen (Twining 1939). Pia (1954) stellt bei malignen Tumoren „verwaschene und unscharfe" Konturen fest, „die Tumoren waren, meist einseitig, weit nach lateral ausgedehnt"; es sei „unter Umständen durchaus möglich, durch das Luftbild eine gewisse Abgrenzung der einzelnen Tumoren zu treffen, wenn sich diese auch im allgemeinen auf die Frage nach expansivem oder infiltrierendem Wachstum beschränkt". Als Zeichen eines malignen Tumors im Ventrikulogramm mit positivem Kontrastmittel geben Jennett u. Mitarb. (1963) eine unregelmäßige Tumorkontur mit „ausgefransten Divertikeln" an, die einem Kontrastmitteleintritt in nekrotische Tumoranteile entspreche. Ruggiero u. Mitarb. (1977) stellen fest, daß Pinealome glatt, Vierhügelgliome hingegen unregelmäßig begrenzt sind. Der differentialdiagnostische Hinweis von Lindgren u. Di Chiro (1953), der Aquädukt sei bei einer Verlagerung der Vierhügelplatte glatt, bei einem Vierhügeltumor jedoch unregelmäßig konturiert, ist praktisch nur selten verwertbar, weil Tumoren der Pinealisregion den Aquädukt meist frühzeitig verschließen.

Aus den Berichten im Schrifttum ergibt sich, daß der ventrikulographische oder pneumenzephalographische Befund eines Tumors der Pinealisregion zwar manchmal zur Beantwortung der Frage beiträgt, ob der Tumor expansiv oder infiltrierend wächst, aber eine sichere Diagnose der Tumordignität nicht ermöglicht. Maligne Tumoren können glatt begrenzt sein (Strand u. Mitarb. 1978, Haase u. Nielsen 1979, Arita u. Mitarb. 1980), unregelmäßige Konturen beweisen nicht ein infiltrierendes Tumorwachstum.

Der ventrikulographische oder pneumenzephalographische Befund erlaubt keinen sicheren Schluß auf die Histologie des raumfordernden Prozesses. Die Größe des Füllungsdefektes des 3.Ventrikels hat keine differentialdiagnostische Bedeutung (Kruyff 1965, Wende u. Ciba 1968), zwischen der im Ventrikulogramm sichtbaren Konfiguration eines Tumors und seiner Histologie besteht keine konstante Beziehung (Rand u. Lemmen 1953, Jennett u. Mitarb. 1963). Greitz (1972) gibt an, es sei oft schwierig oder unmöglich, im Enzephalogramm zwischen einem Pinealom und einem Vierhügelgliom zu unterscheiden. Ebenso schwierig ist die Differentialdiagnose zwischen einem Vierhügelgliom und einem Meningeom des „carrefour falco-tentoriel“ (Ruggiero 1957). Bei diesen Meningeomen kann sich der gleiche Befund zeigen (Pia 1954, Taveras 1960, Zingesser u. Schechter 1964, Schechter u. Mitarb. 1968, Huang u. Wolf 1974b, Papo u. Salvolini 1974) wie bei anderen raumfordernden Prozessen der Pinealisregion. Dies gilt auch für „Aneurysmen“ der V. magna Galeni (Heinz u. Mitarb. 1968, Wende u. Ciba 1968; Harwood-Nash u. Fitz 1976 bzw. Martelli u. Mitarb. 1980; Kautzky u. Mitarb. 1976, Taveras u. Wood 1976) und für Zysten der Pinealisregion (Hamby u. Gardner 1935, Lourie u. Berne 1961, Kruyff 1965, Huckman u. Mitarb. 1970) (Abb. 29a und b). Die sichere Diagnose einer Zyste kann nur gestellt werden, wenn zwischen ihr und dem Liquorraum eine Kommunikation besteht und Kontrastmittel in der Zyste nachweisbar ist (Noetzel 1940, Greitz 1972, Tod u. Mitarb. 1974, Thibaut u. Rumeau 1978).

Ausnahmsweise kann der pneumographische Befund pathognomonisch sein, nämlich bei Epidermoiden, die mit dem Liquorraum in Verbindung stehen; diese Tumoren zeigen ein inhomogen fleckiges Kontrastbild mit verschieden großen Aufhellungen, entsprechend der zwischen die schölligen Tumormassen eingedrungenen Luft. Kirsch u. Stears (1970) erheben einen solchen Befund bei einem Epidermoid der Pinealisregion.

Bei suprasellären Germinomen ist der Boden des 3.Ventrikels angehoben, der Recessus opticus und der Recessus infundibuli sind obliteriert (Takeuchi u. Mitarb. 1979b). Diese Veränderungen des basalen Abschnitts des 3.Ventrikels finden sich auch bei einer suprasellären Metastase eines Tumors der Pinealisregion; in einem solchen Fall zeigt sich im Ventrikulogramm oder Pneumenzephalogramm nicht nur ein Füllungsdefekt des dorsalen Ventrikelabschnitts, sondern auch eine Anhebung und eine abnorme Kontur des Ventrikelbodens (Di Chiro 1967, Castleman u. McNeely 1971, Swischuk u. Bryan 1974, Harwood-Nash u. Fitz 1976, Taveras u. Wood 1976, Ruggiero u. Mitarb. 1977, Camins u. Takeuchi 1978, Strand u. Mitarb. 1978). Bei diesem Befund ist vor allem ein Germinom differentialdiagnostisch in Betracht zu ziehen, da Germinome oft in der Pinealisregion vorkommen und in vielen Fällen metastasieren. Der Primärtumor kann so klein sein, daß er pneumographisch nicht nachweisbar ist und sich nur die supraselläre Metastase darstellt (Tod u. Mitarb. 1974).

Zwar können bei einer ausgeprägten subependymalen und intraventrikulären Tumorabsiedlung abnorme Ventrikelkonturen im Ventrikulogramm sichtbar sein (Tod u. Mitarb. 1974), doch ist die Abklärung der Frage nach Ventrikelmetastasen erst durch die Computertomographie möglich geworden.

3. Angiographie

Zur Gefäßdiagnostik der Pinealisregion muß das vertebrobasiläre Stromgebiet dargestellt werden. Die Karotisangiographie erbringt wichtige ergänzende Informationen, vor allem über den Verlauf der tiefen Hirnvenen (die bei der Vertebralisangiographie nur teilweise kontrastiert werden). Es empfiehlt sich daher, bei Verdacht auf einen Tumor der Pinealisregion sowohl eine Vertebralis- als auch eine Karotisangiographie durchzuführen.

Mit der Angiographie läßt sich ein raumfordernder Prozeß der Pinealisregion nachweisen, wenn sich entsprechende Gefäßverlagerungen oder pathologische Gefäße zeigen – jedoch nicht ausschließen, da die Angiogramme unauffällig sein können, obwohl ein Tumor der Pinealisregion besteht. Manchmal kann aus dem Ausmaß der Gefäßverlagerung auf die Tumorgröße geschlossen werden. Oft weist der Verlauf der dislozierten Gefäße darauf hin, wovon der Tumor ausgegangen ist und in welcher Richtung er wächst. Der Befund pathologischer Gefäße kann zur Differentialdiagnose des raumfordernden Prozesses beitragen. Wenn eine Operation in Frage kommt, ist die Angiographie erforderlich, um die vom Tumor verlagerten und die zum Tumor ziehenden Gefäße darzustellen und die Tumorvaskularisation abzuklären.

Die Indikation zur Angiographie bei Tumoren der Pinealisregion hat sich mit der Entwicklung der Computertomographie geändert. Früher hat man angiographiert, um den Tumor nachzuweisen und seine Ausdehnung zu bestimmen; heute wird diese Untersuchung meistens deshalb durchgeführt, um für die Operationsplanung wesentliche Informationen zu erhalten. Da es der Fortschritt der Neurochirurgie ermöglicht hat, sich eher zur Tumoroperation als zu palliativen Maßnahmen zu entschließen, ist im Zeitalter der Computertomographie die Bedeutung der Angiographie bei Tumoren der Pinealisregion keinesfalls geringer geworden.

a) Literaturübersicht

Zwar weist Moniz bereits 1937 eine Anhebung der V. magna Galeni bei einem Pinealom nach, doch hat die Angiographie für die Tumordiagnostik der Pinealisregion relativ spät Bedeutung erlangt. Von den 32 Tumorpatienten, über die Rand u. Lemmen (1953) berichten, ist keiner angiographiert worden. Pia (1954) meint, die Angiographie spiele eine der Ventrikulographie untergeordnete Rolle.

Johanson (1953 und 1954) beschreibt abnorme phlebographische Befunde bei Tumoren der Pinealisregion; er gibt an, daß der dorsale Abschnitt der V. cerebri interna durch den Tumor gestreckt und nach lateral verlagert sein kann. Namin (1954) betont ebenfalls den Wert des Phlebogramms – besonders der tiefen Hirnvenen – für die Beurteilung der Pinealisregion; außerdem weist er bei einem Pinealom tumoreigene Gefäße und eine Streckung und Basalverlagerung der A. cerebri posterior nach. Columella u. Papo (1956) stellen fest, daß die A. parietooccipitalis durch Tumoren der Pinealis oder angrenzender Hirnabschnitte nach basal, durch Meningeome des freien Tentoriumrandes hingegen nach oben verdrängt wird.

Die erste ausführliche und systematische Beschreibung angiographischer Befunde bei Tumoren der Pinealisregion stammt von Löfgren (1958); er weist darauf hin, daß die Beurteilung der Aa. chorioideae posteriores, der Vv. cerebri internae, der Vv. basales und der V. magna Galeni für die Tumordiagnose entscheidend ist; der Tumor könne die in einem dorsalkonvexen Bogen verlaufenden Aa. chorioideae posteriores nach dorsal und oben verlagern, so daß sich dieser Bogen im seitlichen Arteriogramm aufgeweitet und ausgespannt darstellt; die Vv. cerebri internae könnten durch den Tumor angehoben werden, so daß sie einen nach oben (statt nach unten) konvexen Bogen bilden. Galloway u. Greitz (1960) betonen, es müsse zwischen Verlagerungen der Aa. chorioideae posteromediales und Verlagerungen der Aa. chorioideae posterolaterales unterschieden werden; sie erläutern die Differentialdiagnose solcher Befunde.

Wackenheim u. Mitarb. (1968) zeigen, daß eine genauere Tumorlokalisation möglich ist, wenn man nicht nur die Vv. cerebri internae, die Vv. basales und die V. magna Galeni befundet, sondern auch Dislokationen der kleineren Venen des Mittelhirns und der benachbarten Regionen beachtet. Die Monographie von Wackenheim u. Braun (1970) enthält viele Abbildungen und Skizzen abnormer Angiogramme, in denen die Verlagerungen kleinerer Gefäße bei Tumoren der Pinealisregion anschaulich dargestellt sind. Solche Befunde sind auch in der Übersichtsarbeit von Greitz (1972) abgebildet und den entsprechenden Pneumenzephalogrammen gegenübergestellt.

Mit einer besonderen Meßmethode bestimmen Pachtman u. Mitarb. (1974) die Distanz der Aa. chorioideae posteriores zur Schädelbasis und den Abstand zwischen medialen und lateralen Chorioidalarterien in über 100 seitlichen Vertebralisangiogrammen; diese Meßmethode ermögliche die Differentialdiagnose zwischen Tumoren der Pinealisregion, Hirnstammtumoren und hydrozephalusbedingter Gefäßverlagerung. Aufgrund einer sorgfältigen Auswertung angiographischer Befunde bei verschiedenen Tumoren der Pinealisregion vertreten Sones u. Hoffman (1975) die Ansicht, daß die Vertebralisangiographie zur Differentialdiagnose dieser Tumoren mehr Informationen erbringt als die Enzephalographie.

b) Befunde

Die pathologischen angiographischen Befunde, die bei Tumoren der Pinealisregion vorkommen, lassen sich einteilen in uncharakteristische Gefäßverlagerungen infolge eines Verschlußhydrozephalus und in unmittelbar durch den Tumor bewirkte Verlagerungen von Gefäßen der Pinealisregion. Manchmal ist der Tumor aufgrund pathologischer Gefäße oder einer Tumoranfärbung erkennbar.

134

Die hydrozephalus- und die tumorbedingten Gefäßdislokationen sind oft miteinander kombiniert. Wenn sich ein „hydrozephales Gefäßbild" zeigt, kann es schwierig sein, einen Tumor der Pinealisregion als Ursache des Hydrozephalus nachzuweisen, und noch schwieriger, ihn auszuschließen, weil kleine Tumoren den Aquädukt verschließen können, bevor sie benachbarte Gefäße verdrängen. Ein weiteres Problem der angiographischen Tumordiagnostik besteht darin, daß das Identifizieren und exakte Beurteilen der Gefäße der Pinealisregion (vor allem der Mittelhirnvenen) nicht gelingt, wenn sie unzureichend kontrastiert oder von anderen Gefäßen überlagert sind. Besonders schwierig ist das Befunden des sagittalen Phlebogramms – da sich die dorsalen Abschnitte der Vv. cerebri internae, die V. magna Galeni und der Sinus rectus übereinander projizieren, sind durch einen Tumor der Pinealisregion bedingte Gefäßverlagerungen oft nicht erkennbar. In seitlichen Angiogrammen lassen sich die Gefäße der Pinealisregion besser identifizieren, so daß bei der Frage nach einem Tumor in dieser Region meistens das laterale Arteriogramm und das laterale Phlebogramm die entscheidenden Informationen erbringen.

Laterales Arteriogramm. Bei einem Tumor der Pinealisregion zeigt das seitliche Arteriogramm sehr oft eine Dorsalverlagerung und Aufweitung des dorsalkonvexen Bogens der Aa. chorioideae posteriores (Löfgren 1958) (Abb. 29c, 30a). Zwar können – bei kleineren Tumoren – nur die Aa. chorioideae posteromediales disloziert sein (Galloway u. Greitz 1960, David u. Mitarb. 1963) (Abb. 25b), doch sind in vielen Fällen sowohl die medialen als auch die lateralen Chorioidalarterien betroffen (Wackenheim u. Mitarb. 1968, Wackenheim u. Braun 1970, Greitz 1972, Peeters 1973, Newton u. Mitarb. 1974, Sones u. Hoffman 1975). Die laterale Chorioidalarterie kann so weit disloziert sein, daß sie sich dorsal der A. pericallosa posterior projiziert (Wackenheim u. Mitarb. 1968 bzw. Wackenheim u. Braun 1970). Manchmal findet sich nur eine geringe Verdrängung der medialen Chorioidalarterie, manchmal ist das Arteriogramm normal (Sones u. Hoffman 1975). In seltenen Fällen ist die A. chorioidea posteromedialis nach ventral verlagert (Newton u. Mitarb. 1974, Pachtman u. Mitarb. 1974, Sones u. Hoffman 1975, Taveras u. Wood 1976, McDonnell 1977).

Der Verlauf der A. cerebri posterior ist meistens normal. Bei größeren raumfordernden Prozessen kann ihr zirkuläres (ambientes) Segment gestreckt oder gering nach basal disloziert sein (Namin 1954, Weir u. Mitarb. 1968, Newton u. Mitarb. 1974, Hase u. Mitarb. 1979a) (Abb. 29c).

Durch eine infratentorielle Ausdehnung des raumfordernden Prozesses mit Kompression des Oberwurms wird der Oberwurmast der A. cerebelli superior (A. vermiana superior) nach dorsal verlagert und steilgestellt (Greitz 1972, Newton u. Margolis 1974, Sones u. Hoffman 1975, Page 1977, Thiébot u. Mitarb. 1978) (Abb. 29c, 30a).

Durch ein ventrales Tumorwachstum werden die Aa. thalamoperforantes posteriores nach ventral verdrängt, so daß sie vertikal gestreckt oder in einem ventralkonvexen Bogen verlaufen (Wackenheim u. Braun 1970, Greitz 1972, Newton u. Mitarb. 1974, Sones u. Hoffman 1975, Harwood-Nash u. Fitz 1976, Hubschmann u. Mitarb. 1976, Thiébot u. Mitarb. 1978, Huber 1979, Ito u.

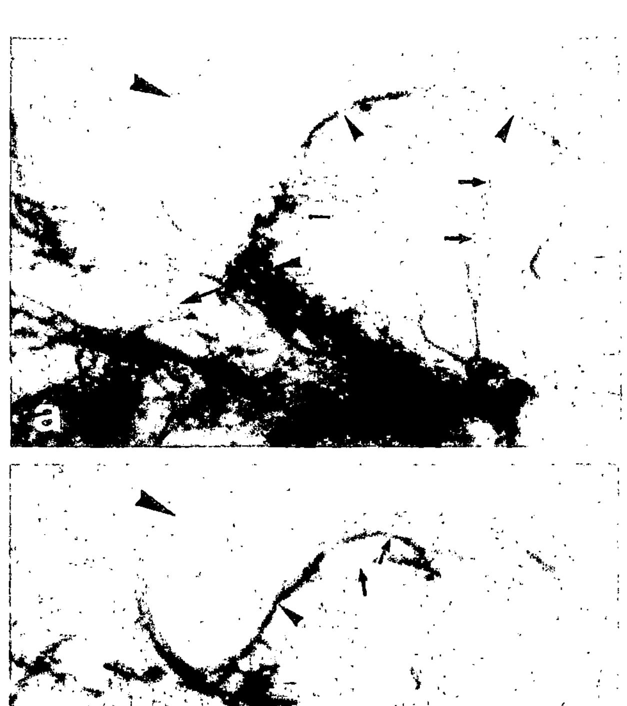

Abb. 30a, b. Tumor der Pinealisregion (Histologie unbekannt). 25jährige Patientin. a Vertebralisangiographie, seitliches Vergrößerungsarteriogramm, Subtraktion: Dorsalverlagerung und Aufweitung des dorsalkonvexen Bogens der Aa. chorioideae posteromediales (▸) (die lateralen Chorioidalarterien sind nicht kontrastiert); Dislokation der Aa. thalamoperforantes posteriores (→) nach ventral, gestreckter Verlauf der Aa. thalamogeniculatae (—); die A. vermiana superior (——→) ist nach dorsal verdrängt; Normalbefund der A. pericallosa posterior (▶). b Vertebralisangiographie, seitliches Vergrößerungsphlebogramm, Subtraktion: geringe Anhebung des dorsalen Abschnitts der V. cerebri interna (▸); die V. thalami superior (→) einer Seite ist nach oben verlagert, die der Gegenseite verläuft normal; Verdrängung der V. praecentralis cerebelli (——→) nach dorsal; Normalbefund der V. corporis callosi dorsalis (▶)

Mitarb. 1981) (Abb. 30a). Manchmal sind im Vergrößerungsangiogramm auch verlagerte und gestreckte Aa. thalamogeniculatae sichtbar (Abb. 30a).

Sagittales Arteriogramm. Durch einen Tumor der Pinealisregion verursachte Gefäßverlagerungen sind im sagittalen Arteriogramm selten nachweisbar. Die Aa. chorioideae posteriores lassen sich nicht sicher beurteilen, weil ihre mittelhirnnahen Abschnitte in halbaxialer Projektion von den Aa. cerebri posteriores und den Aa. cerebelli superiores überlagert sind. In wenigen Fällen ist es gelungen, die vom Tumor auseinandergedrängten und nach lateral verlagerten medialen Chorioidalarterien angiographisch darzustellen (Greitz 1972, Newton u. Mitarb. 1974, Sones u. Hoffman 1975, Ito u. Mitarb. 1981).

Große raumfordernde Prozesse drängen die zisternalen Segmente der Aa. cerebri posteriores auseinander, so daß sie nach lateral ausgespannte Bogen bilden (Zingesser u. Schechter 1964 bzw. Schechter u. Mitarb. 1968; Ameli u. Mitarb. 1966, Huckman u. Mitarb. 1970, Wackenheim u. Braun 1970, Newton u. Mitarb. 1974, Hase u. Mitarb. 1979a, Huber 1979, Hayashi u. Mitarb. 1980, Nishiura u. Mitarb. 1981, Roda u. Mitarb. 1982) (Abb. 29d). Newton u. Mitarb. (1974) weisen darauf hin, daß die Aa. cerebri posteriores verlagert werden, wenn der Tumor die Tentoriuminzisur spreizt; bei einer nur supratentoriellen Tumorausbreitung seien die zisternalen Segmente dieser Arterien nicht disloziert.

Wenn der raumfordernde Prozeß bis infratentoriell reicht, werden auch die mittelhirnnahen Abschnitte der Aa. cerebelli superiores auseinandergedrängt (Ameli u. Mitarb. 1966, Huckman u. Mitarb. 1970, Newton u. Margolis 1974, Sones u. Hoffman 1975, Hubschmann u. Mitarb. 1976, Hayashi u. Mitarb. 1980) (Abb. 29d). Bei einem paramedian in der Vierhügelzisterne gelegenen Tumor kann das quadrigeminale Segment der A. cerebelli superior nach medial verlagert sein (Newton u. Margolis 1974).

Ein seltener Befund dürfte das von Wackenheim u. Mitarb. (1968) und Wackenheim u. Braun (1970) angegebene „Hängemattenzeichen" sein – als „Hängematte" wird eine transversal über die Mittellinie in einem basalkonvexen Bogen verlaufende Arterie bezeichnet, sie markiere den unteren Tumorrand; die Autoren weisen dieses Gefäß in wenigen Fällen nach, ohne entscheiden zu können, ob es sich um einen Ast der A. cerebri posterior oder der A. cerebelli superior handelt.

Laterales Phlebogramm. Im seitlichen Phlebogramm zeigt sich bei einem Tumor der Pinealisregion meistens ein abnormer Verlauf der V. cerebri interna. Löfgren (1958) gibt an, diese Vene werde durch das Tumorwachstum früher verlagert als die A. chorioidea posterior. Oft ist der dorsale Abschnitt der V. cerebri interna nach oben verdrängt, so daß er gestreckt oder in einem nach oben konvexen Bogen verläuft (Johanson 1953 und 1954, Löfgren 1958, Wackenheim u. Mitarb. 1968, Kirsch u. Stears 1970, Wackenheim u. Braun 1970, Greitz 1972, Stein u. Mitarb. 1972, Huang u. Wolf 1974a und b, Wolpert u. Mitarb. 1974, Sones u. Hoffman 1975, Taveras u. Wood 1976, Grossman u. Gonzalez 1977) (Abb. 28b, 31a, 32). Manchmal ist diese Gefäßverlagerung nur angedeutet (Abb. 30b); manchmal ist der Befund der V. cerebri interna normal, obwohl ein größerer Tumor vorliegt (Taveras u. Wood 1976). Durch die Anhebung der V. cerebri interna wird ihre basalkonvexe Krümmung unterhalb des Spleniums verstärkt (Wackenheim u. Braun 1970) (Abb. 28b, 32). Die Krümmung kann so stark ausgeprägt sein, daß die V. cerebri interna in einem Winkel (statt in einem Bogen) in die V. magna Galeni mündet (Löfgren 1958, Reschke 1968, Huang u. Wolf 1974a). Andererseits kann der basalkonvexe Bogen abgeflacht und zusammen mit der V. magna Galeni nach oben disloziert sein (Löfgren 1958, Reschke 1968, Wolpert u. Mitarb. 1974, Grossman u. Gonzalez 1977) (Abb. 25c). Ein Tumorwachstum nach dorsal ist anzunehmen, wenn die V. magna Galeni steilgestellt ist und mit dem Sinus rectus einen sehr spitzen Winkel bildet (Löfgren 1958,

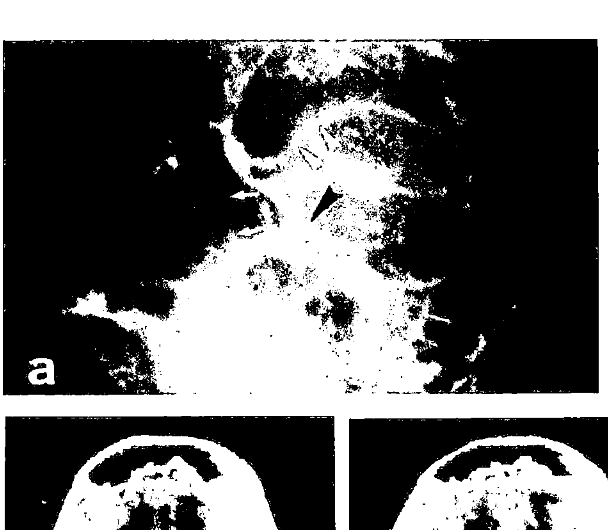

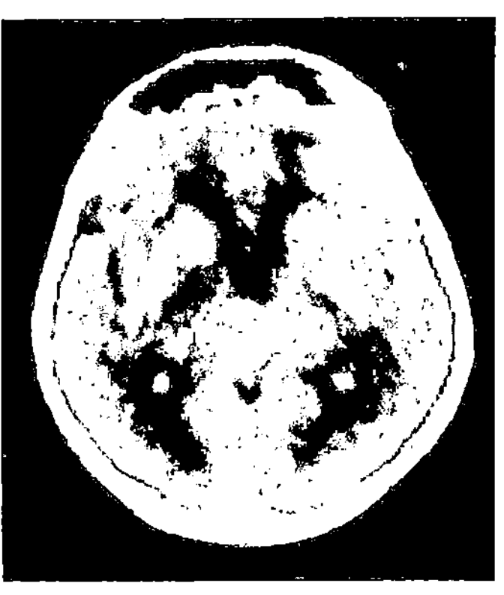

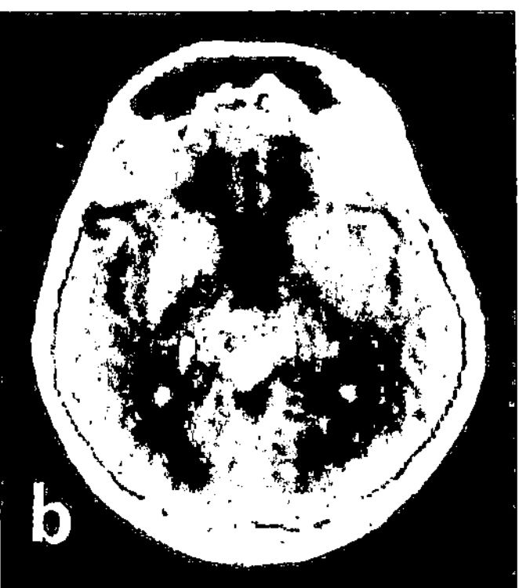

Abb. 31 a, b. Tumor der Pinealisregion (Histologie unbekannt). 56jähriger Patient. a Retrograde Brachialisangiographie rechts, seitliches Phlebogramm: der dorsale Abschnitt der V. cerebri interna (▸) ist angehoben, die V. basalis (▶) ist nach unten verlagert; abnorme Weite des von der V. cerebri interna und der V. basalis gebildeten Winkels; Dislokation der V. praecentralis cerebelli (→) nach dorsal; geringe Ventralverlagerung der V. mesencephalica lateralis (—). b Axiale Computertomographie, vor und nach intravenöser Kontrastmittelinjektion: unregelmäßig begrenzter Tumor der Pinealisregion von inhomogener Dichte mit Verkalkungen, kein Ödem; starke Kontrastmittelanreicherung in einzelnen Tumorarealen (Teratom?); mäßige Dilatation der supratentoriellen Ventrikel; Zustand nach Ventrikulozisternostomie

Hase u. Mitarb. 1979a) (Abb. 32). Taveras u. Wood (1976) weisen darauf hin, daß Pinealome sich oberhalb der V. magna Galeni und des dorsalen Abschnitts der V. cerebri interna ausbreiten können, wodurch diese Gefäße nach ventrobasal verlagert werden und ihr basalkonvexer Bogen aufgeweitet wird. Eine hochgradige Dislokation der V. cerebri interna mit nach basal ausgespanntem Bogen kann bei Tumoren vorkommen, die von oben und dorsal in die Pinealisregion einwachsen (Johanson 1953 bzw. 1954; Zingesser u. Schechter 1964, Zatz u. Mitarb. 1967, Newton u. Mitarb. 1974, Sones u. Hoffman 1975, McDonnell 1977, Nishiura u. Mitarb. 1981, Stone u. Mitarb. 1983) (Abb. 33a).

Ein markanter Befund bei einem raumfordernden Prozeß der Pinealisregion ist die abnorme Weite des von der V. cerebri interna und der V. basalis gebildeten Winkels (Signorelli 1961, Caron u. Mitarb. 1974, Hase u. Mitarb. 1979a). Er ist

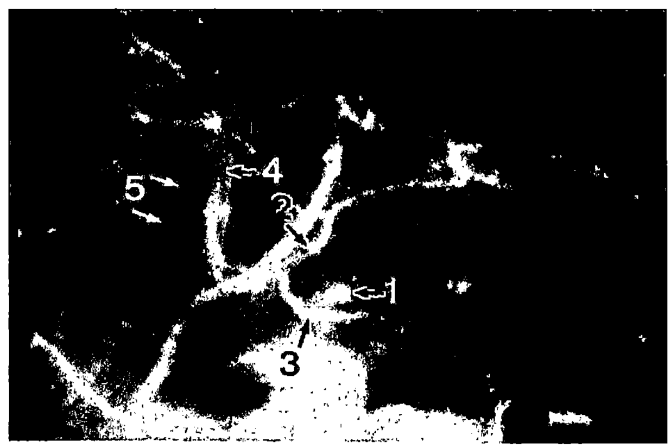

Abb. 32. Tumor der Pinealisregion (Histologie unbekannt). 23jähriger Patient. Karotisangiographie, seitliches Phlebogramm. Anhebung des dorsalen Abschnitts der V. cerebri interna, dadurch Verstärkung ihrer basalkonvexen Krümmung; Verlagerung der V. basalis nach unten; abnorm weiter Winkel zwischen V. cerebri interna und V. basalis. Die V. magna Galeni ist steilgestellt und bildet mit dem Sinus rectus einen sehr spitzen Winkel. *1* Tumorverkalkung, *2* V. cerebri interna, *3* V. basalis, *4* V. magna Galeni, *5* Sinus rectus

bedingt durch die Streckung und Dorsobasalverlagerung des Endabschnitts der V. basalis (Wackenheim u. Mitarb. 1968, Wackenheim u. Braun 1970, Greitz 1972, Huang u. Wolf 1974a) oder durch die Anhebung des dorsalen Abschnitts der V. cerebri interna (Taveras u. Wood 1976). Besonders deutlich ist dieser Befund, wenn der Tumor sowohl die V. basalis nach unten als auch die V. cerebri interna nach oben verdrängt (Wackenheim u. Mitarb. 1968, Huang u. Wolf 1974a, Philippides u. Mitarb. 1975) (Abb. 25c, 28b, 31a, 32). Ähnlich wie die V. basalis kann die V. mesencephalica posterior nach unten (Sones u. Hoffman 1975), ähnlich wie die V. cerebri interna kann die V. thalami superior nach oben (Greitz 1972) (Abb. 30b) disloziert sein.

Bei einer infratentoriellen Ausdehnung des raumfordernden Prozesses mit Kompression des Oberwurms ist die V. praecentralis cerebelli nach dorsal verlagert, so daß sie gestreckt oder in einem dorsalkonvexen Bogen verläuft (Greitz 1972, Peeters 1973, Sones u. Hoffman 1975, Hubschmann u. Mitarb. 1976, Taveras u. Wood 1976, Grossman u. Gonzalez 1977, Page 1977, Stein 1979a, Roda u. Mitarb. 1982) (Abb. 28b, 30b, 31a). Bei einem bis infratentoriell reichenden Tumor kann die V. basalis angehoben sein (Löfgren 1958), die V. mesencephalica lateralis und die V. pontomesencephalica können nach vorne verdrängt sein (Taveras u. Wood 1976) (Abb. 31a).

Da die angiographische Darstellung der Pinealisvenen nur selten gelingt und ihre sichere Beurteilung kaum möglich ist, haben die von Tamaki u. Mitarb. (1973 und 1975) angegebenen Befunde eine sehr geringe praktische Bedeutung – die Autoren stellen bei Pinealomen eine Anhebung der oberen und eine Basalverlagerung der unteren Pinealisvenen fest; dieser Befund soll dazu beitragen, Pinealistumoren von anderen Tumoren der Pinealisregion (bei denen die Pinealisvenen normal verlaufen) zu unterscheiden.

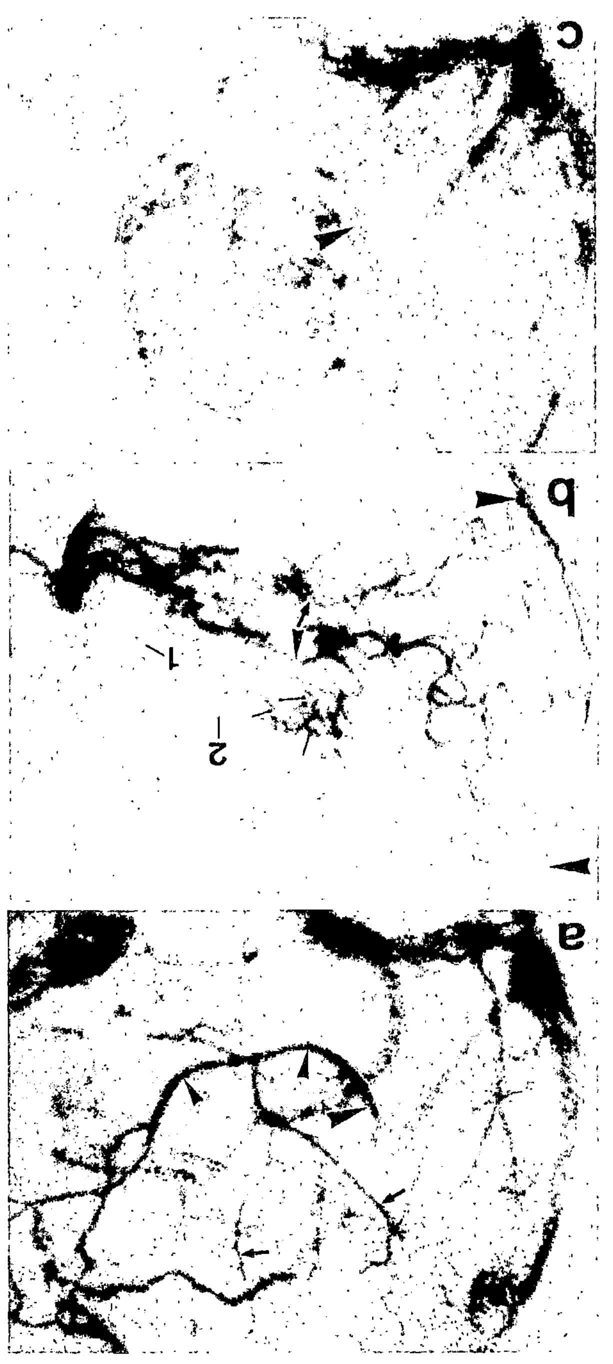

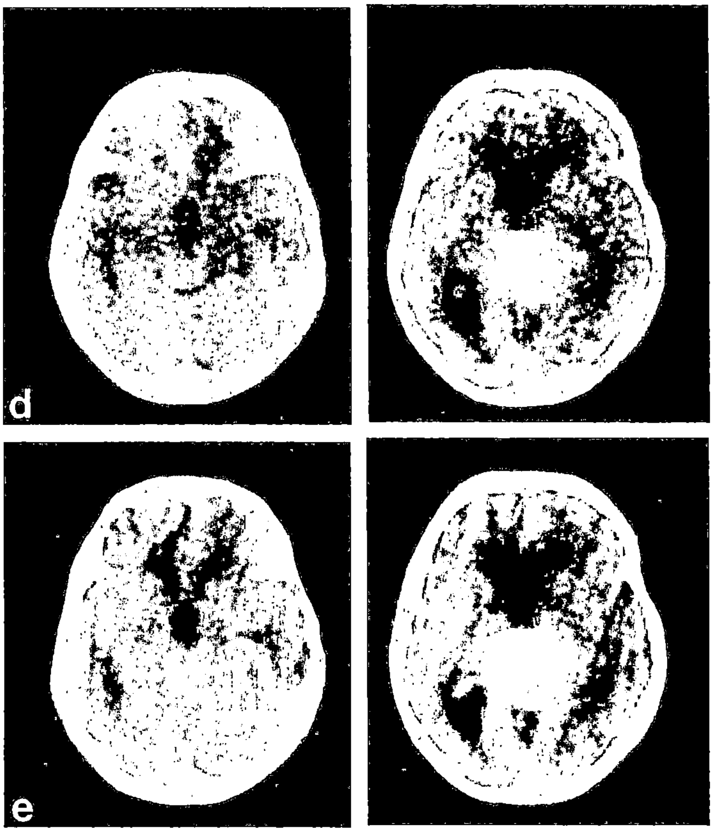

Abb. 33 a−e. Meningeom des „carrefour falco-tentoriel" (operativ verifiziert). 59jährige Patientin. **a** Karotisangiographie, seitliches Phlebogramm, Subtraktion: die V. cerebri interna (▶) ist nach unten verlagert und verläuft in einem basalkonvexen Bogen; Steilstellung der V. magna Galeni (▶); infolge des Verschlußhydrozephalus sind die medialen Atriumvenen (→) elongiert; keine Tumoranfärbung. **b** Vertebralisangiographie, seitliches Arteriogramm, Subtraktion: Anhebung der A. parietooccipitalis (▶) und Verlagerung der A. cerebelli superior (→) nach basal; die A. chorioidea posteromedialis (*1*) ist nach ventral verdrängt, die A. chorioidea posterolateralis (*2*) verläuft normal; kaliberstarker meningealer Ast (▶) der A. vertebralis; Tumorgefäße (—). **c** Vertebralisangiographie, seitliches Phlebogramm, Subtraktion: deutliche Tumoranfärbung (im Gegensatz zur Karotisangiographie); Steilstellung der V. magna Galeni (▶). **d** und **e** Axiale Computertomographie, vor und nach intravenöser Kontrastmittelinjektion: scharf begrenzter, inhomogen hyperdenser Tumor der Pinealisregion, kein Ödem; homogene Kontrastmittelanreicherung; Dilatation der supratentoriellen Ventrikel (Liquorabflußbehinderung)

Sagittales Phlebogramm. Im sagittalen Phlebogramm lassen sich durch einen Tumor der Pinealisregion verursachte Gefäßverlagerungen sehr selten feststellen. Manchmal zeigt sich eine Dislokation der V. cerebri interna nach lateral (Johanson 1953 bzw. 1954; Sones u. Hoffman 1975), wenn der Tumor die Vv. cerebri internae auseinanderdrängt. Bei einer tumorbedingten Verbreiterung des Mittelhirns kann der Endabschnitt der V. basalis (Greitz 1972, Huang u. Wolf 1974a,

Grossman u. Gonzalez 1977) oder die V. mesencephalica posterior (Huang u. Wolf 1974a, Sones u. Hoffman 1975) nach lateral verlagert sein.

c) Differentialdiagnostische Überlegungen

Gefäße der Pinealisregion können bei einem ausgeprägten Hydrozephalus, bei einem großen Recessus suprapinealis und bei einer transtentoriellen Herniation nach oben ähnlich disloziert sein wie bei einem raumfordernden Prozeß in dieser Region (Newton u. Mitarb. 1974, Huber 1979). In manchen Fällen erlaubt das Angiogramm keinen sicheren Schluß auf die Ursache der Gefäßverlagerung, manchmal ist die richtige Interpretation des abnormen Gefäßbildes ohne Kenntnis des computertomographischen Befundes nicht möglich.

Wenn der angiographische Befund für einen raumfordernden Prozeß der Pinealisregion spricht, pathologische Gefäße aber nicht sichtbar sind, läßt sich nicht entscheiden, ob ein Tumor oder eine Zyste (Huckman u. Mitarb. 1970, Greitz 1972, Newton u. Margolis 1974, Hayashi u. Mitarb. 1980) (Abb. 29) vorliegt.

Bei arteriovenösen Mißbildungen mit Dilatation der V. magna Galeni sichert die Angiographie fast immer die Diagnose (Litvak u. Mitarb. 1960, Poppen u. Avman 1960, Gomez u. Mitarb. 1963, Gold u. Mitarb. 1964, Russell u. Newton 1964, Wilson u. Roy 1964, Lehman u. Mitarb. 1966, Agee u. Mitarb. 1969, O'Brien u. Schechter 1970, Amacher u. Shillito 1973, Newton u. Troost 1974, Harwood-Nash u. Fitz 1976, Kautzky u. Mitarb. 1976, Taveras u. Wood 1976, Grossman u. Gonzalez 1977, Clarisse u. Mitarb. 1978, Ventureyra u. Mitarb. 1978, Huber 1979, Spallone 1979, Martelli u. Mitarb. 1980, Diebler u. Mitarb. 1981, Shirkhoda u. Mitarb. 1981, Hoffman u. Mitarb. 1982) (Abb. 34, 60c und d). Nur in seltenen Fällen, bei einer Thrombose, stellt sich die dilatierte V. magna Galeni nicht dar (Heinz u. Mitarb. 1968, Weir u. Mitarb. 1968, Lazar u. Clark 1974, Shirkhoda u. Mitarb. 1981). Wenn der Abfluß in den Sinus rectus behindert ist, können abnorme venöse Kollateralen erkennbar sein (Russell u. Newton 1964, Heinz u. Mitarb. 1968, Agee u. Mitarb. 1969).

Kavernöse Angiome der Pinealisregion (Hubschmann u. Mitarb. 1976; Sonntag u. Mitarb. 1981 bzw. Demakas u. Mitarb. 1982; Fukui u. Mitarb. 1983) und eine venöse Mißbildung (Ventureyra u. Ivan 1979) konnten angiographisch nicht diagnostiziert werden – pathologische Gefäße kontrastierten sich nur in einem Fall (Fukui u. Mitarb. 1983).

Aufgrund des abnormen Gefäßverlaufs läßt sich meistens entscheiden, ob der Tumor in der Pinealisregion entstanden ist, oder ob er von lateral, dorsal oder infratentoriell in diese Region eingewachsen ist. Zu den Tumoren, die sich primär in der Pinealisregion entwickeln, gehören Pinealiszelltumoren, Keimzelltumoren und Gliome der Vierhügelplatte. Das Wachstum dieser Tumoren betrifft vor allem die Aa. chorioideae posteromediales und die dorsalen Abschnitte der Vv. cerebri internae – die medialen Chorioidalarterien werden nach dorsal und oben verdrängt und verlaufen in einem weiten dorsalkonvexen Bogen, die Vv. cerebri internae werden angehoben. Bei infratentorieller Tumorausbreitung zeigt sich außerdem eine Dorsalverlagerung der Aa. vermianae superiores und der Vv. praecentrales cerebelli.

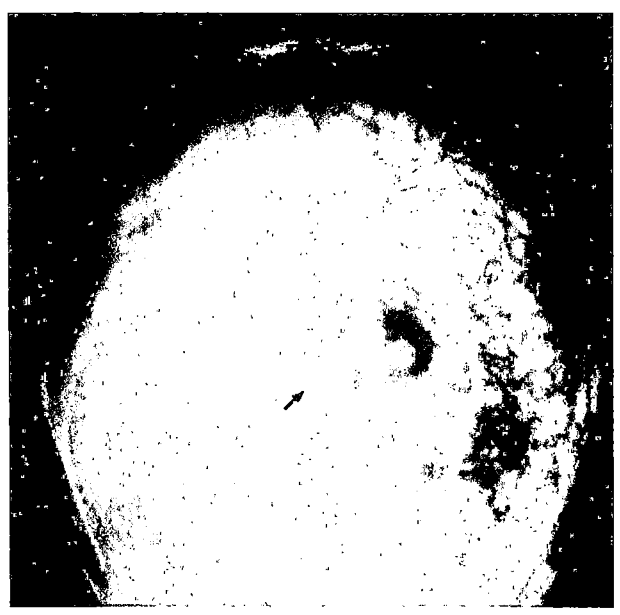

Abb. 34. Arteriovenöse Mißbildung. 10jähriges Mädchen. Karotisangiographie, sagittales Arteriogramm, Subtraktion. Dilatation der vorzeitig kontrastierten V. magna Galeni (→). Dehiszenz der Pfeilnaht als Zeichen der intrakraniellen Drucksteigerung (Liquorabflußbehinderung infolge Kompression des Aquädukts durch die dilatierte V. magna Galeni)

Das Angiogramm ermöglicht keine sichere Differentialdiagnose zwischen einem Tumor der Pinealis und einem Gliom der Vierhügelplatte. Greitz (1972) findet zwar, daß bei Gliomen die Oberwurmgefäße deutlicher, die Chorioidalarterien und die Vv. cerebri internae hingegen geringer verlagert sind als bei Pinealomen – eine ähnliche Meinung vertritt Peeters (1973) –, doch weisen Sones u. Hoffman (1975) nach, daß eine Verlagerung der Oberwurmgefäße bei Pinealomen oft vorkommt und daß die Vv. cerebri internae auch bei Vierhügelgliomen deutlich angehoben sein können.

Die meisten von lateral in die Pinealisregion einwachsenden Tumoren sind Gliome des dorsalen Thalamusabschnitts. Bei diesen Tumoren ist die A. chorioidea posterolateralis verlagert, während die medialen Chorioidalarterien normal verlaufen können. Die laterale Chorioidalarterie wird nach dorsal und oben disloziert, so daß sie einen dorsalkonvex ausgespannten Bogen bildet (Galloway u. Greitz 1960, Greitz 1972, Margolis u. Mitarb. 1972, Newton u. Mitarb. 1974). Dieser abnorme Gefäßverlauf ist noch besser zu erkennen, wenn auch die Chorioidalarterien der nicht vom Tumor betroffenen Seite kontrastiert sind (Wackenheim u. Mitarb. 1968 bzw. Wackenheim u. Braun 1970). Im sagittalen Arteriogramm kann eine Lateralverlagerung der A. chorioidea posterolateralis nachweisbar sein (Galloway u. Greitz 1960); durch ein bilaterales Thalamusgliom werden die Aa. chorioideae posterolaterales beider Seiten nach lateral verdrängt (Margolis u. Mitarb. 1972 bzw. Newton u. Mitarb. 1974). Die

Aa. thalamoperforantes posteriores sind oft dilatiert und gestreckt oder nach ventral verlagert (Greitz 1972, Margolis u. Mitarb. 1972, Newton u. Mitarb. 1974). Nach Löfgren (1958) spricht eine Anhebung des dorsalen Abschnitts der V. cerebri interna gegen einen Thalamustumor, Wackenheim u. Braun (1970) weisen jedoch bei mehreren Thalamustumoren eine solche Gefäßverlagerung nach. In seltenen Fällen verdrängt der Tumor die V. cerebri interna zur Gegenseite (Sones u. Hoffman 1975). Greitz (1972) stellt eine Dislokation der V. basalis nach unten bei einem Thalamusgliom fest; bei Mittelhirngliomen komme dieser Befund nicht vor; ein weiterer Hinweis auf einen Thalamustumor sei die Anhebung der V. thalami superior.

Meningeome des „carrefour falco-tentoriel" und Gliome des Spleniums wachsen in die Pinealisregion von dorsal, Meningeome des Velum interpositum von oben. Durch ein supratentorielles Wachstum eines Meningeoms des Carrefour werden die Aa. parietooccipitales angehoben und auseinandergedrängt (Columella u. Papo 1956, Taveras 1960; Zingesser u. Schechter 1964 bzw. Schechter u. Mitarb. 1968; Ameli u. Mitarb. 1966, Wackenheim u. Braun 1970, Greitz 1972, Newton u. Mitarb. 1974, Papo u. Salvolini 1974, Taveras u. Wood 1976), durch ein infratentorielles Wachstum werden die Aa. cerebelli superiores nach basal disloziert und auseinandergedrängt. Dementsprechend zeigt das seitliche Angiogramm eine abnorm weite Distanz zwischen der A. parietooccipitalis und der A. cerebelli superior (Abb. 33b) und das sagittale Angiogramm eine Lateralverlagerung der beiden Aa. parietooccipitales oder (auch) der beiden Aa. cerebelli superiores. Je größer die supratentorielle Tumorausdehnung, desto ausgeprägter ist die Dislokation der Aa. parietooccipitales. Eine Ventralverlagerung der Aa. chorioideae posteromediales zeigt an, daß die Pinealisregion vom Meningeom betroffen ist (Abb. 33b). Dies ist auch am abnormen Verlauf der tiefen Venen erkennbar – der dorsale Abschnitt der V. cerebri interna ist nach unten verdrängt und die V. magna Galeni steilgestellt, sie bilden einen basalkonvexen Bogen (Taveras 1960) (Abb. 33a und c). Wenn der Tumor von infratentoriell nach oben in die Pinealisregion wächst, wird die V. magna Galeni angehoben und nach ventral disloziert (Huang u. Wolf 1974b, Papo u. Salvolini 1974). Bei Tentoriummeningeomen stellt sich oft die A. tentorii (Bernasconi u. Cassinari 1956) dar, meningeale Äste der A. vertebralis (Abb. 33b) oder der A. occipitalis können dilatiert sein (Schechter u. Mitarb. 1968, Wackenheim u. Braun 1970, Papo u. Salvolini 1974). Die A. tentorii kann aber auch bei anderen Tumoren (Schechter u. Mitarb. 1968) und bei Gefäßmißbildungen (Nakayama u. Mitarb. 1973) erweitert sein. Die für ein Meningeom typische Tumoranfärbung (Ameli u. Mitarb. 1966, Wackenheim u. Braun 1970, Huang u. Wolf 1974b, Papo u. Salvolini 1974, Nishiura u. Mitarb. 1981) (Abb. 33c) findet sich bei Meningeomen des Carrefour eher selten (Zingesser u. Schechter 1964).

Die Angiogramme eines Meningeoms des Velum interpositum werden von Ito u. Mitarb. (1981) ausführlich beschrieben: es stellte sich ein homogen kontrastierter Tumor dar, der die Aa. chorioideae posteromediales nach ventral und lateral, die Vv. cerebri internae nach oben, die V. magna Galeni nach dorsal und die Vv. basales nach unten verdrängte. Eine hochgradige Ventralverlagerung der medialen Chorioidalarterien wiesen Kameyama u. Mitarb. (1981) bei einem solchen Tumor nach. Nach den von Rozario u. Mitarb. (1979) und Roda u. Mitarb.

144

(1982) aus der Literatur zusammengestellten Angaben färben sich Meningeome des Velum interpositum in etwa der Hälfte der Fälle an.

Wenn ein Gliom des Spleniums in die Pinealisregion eingewachsen ist, sind die Aa. chorioideae posteromediales nach unten und ventral disloziert (Greitz 1972, Newton u. Mitarb. 1974, Sones u. Hoffman 1975). Ein solcher Befund kann auch bei einem Meningeom des Carrefour vorkommen; diese Tumoren verdrängen aber die A. pericallosa posterior nach ventral, während Spleniumgliome die A. pericallosa posterior nach dorsal verlagern und ihren dorsalkonvexen Bogen aufweiten (Zatz u. Mitarb. 1967, Greitz 1972, Sones u. Hoffman 1975). Wie bei Meningeomen des Carrefour (Taveras 1960) sind auch bei Spleniumgliomen (Johanson 1953 bzw. 1954; Zingesser u. Schechter 1964, Zatz u. Mitarb. 1967, Newton u. Mitarb. 1974, Sones u. Hoffman 1975) der dorsale Abschnitt der V. cerebri interna und die V. magna Galeni nach unten disloziert, so daß sie einen basalkonvexen Bogen bilden. Manchmal ist die tumorbedingte Vergrößerung des Spleniums am abnorm weiten Bogen der V. corporis callosi dorsalis erkennbar (Zatz u. Mitarb. 1967).

Tumoren des Oberwurms können durch die Tentoriuminzisur bis in die Pinealisregion reichen. In einem solchen Fall zeigt sich eine Ventralverlagerung und Anhebung der A. vermiana superior. Die V. praecentralis cerebelli wird ebenfalls nach ventral und oben verdrängt; die V. vermiana superior wird angehoben (Huang u. Wolf 1974b). Bei einer durch die Tentoriuminzisur in die Pinealisregion ragenden Kleinhirnzyste stellten Galloway u. Greitz (1960) eine Dislokation der Aa. chorioideae posteromediales nach ventral fest, die lateralen Chorioidalarterien verliefen normal.

Anhand von Gefäßverlagerungen läßt sich zwar die Wachstumsrichtung eines Tumors der Pinealisregion bestimmen, aber nicht erkennen, ob der Tumor expansiv oder infiltrierend wächst. In den meisten Fällen stellen sich keine Tumorgefäße dar (Greitz 1972). Selbst wenn solche Gefäße nachweisbar sind oder sich eine Tumoranfärbung zeigt, ergibt das abnorme Gefäßbild nur selten einen Hinweis auf die Tumorhistologie. Das typische Kontrastbild eines Meningeoms (Ameli u. Mitarb. 1966, Wackenheim u. Braun 1970, Huang u. Wolf 1974b, Papo u. Salvolini 1974, Ito u. Mitarb. 1981) (Abb. 33c) ermöglicht zwar die Artdiagnose, doch in vielen Fällen färben sich Meningeome der Pinealisregion nicht an. Bei Gliomen höherer Malignität der Vierhügelplatte (Sones u. Hoffman 1975), des Thalamus (Greitz 1972, Sones u. Hoffman 1975) und des Spleniums (Zingesser u. Schechter 1964, Zatz u. Mitarb. 1967) können sich typische „Glioblastomgefäße" mit früher Venenfüllung darstellen. Löfgren (1958) fand jedoch keinen Unterschied zwischen dem pathologischen Gefäßbild der Glioblastome und dem der Teratome. Bei sechs von sieben Teratomen der Pinealisregion stellten Chang u. Mitarb. (1981) Tumorgefäße mit früher Venenfüllung fest, drei dieser Tumoren waren maligne. Hochmaligne Keimzelltumoren zeigen sehr oft abnorme Gefäße – solche Befunde wurden bei embryonalen Karzinomen (Arita u. Mitarb. 1978, Donat u. Mitarb. 1978, Chang u. Mitarb. 1981), entodermalen Sinustumoren (Scully u. McNeely 1974, Lee u. Mitarb. 1978, Ho u. Rassekh 1979, Wilson u. Mitarb. 1979, Stachura u. Mendelow 1980, Tavcar u. Mitarb. 1980, Murovic u. Mitarb. 1981, Hildenbrand u. Mitarb. 1983) und Choriokarzinomen (Pachtman u. Mitarb. 1974, Kawakami u. Mitarb. 1980) erhoben. Auch bei Pineoblastomen wurden

Tumorgefäße nachgewiesen (Wackenheim u. Mitarb. 1968, Harwood-Nash u. Fitz 1976, Grossman u. Gonzalez 1977, Jooma u. Kendall 1983); Pineozytome mit pathologischen Gefäßen (Neuwelt u. Mitarb. 1979) dürften sehr selten sein.

Nach den in der Literatur angegebenen Befunden ist ein Tumor höherer Malignität anzunehmen, wenn das Angiogramm Tumorgefäße oder eine Tumoranfärbung zeigt. Ein solcher Tumor ist jedoch nicht ausgeschlossen, wenn sich keine pathologischen Gefäße darstellen.

Germinome färben sich fast nie an. Nur bei zwei von 24 intrakraniellen Germinomen in der Serie von Chang u. Mitarb. (1981) bestand eine Tumoranfärbung (in beiden Fällen waren die Stammganglien betroffen). Eine kontrastschwache Anfärbung von Germinomen der Pinealisregion wurde von Harwood-Nash u. Fitz (1976), ein gefäßreiches Germinom wurde von Philippides u. Mitarb. (1975) nachgewiesen. Nur bei einem von zwölf suprasellären Germinomen stellten Takeuchi u. Mitarb. (1979b) eine Anfärbung fest, oft fanden sich Zeichen der suprasellären Raumforderung, in drei Fällen war das Angiogramm normal.

Im Schrifttum findet sich kein Bericht über eine angiographisch diagnostizierte supraselläre Metastase eines Tumors der Pinealisregion. Mit der Angiographie lassen sich Metastasen eines solchen Tumors weder nachweisen noch ausschließen.

4. Computertomographie

Die Computertomographie ist die wertvollste Untersuchungsmethode zur Abklärung raumfordernder Prozesse der Pinealisregion. Tumoren dieser Region, die so groß sind, daß sie klinische Symptome verursachen, lassen sich fast immer computertomographisch nachweisen. Wenn der Tumor abgrenzbar ist, kann seine Ausdehnung bestimmt und außerdem festgestellt werden, welche Strukturen vom Tumor betroffen sind. Zystische Veränderungen oder Nekrosen, Blutungen und Tumorverkalkungen sind im Computertomogramm gut erkennbar, ebenso die – bei Tumoren der Pinealisregion nicht seltenen – intrakraniellen Metastasen. Auch die Frage nach einem Verschlußhydrozephalus und seinem Ausmaß läßt sich mit der Computertomographie leicht beantworten.

Bei Verdacht auf einen raumfordernden Prozeß der Pinealisregion ist die axiale Computertomographie vor und nach intravenöser Kontrastmittelinjektion erforderlich. Wenn sich der Verdacht bestätigt, doch die Lagebeziehung des raumfordernden Prozesses zum Tentorium nicht sicher beurteilt werden kann, ist auch die koronare Computertomographie indiziert. Mit der sagittalen Computertomographie läßt sich die Topographie der Tumoren der Pinealisregion sehr anschaulich darstellen (Blümm 1982). Die Computertomographie nach intrathekaler Kontrastmittelinjektion kann für die Abklärung von Zysten in dieser Region wichtige Informationen erbringen.

a) Literaturübersicht

In der ersten Monographie über Computertomographie machen New u. Scott (1975) auf die Bedeutung dieser Untersuchungsmethode bei Tumoren der Pinealisregion aufmerksam und betonen ihren Wert für Verlaufskontrollen nach Shunt-Operation und Strahlentherapie. Die Autoren haben fünf Patienten mit einem solchen Tumor computertomographiert und bei keinem eine Fehldiagnose gestellt. In ihrem Buch sind typische Befundbeispiele abgebildet, außerdem die Computertomogramme eines Tumors der Pinealisregion mit periventrikulärer Ausbreitung und eines suprasellären Germinoms.

Auf dem ersten Symposium über Computertomographie in Europa (München 1976) werden computertomographische Befunde bei Tumoren der Pinealisregion mitgeteilt (Grumme u. Mitarb. 1976) und ihre Bedeutung für die Therapieplanung hervorgehoben (Thomalske u. Mitarb. 1976). Pecker u. Mitarb. (1976) geben hingegen an, daß sich mit der Computertomographie der Tumor zwar in der Pinealisregion lokalisieren lasse, doch könnten damit nicht alle Fragen des Neurochirurgen oder des Strahlentherapeuten beantwortet werden. Messina u. Mitarb. (1976) veröffentlichen die erste ausführliche Arbeit über den computertomographischen Normalbefund der Pinealisregion und über pathologische Befunde und deren Differentialdiagnose bei 76 Patienten mit Veränderungen des dorsalen Abschnitts des 3.Ventrikels.

Kleefield u. Mitarb. (1977) werten die Computertomogramme von acht verifizierten Tumoren der Pinealisregion aus und messen deren Strahlenschwächung nach Kontrastmittelinjektion; sie kommen zu dem Ergebnis, daß vom Ausmaß der Dichtezunahme im Kontrastmittel-Computertomogramm nicht auf die Tumorhistologie geschlossen werden kann. Auch die von Hase u. Mitarb. (1979a und b) ermittelten Dichtewerte erbringen keine differentialdiagnostischen Hinweise – es wurde die Strahlenschwächung von acht Tumoren der Pinealisregion gemessen (4 histologisch verifiziert: 2 Germinome, 2 Meningeome): die Messung der Germinome ergab 46 und 47 HU, die der Meningeome 40 und 49 HU.

Computertomographische Befunde, die mit hoher Wahrscheinlichkeit für ein Germinom sprechen, geben Inoue u. Mitarb. (1979) an; sie untersuchen neun Patienten mit solchen Tumoren vor, im Verlauf und am Ende der Strahlentherapie und stellen fest, daß Germinome isodens oder mäßig hyperdens sind, kein perifokales Ödem aufweisen, eine starke, homogene Kontrastmittelanreicherung zeigen und unter Strahlentherapie rasch kleiner werden.

Zimmerman u. Mitarb. (1980) beschreiben die Computertomogramme von 27 Tumoren der Pinealisregion und vier suprasellären Keimzelltumoren (21 histologisch verifiziert, die Artdiagnose der übrigen Tumoren stützt sich vor allem auf charakteristische Computertomogramme) und diskutieren differentialdiagnostische Kriterien; in vielen Fällen könne vom computertomographischen Befund auf die Tumorhistologie geschlossen werden, wenn man Alter und Geschlecht des Patienten berücksichtigt. Dieselbe Arbeitsgruppe (Wood u. Mitarb. 1981) berichtet über die Befunde von 24 Tumoren der Pinealisregion und fünf suprasellären Keimzelltumoren (artdiagnostisch aufgeschlüsselt) und über die Ergebnisse computertomographischer Verlaufskontrollen; dabei wird die Bedeutung der Computertomographie für die Beurteilung des Therapieerfolgs hervorgehoben.

Futrell u. Mitarb. (1981) analysieren die Computertomogramme von 14 Tumoren der Pinealisregion (8 histologisch verifiziert) und finden, daß die Computertomographie keine Artdiagnose dieser Tumoren ermöglicht. Dementsprechend wird in der von Kazner u. Mitarb. (1981) herausgegebenen Monographie festgestellt, daß „echte Pinealistumoren . . . von anderen Tumoren dieser Region nicht sicher zu unterscheiden" sind; die Vielfalt computertomographischer Erscheinungsbilder der verschiedenen Tumoren der Pinealisregion ist in dieser Monographie hervorragend dokumentiert. Einige Computertomogramme histologisch verifizierter Tumoren der Pinealisregion von Erwachsenen (Lee u. Rao 1983) und Kindern (Fitz u. Rao 1983) sind auch in der von Lee und Rao herausgegebenen Monographie abgebildet.

b) Die Beurteilung des Computertomogramms

Wenn das Computertomogramm einen raumfordernden Prozeß der Pinealisregion zeigt, ist bei der Bildauswertung zu folgenden Fragen Stellung zu nehmen:
- Wie sieht der raumfordernde Prozeß im Computertomogramm aus ?
- Welche topographische Beziehung besteht zwischen dem raumfordernden Prozeß und den benachbarten Strukturen und welche Veränderungen dieser Strukturen hat der Prozeß verursacht ?
- Zeigen die Computertomogramme pathologische Befunde auch in anderen Regionen, hat der raumfordernde Prozeß einen Verschlußhydrozephalus bewirkt, finden sich Tumormetastasen ?

Befundkriterien des raumfordernden Prozesses. Für Tumoren der Pinealisregion gelten dieselben computertomographischen Befundkriterien wie für alle intrakraniellen Tumoren: Abgrenzbarkeit, Größe, Form, Dichte und Dichteverteilung des Tumors, zystische Veränderungen, Blutungen, Verkalkungen, perifokales Ödem, Intensität und Verteilungsmuster der Kontrastmittelanreicherung.

Die Information über die Abgrenzbarkeit des Tumors kann zur Beurteilung der Operabilität beitragen, der Befund eines scharf begrenzten Tumors schließt jedoch ein infiltrierendes Wachstum nicht aus. Vom computertomographischen Befund kann auf die Tumorgröße nur dann geschlossen werden, wenn sich die Strahlenschwächung des Tumors deutlich von der seiner Umgebung unterscheidet. Aufgrund des Partialvolumeneffektes ist die exakte Bestimmung des Tumorvolumens – vor allem kleinerer Tumoren – nicht möglich. Die Größe infiltrierender Tumoren läßt sich nur sehr ungenau ermitteln. Ebenso ungenau sind oft die Messung der Dichte und die Beurteilung der Dichteverteilung eines Tumors – bei der Bestimmung der mittleren Strahlenschwächung kleiner Tumoren ergibt sich meist eine hohe Standardabweichung; wegen des Partialvolumeneffektes variieren die Meßergebnisse beträchtlich, je nachdem, ob nur das Tumorzentrum oder auch die Tumorperipherie als Meßfeld gewählt wird. Die Entscheidung, ob ein Tumor homogen oder inhomogen ist, hängt in vielen Fällen eher vom subjektiven Eindruck des Befunders ab als von objektiven Meßdaten (außerdem bedeutet der Befund eines homogenen Tumors nicht unbedingt, daß der Tumor aus einheitlichem Gewebe besteht).
Der Nachweis einer Verkalkung in einem Tumor der Pinealisregion kann zweifellos für die Differentialdiagnose wichtig sein. Es ist aber zu bedenken, daß das Computertomogramm eine eindeutige Unterscheidung zwischen Pinealis- und Tumorverkalkung selten – seltener als die Schädelübersichtsaufnahme –

erlaubt, weil es die Konfiguration der Verkalkung nicht wiedergibt. Zimmerman u. Bilaniuk (1982) meinen, der computertomographische Befund einer Pinealis-verkalkung bei einem Kind unter sechs Jahren sei tumorverdächtig – ein solcher Befund kommt zwar nur ausnahmsweise vor, doch muß man sich fragen, ob sich daraus die Indikation zu computertomographischen Kontrolluntersuchungen symptomfreier Kinder ableiten läßt; diagnostisch entscheidend ist der Nachweis des Tumors und nicht die Verkalkung.

Die Intensität und das Verteilungsmuster der Kontrastmittelanreicherung in einem Tumor ergeben manchmal einen artdiagnostischen Hinweis, beweisen aber nicht die Tumorhistologie. Bei Tumoren der Pinealisregion ist die Kontrastmittel-Computertomographie vor allem deshalb indiziert, weil diese Tumoren in vielen Fällen isodens sind und sich erst nach Kontrastmittelanreicherung abgrenzen lassen und weil die Beziehung des Tumors zur V. magna Galeni, zum Sinus rectus und zum Tentoriumrand (Naidich u. Mitarb. 1977b) meist erst im Kontrast-mittel-Computertomogramm erkennbar ist; ferner kann ohne Kontrastmittel die Frage nach Metastasen eines solchen Tumors nicht geklärt werden.

Veränderungen benachbarter Strukturen. Bei einem Tumor der Pinealisregion zeigt sich im Computertomogramm sehr oft eine Obliteration des dorsalen Ab-schnitts des 3.Ventrikels (Abb. 31b, 33d und e, 35, 41a und b, 47, 52, 53, 56, 62a). Von einem ausgedehnten Tumorwachstum kann der gesamte 3.Ventrikel betrof-fen sein (Abb. 38).

Die Vierhügelzisterne ist fast immer eingeengt und verformt oder vom Tumor ausgefüllt (Abb. 26d, 31b, 33d und e, 35 bis 38, 40, 41a und b, 47, 49, 50, 52, 56, 61a und b, 62a). Wenn sich der Tumor in der Vierhügelzisterne ausbreitet, läßt er sich von der Vierhügelplatte meist nicht abgrenzen (Abb. 26d, 33d und e, 35, 36, 40, 41a und b, 47, 49, 50, 52, 56, 61a und b, 62a), woraus sich der Verdacht auf einen Tumorbefall des Mittelhirndachs ergibt. Ob der Tumor das Mittelhirndach komprimiert oder infiltriert, kann mit der Computertomographie nicht entschie-den werden.

Der Ausschluß oder Nachweis eines Tumorbefalls des Thalamus (Abb. 38, 40, 49, 52, 53) ist für die Therapieplanung und die Prognose besonders wichtig. Manchmal läßt sich nicht beantworten, ob der Tumor in der Pinealisregion ent-standen und in den Thalamus eingewachsen ist, oder ob ein Thalamustumor vorliegt, der in die Pinealisregion reicht.

Die Abgrenzung des Tumors vom Splenium kann sehr schwierig sein. Wenn sich ein Tumorbefall des Spleniums zeigt (Abb. 41a und b, 56), ist die Unterschei-dung zwischen Kompression und Infiltration des Spleniums nur selten möglich.

Mit der Computertomographie kann die Frage beantwortet werden, ob sich ein Tumor der Pinealisregion infratentoriell ausbreitet und den Oberwurm be-trifft (Abb. 36, 41a und b), oder ob ein vorwiegend infratentorieller Tumor nach oben in die Pinealisregion gewachsen ist (Abb. 37, 54). Die Beziehung von in der Tentoriuminzisur liegenden Tumoren zum Tentoriumrand läßt sich nur im Kontrastmittel-Computertomogramm feststellen (Abb. 36b).

Pathologische Befunde außerhalb der Pinealisregion. Raumfordernde Prozesse der Pinealisregion verengen oder verschließen oft frühzeitig den Aquädukt. Da-

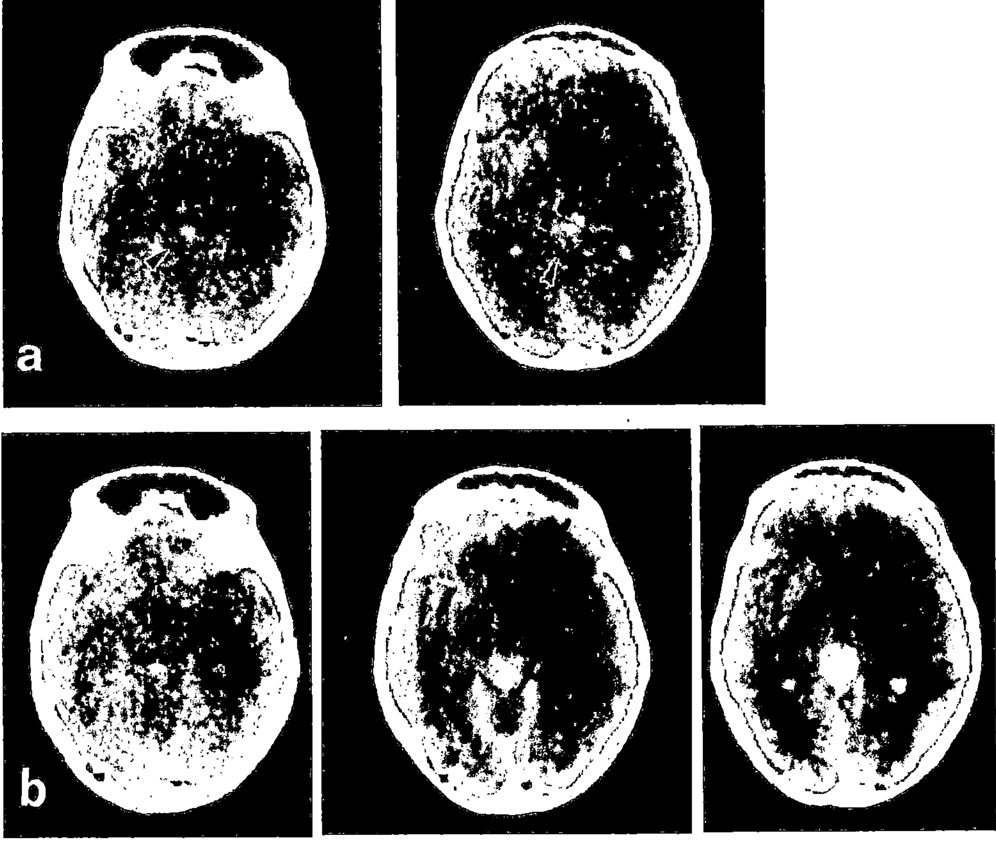

Abb. 35a, b. Tumor der Pinealisregion (Histologie unbekannt). 54jährige Patientin. a Nativ-CT,
b Kontrast-CT. Homogener, isodenser Tumor mit Verkalkungen; kein Ödem. Starke, homogene
KM-Anreicherung. Der Tumor obliteriert den dorsalen Abschnitt des 3.Ventrikels und engt die
Vierhügelzisterne (►) ein; von der Vierhügelplatte ist der Tumor nicht abgrenzbar. Mäßige
Dilatation der supratentoriellen Ventrikel. (Bei Kontrolluntersuchungen nach Strahlentherapie
zeigte sich nur eine geringe Tumorrückbildung)

durch wird der Liquorabfluß behindert, infolgedessen werden die supratentoriellen Ventrikel dilatiert. Bei Tumoren der Pinealisregion finden sich daher sehr oft abnorm weite supratentorielle Ventrikel (Abb. 26d, 29e, 31b, 33d und e, 35 bis 38, 41a und b, 47a, 49, 52, 56, 60a und b, 61a und b, 62a). Nicht selten stellt sich eine periventrikuläre Dichteminderung dar, die für einen akuten Liquorstau spricht (Abb. 36, 37, 41a und b, 49, 61a und b, 62a).

Bei der Beurteilung der Computertomogramme eines Patienten mit einem Tumor der Pinealisregion muß auch zur Frage nach intrakraniellen Metastasen Stellung genommen werden. Metastasen solcher Tumoren finden sich meistens intraventrikulär – vor allem am Boden des 3.Ventrikels (Abb. 62b) oder in den Vorderhörnern (Abb. 44) –, subependymal (Abb. 44) oder subarachnoidal. Intrazerebrale Metastasen (Abb. 62b) sind selten. Zum Metastasennachweis ist die

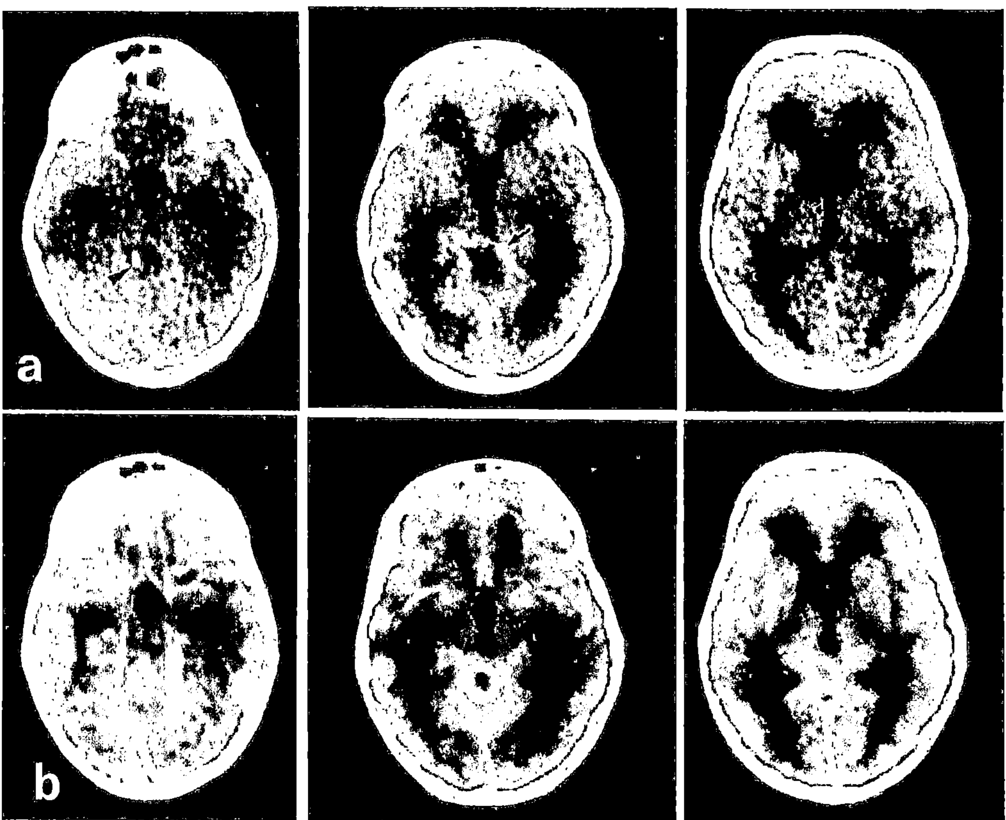

Abb. 36a, b. Tumor der Pinealisregion (Histologie unbekannt). 14jähriges Mädchen. a Nativ-CT, b Kontrast-CT. Isodenser Tumor mit hypodensem Zentrum (Tumorzyste?) und Verkalkung (▸); der Tumor nicht abgrenzbar; kein Ödem. Verlagerter Pinealiskalk (→). Ringförmige KM-Anreicherung; im Kontrast-CT der Tumor scharf begrenzt. Die Vierhügelzisterne ist obliteriert; der Tumor wächst in der Tentoriuminzisur – Mittelhirn und Oberwurm sind vom Tumor betroffen. Dilatation der supratentoriellen Ventrikel mit periventrikulärer Dichteminderung (Liquorstau)

Computertomographie mit Kontrastmittel erforderlich, weil manche Metastasen isodens sind und sich nur im Kontrastmittel-Computertomogramm darstellen (Abb. 62b).

c) Befunde bei verifizierten raumfordernden Prozessen der Pinealisregion

Die Computertomographie könnte den Therapieplan entscheidend beeinflussen, wenn sich vom computertomographischen Befund eines raumfordernden Prozesses der Pinealisregion auf dessen Artdiagnose schließen ließe. Es fragt sich, ob sich aus der Auswertung computertomographischer Befunde histologisch verifizierter Tumoren der Pinealisregion und der Messung ihrer Strahlenschwächung und

Kontrastmittelanreicherung differentialdiagnostische Kriterien erarbeiten lassen, die die Voraussage der Tumorhistologie ermöglichen.

Um eine Antwort auf diese Frage zu erhalten, wurden die Computertomogramme von 32 artdiagnostisch gesicherten Tumoren der Pinealisregion (Tabelle 9) analysiert; die Computertomogramme von fünf suprasellären Germinomen und zwei suprasellären Teratomen wurden in die Studie einbezogen. Das Material stammt aus der Abteilung für Neurochirurgie im Klinikum Charlottenburg der Freien Universität Berlin, der Abteilung für Neuroradiologie der Johannes Gutenberg-Universität Mainz und der Neurochirurgischen Klinik im Klinikum Großhadern der Ludwig Maximilians-Universität München.

Die Analyse umfaßte die Beurteilung der Dichteverteilung im Tumorareal (Homogenität) und der Abgrenzbarkeit des Tumors, den Nachweis oder Ausschluß von Verkalkungen, zystischen Veränderungen und perifokalem Ödem und die Messung der Strahlenschwächung des Tumors vor und nach intravenöser Kontrastmittelinjektion (die verabreichte Jodmenge betrug bei Erwachsenen 30 g, bei Kindern 15–25 g). In jedem Fall wurde außerdem die Strahlenschwächung normalen Hirngewebes (in einem Areal von überwiegend weißer Substanz) gemessen, um das Verhältnis zwischen Tumor- und Hirngewebsdichte zu ermitteln.

Die computertomographischen Untersuchungen wurden mit einem „EMI CT 1010“ (Schichtdicke 10 mm, 120 kV) durchgeführt, in einigen Fällen mit einem „EMI Mark I“ (Schichtdicke 13 mm, 120 kV). Zur Bestimmung der Strahlenschwächung und der Kontrastmittelanreicherung des Tumors wurden jene Computertomogramme verwendet, die den Tumor in seiner größten Ausdehnung zeigten. Als Meßfelder wurden möglichst homogene Tumorareale gewählt; die Tumorperipherie wurde nicht ins Meßfeld einbezogen, um die durch den Partialvolumeneffekt bedingte Verfälschung des Meßergebnisses zu vermeiden oder wenigstens zu vermindern. In den meisten Fällen (wenn nicht ein deutlich hypodenser Tumor vorlag) wurden Dichtewerte unter 15 und über 75 HU ausgefiltert, so

Tabelle 9. Verifizierte Tumoren der Pinealisregion[a]

Pinealiszelltumoren	7	Pineozytome	4
		Pineoblastome	3
Germinome	9	(in zwei Fällen auch supraresellär)	
Teratome	2	benigne	1
		maligne	1
Gliome	4	Astrozytome	2
		pilozytische Astrozytome	1
		Glioblastome	1
Ependymome	4	(1 anaplastisches Ependymom)	
Meningeome	2		
Lipome	3		
Metastasen	1		

[a] CT-Untersuchungen in den Neurochirurgischen Universitätskliniken Berlin und München und in der Neuroradiologischen Abteilung der Universitätskliniken Mainz

daß der Computer bei der Berechnung der mittleren Strahlenschwächung Liquor und Kalk entsprechende Pixel nicht erfaßte. Bei jedem Tumor wurden vor und nach intravenöser Kontrastmittelinjektion je drei Dichtemessungen durchgeführt (in Meßfeldern unterschiedlicher Form und Größe: kreisförmig, rechteckig und unregelmäßig begrenzt), der Mittelwert der drei Messungen ergab die Tumordichte im Nativ- beziehungsweise im Kontrastmittel-Computertomogramm. Aus der Differenz zwischen der Tumordichte vor und jener nach Kontrastmittelinjektion wurde die prozentuale Dichtezunahme errechnet, um die Intensität der Kontrastmittelanreicherung zu quantifizieren.

Messungen der Strahlenschwächung und der Kontrastmittelanreicherung von Tumoren im Computertomogramm sind mit zahlreichen Unsicherheitsfaktoren verbunden. Die durch den Partialvolumeneffekt bedingte Ungenauigkeit der Meßwerte wurde bereits erwähnt. Diese Fehlerquelle spielt vor allem bei kleineren Tumoren eine Rolle, somit oft bei Tumoren der Pinealisregion. Außerdem ergeben sich bei der Dichteberechnung kleiner Tumoren (aufgrund der geringen Pixelzahl im kleinen Meßfeld) praktisch immer hohe Standardabweichungen, die die Aussagekraft der Messung einschränken. Besonders hoch sind die Standardabweichungen bei inhomogenen Tumoren, entsprechend unsicher ist deren Dichtebestimmung – nicht selten ergeben die Messungen inhomogener, histologisch identischer Tumoren äußerst unterschiedliche Resultate. Die Dichtezunahme eines Tumors im Kontrastmittel-Computertomogramm hängt nicht nur von der Tumorvaskularisation und vom Kontrastmittelübertritt ins Tumorgewebe ab, sondern auch vom Verhältnis zwischen der Menge der injizierten kontrastgebenden Substanz und dem Blutvolumen des Patienten und von der Zeitdifferenz zwischen Kontrastmittelinjektion und computertomographischer Untersuchung. Standardisierte Injektions- und Untersuchungsbedingungen sind erforderlich, um Messungen der Kontrastmittelanreicherung statistisch auszuwerten. Solche Bedingungen sind im eigenen Tumormaterial (und in fast allen Tumorserien des Schrifttums) nicht erfüllt.

Die Fallzahl des eigenen Materials (39 artdiagnostisch gesicherte Tumoren) ist zwar hoch im Vergleich zu anderen in der Literatur angegebenen Serien computertomographisch untersuchter und histologisch verifizierter Tumoren der Pinealisregion; von den verschiedenen Tumoren – aufgeschlüsselt nach ihrer Histologie – liegen jedoch so wenige Fälle vor, daß die Dichtemessungen keine statistische Aussage zur Artdiagnose erlauben. Auf statistische Berechnungen wurde deshalb verzichtet. Man kann also nicht erwarten, daß sich aus der Strahlenschwächung und der Kontrastmittelanreicherung der Tumoren dieser Serie artdiagnostische Kriterien ableiten lassen; es könnte aber sein, daß Dichtemessungen zur Differentialdiagnose der Tumoren der Pinealisregion entscheidend beitragen, wenn man auch andere computertomographische Befundkriterien berücksichtigt, wie die Homogenität und die Abgrenzbarkeit des Tumors und den Nachweis oder Ausschluß von Tumorverkalkungen.

Pinealiszelltumoren. Pineozytome sind fast immer hyperdens oder isodens (Zimmerman u. Mitarb. 1980, Chang u. Mitarb. 1981, Futrell u. Mitarb. 1981, Kazner u. Mitarb. 1981, Bilaniuk u. Mitarb. 1982). Die hyperdensen Tumoren sind im Nativ-Computertomogramm meist gut abgrenzbar; manchmal zeigt sich eine Infiltration benachbarter Strukturen (Zimmerman u. Mitarb. 1980, Wood u. Mitarb. 1981). Tumorverkalkungen sind häufig (Zimmerman u. Mitarb. 1980, Futrell u. Mitarb. 1981, Wood u. Mitarb. 1981, Bilaniuk u. Mitarb. 1982) (Abb. 37); nur in wenigen Fällen wurde keine Verkalkung festgestellt (Chang u. Mitarb. 1981, Lee u. Rao 1983). Ein perifokales Ödem findet sich sehr selten; es kann auftreten, wenn der Tumor in angrenzendes Hirngewebe eingewachsen ist (Abb. 37). Die Kontrastmittelanreicherung der Pineozytome ist meistens intensiv und homogen (Neuwelt u. Mitarb. 1979, Zimmerman u. Mitarb. 1980, Chang u. Mitarb. 1981, Futrell u. Mitarb. 1981, Bilaniuk u. Mitarb. 1982, Lee u. Rao 1983); manchmal (bei zystischen Tumoren) färbt sich nur die Tumorperipherie an (Jooma u. Kendall 1983).

Pineoblastome stellen sich im Computertomogramm nicht anders dar als Pineozytome. Sie sind isodens oder hyperdens (Kleefield u. Mitarb. 1977, Zimmerman u. Mitarb. 1980, Kazner u. Mitarb. 1981, Wood u. Mitarb. 1981, Zimmerman u. Bilaniuk 1982, Jooma u. Kendall 1983). Oft finden sich Tumorverkal-

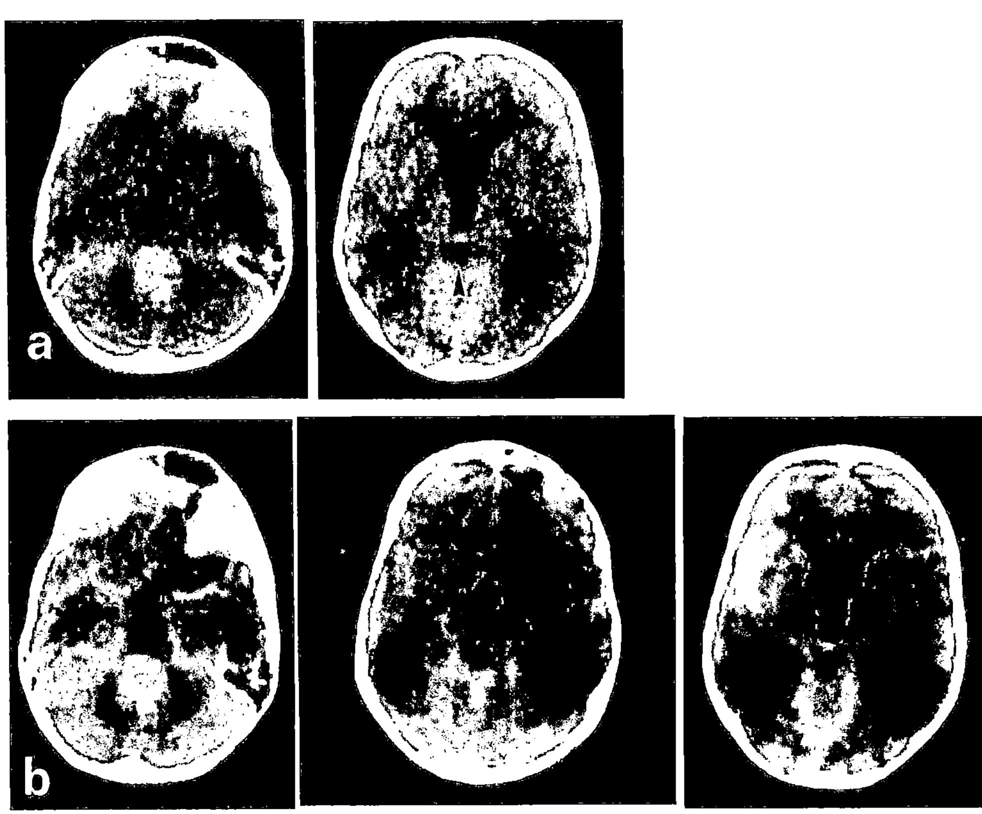

Abb. 37a, b. Pineozytom. 15jähriger Patient. a Nativ-CT, b Kontrast-CT. Inhomogener, hyperdenser Tumor mit Verkalkungen; der Tumor gut abgrenzbar; geringes Ödem. Geringe KM-Anreicherung. Überwiegend infratentorielles Tumorwachstum – 4.Ventrikel und Oberwurm sind vom Tumor betroffen; Einengung und Verformung der Vierhügelzisterne (▸). Dilatation der supratentoriellen Ventrikel mit periventrikulärer Dichteminderung (Liquorstau)

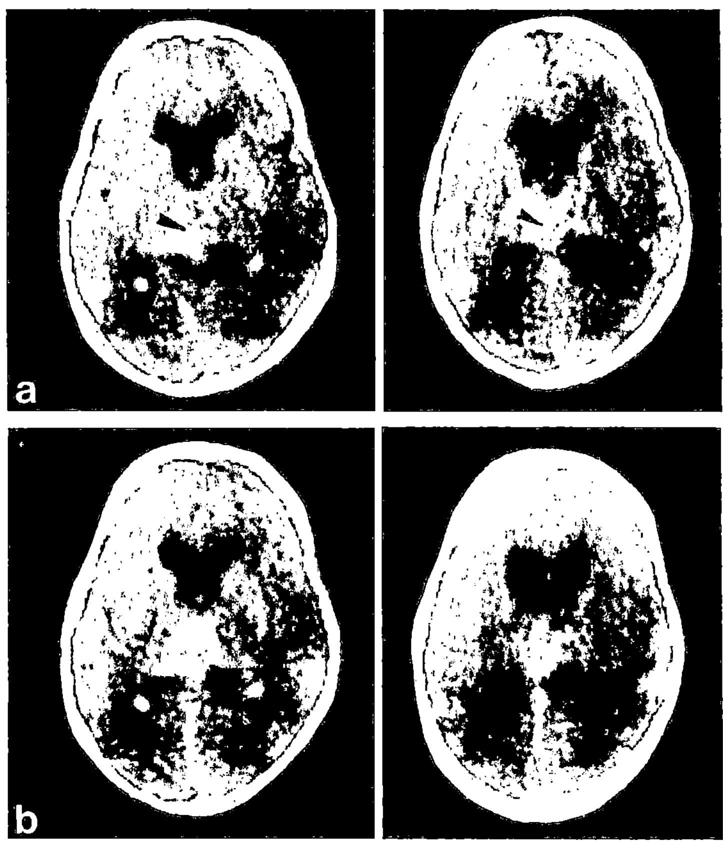

Abb. 38a, b. Pineoblastom. 41jähriger Patient. a Nativ-CT, b Kontrast-CT. Inhomogener, hyperdenser Tumor mit Verkalkung (▸); der Tumor schlecht abgrenzbar; kein Ödem. Inhomogene KM-Anreicherung. Tumorwachstum im 3.Ventrikel und in beiden Thalami; die Vierhügelzisterne ist obliteriert. Mäßige Dilatation der Seitenventrikel

kungen (Harwood-Nash u. Fitz 1976, Grossman u. Gonzalez 1977, Kleefield u. Mitarb. 1977, Zimmerman u. Mitarb. 1980, Kazner u. Mitarb. 1981, Ventureyra 1981, Wood u. Mitarb. 1981, Demakas u. Mitarb. 1982) (Abb. 38). Nach Kontrastmittelinjektion zeigen Pineoblastome eine mäßige bis deutliche Dichtezunahme (Harwood-Nash u. Fitz 1976, Grossman u. Gonzalez 1977, Kleefield u. Mitarb. 1977, Zimmerman u. Mitarb. 1980, Kazner u. Mitarb. 1981, Wood u. Mitarb. 1981, Demakas u. Mitarb. 1982, Zimmerman u. Bilaniuk 1982, Casenave u. Mitarb. 1984); die Kontrastmittelanreicherung ist homogen (Wood u. Mitarb. 1981, Jooma u. Kendall 1983) oder inhomogen (Kleefield u. Mitarb. 1977) (Abb. 38b). Eine Tumorausbreitung im benachbarten Hirngewebe und Metastasen lassen sich oft nur im Kontrastmittel-Computertomogramm erkennen. Damit wurden Tumorinfiltrate im Thalamus und im Oberwurm (Kleefield u. Mitarb. 1977), peri- und intraventrikuläre Metastasen (Messina u. Mitarb. 1976, Grossman u. Gonzalez 1977) und Infiltrate der Meningen (Kazner u. Mitarb. 1981) nachgewiesen.

Im eigenen Tumormaterial finden sich sieben Pinealiszelltumoren (4 Pineozytome, 3 Pineoblastome). Die computertomographischen Befunde dieser Tumoren sind in Tabelle 10 zusammengefaßt. Eine inhomogene Dichteverteilung bestand bei drei Pineozytomen und bei zwei Pineoblastomen. Drei Pinealiszelltumoren waren hyperdens (davon 2 Pineoblastome), zwei Tumoren waren isodens; ein Pineozytom war hypodens, bei einem anderen fand sich ein großes hypodenses Areal im Tumorzentrum (Zyste). Bei allen Pineoblastomen und bei zwei Pineozytomen war die Tumorgrenze im Nativ-Computertomogramm nicht oder nicht sicher erkennbar. Drei Pineozytome und zwei Pineoblastome zeigten Verkalkungen. Bei einem Pineozytom (Abb. 37) und bei einem Pineoblastom bestand ein perifokales Ödem von geringer Ausdehnung. Eine Kontrastmittelanreicherung war bei allen Tumoren nachweisbar (bei 2 Pineozytomen nur in der Tumorperipherie). Ein isodenses Pineozytom ließ sich aufgrund der Dichtezunahme im Kontrastmittel-Computertomogramm gut von seiner Umgebung abgrenzen. In keinem Fall fand sich eine homogene Kontrastmittelanreicherung – in der Literatur wird hingegen oft eine solche Anreicherung bei Pinealiszelltumoren angegeben.

Die Messungen der Strahlenschwächung und der Dichtezunahme nach Kontrastmittelinjektion erbrachten sehr unterschiedliche Resultate (Tabelle 10; Abb. 39). Das hypodense Pineozytom hatte eine Dichte von 17 HU (20 HU weniger als das Hirngewebe), nach Kontrastmittelinjektion stieg die Dichte der Tumorperipherie um 8% an. Die Dichtewerte der isodensen und hyperdensen Pinealiszelltumoren lagen zwischen 37 und 50 HU und damit um 0–13 HU (0–38%) höher als die des Hirngewebes. Die Messungen der Kontrastmittel-Computertomogramme dieser Tumoren ergaben eine Dichtezunahme von 4–18 HU (7–47%, bezogen auf die Tumordichte im entsprechenden Nativ-Computertomogramm).

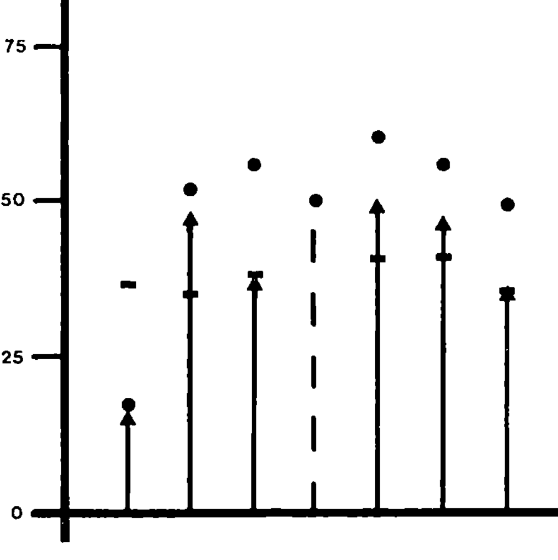

Abb. 39. Dichtewerte der Computertomogramme von 7 Pinealiszelltumoren (vgl. Tabelle 10). Tumordichte im Nativ-CT (▲); Tumordichte im Kontrast-CT (●); Dichte des normalen Hirngewebes (■). (In einem Fall wurde nur eine Kontrastmittel-Computertomographie durchgeführt)

Tabelle 10. Pinealiszelltumoren – Auswertung der Computertomogramme[a]

	Tu (HU)	Hi (HU)	D (%)	Tu-KM (HU)	E (%)	Befund
Pineozytome:						
1 6 J., m.	16,5	36,4	− 54,7	17,8	7,9	Tu inhomogen, hypodens, schlecht abgrenzbar; keine Verkalkung; kein Ödem. Geringe KM-Anreicherung in der Tumorperipherie
2 15 J., m.	48,3	34,9	38,4	51,8	7,2	Tu inhomogen, hyperdens, gut abgrenzbar; Verkalkungen; geringes Ödem. Geringe KM-Anreicherung (Abb. 37)
3 15 J., m.	38,0	38,2	− 0,5	55,8	46,8	Tu inhomogen, isodens, nicht abgrenzbar; Verkalkungen; kein Ödem. Starke KM-Anreicherung (inhomogen): Tu abgrenzbar
4 42 J., w.	(nur Kontrast-CT)			49,9		Tumorzentrum homogen, hypodens (Zyste), Tu gut abgrenzbar; keine Verkalkung; kein Ödem. KM-Anreicherung in einem Teil der Tumorperipherie
Pineoblastome:						
5 41 J., m.	50,3	40,6	23,9	60,1	19,5	Tu inhomogen, hyperdens, schlecht abgrenzbar; Verkalkung; kein Ödem. KM-Anreicherung inhomogen (Abb. 38)
6 52 J., m.	47,7	40,8	16,9	55,5	16,4	Tu inhomogen, hyperdens, schlecht abgrenzbar; keine Verkalkung; geringes Ödem. KM-Anreicherung inhomogen
7 28 J., w.	36,7	36,6	0,3	49,1	33,8	Tu homogen, isodens, nicht abgrenzbar; Verkalkungen; kein Ödem. Starke KM-Anreicherung (inhomogen)

[a] Zeichenerklärung für Tab. 10–15:
Tu: mittlere Strahlenschwächung, gemessen im Tumorareal (Hounsfield-Einheiten)
Hi: mittlere Strahlenschwächung, gemessen in einem Areal normalen Hirngewebes (Hounsfield-Einheiten)

$$D = \text{Densität: } \frac{Tu - Hi}{Hi} \times 100$$

Tu-KM: mittlere Strahlenschwächung, gemessen im Tumorareal des Kontrast-CT (Hounsfield-Einheiten)

$$E = \text{Kontrastmittelanreicherung: } \frac{Tu\text{-}KM - Tu}{Tu} \times 100$$

Keimzelltumoren:

Germinome. Computertomographische Befunde bei Germinomen der Pinealisregion werden von vielen Autoren angegeben (Harwood-Nash u. Fitz 1976, Messina u. Mitarb. 1976, Kleefield u. Mitarb. 1977, Hase u. Mitarb. 1979b, Inoue u. Mitarb. 1979, Neuwelt u. Mitarb. 1979, Stein 1979a, Zimmerman u. Mitarb. 1980, Chang u. Mitarb. 1981, Futrell u. Mitarb. 1981, Kazner u. Mitarb. 1981, Schneider u. Mitarb. 1981, Ventureyra 1981, Wood u. Mitarb. 1981, Bilaniuk u. Mitarb. 1982, Fitz u. Rao 1983, Jooma u. Kendall 1983, Lee u. Rao 1983, Casenave u. Mitarb. 1984).

Germinome sind meistens mäßig hyperdens, manchmal isodens; überaus selten sind hypodense (zystische) Germinome (Stein 1979a, Wood u. Mitarb. 1981, Jooma u. Kendall 1983). Das Tumorareal stellt sich fast immer homogen dar; selten findet sich eine inhomogene Dichteverteilung (Abb. 40a). Der Tumor ist oft

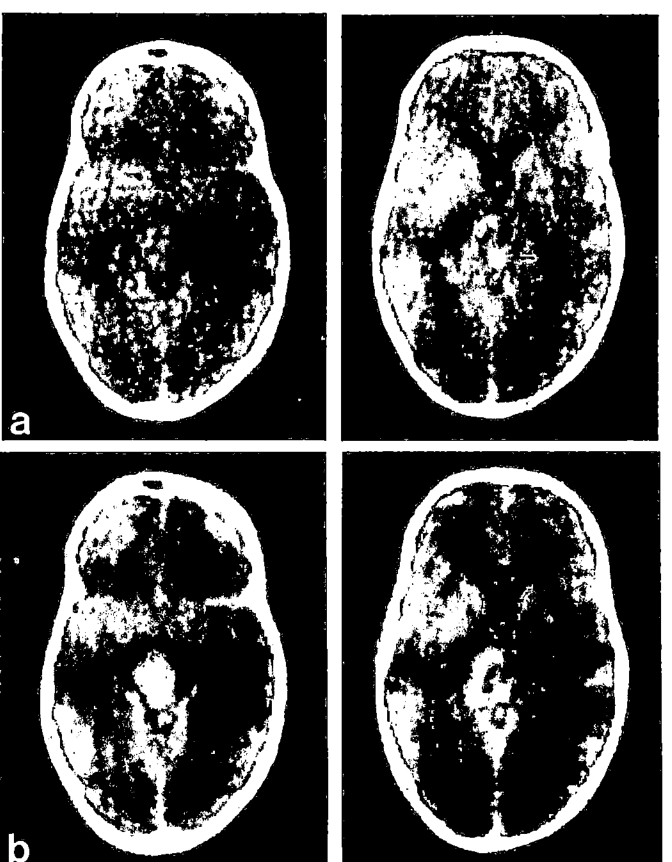

Abb. 40a, b. Germinom der Pinealisregion. 13jähriger Knabe. a Nativ-CT, b Kontrast-CT. Inhomogener, isodenser Tumor; unscharfe Tumorgrenzen; geringes Ödem. Pinealiskalk (→). Starke, inhomogene KM-Anreicherung. Tumorwachstum in der Vierhügelplatte und im linken Thalamus; Einengung der Vierhügelzisterne, Eindellung des 3.Ventrikels von links

gut von seiner Umgebung abgrenzbar; in manchen Fällen ist die Grenze unscharf, dieser Befund spricht für ein infiltrierendes Tumorwachstum (Lee u. Rao 1983) – davon sind vor allem die Vierhügelplatte und der Thalamus betroffen (Zimmerman u. Mitarb. 1980, Fitz u. Rao 1983) (Abb. 40).

Entgegen den Angaben von Harwood-Nash u. Fitz (1976) und Fitz u. Rao (1983) läßt sich nach Durchsicht der Literatur feststellen, daß eine Tumorverkalkung bei einem Germinom (Hase u. Mitarb. 1979b, Inoue u. Mitarb. 1979, Ventureyra 1981, Jooma u. Kendall 1983) (Abb. 41) ein sehr seltener Befund ist. Ebenso selten – nur wenn Hirngewebe infiltriert ist – zeigt sich bei Germinomen der Pinealisregion ein perifokales Ödem (Abb. 40). Nach Kontrastmittelinjektion nimmt die Dichte der meisten Germinome intensiv und homogen zu, so daß die Tumorausdehnung besser erkennbar wird. Auch Germinommetastasen (oder Zweittumoren) am Boden des 3.Ventrikels und peri- oder intraventrikuläre Tumorabsiedlungen zeigen fast immer eine deutliche Kontrastmittelanreicherung (Harwood-Nash u. Fitz 1976, Dupont u. Mitarb. 1977, Osborn u. Mitarb. 1978, Zimmerman u. Mitarb. 1980, Chang u. Mitarb. 1981, Kazner u. Mitarb. 1981, Schneider u. Mitarb. 1981, Wood u. Mitarb. 1981, Jooma u. Kendall 1983, Aguila u. Mitarb. 1984) (Abb. 44b).

Bei suprasellären Germinomen ergibt die Computertomographie die gleichen Tumorbefunde (Scully u. Mitarb. 1975, Schmidek 1977b, Takeuchi u. Mitarb. 1978, Inoue u. Mitarb. 1979, Onoyama u. Mitarb. 1979, Zimmerman u. Mitarb. 1980, Jooma u. Kendall 1983, Lee u. Rao 1983) wie bei Germinomen der Pinealisregion. Die meisten suprasellären Germinome sind ebenfalls gering hyperdens, homogen und scharf begrenzt; im Kontrasmittel-Computertomogramm zeigen sie eine homogene Anreicherung (Abb. 42b). In seltenen Fällen ist das Tumorzentrum hypodens (Kazner u. Mitarb. 1981, Ahagon u. Mitarb. 1983) (Abb. 43), dieser Befund weist auf eine Tumorzyste hin. Tumorverkalkungen und perifokales Ödem sind bei suprasellären Germinomen nicht festgestellt worden. Manchmal finden sich peri- oder intraventrikuläre Metastasen (New u. Scott 1975, Spiegel u. Mitarb. 1976, Takeuchi u. Mitarb. 1979b, Dariano u. Mitarb. 1981, Schneider u. Mitarb. 1981).

Über computertomographische Befunde bei intrazerebralen Germinomen liegen nur wenige Berichte vor. Bei der Computertomographie eines Patienten mit einem Germinom in der Stammganglienregion wiesen Futrell u. Mitarb. (1981) einen hyperdensen, gut abgrenzbaren Tumor mit perifokalem Ödem und deutlicher Kontrastmittelanreicherung nach. Kobayashi u. Mitarb. (1981) stellten bei einem solchen Germinom mäßig hyperdense, isodense und hypodense Areale und eine intensive, inhomogene Dichtezunahme nach Kontrastmittelinjektion fest; in der Umgebung des Tumors zeigten sich hypodense Bezirke (Ödem ?). Nguyen u. Mitarb. (1981) berichten über eine Patientin mit einem Germinom in der Großhirnhemisphäre: die Computertomographie ergab einen inhomogen hypodensen Tumor mit unscharfer Begrenzung und geringer Kontrastmittelanreicherung in der Tumorperipherie.

Das eigene Tumormaterial enthält 14 intrakranielle Germinome (Tabelle 11) – sieben in der Pinealisregion, fünf in der Suprasellärregion und zwei in beiden Regionen. Sechs Germinome der Pinealisregion, drei supraselläre Germinome und ein „doppeltes“ Germinom zeigten eine homogene Dichteverteilung (bei dem

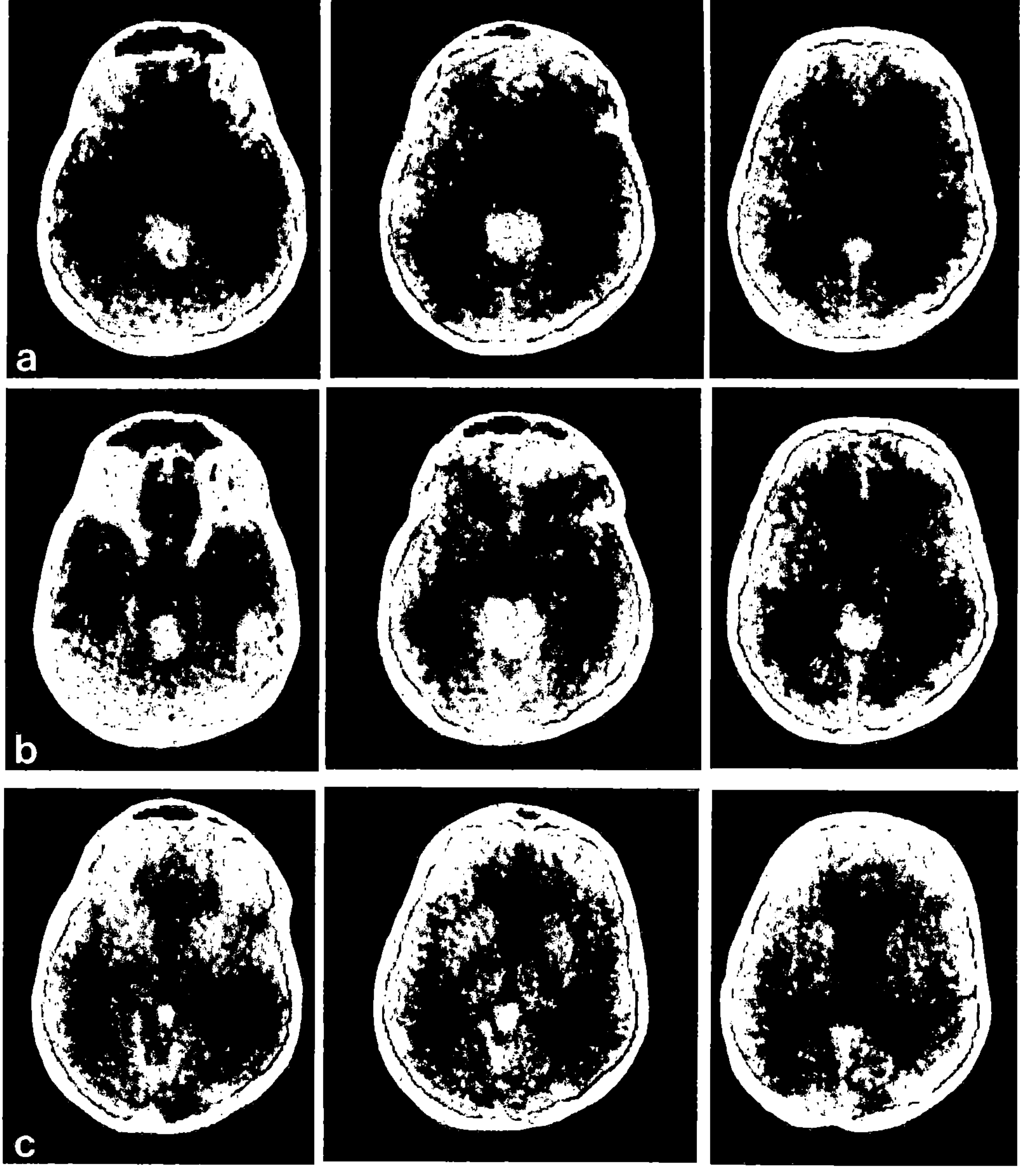

Abb. 41a–c. Germinom der Pinealisregion. 22jähriger Patient. a Nativ-CT, b Kontrast-CT:
homogener, hyperdenser Tumor mit Verkalkungen; der Tumor gut abgrenzbar; kein Ödem;
homogene KM-Anreicherung; supra- und infratentorielles Tumorwachstum – Splenium, Vierhügelplatte und Oberwurm sind vom Tumor betroffen; der dorsale Abschnitt des 3.Ventrikels
und die Vierhügelzisterne sind obliteriert; Dilatation der supratentoriellen Ventrikel mit periventrikulärer Dichteminderung (Liquorstau). c Kontrast-CT, 30 Monate später, nach subtotaler
Tumorexzision (vom Splenium konnte der Tumor nicht freipräpariert werden) und Strahlentherapie: kein Nachweis von Tumorgewebe, große Verkalkung in der Pinealisregion; keine Zeichen
eines Liquorstaus

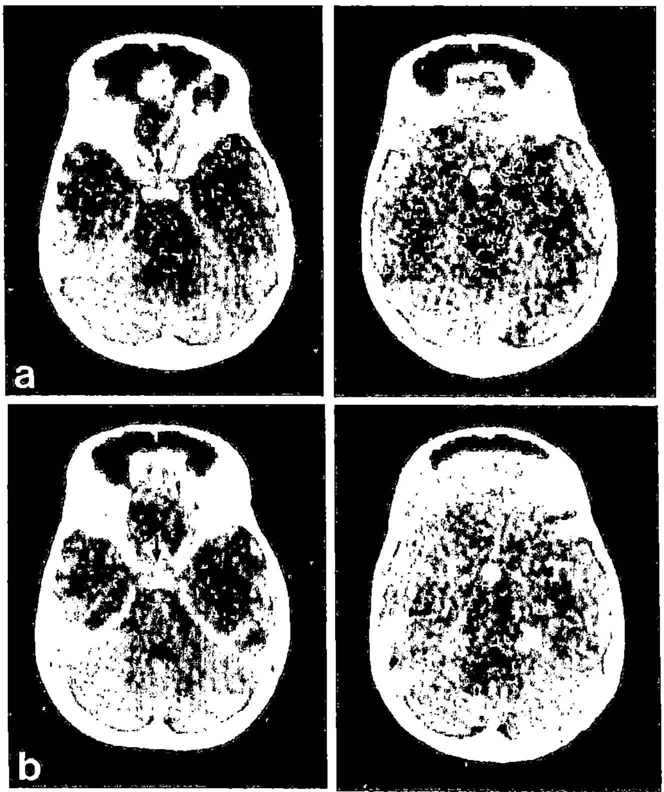

Abb. 42a, b. Supraselläres Germinom. 24jähriger Patient. a Nativ-CT, b Kontrast-CT. Homogener, hyperdenser Tumor, gut abgrenzbar; kein Ödem. Homogene KM-Anreicherung. Supraselläre und intraselläre (→) Tumorausbreitung.

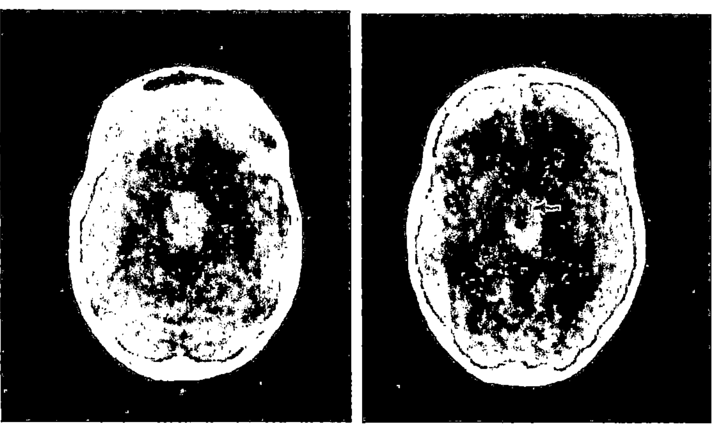

Abb. 43. Supraselläres Germinom. 12jähriges Mädchen. Nativ-CT. Hyperdenser Tumor mit hypodensem Zentrum (→) – Tumorzyste; der Tumor gut abgrenzbar; kein Ödem. Tumorausbreitung im 3.Ventrikel bis in Höhe der Foramina Monroi. Diskrete Zeichen der Liquorabflußbehinderung (mäßige Dilatation der Trigona und des rechten Unterhorns)

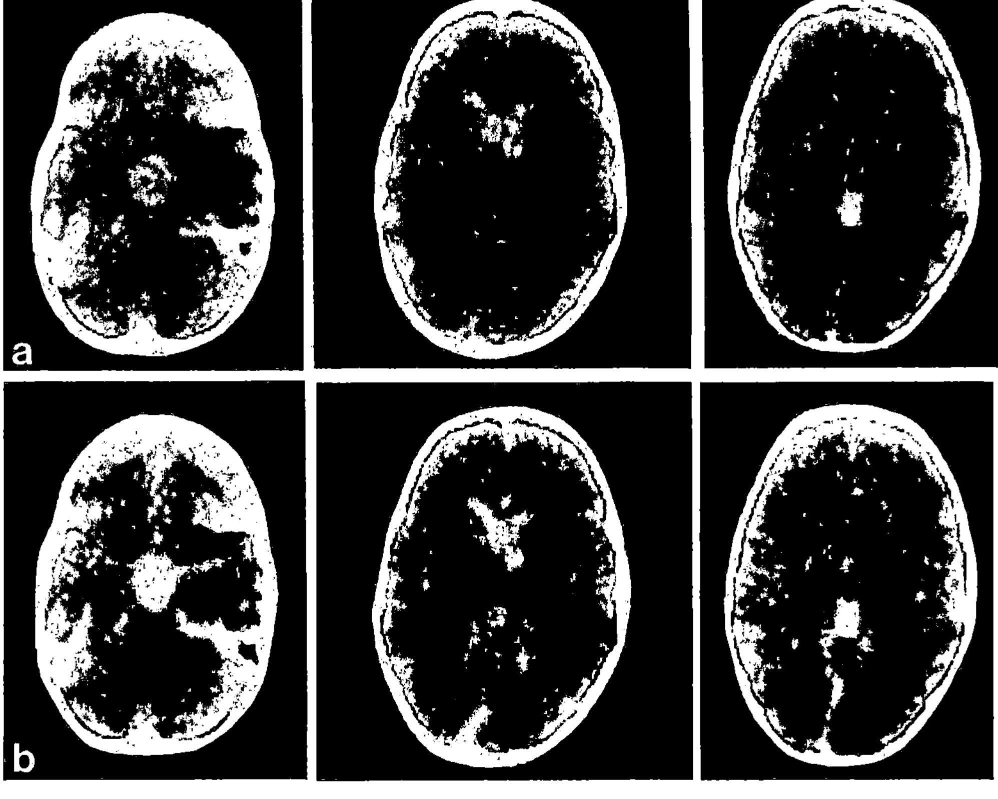

Abb. 44a, b. Germinome in der Pinealisregion und suprasellär, Metastasen in den Vorderhörnern. 11jähriger Knabe. **a** Nativ-CT, **b** Kontrast-CT. Die Tumoren homogen, hyperdens, gut abgrenzbar; kein Ödem. Starke, homogene KM-Anreicherung. Tumorabsiedlung intraventrikulär und subependymal. Dilatation des ventralen Abschnitts des 3.Ventrikels

anderen „doppelten" Germinom war der Tumor in der Pinealisregion inhomogen). Fünf Germinome der Pinealisregion, zwei supraselläre Germinome und die beiden „doppelten" Germinome waren hyperdens, zwei Germinome der Pinealisregion waren isodens; ein supraselläres Germinom war isodens, bei zwei anderen fand sich ein hypodenses Tumorzentrum (Zyste) und eine hyperdense Peripherie. Während sich alle suprasellär gelegenen Tumoren im Nativ-Computertomogramm gut abgrenzen ließen, waren fünf Germinome der Pinealisregion (in einem Fall bei einem „doppelten" Germinom) unscharf begrenzt oder nicht abgrenzbar. Tumorverkalkungen bestanden in einem einzigen Fall, bei einem Germinom der Pinealisregion (Abb. 41). Nur bei einem Germinom (der Pinealisregion) fand sich ein perifokales Ödem (Abb. 40). Ein einziges Germinom (der Pinealisregion) zeigte keine Kontrastmittelanreicherung (eine Kontrastmittel-Computertomographie wurde bei 11 Patienten durchgeführt). Zwei Germinome der Pinealisregion (davon eines mit Zweittumor in der Suprasellärregion) waren nur im Kontrastmittel-Computertomogramm von ihrer Umgebung abgrenzbar.

Tabelle 11. Germinome – Auswertung der Computertomogramme

	Tu (HU)	Hi (HU)	D (%)	Tu-KM (HU)	E (%)	Befund
Pinealisregion:						
1 11 J., m.	41,0	34,4	19,2	41,4	1,0	Tu homogen, hyperdens, unscharf begrenzt; keine Verkalkung; kein Ödem. Keine KM-Anreicherung
2 11 J., m.	35,2	35,0	0,6	39,3	11,6	Tu homogen, isodens, nicht abgrenzbar; keine Verkalkung; kein Ödem. KM-Anreicherung homogen: Tu abgrenzbar
3 13 J., m.	40,2	37,9	6,1	53,8	33,8	Tu inhomogen, isodens, schlecht abgrenzbar; Pinealiskalk; geringes Ödem. Starke KM-Anreicherung (inhomogen) (Abb. 40)
4 22 J., m.	53,0	39,3	34,9	59,9	13,0	Tu homogen, hyperdens, gut abgrenzbar; Verkalkungen; kein Ödem. KM-Anreicherung homogen (Abb. 41a, b)
5 44 J., m.	53,9	44,0	22,5	(nur Nativ-CT)		Tu homogen, hyperdens, gut abgrenzbar; keine Verkalkung; kein Ödem
6 13 J., w.	45,6	32,9	38,6	62,0	36,0	Tu homogen, hyperdens, gut abgrenzbar; keine Verkalkung; kein Ödem. Starke KM-Anreicherung (homogen)
7 54 J., w.	46,9	38,6	21,5	52,9	12,8	Tu homogen, hyperdens, unscharf begrenzt; Pinealiskalk; kein Ödem. KM-Anreicherung homogen
suprasellär:						
8 8 J., m.	44,9	39,3	14,2	52,5	16,9	Tu homogen, hyperdens, gut abgrenzbar; keine Verkalkung; kein Ödem. KM-Anreicherung homogen
9 13 J., m.	40,9	39,5	3,5	43,9	7,3	Tu homogen, isodens, gut abgrenzbar; keine Verkalkung; kein Ödem. Geringe KM-Anreicherung
10 24 J., m.	44,4	36,3	22,3	49,8	12,2	Tu homogen, hyperdens, gut abgrenzbar; keine Verkalkung; kein Ödem. KM-Anreicherung homogen (Abb. 42)
11 5 J., w.	40,2	33,1	21,5	(nur Nativ-CT)		Tu inhomogen – zentral hypodens (Zyste), sonst hyperdens; gut abgrenzbar; keine Verkalkung; kein Ödem
12 12 J., w.	41,9	34,3	22,2	(nur Nativ-CT)		Tu inhomogen – zentral hypodens (Zyste), sonst hyperdens; gut abgrenzbar; keine Verkalkung; kein Ödem (Abb. 43)

Tabelle 11. (Fortsetzung)

	Tu (HU)	Hi (HU)	D (%)	Tu-KM (HU)	E (%)	Befund
Pinealisregion und suprasellär:						
13 11 J., m.	43,1	37,9	13,7	55,9	29,7	Tumoren homogen, hyperdens, gut abgrenzbar; Metastasen in den Vorderhörnern; Pinealiskalk; kein Ödem. Starke KM-Anreicherung (homogen) (Abb. 44)
14 11 J., w.	42,9	36,3	18,2	54,4	26,8	Tu der Pinealisregion inhomogen, hyperdens, schlecht abgrenzbar; suprasellärer Tu homogen, hyperdens, gut abgrenzbar; keine Verkalkung; kein Ödem. KM-Anreicherung homogen: Tu der Pinealisregion abgrenzbar

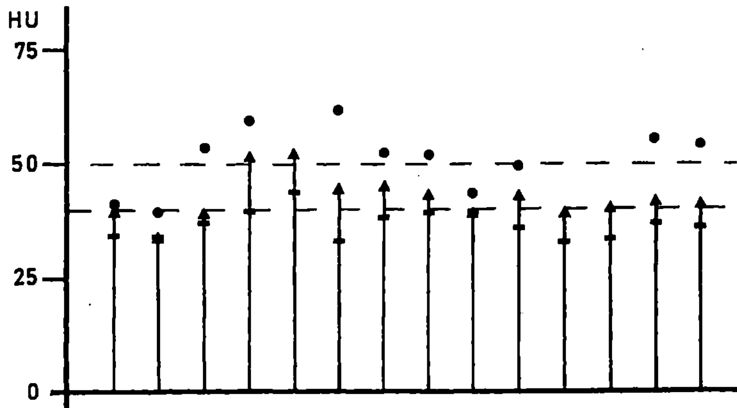

Abb. 45. Dichtewerte der Computertomogramme von 14 intrakraniellen Germinomen (vgl. Tabelle 11). Tumordichte im Nativ-CT (▲) – sie beträgt in 11 Fällen 40–50 HU; Tumordichte im Kontrast-CT (●); Dichte des normalen Hirngewebes (■). (In 3 Fällen wurde nur eine Nativ-Computertomographie durchgeführt)

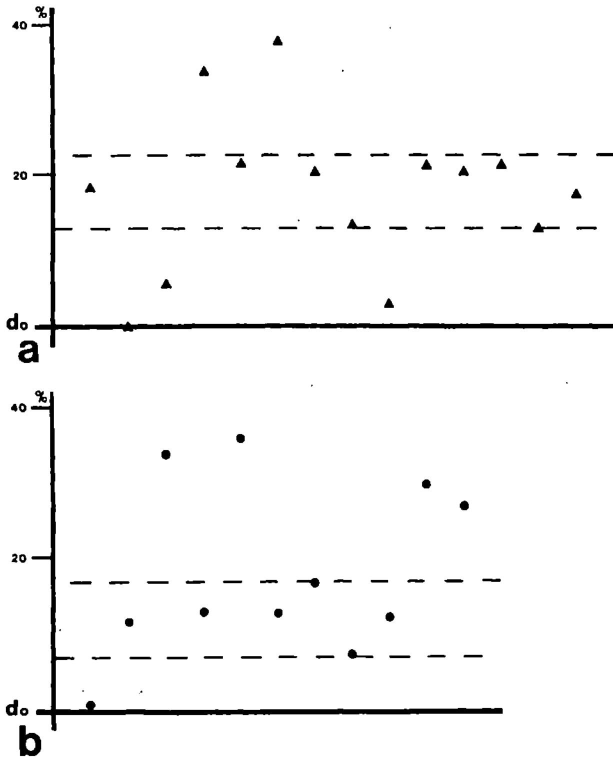

Abb. 46a, b. Intrakranielle Germinome – relative Dichte im Nativ-CT und Dichtezunahme im Kontrast-CT (vgl. Tabelle 11). a Differenz zwischen Tumordichte und Hirngewebsdichte (d_0) im Nativ-CT in Prozent der Hirngewebsdichte – in 9 von 14 Fällen beträgt diese Differenz 13–23%. b Zunahme der Tumordichte nach KM-Injektion in Prozent der Tumordichte im Nativ-CT (d_0) – in 6 von 11 Fällen beträgt diese Dichtezunahme 7–17%

Die Kontrastmittelanreicherung war in zehn Fällen homogen, ein Germinom der Pinealisregion stellte sich nach Kontrastmittelinjektion inhomogen dar (Abb. 40b).

Die Dichtemessung der Nativ-Computertomogramme ergab eine Tumordichte von 35–54 HU (0–14 HU mehr als das Hirngewebe), in elf der 14 Fälle lag sie zwischen 40 und 50 HU (Tabelle 11; Abb. 45). Bezogen auf die Dichtewerte des Hirngewebes waren die der Germinome um 0–39% höher (Tabelle 11; Abb. 46a); bei neun Germinomen betrug diese relative Dichtedifferenz 13–23%. Nach Kontrastmittelinjektion stieg die Tumordichte in zehn von elf Fällen um 3–16 HU an (Abb. 45). Daraus ließ sich – in Relation zur Tumordichte im entsprechenden Nativ-Computertomogramm – eine Dichtezunahme von 7–36% errechnen (Tabelle 11; Abb. 46b); in sechs Fällen lag diese Dichtezunahme zwischen 7 und 17%.

Teratome. Bedingt durch ihre histologisch unterschiedlichen Tumoranteile stellen sich Teratome im Computertomogramm fast immer inhomogen dar, wobei die Dichtewerte der verschiedenen Tumorareale erheblich differieren. Häufig finden sich sowohl Verkalkungen als auch Zonen mit negativen Dichtewerten, die Fettgewebs- oder Dermoidanteilen entsprechen (Till 1977, McCormack u. Mitarb. 1978, Ghoshhajra u. Mitarb. 1979, Wakai u. Mitarb. 1980; Zimmerman u. Mitarb. 1980 bzw. Wood u. Mitarb. 1981 und Bilaniuk u. Mitarb. 1982; Ventureyra 1981, Aoyama u. Mitarb. 1982, Jooma u. Kendall 1983). In seltenen Fällen zeigten sich im Teratom gebildete Zähne als homogene, scharf begrenzte Areale mit Kalk entsprechenden Dichtewerten (McCormack u. Mitarb. 1978 bzw. Salazar u. Mitarb. 1979; Zimmerman u. Mitarb. 1980 bzw. Bilaniuk u. Mitarb. 1982). Bei rupturierten Teratomen der Pinealisregion wurde freies Fett im Ventrikelsystem (McCormack u. Mitarb. 1978 bzw. Salazar u. Mitarb. 1979; Kazner u. Steinhoff 1979 bzw. Kazner u. Mitarb. 1981; Wakai u. Mitarb. 1980) und auch im Subarachnoidalraum (Ghoshhajra u. Mitarb. 1979) nachgewiesen. Nach Kontrastmittelinjektion färben sich meistens nur einzelne Teratomareale an, eine homogene Kontrastmittelanreicherung (Abb. 47b) ist selten; in einigen Fällen zeigt sich keine Dichtezunahme – die Kontrastmittelanreicherung dürfte davon abhängen, aus welchen Gewebsanteilen das Teratom besteht.

Man muß bezweifeln, daß sich aufgrund des computertomographischen Befundes entscheiden läßt, ob ein gutartiges Teratom vorliegt, oder ob der Tumor unreife Gewebselemente mit malignem Wachstum enthält. Es wird zwar angegeben, daß entartete Teratome eine deutliche Kontrastmittelanreicherung zeigen (Kazner u. Mitarb. 1981, Fitz u. Rao 1983), doch kann diese auch bei benignen Teratomen vorkommen (Donat u. Mitarb. 1978) (Abb. 47b). Chang u. Mitarb. (1981) und Aoyama u. Mitarb. (1982) fanden bei benignen Teratomen keine Dichtezunahme nach Kontrastmittelinjektion, Futrell u. Mitarb. (1981), Ventureyra (1981) und Wood u. Mitarb. (1981) eine geringe Anfärbung der Tumorperipherie. Bei einem malignen Teratom stellten Chang u. Mitarb. (1981) eine unscharfe Begrenzung und eine mäßige Kontrastmittelanreicherung in einem Teil des Tumors fest; Futrell u. Mitarb. (1981) wiesen bei einem solchen Tumor scharf gezeichnete Grenzen und eine intensive, homogene Kontrastmittelanreicherung nach. Aus diesen Befunden geht zwar hervor, daß bei einem gut abgrenzbaren

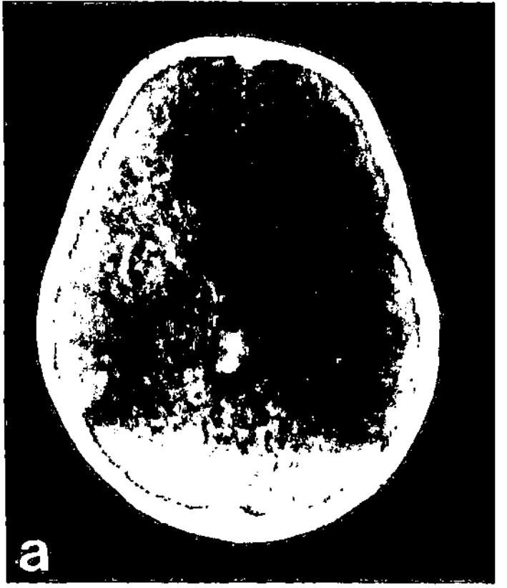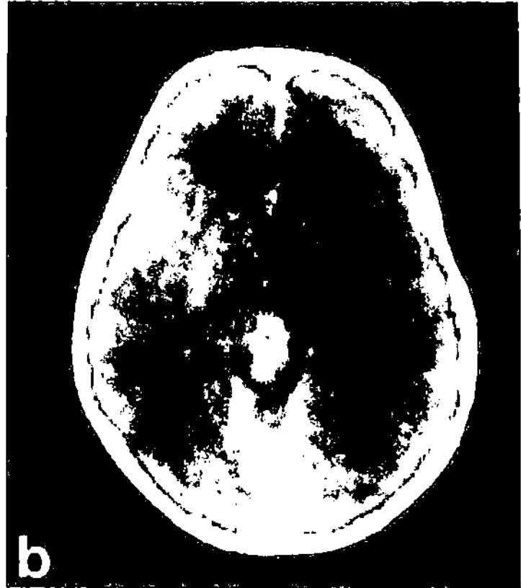

Abb. 47 a, b. Teratom der Pinealisregion (benigne). 11jähriger Knabe. **a** Nativ-CT, **b** Kontrast-CT (eine Woche später, nach Shunt-Operation). Inhomogener, isodenser Tumor mit Verkalkungen; der Tumor nicht abgrenzbar; kein Ödem. Homogene KM-Anreicherung; im Kontrast-CT der Tumor abgrenzbar. Obliteration des dorsalen Abschnitts des 3.Ventrikels, Einengung der Vierhügelzisterne; die Vierhügelplatte vom Tumor betroffen. (Vor der Shunt-Operation) Dilatation der supratentoriellen Ventrikel

Teratom ohne Anfärbung eher ein benigner Tumor zu erwarten ist, während unscharfe Tumorgrenzen und deutliche Dichtezunahme nach Kontrastmittelinjektion eher für ein malignes Wachstum sprechen (in solchen Fällen kann auch ein perifokales Ödem bestehen, wenn Hirngewebe infiltriert ist); daraus lassen sich jedoch keine Kriterien ableiten, die die sichere Diagnose der Tumordignität ermöglichen.

Im eigenen Tumormaterial finden sich vier intrakranielle Teratome (Tabelle 12; Abb. 48) – zwei Teratome der Pinealisregion und zwei suprasselläre Teratome. Bei drei Tumoren wurden Zeichen der Malignität histologisch nachgewiesen, ein Teratom (der Pinealisregion) war gutartig. Das benigne Teratom stellte sich im Nativ-Computertomogramm inhomogen, überwiegend isodens mit Verkalkungen dar (Abb. 47a) und zeigte eine homogene Kontrastmittelanreicherung (Abb. 47b) mit einer Dichtezunahme von 11 HU – es enthielt Plattenepithel, Hautanhangsgebilde, Knorpelgewebe, lymphatisches Gewebe, Zylinderepithel und kleine Zysten. Zwei maligne Teratome waren inhomogen und hyperdens (44 bzw. 56 HU, die Dichtewerte um 8 bzw. 16 HU höher als die des Hirngewebes), eines war homogen und isodens; Areale mit negativen Dichtewerten fanden sich bei keinem Tumor. Nur bei einem der malignen Teratome bestanden Tumorverkalkungen, dieser Tumor war von einem Ödemsaum umgeben. Nach Kontrastmittelinjektion zeigten die beiden suprasellären Teratome eine deutliche Dichtezunahme (12 bzw. 28 HU).

Hochmaligne Keimzelltumoren. In der Literatur finden sich wenige Angaben über computertomographische Befunde bei embryonalen Karzinomen, entodermalen Sinustumoren und Choriokarzinomen. Ein maligner embryonaler Mischtumor (Kazner u. Steinhoff 1979 bzw. Kazner u. Mitarb. 1981), der von der

Tabelle 12. Teratome – Auswertung der Computertomogramme

	Tu (HU)	Hi (HU)	D (%)	Tu-KM (HU)	E (%)	Befund
Pinealisregion:						
1 11 J., m. benigne	44,4	41,7	6,5	55,7	22,5	Tu inhomogen, isodens, nicht abgrenzbar; Verkalkungen; kein Ödem. KM-Anreicherung homogen: Tu abgrenzbar (Abb. 47)
2 3 J., w. maligne	55,8	40,3	38,5	(nur Nativ-CT)		Tu inhomogen, hyperdens, gut abgrenzbar; keine Verkalkung; kein Ödem
suprasellär:						
3 9 J., m. maligne	43,8	36,2	21,0	56,2	28,3	Tu inhomogen, hyperdens, schlecht abgrenzbar; Verkalkungen; geringes Ödem. KM-Anreicherung inhomogen
4 20 J., m. maligne	37,1	37,0	0,3	64,6	74,1	Tu homogen, isodens, nicht abgrenzbar; keine Verkalkung; kein Ödem. Starke KM-Anreicherung (inhomogen): Tu abgrenzbar

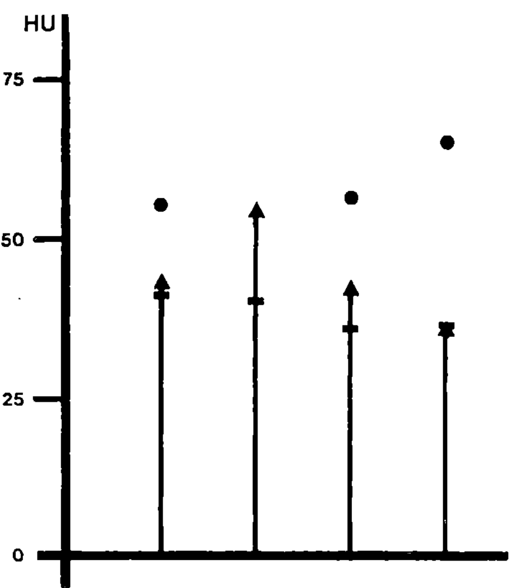

Abb. 48. Dichtewerte der Computertomogramme von 4 intrakraniellen Teratomen (vgl. Tabelle 12). Tumordichte im Nativ-CT (▲); Tumordichte im Kontrast-CT (●); Dichte des normalen Hirngewebes (■). (In einem Fall wurde nur eine Nativ-Computertomographie durchgeführt)

Pinealisregion bis in beide Vorderhörner reichte, war hyperdens, er zeigte Verkalkungen und eine deutliche Kontrastmittelanreicherung. Ein embryonales Karzinom der Pinealisregion (Zimmerman u. Mitarb. 1980 bzw. Wood u. Mitarb. 1981 und Bilaniuk u. Mitarb. 1982) war isodens und zeigte ebenfalls Verkalkungen und eine deutliche, homogene Dichtezunahme nach Kontrastmittelinjektion. Auch Fitz u. Rao (1983) stellten bei solchen Tumoren Verkalkungen und eine intensive Kontrastmittelanreicherung fest.

Ein entodermaler Sinustumor eines zwölfjährigen Mädchens (New u. Mitarb. 1974 bzw. Scully u. McNeely 1974, New u. Scott 1975 und Tavcar u. Mitarb. 1980) stellte sich im Nativ-Computertomogramm inhomogen, überwiegend isodens und ohne Verkalkungen dar; im Kontrastmittel-Computertomogramm zeigte der Tumor eine intensive, homogene Anfärbung und eine scharfe Begrenzung. Kleefield u. Mitarb. (1977) erwähnen einen inhomogen hyperdensen entodermalen Sinustumor mit Verkalkung und intensiver, homogener Kontrastmittelanreicherung. Auf die deutliche Dichtezunahme dieser Tumoren nach Kontrastmittelinjektion wird auch in den Fallberichten von Eberts u. Ransburg (1979), Wilson u. Mitarb. (1979), Arita u. Mitarb. (1980), Stachura u. Mendelow (1980), Murovic u. Mitarb. (1981), Hildenbrand u. Mitarb. (1983) und Nakasu u. Mitarb. (1983) hingewiesen. In einem von Lee u. Mitarb. (1978) beschriebenen Fall färbte sich nur die Tumorperipherie an. In einem anderen Fall (Zimmerman u. Mitarb. 1980 bzw. Wood u. Mitarb. 1981) fanden sich hypodense Areale (Tumorzysten) und Verkalkungen; das die Zysten umgebende Tumorgewebe reicherte sich mit Kontrastmittel an.

Bei zwei intrakraniellen Choriokarzinomen stellten Kawakami u. Mitarb. (1980) eine periphere Kontrastmittelanreicherung fest, in beiden Fällen war das Tumorzentrum hypodens. Eine zentrale Verkalkung und eine periphere Kontrastmittelanreicherung wiesen Yamagami u. Mitarb. (1983) bei einem intra- und suprasellären Choriokarzinom nach. Fujii u. Mitarb. (1981) berichten über ein homogen hyperdenses Choriokarzinom der Pinealisregion mit Dichtezunahme im Kontrastmittel-Computertomogramm; bei einer Kontrolluntersuchung wurde eine Tumorblutung mit Ventrikeleinbruch nachgewiesen. Ein supraselläres Choriokarzinom (Rao u. Govindan 1979 bzw. Fitz u. Rao 1983) war bei der Erstuntersuchung isodens; später war es hyperdens (es fand sich eine Tumorblutung) und färbte sich nach Kontrastmittelinjektion an.

Gliome. Die computertomographischen Befunde bei Gliomen der Pinealisregion entsprechen den bei Gliomen anderer Regionen bekannten Befunden. Es ist nicht möglich, aufgrund des Computertomogramms zu entscheiden, ob die Pinealisregion von einem Astrozytom, einem pilozytischen Astrozytom oder einem (unverkalkten) Oligodendrogliom betroffen ist. In vielen Fällen läßt sich nicht feststellen, ob der Tumor vom Mittelhirndach, vom Thalamus oder vom Splenium ausgegangen ist.

Gliome der Pinealisregion sind fast immer inhomogen und vom benachbarten Hirngewebe nicht abgrenzbar (Abb. 49, 50). Oft enthalten sie hypodense Areale, die Zysten entsprechen (Abb. 50). Tumorverkalkungen finden sich überaus selten. Nur in wenigen Fällen besteht ein perifokales Ödem. Nach Kontrastmittelinjektion zeigt sich häufig eine Anfärbung einzelner Tumorareale oder der Tumorperipherie.

Bei einem gering hypodensen Astrozytom der Pinealisregion stellten New u. Scott (1975) keine Kontrastmittelanreicherung fest. Ein Astrozytom in der Serie von Messina u. Mitarb. (1976) bestand aus einem gering hypodensen, „eher soliden" Anteil mit deutlicher Dichtezunahme im Kontrastmittel-Computertomogramm und aus einer Zyste. Die beiden Astrozytome in der Serie von Kleefield u. Mitarb. (1977) waren isodens, ein Tumor zeigte eine homogene Kontrastmittelanreicherung, der andere färbte sich nicht an. Ein isodenses Astrozytom ohne Kontrastmittelanreicherung wird auch von Zimmerman u. Mitarb. (1980) angegeben; die anderen sieben Astrozytome ihrer Serie waren hingegen hypodens und zeigten im Kontrastmittel-Computertomogramm eine mäßige bis deutliche, oft inhomogene Dichtezunahme. Futrell u. Mitarb. (1981) beschreiben ein inhomogen hyperdenses Astrozytom mit Verkalkung und „fleckiger" Kontrastmittelanreicherung. Die Serie von Jooma u. Kendall (1983) enthält ein isodenses, die von Casenave u. Mitarb. (1984) ein mäßig hyperdenses Astrozytom, beide mit geringer, inhomogener Anfärbung nach Kontrastmittelinjektion.

In der Monographie von Kazner u. Mitarb. (1981) finden sich die Computertomogramme von vier pilozytischen Astrozytomen mit Ausbreitung in der Pinealisregion: ein Tumor stellt sich isodens bis hypodens mit zystischen Anteilen dar, die Kontrastmittel-Computertomogramme zeigen eine deutliche, inhomogene Dichtezunahme der soliden Tumoranteile; bei einem inhomogen hypodensen Tumor findet sich eine ringförmige Kontrastmittelanreicherung der Tumorperipherie; ein pilozytisches Astrozytom ist homogen hypodens und färbt sich nicht an; in einem Fall besteht eine intensive, homogene Kontrastmittelanreicherung des soliden Tumoranteils.

Über ein Oligodendrogliom der Pinealisregion liegt nur eine Befundangabe von Messina u. Mitarb. (1976) vor: im Computertomogramm zeigte sich ein inhomogener Tumor mit Verkalkungen und mehreren zystischen Arealen.

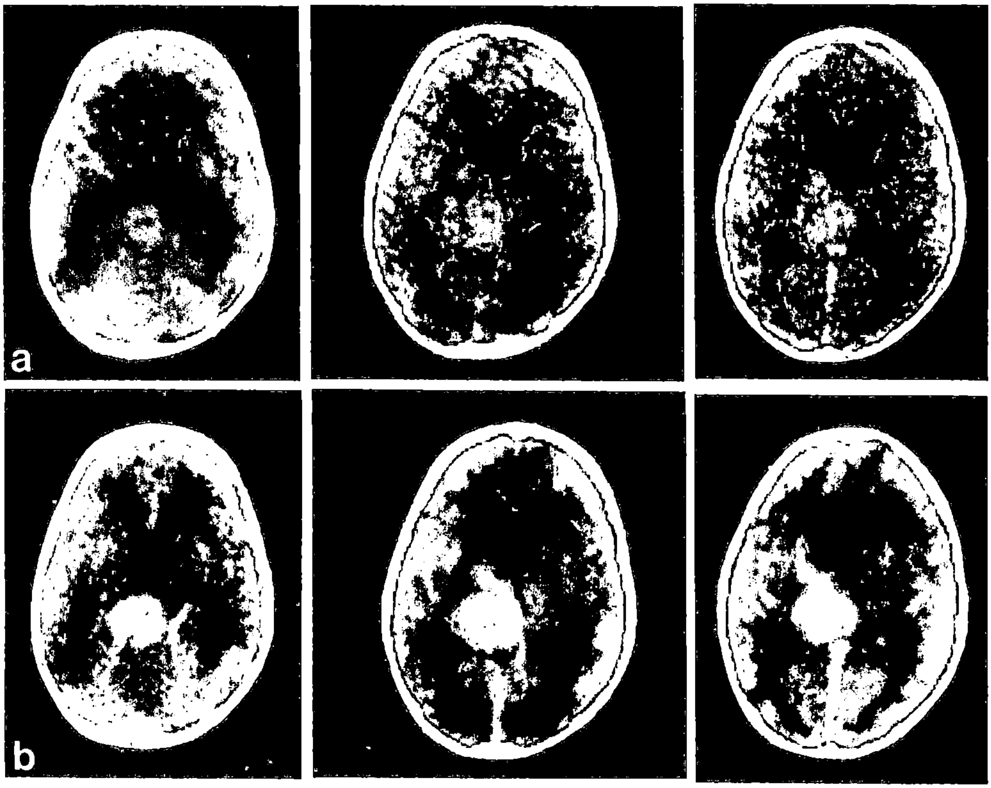

Abb. 49 a, b. Gliom der Pinealisregion (gemistozytisches Astrozytom). 6jähriger Knabe. a Nativ-CT, b Kontrast-CT. Inhomogener, sehr gering hyperdenser Tumor; kein Ödem. Starke, inhomogene KM-Anreicherung. Tumorwachstum in der Vierhügelplatte und im linken Thalamus; Einengung der Vierhügelzisterne, Eindellung des 3.Ventrikels von links; von der Vierhügelplatte und vom linken Thalamus ist der Tumor nicht abgrenzbar. Dilatation der supratentoriellen Ventrikel mit periventrikulärer Dichteminderung (Liquorstau)

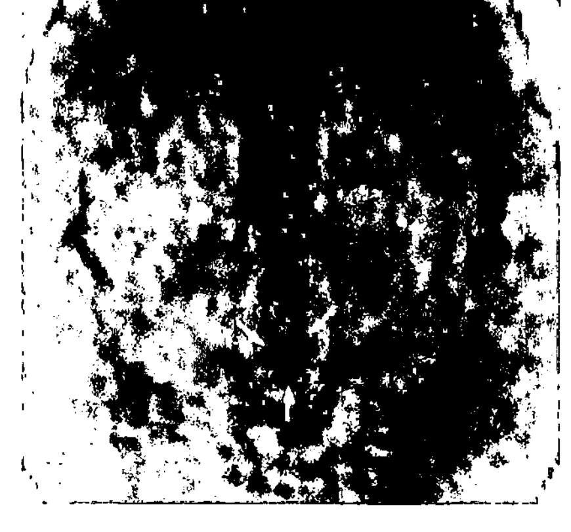

Abb. 50. Gliom der Pinealisregion (pilozytisches Astrozytom). 13jähriges Mädchen. Nativ-CT, Vergrößerung. Isodenser Tumor mit hypodensen Arealen (→) – Tumorzysten; kein Ödem. Tumorwachstum in der Vierhügelplatte; Einengung der Vierhügelzisterne; der Tumor von der Vierhügelplatte nicht abgrenzbar

Tabelle 13. Gliome der Pinealisregion – Auswertung der Computertomogramme

		Tu (HU)	Hi (HU)	D (%)	Tu-KM (HU)	E (%)	Befund
1	6 J., m. gemistozytisches Astrozytom III–IV (Mittelhirn, Thalamus)	37,9	35,4	7,1	49,2	29,8	Tu inhomogen, sehr gering hyperdens, schlecht abgrenzbar; keine Verkalkung; kein Ödem. Starke KM-Anreicherung (inhomogen) (Abb. 49)
2	40 J., m. Glioblastom (Splenium)	43,5	34,2	27,2	55,9	28,5	Tu homogen, hyperdens, unscharf begrenzt; keine Verkalkung; geringes Ödem. KM-Anreicherung homogen: Tu abgrenzbar
3	48 J., m. Astrozytom III–IV (Mittelhirn, Thalamus)	49,4	40,5	22,0	50,6	2,4	Tu inhomogen, hyperdens, schlecht abgrenzbar; keine Verkalkung; geringes Ödem. Sehr geringe KM-Anreicherung in der Tumorperipherie
4	13 J., w. pilozytisches Astrozytom (Mittelhirn)	34,5	34,1	1,2	(nur Nativ-CT)		Tu isodens mit hypodensen Arealen (Zysten), nicht abgrenzbar; keine Verkalkung; kein Ödem (Abb. 50)

Bei Glioblastomen der Pinealisregion ergibt die Computertomographie meistens den typischen Befund eines inhomogenen, vorwiegend isodensen Tumors mit hypodensen Bezirken (die Nekrosen oder zystischen Veränderungen entsprechen) und einer ring- oder girlandenförmigen Kontrastmittelanreicherung (Kazner u. Mitarb. 1981). Ein atypischer Befund wurde von Messina u. Mitarb. (1976) erhoben: ein isodenses Glioblastom der Pinealisregion färbte sich homogen mit Kontrastmittel an. Ebenso ungewöhnlich ist die von Chang u. Mitarb! (1981) bei einem Glioblastom der Pinealisregion festgestellte Tumorverkalkung.

Das eigene Tumormaterial enthält vier Gliome der Pinealisregion (Tabelle 13; Abb. 51) – zwei Astrozytome mit Ausbreitung im Mittelhirn und im Thalamus, ein pilozytisches Astrozytom des Mittelhirns und ein Glioblastom des Spleniums. Kein Tumor ließ sich im Nativ-Computertomogramm vom benachbarten Hirngewebe sicher abgrenzen. Tumorverkalkungen fanden sich in keinem Fall. Die beiden Astrozytome stellten sich inhomogen dar; eines war sehr gering hyperdens (Abb. 49a), das andere war deutlicher hyperdens (38 bzw. 49 HU, die Dichtewerte um 3 bzw. 9 HU höher als die des Hirngewebes). Bei einem Astrozytom bestand ein mäßig ausgeprägtes perifokales Ödem. Nach Kontrastmittelinjektion zeigte ein Astrozytom eine intensive, inhomogene Anreicherung (Abb. 49b) mit einer Dichtezunahme von 11 HU, bei dem anderen färbte sich die Tumorperipherie schwach an. Das pilozytische Astrozytom (Abb. 50) war isodens und enthielt hypodense, Zysten entsprechende Areale; es fand sich kein perifokales Ödem. Ungewöhnlich war der Befund des Glioblastoms – der Tumor war homogen hyperdens (44 HU), von einem sehr schmalen Ödemsaum umgeben; im Kontrastmittel-Computertomogramm war das Glioblastom scharf begrenzt und zeigte eine homogene Dichtezunahme von 12 HU.

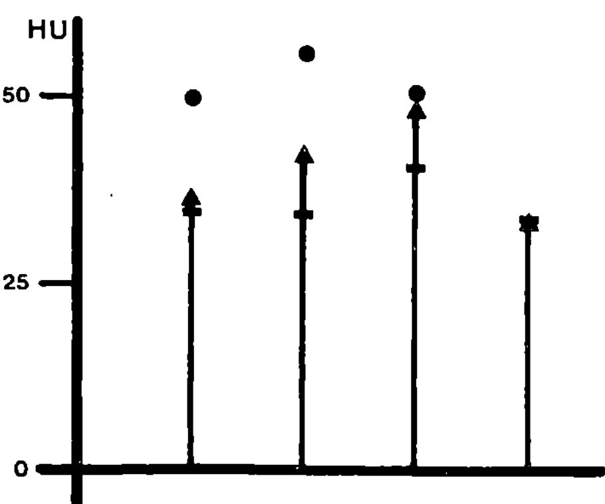

Abb. 51. Dichtewerte der Computertomogramme von 4 Gliomen der Pinealisregion (vgl. Tabelle 13). Tumordichte im Nativ-CT (▲); Tumordichte im Kontrast-CT (●); Dichte des normalen Hirngewebes (■). (In einem Fall wurde nur eine Nativ-Computertomographie durchgeführt)

Seltene Tumoren der Pinealisregion:

Ependymome. Den computertomographischen Befund eines anaplastischen Ependymoms der Pinealisregion beschreiben Messina u. Mitarb. (1976): der Tumor, der vom Oberwurm durch die Tentoriuminzisur gewachsen war, stellte sich homogen hyperdens dar und war von einem schmalen hypodensen Saum (Ödem?) umgeben. Bei einem von Kazner u. Mitarb. (1981) angebenen Ependymom der Pinealisregion zeigen die Computertomogramme einen inhomogen hyperdensen Tumor mit intensiver, homogener Kontrastmittelanreicherung. Die von Érésué u. Mitarb. (1983) publizierten Computertomogramme eines Ependymoms dieser Region zeigen einen ähnlichen Befund. Jooma u. Kendall (1983) beschreiben ein inhomogenes, gut abgrenzbares Ependymom der Pinealisregion mit homogener Kontrastmittelanreicherung.

Im eigenen Tumormaterial finden sich vier Ependymome der Pinealisregion (Tabelle 14; Abb. 57), darunter ein anaplastisches. In keinem Fall war der Tumor im Nativ-Computertomogramm von den umgebenden Strukturen abgrenzbar. Sichere Zeichen eines perifokalen Ödems fanden sich nicht. Kein Tumor zeigte Verkalkungen. Das anaplastische Ependymom stellte sich inhomogen, vorwiegend hypodens dar (die durchschnittliche Tumordichte lag 5 HU unter der des Hirngewebes), nach Kontrastmittelinjektion nahm die Dichte in einem kleinen Tumorrandbezirk um 4 HU zu (Abb. 52). Ein Ependymom war homogen hypodens mit einer Dichte von 14 HU (24 HU weniger als das Hirngewebe) und färbte sich nicht mit Kontrastmittel an. Ein inhomogen isodenses Ependymom zeigte nach Kontrastmittelinjektion eine Dichtezunahme von 10 HU, der Tumor war im Kontrastmittel-Computertomogramm scharf begrenzt. Die Tumorgrenzen eines inhomogen hyperdensen Ependymoms (44 HU) mit mäßiger Kontrastmittelanreicherung (6 HU) ließen sich auch im Kontrastmittel-Computertomogramm nicht sicher erkennen (Abb. 53).

Medulloblastome. Kontrastmittel-Computertomogramme von Medulloblastomen, die die Pinealisregion betreffen, sind in den Monographien von Harwood-Nash u. Fitz (1976) und von Kazner u. Mitarb. (1981) abgebildet. Sie zeigen eine deutliche Anfärbung dieser Tumoren, entsprechend der Kontrastmittelanreicherung fast aller infratentoriell gelegenen Medulloblastome.

Neuronale Tumoren. Ein mäßig hyperdenses, unscharf begrenztes Gangliogliom der Pinealisregion wird von Messina u. Mitarb. (1976) angegeben. Das Gangliogliom in der Serie von Wood u. Mitarb. (1981) war ebenfalls mäßig hyperdens und unscharf begrenzt, nach Kontrastmittelinjektion zeigte es eine geringe Dichtezunahme. Eine intensive Kontrastmittelanreicherung stellten Demakas u. Mitarb. (1982) bei einem solchen Tumor fest.

Meningeome. Meningeome der Pinealisregion sind – wie die Meningeome anderer Regionen – hyperdens oder isodens (Hase u. Mitarb. 1979b, Ito u. Mitarb. 1981, Roda u. Mitarb. 1982). Manchmal finden sich Tumorverkalkungen (Hase u. Mitarb. 1979b, Stein 1979a, Kazner u. Mitarb. 1981). Bei keinem Meningeom der Pinealisregion ist ein perifokales Ödem festgestellt worden. Die Kontrastmittelanreicherung dieser Tumoren ist fast immer homogen und intensiv (Hase u. Mitarb. 1979b; Rozario u. Mitarb. 1979 bzw. Stein 1979a; Ito u. Mitarb. 1981, Kameyama u. Mitarb. 1981, Kazner u. Mitarb. 1981, Nishiura u. Mitarb. 1981, Roda u. Mitarb. 1982) (Abb. 33e); die Tumorgrenzen sind im Kontrastmittel-Computertomogramm scharf gezeichnet. Der computertomographische Befund ermöglicht nicht die Unterscheidung zwischen einem Meningeom des „carrefour falco-tentoriel" und einem Meningeom des Velum interpositum.

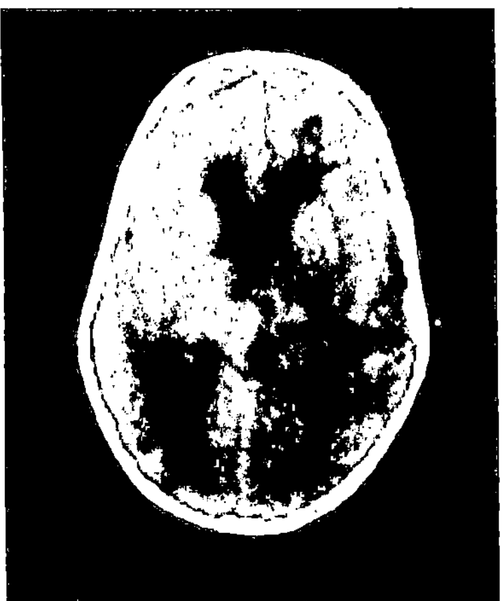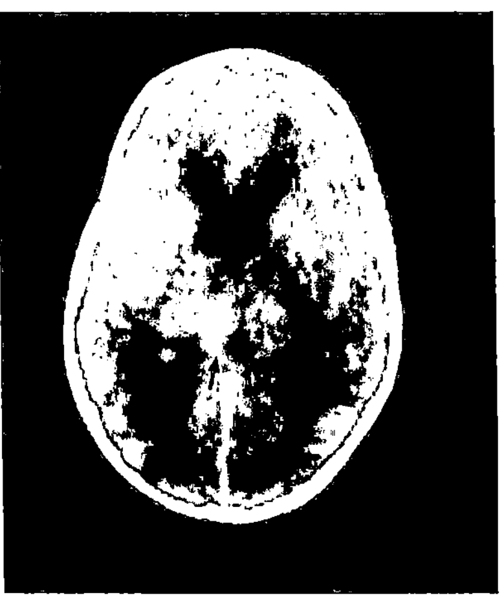

Abb. 52. Ependymom der Pinealisregion (anaplastisch). 10jähriger Knabe. Nativ-CT und Kontrast-CT. Inhomogener, vorwiegend hypodenser Tumor mit kleinem hyperdensem Areal; geringes Ödem (?). KM-Anreicherung in einem Teil der Tumorperipherie (→). Tumorwachstum in der Vierhügelplatte und im rechten Thalamus; die Vierhügelzisterne und der dorsale Abschnitt des 3.Ventrikels sind obliteriert, der ventrale Abschnitt des 3.Ventrikels ist nach links verlagert; von der Vierhügelplatte und vom rechten Thalamus ist der Tumor nicht abgrenzbar. Dilatation der supratentoriellen Ventrikel (Liquorabflußbehinderung)

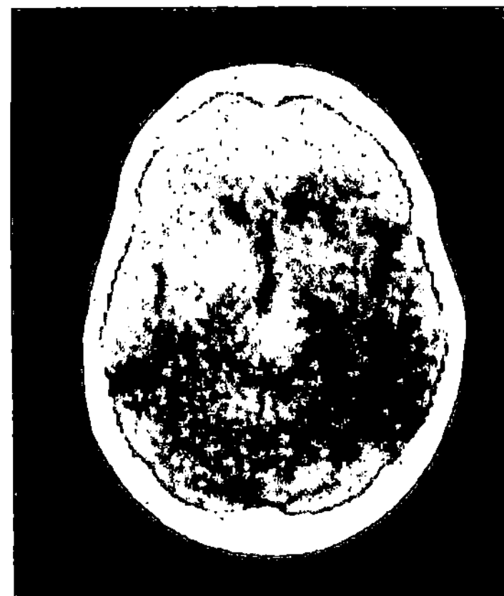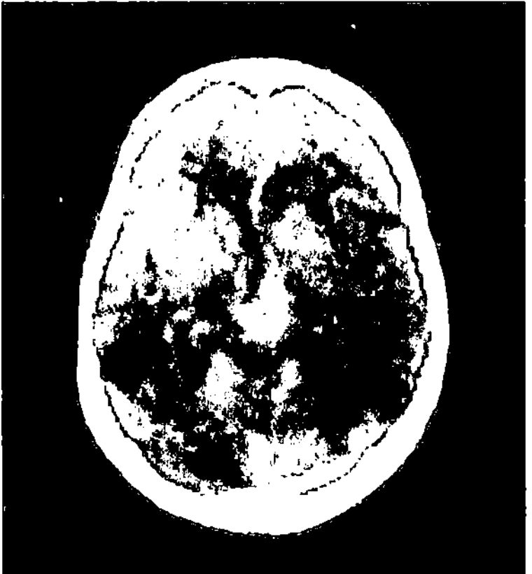

Abb. 53. Ependymom der Pinealisregion. 38jährige Patientin. Nativ-CT und Kontrast-CT. Inhomogener, hyperdenser Tumor; geringes Ödem (?). Inhomogene KM-Anreicherung. Tumorwachstum in der Vierhügelplatte und im rechten Thalamus; Obliteration des dorsalen Abschnitts des 3.Ventrikels; der Tumor ist von der Vierhügelplatte und vom rechten Thalamus nicht abgrenzbar

Tabelle 14. Seltene Tumoren der Pinealisregion – Auswertung der Computertomogramme

	Tu (HU)	Hi (HU)	D (%)	Tu-KM (HU)	E (%)	Befund
Ependymome:						
1 10 J., m. anaplastisch	32,1	36,7	− 12,5	35,6	10,9	Tu inhomogen, vorwiegend hypodens, nicht abgrenzbar; keine Verkalkung; Ödem? KM-Anreicherung in einem Teil der Tumorperipherie (Abb. 52)
2 14 J., w.	41,3	40,4	2,2	50,8	23,0	Tu inhomogen, isodens, nicht abgrenzbar; keine Verkalkung; kein Ödem. KM-Anreicherung inhomogen: Tu abgrenzbar
3 38 J., w.	43,6	35,6	22,5	49,7	14,0	Tu inhomogen, hyperdens, unscharf begrenzt; keine Verkalkung; Ödem? KM-Anreicherung inhomogen (Abb. 53)
4 51 J., w.	13,7	37,8	− 63,8	13,7	0,0	Tu inhomogen, hypodens (zystisch), vom 3. Ventrikel und von der Vierhügelzisterne nicht abgrenzbar; verlagerter Pinealiskalk; kein Ödem. Keine KM-Anreicherung
Meningeome:						
1 54 J., m.	39,2	38,0	3,2	49,4	26,0	Tu homogen, isodens, nicht abgrenzbar; verlagerter Pinealiskalk; kein Ödem. KM-Anreicherung homogen: Tu abgrenzbar
2 59 J., w.	51,5	37,8	36,2	64,8	25,8	Tu inhomogen, hyperdens, gut abgrenzbar; Verkalkungen; kein Ödem. KM-Anreicherung homogen (Abb. 33d, e)
Lipome:						
1 10 J., m.	− 22,5					Tu homogen, negative Dichtewerte, scharf begrenzt; Pinealiskalk; kein Ödem
2 39 J., m.	− 105,2					Tu homogen, negative Dichtewerte, scharf begrenzt; Pinealiskalk; kein Ödem (Abb. 54)
3 43 J., w.	− 38,3					Tu homogen, negative Dichtewerte, scharf begrenzt; keine Verkalkung; kein Ödem (Abb. 55)
Metastasen:						
1 42 J., m. Bronchial-karzinom	46,6	36,0	29,4	52,3	12,2	Tu inhomogen, hyperdens, schlecht abgrenzbar; keine Verkalkung; kein Ödem. KM-Anreicherung inhomogen (Abb. 56)

Von den beiden Meningeomen der Pinealisregion des eigenen Tumormaterials
(Tabelle 14; Abb. 57) war eines homogen isodens und ließ sich daher im Nativ-
Computertomogramm vom benachbarten Hirngewebe nicht abgrenzen. Das an-
dere war inhomogen hyperdens (Abb. 33d) – die durchschnittliche Tumordichte
lag 14 HU über der des Hirngewebes – und zeigte Verkalkungen (oberhalb des in
Abb. 33d dargestellten Tumorabschnitts). In keinem Fall bestand ein perifokales
Ödem. Nach Kontrastmittelinjektion färbten sich beide Meningeome homogen
an (Dichtezunahme von 10 bzw. 13 HU), sie stellten sich im Kontrastmittel-
Computertomogramm scharf begrenzt dar.

Dermoide und Epidermoide. Dermoide erscheinen im Computertomogramm
als (meist homogen) hypodense Areale mit negativen Dichtewerten (bedingt
durch Fette und ihre Verseifungsprodukte), in deren Peripherie sich oft Verkalkungen finden (Kalkeinlagerungen in der Tumorzystenwand); sie reichern sich
nicht mit Kontrastmittel an. Bei Dermoiden der Pinealisregion haben Harwood-
Nash u. Fitz (1976), Kleefield u. Mitarb. (1977) und Kazner u. Mitarb. (1981)
solche Befunde erhoben.

Epidermoidzysten stellen sich als hypodense Areale mit liquorähnlichen Dichtewerten dar, manchmal zeigen sich Verkalkungen in der Zystenwand. Entsprechende Befunde bei Epidermoiden der Pinealisregion werden von McDonnell
(1977), Kazner u. Mitarb. (1981) und Ventureyra (1981) angegeben. Bei einem
32jährigen Patienten (Zimmerman u. Mitarb. 1980 bzw. Wood u. Mitarb. 1981
und Bilaniuk u. Mitarb. 1982) war die Tumorzyste von einem isodensen Saum
umgeben, der sich nach Kontrastmittelinjektion anfärbte.

Lipome. Über computertomographische Befunde bei Lipomen der Pinealisregion informieren Zimmerman u. Mitarb. (1980), Futrell u. Mitarb. (1981), Kazner u. Mitarb. (1981), Nabawi u. Mitarb. (1981), Wood u. Mitarb. (1981), Bilaniuk u. Mitarb. (1982) und Lee u. Rao (1983). Diese Tumoren sind immer
homogen hypodens mit negativen, dem Fettgewebe entsprechenden Dichtewerten. Die Tumordichte kann weniger als -100 HU betragen, bei kleinen Lipomen
ergibt die Dichtemessung aufgrund des Partialvolumeneffektes höhere Werte
(Kazner u. Mitarb. 1981). Die Tumoren sind scharf begrenzt, ein perifokales
Ödem besteht nicht. Nach Kontrastmittelinjektion zeigt sich keine Anreicherung.
Während bei Lipomen im vorderen Balkenabschnitt periphere Kalkschalen typisch sind, dürften Verkalkungen bei Lipomen der Pinealisregion extrem selten
sein – nur in einem einzigen Fall (Futrell u. Mitarb. 1981) werden Kalkeinlagerungen in der Peripherie eines solchen Tumors angegeben (der übrigens nicht
histologisch verifiziert wurde).

Bei den drei Lipomen der Pinealisregion des eigenen Tumormaterials (Tabelle
14) zeigten die Computertomogramme typische Befunde – homogene, deutlich
hypodense Zonen mit scharf gezeichneten Tumorgrenzen; Tumorverkalkungen
fanden sich nicht. In einem der drei Fälle war vorwiegend die linke Cisterna
ambiens vom Tumor betroffen. In einem anderen Fall breitete sich das Lipom in
der Vierhügelzisterne und infratentoriell aus (Abb. 54). Ein kleines Lipom lag in
der Cisterna veli interpositi (Abb. 55). Die Dichtewerte dieser Tumoren lagen
zwischen -105 und -22 HU (Tabelle 14; Abb. 57).

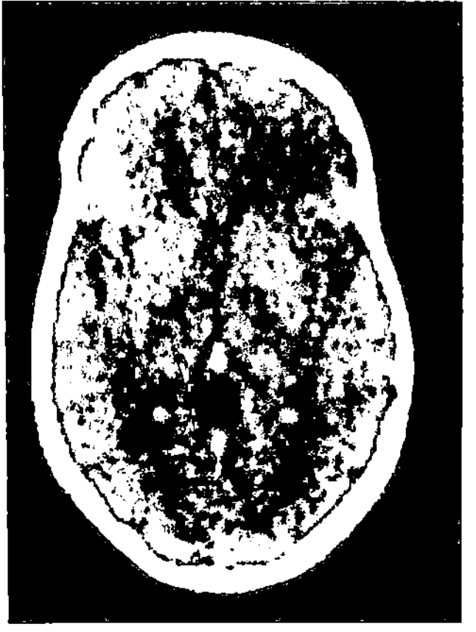
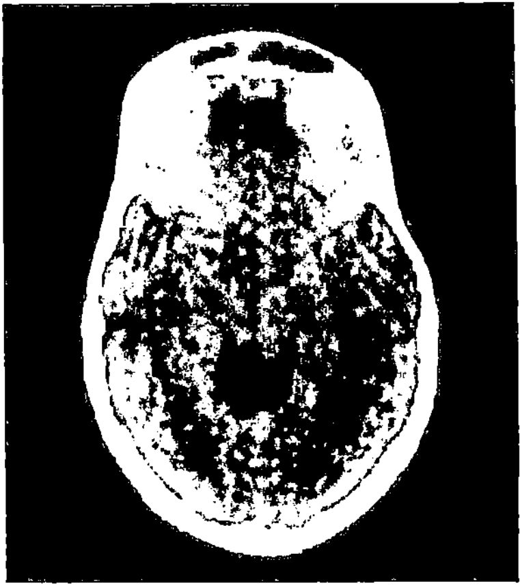
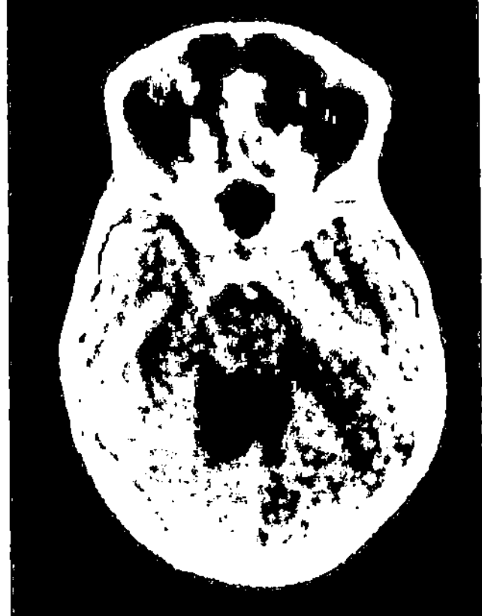

Abb. 54. Lipom der Pinealisregion. 39jähriger Patient. Nativ-CT. Homogener, scharf begrenzter Tumor mit negativen Dichtewerten; kein Ödem. Vorwiegend infratentorielle Tumorausbreitung; die Vierhügelzisterne ist vom Tumor ausgefüllt

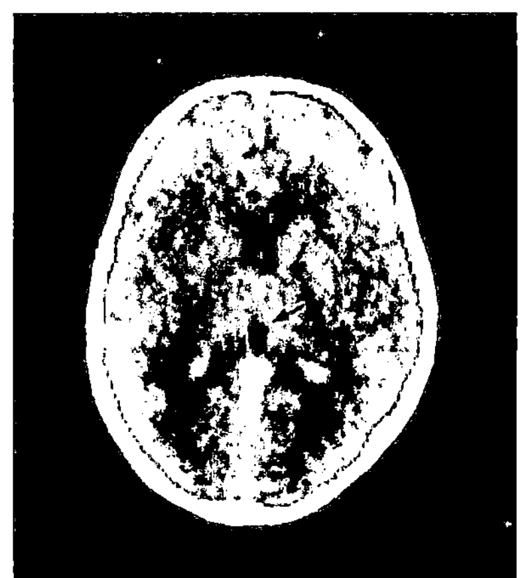
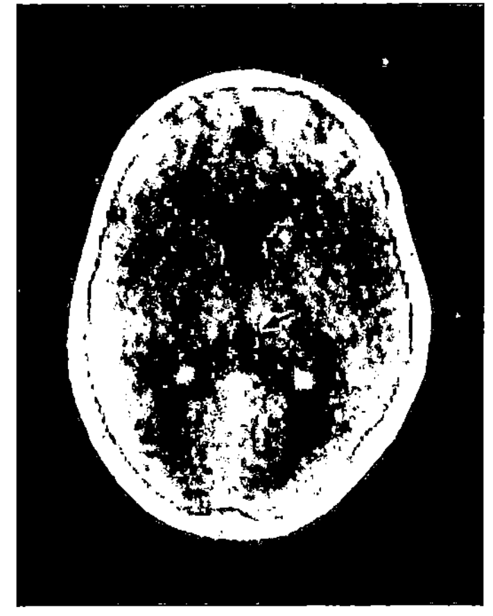

Abb. 55. Lipom der Pinealisregion. 43jährige Patientin. Nativ-CT und Kontrast-CT. Homogener, scharf begrenzter Tumor (→) mit negativen Dichtewerten; kein Ödem. Tumorausbreitung in der Cisterna veli interpositi

Metastasen. Messina u. Mitarb. (1976) beschreiben ausführlich computertomographische Befunde bei Metastasen in der Pinealisregion und in daran grenzenden Regionen. Drei von vier Mammakarzinommetastasen waren inhomogen hyperdens und gut abgrenzbar, eine war inhomogen isodens; perifokale Ödeme bestanden nicht oder waren gering ausgeprägt; alle Mammakarzinommetastasen zeigten eine inhomogene Kontrastmittelanreicherung. Eine Melanommetastase war isodens, es fand sich kein perifokales Ödem, nach Kontrastmittelinjektion färbte sich die Tumorperipherie deutlicher an als das Tumorzentrum; eine andere Melanommetastase war mäßig hyperdens und von einem Ödemsaum um-

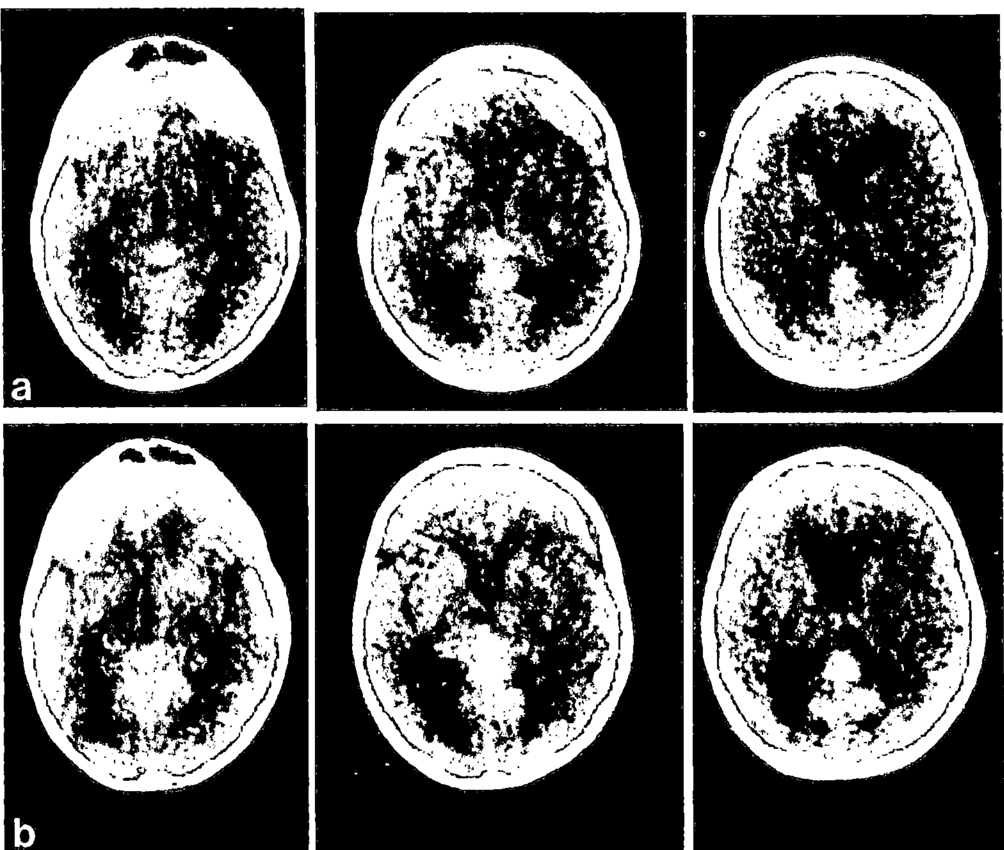

Abb. 56a, b. Metastase eines Bronchialkarzinoms in der Pinealisregion. 42jähriger Patient. a Nativ-CT, b Kontrast-CT. Inhomogener, hyperdenser Tumor, unscharf begrenzt; kein Ödem. Inhomogene KM-Anreicherung. Der dorsale Abschnitt des 3.Ventrikels und die Vierhügelzisterne sind obliteriert; Vierhügelplatte und Splenium sind vom Tumor betroffen. Dilatation der supratentoriellen Ventrikel (Liquorabflußbehinderung)

geben, im Kontrastmittel-Computertomogramm stellte sich eine inhomogene, „fleckige" Anfärbung dar. Bei einer Bronchialkarzinommetastase bestand eine zentrale Tumorzyste und ein deutliches perifokales Ödem, das diese Zyste umgebende Tumorgewebe reicherte sich mit Kontrastmittel an.

Eine Melanommetastase in der Pinealisregion wird von Kazner u. Mitarb. (1981) angegeben: die Kontrastmittel-Computertomogramme zeigen eine ringförmige Anfärbung, das Tumorzentrum ist hypodens, ein perifokales Ödem findet sich nicht.

Das eigene Tumormaterial enthält eine (solitäre) Metastase eines Bronchialkarzinoms in der Pinealisregion. Diese war inhomogen hyperdens und unscharf begrenzt, von keinem Ödem umgeben (Abb. 56a); der Tumor zeigte eine inhomogene Kontrastmittelanreicherung (Abb. 56b). Die Dichtemessungen ergaben eine durchschnittliche Tumordichte von 47 HU (11 HU mehr als das Hirngewebe) und

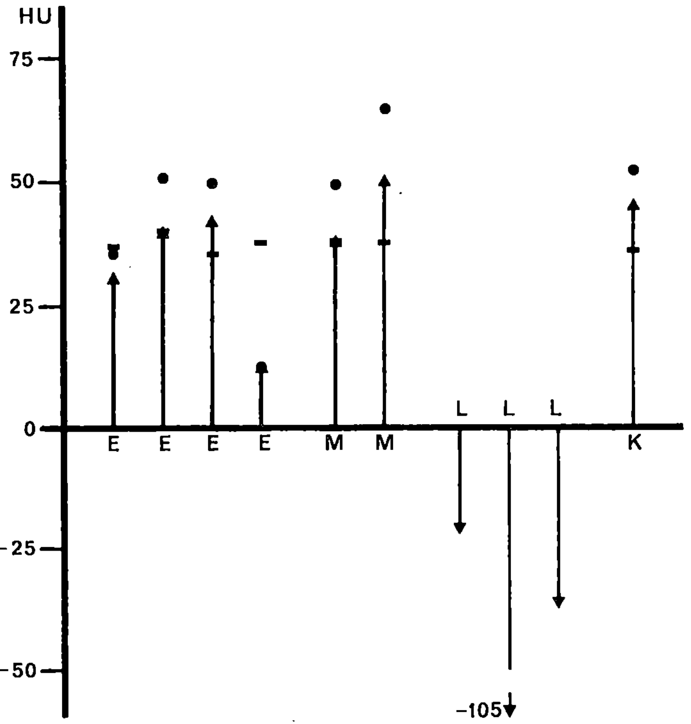

Abb. 57. Dichtewerte der Computertomogramme von 4 Ependymomen (E), 2 Meningeomen (M), 3 Lipomen (L) und einer Karzinommetastase (K) in der Pinealisregion (vgl. Tabelle 14). Tumordichte im Nativ-CT (▲); Tumordichte im Kontrast-CT (●); Dichte des normalen Hirngewebes (■)

eine Dichtezunahme von 6 HU nach Kontrastmittelinjektion (Tabelle 14; Abb. 57).

Nicht tumoröse raumfordernde Prozesse der Pinealisregion:

Zysten. Zysten der Pinealisregion erscheinen im Computertomogramm als homogene, liquordichte Areale mit glatter Begrenzung (Messina u. Mitarb. 1976; Schindler 1976 bzw. Hase u. Mitarb. 1979a; Grossman u. Gonzalez 1977, Hayashi u. Mitarb. 1980, Kazner u. Mitarb. 1981) (Abb. 29e, 58, 59). Die Zystenwand stellt sich fast nie dar. Nach intravenöser Kontrastmittelinjektion zeigt sich keine Anfärbung.

Die computertomographisch nachweisbaren Zysten der Pinealisregion sind praktisch immer Arachnoidalzysten. Wenn sich eine sehr kleine Zyste in unmittelbarer Nachbarschaft der Pinealis findet, kann differentialdiagnostisch eine Pinealiszyste in Frage kommen (Abb. 58).

Mit der Computertomographie nach intrathekaler Kontrastmittelinjektion läßt sich feststellen, ob zwischen Liquorraum und Zyste eine Kommunikation

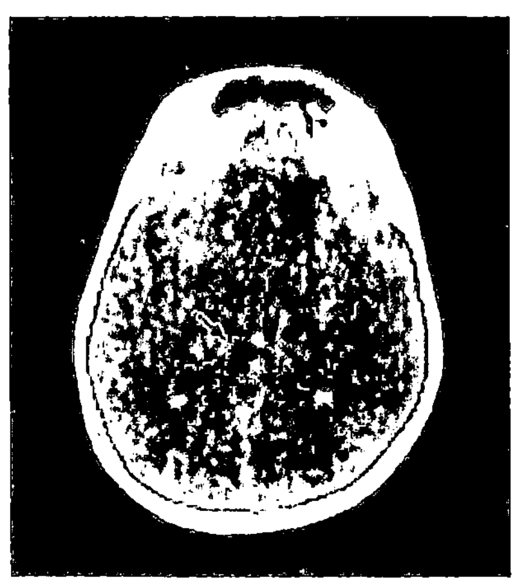

Abb. 58. Zyste in der Pinealisregion (Pinealiszyste?). 21jähriger Patient. Nativ-CT. Die liquordichte Zyste (→) grenzt an den gering verlagerten Pinealiskalk

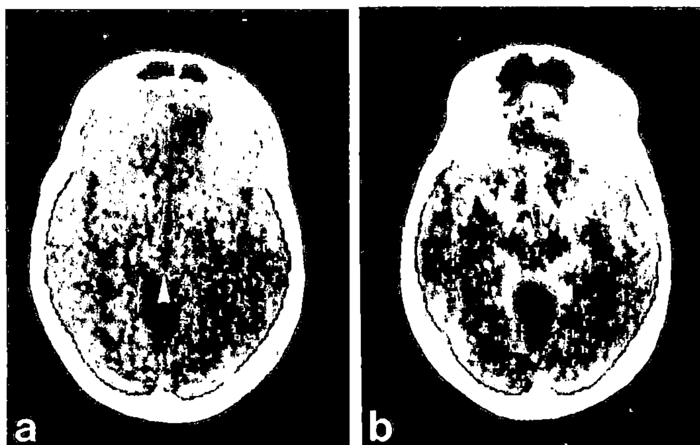

Abb. 59 a, b. Arachnoidalzyste in der Pinealisregion. 26jähriger Patient. a Nativ-CT, b CT nach intrathekaler KM-Injektion. Die liquordichte Zyste füllt die Vierhügelzisterne aus und komprimiert die Vierhügelplatte (▸). Kein KM-Übertritt vom Subarachnoidalraum in die Zyste

besteht, oder ob die Zyste verschlossen ist; auch kann mit dieser Untersuchung die Frage geklärt werden, ob eine Zyste oder eine abnorm weite Zisterne vorliegt (Abb. 59b).

Gefäßmißbildungen. Bei Gefäßmißbildungen mit dilatierter V. magna Galeni stellt sich das „Aneurysma" der V. magna Galeni als homogene, mäßig hyperdense Zone mit glatter Begrenzung dar, die sich nach Kontrastmittelinjektion meist homogen und intensiv anfärbt (New u. Scott 1975 bzw. Berger u. Mitarb. 1976 und Harwood-Nash u. Fitz 1976; Constant u. Mitarb. 1978, Ventureyra u. Mitarb. 1978, Macpherson u. Mitarb. 1979, Spallone 1979, Martelli u. Mitarb. 1980, Kazner u. Mitarb. 1981); manchmal zeigen sich Aussparungen innerhalb des intensiv kontrastierten „Aneurysmas", die durch Thromben bedingt sind

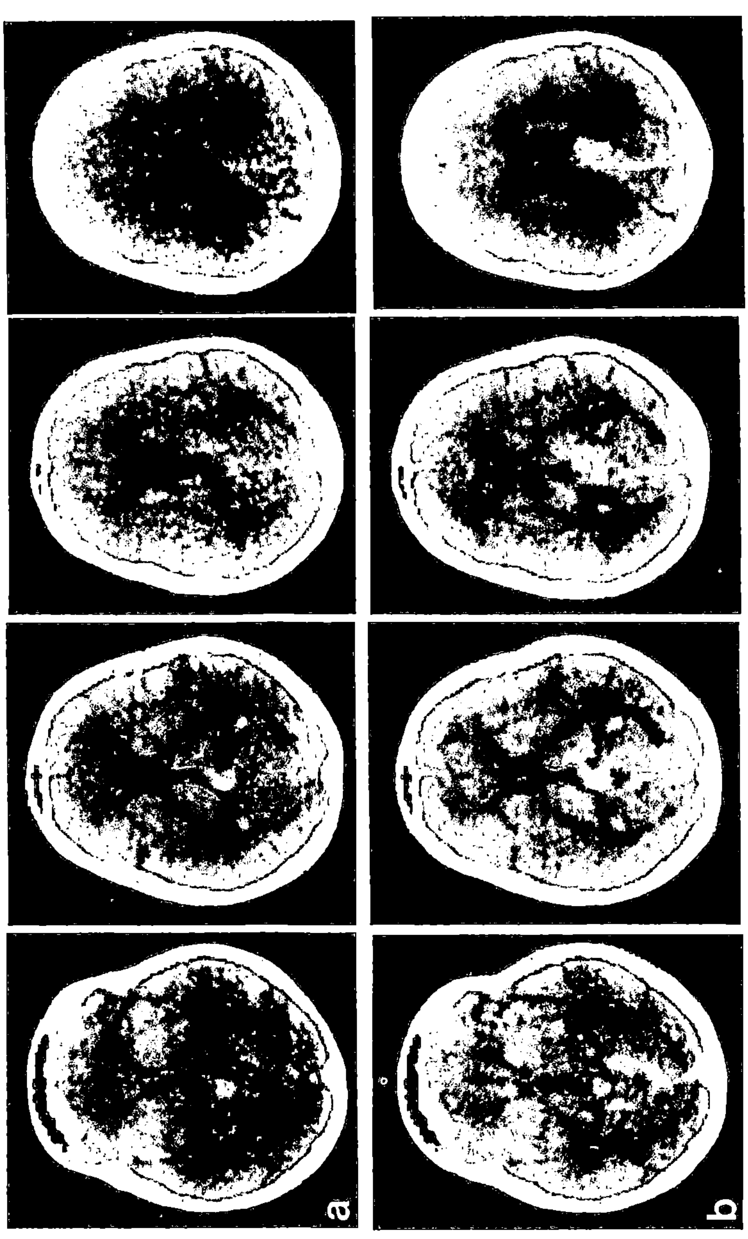

(Diebler u. Mitarb. 1981, Shirkhoda u. Mitarb. 1981). Im Kontrastmittel-Computertomogramm sind oft pathologische Gefäße in der Umgebung der dilatierten V. magna Galeni und eine Aufweitung des Sinus rectus erkennbar.

Wenn bei einer arteriovenösen Mißbildung in der Pinealisregion die Dilatation der V. magna Galeni gering ausgeprägt ist, kann der computertomographi-

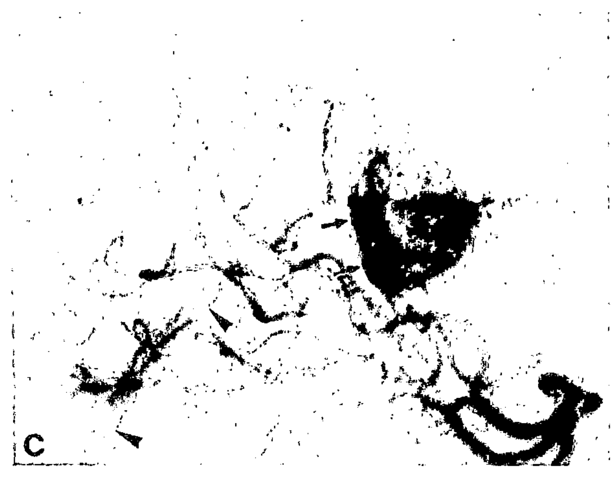

Abb. 60a–d. Arteriovenöse Mißbildung. 54jährige Patientin. **a** Nativ-CT, **b** Kontrast-CT: isodenses Areal in der Pinealisregion mit Verkalkungen; starke KM-Anreicherung (teilweise ringförmig); geringe Dilatation der supratentoriellen Ventrikel – aufgrund des computertomographischen Befundes wurde ein Tumor der Pinealisregion angenommen. **c** und **d** Vertebralisangiographie, seitliches Vergrößerungsarteriogramm, Subtraktion und sagittales Arteriogramm (halbaxial), Subtraktion: arteriovenöse Mißbildung mit eher mäßig dilatierter V. magna Galeni (→); Sinus rectus (▸)

sche Befund einen Tumor der Pinealisregion vortäuschen. Nur die Angiographie ergibt in einem solchen Fall die richtige Diagnose (Abb. 60).

Über computertomographische Befunde bei kavernösen Angiomen der Pinealisregion wird selten berichtet. Im Nativ-Computertomogramm erschienen diese Gefäßmißbildungen als scharf begrenzte hyperdense Areale (Hubschmann u. Mitarb. 1976, Vaquero u. Mitarb. 1980), nach Kontrastmittelinjektion zeigten fast alle eine mäßige oder deutliche Anreicherung (Vaquero u. Mitarb. 1980; Sonntag u. Mitarb. 1981 bzw. Demakas u. Mitarb. 1982; Fukui u. Mitarb. 1983). Eine venöse Mißbildung der Pinealisregion (Ventureyra u. Ivan 1979) stellte sich im Nativ-Computertomogramm ebenfalls als gut abgrenzbares hyperdenses Areal dar.

Bei einer Ruptur einer kleinen Gefäßmißbildung der Pinealisregion kann sich ein Hämatom, später eine Schokoladenzyste (Ansammlung nicht resorbierter Blutabbauprodukte) ausbilden. Das Computertomogramm zeigt in einem solchen Fall eine meist glatt begrenzte Zone erhöhter Dichte, die sich nach Kontrastmittelinjektion nicht anfärbt (Higashi u. Mitarb. 1979, Vaquero u. Mitarb. 1980, Kazner u. Mitarb. 1981, Durward u. Mitarb. 1982).

Granulome. Bei einer Sarkoidose der Pinealis- und der Suprasellärregion stellten Wall u. Mitarb. (1985) im Computertomogramm isodense raumfordernde Prozesse fest, die sich mit Kontrastmittel homogen anreicherten. Computertomogramme eines Tuberkuloms der Pinealisregion sind in einem Fallbericht von Whittle u. Mitarb. (1983) abgebildet – der raumfordernde Prozeß ist isodens, jedoch von seiner Umgebung gut abgrenzbar; nach Kontrastmittelinjektion zeigt sich eine ringförmige Anreicherung der Peripherie des Tuberkuloms.

d) *Differentialdiagnostische Überlegungen*

Die Angaben im Schrifttum und die Auswertung des eigenen Tumormaterials lassen erkennen, daß es computertomographische Befunde bei Tumoren der Pinealisregion gibt, die für eine bestimmte Tumorhistologie typisch sind. Dies bedeutet jedoch keinesfalls, daß ein solcher typischer Befund die Tumorhistologie beweist. Dieser Befund kann nämlich (wenn auch seltener) ebenso bei einem anderen Tumor vorkommen; außerdem können Tumoren gleicher Histologie im Computertomogramm völlig verschieden aussehen, so daß untypische Befunde die Differentialdiagnose verunsichern. Eine Gefäßmißbildung (Abb. 60a und b) oder eine Schokoladenzyste in der Pinealisregion (Kazner u. Mitarb. 1981) kann sich im Computertomogramm wie ein Tumor darstellen. Futrell u. Mitarb. (1981) finden bei Tumoren der Pinealisregion nicht nur „keine eindeutige Korrelation zwischen computertomographischem Erscheinungsbild und Tumortyp", sondern auch keine Kriterien, die zur Unterscheidung zwischen benignen und malignen Tumoren beitragen. Dementsprechend erschienen nicht wenige infiltrierend wachsende Tumoren des eigenen Materials im Computertomogramm scharf begrenzt (Abb. 37, 41a und b, 44). Die Abgrenzbarkeit des Tumors ist daher kein differentialdiagnostisches Kriterium. Auch das perifokale Ödem ermöglicht keinen Schluß auf die Artdiagnose – bei Tumoren der Pinealisregion findet sich sehr selten ein solches Ödem, wobei sich kein Zusammenhang zwischen Tumorhistologie und Ödem feststellen läßt. Die Fallzahlen der verschiedenen Tumoren des eigenen Materials sind einerseits zu gering, um aus den ermittelten Dichtewerten differentialdiagnostische Hinweise abzuleiten; andererseits zeigen sich innerhalb der einzelnen Tumorgruppen so hohe Streuungen (sowohl der Tumordichte als auch der Dichtezunahme nach Kontrastmittelinjektion), daß man sich fragen muß, ob Dichtemessungen überhaupt zur Differentialdiagnose der Tumoren der Pinealisregion beitragen.

Pinealiszelltumoren. Für einen Pinealiszelltumor typisch ist der computerto-mographische Befund eines hyper- oder isodensen Tumorareals mit Verkalkungen und einer mehr oder minder deutlichen· Kontrastmittelanreicherung (Abb. 38). Bei diesem Befund kommen aber auch ein Germinom (mit Verkalkung), ein Teratom (ohne lipomatöse oder zystische Anteile), ein hochmaligner Keimzelltumor (embryonales Karzinom oder entodermaler Sinustumor) und ein Meningeom in Frage. Da Keimzelltumoren beim männlichen Geschlecht weitaus überwiegen und Meningeome meist erst im Erwachsenenalter auftreten, wird ein Pinealiszelltumor anzunehmen sein, wenn sich bei einem Mädchen ein hyperdenser Tumor mit Verkalkungen in der Pinealisregion findet, dessen Dichte nach Kontrastmittelinjektion zunimmt (Zimmerman u. Mitarb. 1980, Bilaniuk u. Mitarb. 1982). Manchmal kommen Pinealiszelltumoren ohne Verkalkung vor, ausnahmsweise kann ein solcher Tumor hypodens sein.

Germinome. Typisch für ein Germinom ist ein homogenes, hyper- oder isodenses Areal ohne Tumorverkalkung, das sich nach Kontrastmittelinjektion homogen anfärbt. Ein solcher Befund kann sich auch bei einem unverkalkten Pinealiszelltumor, einem Meningeom und – eher selten – einem Gliom zeigen. Germinome lassen sich von Ependymomen nicht differenzieren (vgl. Abb. 40 mit Abb. 53); ähnlich können pilozytische Astrozytome und Metastasen im Computertomogramm aussehen, so daß in einzelnen Fällen die sichere Unterscheidung dieser Tumoren nicht möglich ist (Kazner u. Mitarb. 1981).

Die hohe Strahlenempfindlichkeit der Germinome kann einen differential-diagnostischen Hinweis ergeben. Die deutliche Rückbildung dieser Tumoren während der Strahlentherapie und ihre völlige Remission nach der Therapie (Abb. 41c) wurde von vielen Autoren durch computertomographische Kontrolluntersuchungen nachgewiesen (Kleefield u. Mitarb. 1977, Schmidek 1977b, Takeuchi u. Mitarb. 1978, Inoue u. Mitarb. 1979; Zimmerman u. Mitarb. 1980 bzw. Wood u. Mitarb. 1981; Futrell u. Mitarb. 1981, Handa u. Yamashita 1981, Kazner u. Mitarb. 1981, Bilaniuk u. Mitarb. 1982). Futrell u. Mitarb. (1981) und Schneider u. Mitarb. (1981) stellen die Verdachtsdiagnose „Germinom" aufgrund des typischen computertomographischen Befundes und der raschen Tumorrückbildung während der Strahlentherapie.

Im eigenen Material finden sich sechs Tumoren der Pinealisregion, auf die diese Verdachtsdiagnose zutrifft (Tabelle 15). Im Computertomogramm stellten sich diese Tumoren homogen dar; vier waren hyperdens – davon einer sehr gering (Abb. 61a) –, zwei waren isodens. Bei drei Tumoren fand sich ein kalkdichter Bezirk, der eher einer Pinealis- als einer Tumorverkalkung entsprach (Abb. 61). In keinem Fall bestand ein perifokales Ödem. Im Kontrastmittel-Computertomogramm zeigten alle Tumoren eine homogene Dichtezunahme (Abb. 61b, 62a). In allen Fällen konnte bereits während der Strahlentherapie eine Tumorrückbildung und nach Abschluß der Therapie eine völlige Remission computertomographisch festgestellt werden (Abb. 61c). Bei einer 21jährigen Patientin (Schindler u. Mitarb. 1977 bzw. Wende u. Mitarb. 1977 und Kazner u. Mitarb.

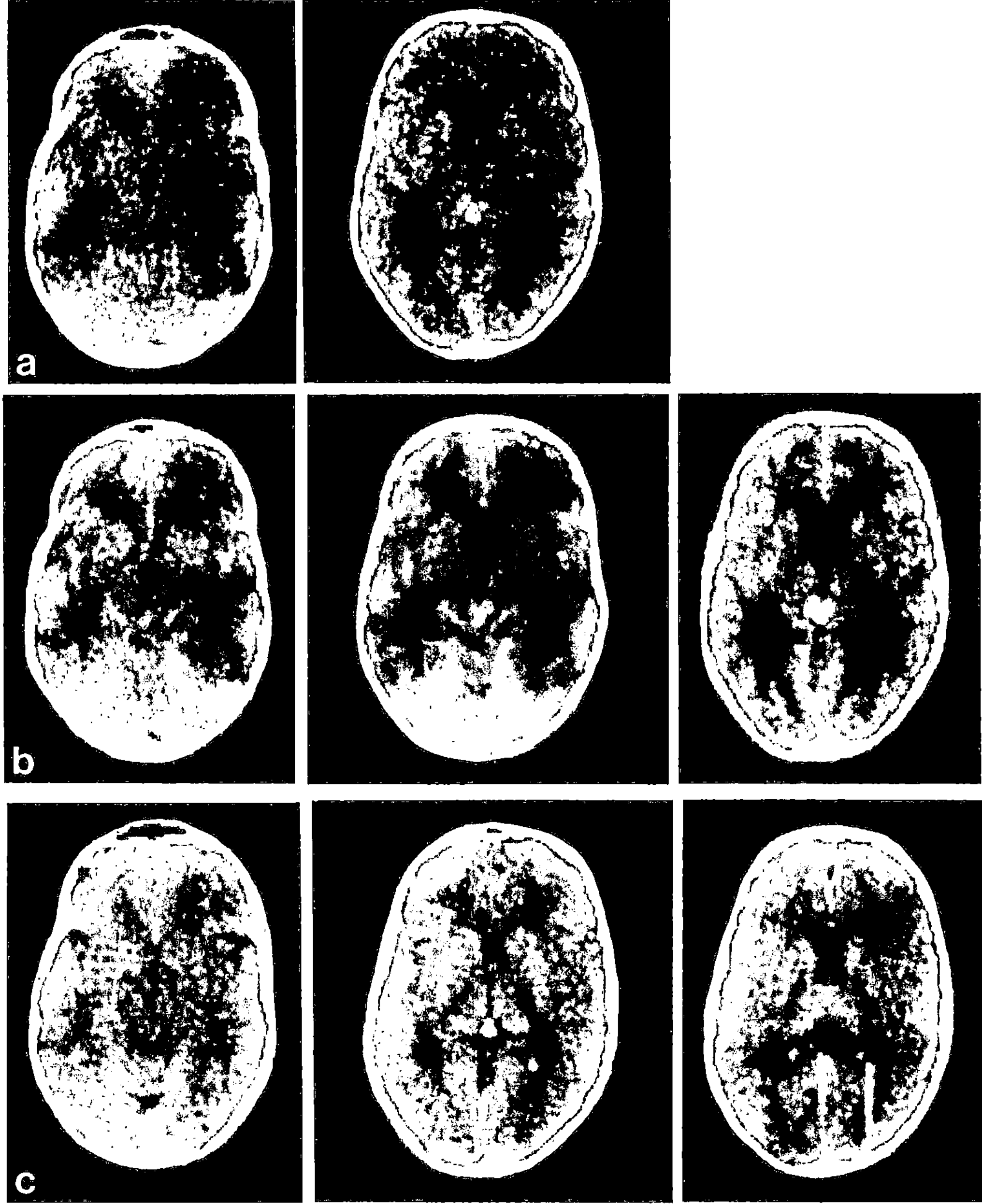

Abb. 61a–c. Tumor der Pinealisregion (Germinom?). 12jähriger Knabe. **a** Nativ-CT, **b** Kontrast-CT: homogener, sehr gering hyperdenser Tumor mit zentraler Verkalkung (Pinealiskalk?); kein Ödem; homogene KM-Anreicherung; Einengung der Vierhügelzisterne (►); der Tumor von der Vierhügelplatte nicht abgrenzbar; Dilatation der supratentoriellen Ventrikel mit periventrikulärer Dichteminderung (Liquorstau). **c** Kontrast-CT, 28 Monate später, nach Ventrikulozisternostomie und Strahlentherapie: kein Tumornachweis, Normalbefund der Pinealisregion; regelrechte Ventrikelweite

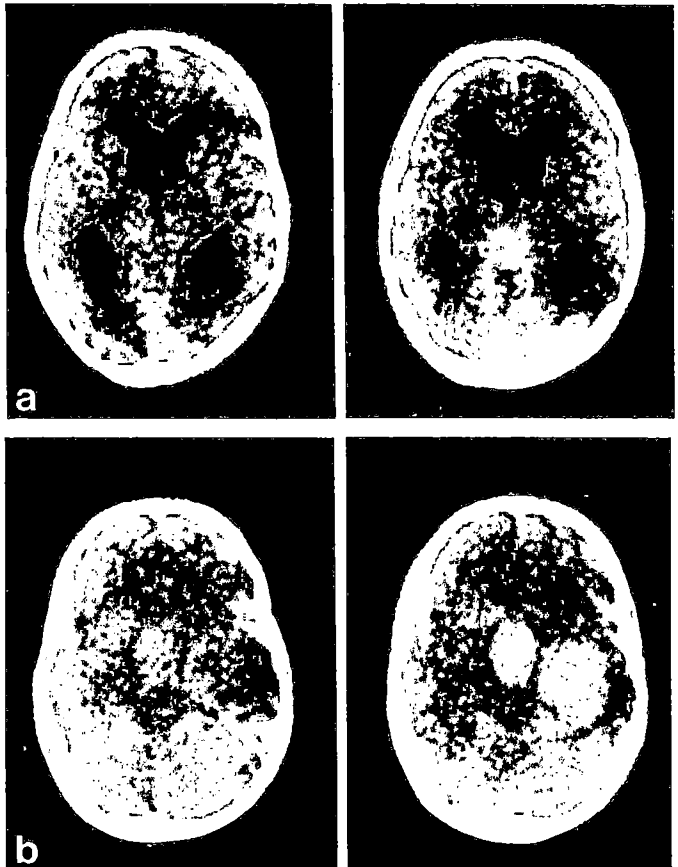

Abb. 62a, b. Metastasierender Tumor der Pinealisregion (Germinom?). 21jährige Patientin. a Erstuntersuchung, Nativ-CT und Kontrast-CT: homogener, isodenser Tumor; kein Ödem; homogene KM-Anreicherung; Obliteration des dorsalen Abschnitts des 3.Ventrikels, Einengung der Vierhügelzisterne; von der Vierhügelplatte ist der Tumor nicht abgrenzbar; Dilatation der supratentoriellen Ventrikel mit periventrikulärer Dichteminderung (Liquorstau). b Untersuchung 11 Monate später, Nativ-CT und Kontrast-CT: inhomogener, vorwiegend isodenser Tumor mit hyperdensem Areal suprasellär; homogener, isodenser Tumor im rechten Temporallappen (nicht abgrenzbar); kein Ödem; homogene KM-Anreicherung in beiden Tumoren – Metastasen im 3.Ventrikel und im rechten Temporallappen. (Bei Kontrolluntersuchungen nach Strahlentherapie hatte sich eine völlige Rückbildung des Primärtumors in der Pinealisregion gezeigt)

1981) war der Tumor in der Pinealisregion (Abb. 62a) nach Strahlentherapie nicht mehr nachweisbar, doch fand sich nach wenigen Monaten eine intraventrikuläre Tumorabsiedlung und nach fast einem Jahr auch eine intrazerebrale Metastase (Abb. 62b).

Die Dichtemessungen der sechs Tumoren mit der Verdachtsdiagnose „Germinom der Pinealisregion" erbrachten folgende Resultate (Tabelle 15; Abb. 63, 64): in einem Fall war die Tumordichte etwas geringer als die des Hirngewebes, nach Kontrastmittelinjektion stieg sie um 22 HU (64%) an; fünf Tumoren hatten im Nativ-Computertomogramm Dichtewerte von 35–52 HU, sie lagen um 0–16 HU (0–44%) höher als die des Hirngewebes; im Kontrastmittel-Computertomogramm zeigten diese Tumoren eine Dichtezunahme von 8–14 HU (19–31%). Die Messungen der intrazerebralen Metastase (Abb. 62b) ergaben fast die gleichen Resultate wie die des Primärtumors (Abb. 62a). Vergleicht man die Dichtewerte der Tumoren mit der Verdachtsdiagnose „Germinom" (Tabelle 15) mit jenen der verifizierten Germinome (Tabelle 11), so findet man Meßergebnisse, die auf eine gewisse Übereinstimmung hindeuten: die Dichtewerte der

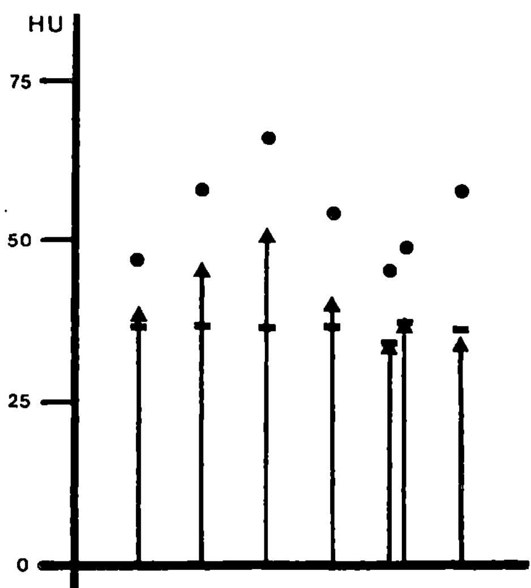

Abb. 63. Dichtewerte der Computertomogramme von 6 homogenen Tumoren der Pinealisregion (vgl. Tabelle 15), die sich während der Strahlentherapie deutlich zurückbildeten (Germinome?). Tumordichte im Nativ-CT (▲); Tumordichte im Kontrast-CT (●); Dichte des normalen Hirngewebes (■). (In einem Fall bestand eine intrazerebrale Metastase, die Dichtemessungen dieser Metastase ergaben fast die gleichen Werte wie die des Primärtumors)

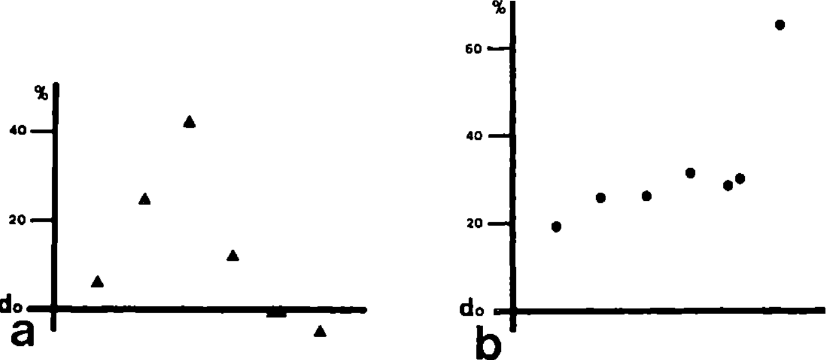

Abb. 64a, b. Tumoren der Pinealisregion, die sich im Computertomogramm wie Germinome darstellten – relative Dichte im Nativ-CT und Dichtezunahme im Kontrast-CT (vgl. Tabelle 15). a Differenz zwischen Tumordichte und Hirngewebsdichte (d_0) im Nativ-CT in Prozent der Hirngewebsdichte. b Zunahme der Tumordichte nach KM-Injektion in Prozent der Tumordichte im Nativ-CT (d_0)

Tabelle 15. Homogene Tumoren der Pinealisregion mit deutlicher Rückbildung während der Strahlentherapie (Germinome?) – Auswertung der Computertomogramme

		Tu (HU)	Hi (HU)	D (%)	Tu-KM (HU)	E (%)	Befund
1	12 J., m.	39,7	37,0	7,3	47,3	19,1	Tu homogen, sehr gering hyperdens, schlecht abgrenzbar; zentrale Verkalkung (Pinealiskalk?); kein Ödem. KM-Anreicherung homogen (Abb. 61 a, b)
2	20 J., m.	46,4	36,7	26,4	58,2	25,4	Tu homogen, hyperdens, gut abgrenzbar; zentrale Verkalkung (Pinealiskalk?); kein Ödem. KM-Anreicherung homogen
3	28 J., m.	52,3	36,4	43,7	65,9	26,0	Tu homogen, hyperdens, gut abgrenzbar; keine Verkalkung; kein Ödem. KM-Anreicherung homogen
4	34 J., m.	41,3	36,5	13,2	54,2	31,2	Tu homogen, hyperdens, unscharf begrenzt; zentrale Verkalkung (Pinealiskalk?); kein Ödem. Starke KM-Anreicherung (homogen): Tu scharf begrenzt
5	21 J., w.[a] (I: Erstuntersuchung;	I: 34,9	34,8	0,3	44,8	28,4	Tu homogen, isodens, nicht abgrenzbar; keine Verkalkung; kein Ödem. KM-Anreicherung homogen (Abb. 62a)
	II: Messung der Metastase im Temporallappen, 11 Monate später)	II: 37,3	37,2	0,3	48,5	30,0	Metastase im Temporallappen homogen, isodens, nicht abgrenzbar; keine Verkalkung; kein Ödem. Starke KM-Anreicherung (homogen): Metastase abgrenzbar. (Außerdem bestand eine Metastase im 3. Ventrikel) (Abb. 62b)
6	54 J., w.	35,0	36,1	− 3,0	57,4	64,0	Tu homogen, isodens, nicht abgrenzbar; keine Verkalkung; kein Ödem. Starke KM-Anreicherung (homogen): Tu abgrenzbar

[a] Über diesen Fall wurde ausführlich berichtet (Schindler u. Mitarb. 1977)

189

verifizierten Germinome liegen zwischen 35 und 54 HU, die der unverifizierten Tumoren zwischen 35 und 52 HU; im Durchschnitt beträgt die Dichtezunahme nach Kontrastmittelinjektion bei zehn von elf Germinomen 9 HU, bei fünf der sechs unverifizierten Tumoren 11 HU.

Wenn sich also im Computertomogramm ein homogener, Kontrastmittel anreichernder Tumor zeigt und bei Kontrollunersuchungen während der Strahlentherapie eine Tumorverkleinerung erkennbar ist, kann man ziemlich sicher sein, daß ein Germinom vorliegt. Obwohl das Kriterium der Tumorverkleinerung für die Differentialdiagnose bei der Erstuntersuchung irrelevant ist, verdient es Beachtung, weil es für die Planung der weiteren Therapie und für die Prognose sehr wichtig ist.

Der computertomographische Befund periventrikulärer Metastasen trägt hingegen zur Differentialdiagnose wenig bei. Es wird zwar angegeben, eine solche Ausbreitungsform sei typisch für ein Germinom (Dupont u. Mitarb. 1977, Schneider u. Mitarb. 1981), doch kann eine periventrikuläre Tumorabsiedlung auch bei Pinealiszelltumoren (Messina u. Mitarb. 1976, Herrick u. Rubinstein 1979), hochmalignen Keimzelltumoren, anaplastischen Astrozytomen (Kazner u. Mitarb. 1981), Glioblastomen (McGeachie u. Mitarb. 1977, Osborn u. Mitarb. 1978, Norbut u. Mendelow 1981), Ependymomen, Plexuspapillomen, Medulloblastomen (Osborn u. Mitarb. 1978) und malignen Lymphomen (Dubois u. Mitarb. 1978; Kazner u. Mitarb. 1978 bzw. 1981; Palacios u. Mitarb. 1982, Holtås u. Mitarb. 1984) vorkommen. Im Computertomogramm haben McGeachie u. Mitarb. (1977) ein periventrikuläres Tumorwachstum bei einem Melanom festgestellt.

Verkalkungen von Germinomen sind ein ungewöhnlicher Befund. Die Dichteverteilung dieser Tumoren ist nicht immer homogen; manchmal finden sich hypodense Zonen im Tumorareal, die Zysten oder Nekrosen entsprechen. Ausnahmsweise kann ein Germinom hypodens sein – Wood u. Mitarb. (1981) geben einen solchen Befund an und weisen darauf hin, daß zystische Germinome im Computertomogramm wie Epidermoide aussehen können.

Teratome. Beim typischen computertomographischen Befund eines Teratoms (Verkalkungen, Areale unterschiedlicher Dichte – darunter auch Zonen mit negativen Dichtewerten –, inhomogene Kontrastmittelanreicherung) bestehen keine differentialdiagnostischen Probleme. Ein Teratom ohne Fettgewebsanteil und ohne größere Zysten (Abb. 47) wird sich nicht immer von einem Pinealiszelltumor unterscheiden lassen. Wenn ein Teratom überwiegend aus Fettgewebe besteht, kann es mit einem Dermoid verwechselt werden; auch ein Lipom kommt differentialdiagnostisch in Frage, doch sind Verkalkungen bei Lipomen der Pinealisregion überaus selten.

Wie bereits erwähnt, ermöglicht die Computertomographie keine sichere Differentialdiagnose zwischen benignen und malignen Teratomen. Ebensowenig läßt sich computertomographisch abklären, ob ein Teratom Anteile eines anderen Keimzelltumors enthält oder nicht. Ghoshhajra u. Mitarb. (1979) berichten über ein Teratom der Pinealisregion mit Germinomgewebe: auch retrospektiv ist der Germinomanteil im Computertomogramm nicht erkennbar. Bei einem ähnlichen, von Wakai u. Mitarb. (1980) mitgeteilten Fall könnte ein homogenes, isodenses Tumorareal mit Dichtezunahme nach Kontrastmittelinjektion dem Germinomanteil entsprechen.

Gliome. Wenn sich im Nativ-Computertomogramm ein inhomogener, vorwiegend hypodenser Tumor der Pinealisregion ohne Verkalkung und im Kontrastmittel-Computertomogramm eine inhomogene Tumoranfärbung zeigt, kommt differentialdiagnostisch in erster Linie ein Gliom in Betracht. Dieser typische Befund ist jedoch selten – die eindeutige computertomographische Diagnose eines Glioms der Pinealisregion ist meist nicht möglich. Astrozytome lassen sich nicht sicher von Ependymomen differenzieren (vgl. Abb. 49 mit Abb. 53), sie können ähnlich aussehen wie Germinome (vgl. Abb. 49 mit Abb. 40). Oft kann zwischen einem pilozytischen Astrozytom der Vierhügelplatte und einem Ependymom des dorsalen Abschnitts des 3.Ventrikels nicht unterschieden werden; ein pilozytisches Astrozytom ist eher anzunehmen, wenn sich Tumorzysten finden (Kazner u. Mitarb. 1981) (Abb. 50). Messina u. Mitarb. (1976) weisen darauf hin, daß die Differentialdiagnose zwischen einem Tumor der Vierhügelplatte und einem „primären unverkalkten Pinealistumor" schwierig sein kann. Bei einem kleinen Gliom des Mittelhirndachs ist vielleicht eine abnorme Form und Größe der Vierhügelplatte und eine Ventralverlagerung des Pinealiskalks nachweisbar (Zimmerman u. Mitarb. 1980); bei einem größeren Tumor läßt sich nicht mehr feststellen, ob er von der Vierhügelplatte oder von der Pinealis ausgegangen ist.

Hypodense raumfordernde Prozesse. Eine homogen liquordichte Zone in der Pinealisregion mit Zeichen der Raumforderung entspricht fast immer einer Arachnoidalzyste (Abb. 29e, 59). In seltenen Fällen kann nicht entschieden werden, ob eine Zyste oder ein Epidermoid vorliegt (Kazner u. Mitarb. 1981). Zur Differentialdiagnose zwischen einer Arachnoidalzyste in der Pinealisregion und einer abnorm weiten Vierhügelzisterne ist die Computertomographie nach intrathekaler Kontrastmittelinjektion indiziert (Abb. 59b).

Ein scharf begrenztes Areal mit negativen Dichtewerten ist typisch für ein Lipom (Abb. 54, 55). Ähnlich wie ein Lipom kann ein Dermoid im Computertomogramm aussehen, auch ein überwiegend lipomatöses Teratom kommt differentialdiagnostisch in Frage. Während die Dichteverteilung größerer Lipome homogen ist (kleinere Lipome erscheinen aufgrund des Partialvolumeneffektes inhomogen), ist die der Teratome inhomogen (Kazner u. Mitarb. 1981). Verkalkungen finden sich bei Dermoiden und Teratomen häufig, bei Lipomen der Pinealisregion hingegen sehr selten. Im Kontrastmittel-Computertomogramm zeigen Lipome und Dermoide keine Dichtezunahme, während sich bei Teratomen meist einzelne Tumorareale anfärben.

II. Laboratoriumsmedizin

1. Tumorzellen im Liquor

Tumorzellen im Liquor können bei jedem Tumor der Pinealisregion vorkommen, der auf dem Liquorweg metastasiert, vor allem bei Pinealiszelltumoren, Germinomen und hochmalignen Keimzelltumoren. Sayk (1974) stellte bei Pineoblastomen Pleozytosen mit bis zu 90% Tumorzellen fest. Chapman u. Linggood (1980) erhoben hingegen bei zwei Pineoblastomen, einem Germinom und einem entodermalen Sinustumor negative liquorzytologische Befunde. Wenn sich Tumorzellen im Liquor finden, muß man mit der Entwicklung zerebrospinaler Metastasen rechnen (Pecker u. Mitarb. 1976); ein negativer zytologischer Befund schließt jedoch solche Metastasen keineswegs aus – bei zwölf Germinomen mit spinalen Metastasen wiesen Sung u. Mitarb. (1978) nur in drei Fällen Tumorzellen im Liquor nach.

Bei Germinomen der Pinealisregion und bei suprasellären Germinomen ist der liquorzytologische Befund oft positiv (Weber 1963, Castleman u. McNeely 1971, Stein 1971, DeGirolami u. Schmidek 1973, Spiegel u. Mitarb. 1976, Wray 1977, Takeuchi u. Mitarb. 1978, Inoue u. Mitarb. 1979, Waga u. Mitarb. 1979, Jooma u. Kendall 1983). Handa u. Yamashita (1981) fanden im Liquor pathologische Zellen bei 62% der Germinome, doch bei keinem Teratom der Pinealisregion. Die zytologische Untersuchung des Liquors ist daher besonders wichtig, wenn der Verdacht auf ein intrakranielles Germinom besteht (Schmidek 1977b). Dieser Verdacht wird durch den Nachweis von Germinomzellen und Lymphozyten (Takeuchi u. Mitarb. 1978) bestätigt – in einem solchen Fall ermöglicht die Liquorzytologie die Artdiagnose. Sano (1976a und b) verbessert die diagnostische Aussagekraft der Liquorzytologie, indem er nach Filtrieren des Liquors eine Zellkultur der im Mikrofilter haftenden Tumorzellen anlegt und diese mikroskopisch untersucht; mit dieser Methode gelingt ihm die Artdiagnose in etwa der Hälfte seiner Germinomfälle.

Über liquorzytologische Befunde bei seltenen Tumoren der Pinealisregion liegen sehr wenige Angaben vor. Wood u. Mitarb. (1981) erwähnen einen positiven Befund bei einem Gangliogliom. Bei einem Melanom der Pinealisregion mit meningealer Aussaat wiesen Enriquez u. Mitarb. (1973) melaninhaltige Zellen im Liquor nach.

Da im Ventrikelliquor eher Tumorzellen zu erwarten sind als im Spinalliquor (Burgmann 1966), sollte die zytologische Untersuchung des Ventrikelliquors bei keinem Tumor der Pinealisregion versäumt werden, bei dem eine Ventrikeldrainage erforderlich ist.

2. Choriongonadotropin und Alpha-Fetoprotein

Bei sehr seltenen Tumoren der Pinealisregion, nämlich bei hochmalignen Keimzelltumoren, spielen Choriongonadotropin und Alpha-Fetoprotein eine wichtige Rolle als „Tumormarker". Durch die Entwicklung radioimmunologischer Methoden (Radioimmunoassays) ist es möglich geworden, diese Substanzen qualita-

tiv und quantitativ zu bestimmen. Im Serum beträgt der Choriongonadotropinspiegel normalerweise weniger als 2 ng/ml, der Alpha-Fetoproteinspiegel weniger
als 40 ng/ml (Allen u. Mitarb. 1979).

Hohe Choriongonadotropinkonzentrationen im Harn, Serum oder Liquor
wurden bei intrakraniellen Choriokarzinomen nachgewiesen (Stowell u. Mitarb.
1945, Bruton u. Mitarb. 1961, Nishiyama u. Mitarb. 1966, Giuffrè u. Di Lorenzo
1975, Camins u. Schlesinger 1978, Allen u. Mitarb. 1979, Rao u. Govindan 1979,
Kawakami u. Mitarb. 1980, Fujii u. Mitarb. 1981, Yamagami u. Mitarb. 1983).
Dieser Nachweis kann zur Differentialdiagnose entscheidend beitragen – wenn
sich im Computertomogramm ein intrakranieller Tumor zeigt, ist bei einem hohen Choriongonadotropinspiegel in erster Linie ein Choriokarzinom (primär
oder intrakranielle Metastase) anzunehmen; ferner kommt ein anderer Keimzelltumor in Frage, der Choriokarzinomgewebe enthält. Nicht selten findet sich ein
hoher Choriongonadotropinspiegel bei Germinomen (Scully u. Mitarb. 1975,
Kubo u. Mitarb. 1977, Takeuchi u. Mitarb. 1978, Neuwelt u. Mitarb. 1979 und
1980, Chang u. Mitarb. 1981, Jooma u. Kendall 1983, Page u. Mitarb. 1983,
Aguila u. Mitarb. 1984); Handa u. Yamashita (1981) wiesen bei sieben von 14
Germinomen Choriongonadotropin im Serum nach. Auch bei embryonalen Karzinomen kann die Choriongonadotropinkonzentration im Serum oder Liquor
hoch sein (Allen u. Mitarb. 1979).

Ein hoher Alpha-Fetoproteinspiegel im Serum oder Liquor wurde bei intrakraniellen entodermalen Sinustumoren und embryonalen Karzinomen festgestellt (Scully u. McNeely 1974, Yoshiki u. Mitarb. 1976, Lee u. Mitarb. 1978,
Allen u. Mitarb. 1979, Takeuchi u. Mitarb. 1979a, Arita u. Mitarb. 1980, Stachura u. Mendelow 1980, Chang u. Mitarb. 1981, Ventureyra 1981, Nakasu u.
Mitarb. 1983). Der Nachweis von Alpha-Fetoprotein ermöglicht die Artdiagnose
dieser Tumoren – wenn sich bei einem intrakraniellen Tumor Alpha-Fetoprotein
im Liquor findet, muß man annehmen, daß ein hochmaligner Keimzelltumor
oder ein malignes Teratom (Takeuchi u. Mitarb. 1979a, Futrell u. Mitarb. 1981,
Handa u. Yamashita 1981) mit Gewebsanteilen eines entodermalen Sinustumors
vorliegt (auch eine Metastase eines extrakraniellen entodermalen Sinustumors
kommt in Frage). Bei Keimzelltumoren, die entodermales Sinustumor- und Choriokarzinomgewebe enthalten, kann sowohl der Alpha-Fetoprotein- als auch der
Choriongonadotropinspiegel hoch sein (Nørgaard-Pedersen u. Mitarb. 1978,
Haase u. Nielsen 1979). Bei „reinen" Germinomen ist Alpha-Fetoprotein nicht
nachweisbar (Kurman u. Mitarb. 1977, Allen u. Mitarb. 1979, Takeuchi u. Mitarb. 1979a, Handa u. Yamashita 1981).

Nach Therapie von Tumoren, die Choriongonadotropin oder Alpha-
Fetoprotein produzieren, ergeben quantitative Bestimmungen dieser Tumormarker wertvolle Informationen, die den Therapieerfolg beurteilen lassen. Ein deutliches Sinken oder eine Normalisierung des Choriongonadotropinspiegels wurde
nach Strahlentherapie, Chemotherapie, Operation oder kombinierter Therapie
von intrakraniellen Choriokarzinomen (Romshe u. Sotos 1975 – dieser Tumor
allerdings nicht histologisch verifiziert; Allen u. Mitarb. 1979, Rao u. Govindan
1979, Kawakami u. Mitarb. 1980) und Germinomen (Scully u. Mitarb. 1975,
Kubo u. Mitarb. 1977, Neuwelt u. Mitarb. 1979 und 1980, Chang u. Mitarb.
1981, Jooma u. Kendall 1983, Page u. Mitarb. 1983) festgestellt. Bei intrakraniel-

len entodermalen Sinustumoren und bei embryonalen Karzinomen mit primär hohen Alpha-Fetoproteinwerten ergaben Kontrolluntersuchungen nach wirksamer Therapie einen deutlichen Konzentrationsabfall (Lee u. Mitarb. 1978, Allen u. Mitarb. 1979, Takeuchi u. Mitarb. 1979a, Chang u. Mitarb. 1981); bei neuerlichem Wachstum solcher Tumoren stieg diese Konzentration an (Yoshiki u. Mitarb. 1976, Allen u. Mitarb. 1979, Arita u. Mitarb. 1980, Ventureyra 1981). Arita u. Mitarb. (1980) haben nachgewiesen, daß die Zunahme der Alpha-Fetoproteinkonzentration den klinischen Zeichen des Tumorrezidivs vorausgeht. Bei den Patienten mit „gemischten" intrakraniellen Keimzelltumoren, die von Nørgaard-Pedersen u. Mitarb. (1978) und Haase u. Nielsen (1979) untersucht wurden, normalisierten sich nach erfolgreicher Therapie sowohl die Choriongonadotropin- als auch die Alpha-Fetoproteinwerte.

Bei intrakraniellen Keimzelltumoren können Tumormarker im Liquor nachweisbar sein, während der Serumbefund normal ist (Allen u. Mitarb. 1979, Stachura u. Mendelow 1980). In vielen Fällen dürften diagnostisch aussagekräftige Informationen eher von der Liquor- als von der Serumanalyse zu erwarten sein. Allen u. Mitarb. (1979) stellten bei Patienten mit intrakraniellen Keimzelltumoren ohne spinale Metastasen im lumbalen Liquor höhere Tumormarkerkonzentrationen fest als im Ventrikelliquor; ein deutlicher Anstieg der Konzentration im Serum könne auf eine hämatogene Tumoraussaat hinweisen.

Choriongonadotropin- und Alpha-Fetoproteinbestimmungen bei Tumoren der Pinealisregion werden in den meisten Fällen normale Befunde erbringen, weil die Tumoren, die diese Tumormarker produzieren, sehr selten sind. Wenn sich jedoch ein pathologischer Befund ergibt, bedeutet dies eine wertvolle diagnostische Information – in einem solchen Fall muß man davon ausgehen, daß ein hochmaligner Keimzelltumor vorliegt oder ein Tumor, der teilweise aus derartigem Keimzelltumorgewebe besteht. Intrakranielle hochmaligne Keimzelltumoren kommen fast ausschließlich im Kindes- und Jugendalter vor, sie finden sich meistens in der Pinealisregion. Daher sollten bei allen Kindern und Jugendlichen mit einem Tumor der Pinealisregion die Choriongonadotropinkonzentration (auch wenn keine Pubertas praecox besteht) und die Alpha-Fetoproteinkonzentration im Serum und im Liquor bestimmt werden. Wenn die quantitativen Analysen pathologische Werte ergeben, sind Kontrolluntersuchungen nach der Therapie indiziert, weil eine Änderung der Tumormarkerkonzentration auf den Therapieerfolg und auf die Prognose schließen läßt.

3. Melatonin

Durch zahlreiche tierexperimentelle und klinische Untersuchungen – deren Ergebnisse Wurtman u. Moskowitz (1977a und b) zusammenfassen – ist nachgewiesen worden, daß die normale Pinealis Melatonin produziert und sezerniert, wobei die Melatoninsekretion vom Tag-Nacht-Rhythmus abhängt und während des Tages geringer ist als in der Nacht. Dementsprechend ändert sich rhythmisch die Melatoninkonzentration im Serum und im Liquor. Möglicherweise erfolgt die Melatoninsekretion direkt in den Liquor. Nach Arendt (1978) beträgt die normale Melatoninkonzentration im Serum um die Mittagszeit etwa 14 pg/ml.

Es fragt sich, ob vom Pinealisparenchym stammende Tumoren ebenfalls Melatonin produzieren (so daß Melatonin bei Pineozytomen und Pineoblastomen als Tumormarker aufzufassen wäre). In einem solchen Fall müßte die Melatoninkonzentration erhöht sein, wobei keine vom Tag-Nacht-Rhythmus abhängigen Schwankungen auftreten dürften, weil nicht anzunehmen ist, daß die Enzymsysteme der entarteten Pinealiszellen an den vegetativ gesteuerten Regelkreis gekoppelt sind, der den Rhythmus der normalen Pinealisfunktion bedingt.

Bisher ist ungeklärt, ob Melatonin bei Pinealiszelltumoren eine diagnostische Bedeutung als Tumormarker hat oder nicht. Barber u. Mitarb. (1978a) berichten über „Melatonin als Tumormarker bei einem Patienten mit einem Pinealistumor", nachdem sie bei einem Pineozytom eine fünffach erhöhte Melatoninkonzentration im Serum festgestellt haben; auch bei fünf anderen Patienten mit radiologisch diagnostizierten Tumoren der Pinealisregion war der Melatoninspiegel im Serum deutlich erhöht (Barber u. Mitarb. 1978b). Zum Bericht von Barber u. Mitarb. (1978a) nehmen Arendt (1978) und Tapp (1978) mit Skepsis Stellung. Tapp (1978) gibt an, ein hoher Melatoninspiegel sei kein sicheres Zeichen eines Pinealiszelltumors, er habe einen solchen Befund bei einem Germinom der Pinealisregion erhoben. Bei einem von Kennaway u. Mitarb. (1979) untersuchten Patienten mit einem Pineoblastom ließ sich kein Melatonin im Serum nachweisen.

Es wird sehr schwierig sein, den Beitrag quantitativer Melatoninbestimmungen zur Differentialdiagnose der Tumoren der Pinealisregion zu bewerten. Theoretisch könnte ein konstant abnorm hoher Melatoninspiegel für einen Pinealiszelltumor sprechen, während bei einem nicht von der Pinealis stammenden Tumor ein Normalbefund zu erwarten wäre (oder Melatonin nicht mehr nachweisbar wäre, weil der Tumor die Pinealis zerstört hat). Zur Unterstützung dieser Theorie wären größere Tumorserien mit statistisch aussagekräftigen Untersuchungsergebnissen erforderlich. Da Pinealiszelltumoren selten sind, ist zu bezweifeln, daß sich solche Tumorserien zusammenstellen lassen.

Es ist einerseits denkbar, daß auch ein nicht von der Pinealis stammender Tumor einen erhöhten Melatoninspiegel bedingen könnte – ein solcher Tumor könnte die vegetativen Afferenzen der Pinealis außer Funktion setzen, so daß diese ungebremst Melatonin produziert; „extrapineale Melatoninquellen" (Kennaway u. Mitarb. 1979) sind ein zusätzlicher Unsicherheitsfaktor. Andererseits ist denkbar, daß Tumoren vorkommen könnten, die zwar vom Pinealisparenchym ausgehen, doch keine Erhöhung des Melatoninspiegels bewirken – von völlig entdifferenzierten Zellen eines Pineoblastoms ist eher keine Melatoninproduktion zu erwarten.

Erst nach standardisierten Untersuchungen und Verlaufskontrollen zahlreicher Patienten mit einem Tumor der Pinealisregion und nach systematischer Auswertung der Untersuchungsergebnisse mit Berücksichtigung der Tumorhistologie wird sich die Frage beantworten lassen, ob und in welchen Fällen Melatonin als Tumormarker für die Differentialdiagnose wertvoll ist. Vielleicht gelingt es, durch quantitative Liquoranalysen (unter konstanten Bedingungen entnommener Liquores) einer Lösung dieser Frage näherzukommen. Bei Tumorpatienten mit einem primär erhöhten Melatoninspiegel könnten wiederholte Melatoninbestimmungen zur Kontrolle des Therapieerfolgs oder zum Nachweis eines Tumorrezidivs beitragen (Tapp 1978).

III. Das diagnostische Vorgehen

Es braucht nicht erläutert zu werden, daß ohne Berücksichtigung der Anamnese und ohne sorgfältige und umfassende klinisch-neurologische Untersuchung eine konsequente und gezielte Diagnostik nicht möglich ist. Dies gilt auch im Zeitalter der Computertomographie und wird sich nicht ändern, wenn bildgebende Verfahren zur Verfügung stehen werden, die pathologische Prozesse vielleicht noch besser erkennen lassen als die Computertomographie. Der neurologische Erstbefund ist nicht nur die Ausgangsbasis für alle weiteren diagnostischen Schritte, sondern auch die Vergleichsgrundlage für die bei Kontrolluntersuchungen erhobenen Befunde.

Bei klinischem Verdacht auf einen Tumor der Pinealisregion ist zunächst eine Computertomographie indiziert, weil sie die sicherste Untersuchungsmethode ist, entweder den Tumor nachzuweisen und seine Ausdehnung zu bestimmen oder den Tumorverdacht zu entkräften. Bei der Abklärung von Symptomen einer intrakraniellen Drucksteigerung ohne neurologische Herdzeichen wird die Computertomographie nicht selten den unvermuteten Befund eines Tumors der Pinealisregion erbringen.

Verglichen mit der Computertomographie ist die diagnostische Aussagekraft der konventionellen neuroradiologischen Untersuchungsmethoden eher gering. Dennoch sind Schädelübersichtsaufnahmen in jedem Fall indiziert, um zu klären, ob eine tumorbedingte intrakranielle Drucksteigerung das Schädelskelett verändert hat. Manchmal zeigen sich Verkalkungen, deren Ausdehnung auf die Tumorgröße schließen läßt; sehr selten sind Verkalkungen, deren Konfiguration einen artdiagnostischen Hinweis ergibt.

Bei computertomographisch gesicherter Diagnose eines Tumors der Pinealisregion ist von der Ventrikulographie keine wichtige Zusatzinformation zu erwarten, sie ist daher nicht indiziert (Wende u. Mitarb. 1982a bzw. 1982b). Nur in seltenen Fällen wird diese Untersuchung zu erwägen sein, nämlich dann, wenn neurologische Herdzeichen und Symptome einer intrakraniellen Drucksteigerung den hochgradigen Verdacht auf einen raumfordernden Prozeß in der Pinealisregion ergeben, das Computertomogramm jedoch keine pathologischen Veränderungen dieser Region erkennen läßt. In einem solchen Fall wird auch die Darstellung der Vierhügelzisterne mit wasserlöslichem Kontrastmittel (nach lateraler Punktion des zervikalen Liquorraums und Kontrastmittelinjektion bei extremer Kopftieflage des auf dem Rücken liegenden Patienten) zur Abklärung des Tumorverdachts beitragen.

Jeder Patient mit einem Tumor der Pinealisregion sollte angiographiert werden, es sei denn, man verzichtet von vornherein darauf, eine Operation in Betracht zu ziehen. Zur Operationsplanung ist die Kenntnis der tumorbedingten Gefäßverlagerungen erforderlich, bei Tumoren der Pinealisregion ist die präoperative Information über den Verlauf und die Durchgängigkeit der tiefen Hirnvenen besonders wichtig. Daher besteht bei diesen Tumoren die Indikation sowohl zur Vertebralis- als auch zur Karotisangiographie mit Darstellung der venösen Phasen. Außerdem ist die Angiographie deshalb indiziert, weil der Nachweis oder Ausschluß pathologischer Gefäße von differentialdiagnostischem Wert sein kann.

Manchmal trägt auch die Myelographie zur neuroradiologischen Abklärung
eines Tumors der Pinealisregion bei. Man wird diese Untersuchung durchführen,
wenn aufgrund spinaler oder radikulärer Symptome der Verdacht auf Abtropfmetastasen besteht.

Bei jedem intrakraniellen Tumor stellt sich einerseits die Frage nach Art und
Ausmaß der tumorbedingten Funktionsstörungen, andererseits die Frage nach
der Tumorhistologie. Da bei Tumoren der Pinealisregion vor allem mit Störungen des visuellen Systems und der endokrinen Funktionen gerechnet werden muß,
sind umfassende ophthalmologische und endokrinologische Untersuchungen
(Axelrod 1977) erforderlich; Kontrolluntersuchungen und Vergleiche der dabei
erhobenen Befunde können zur Beurteilung des Krankheitsverlaufs entscheidend
beitragen. In jedem Fall ist die Frage nach Stauungspapillen zu klären und die
Augenbeweglichkeit zu prüfen; außerdem sollten der Visus und das Gesichtsfeld
bestimmt werden; in manchen Fällen werden die Nystagmographie und die Pupil-
lometrie wichtige Zusatzinformationen erbringen. Die endokrinologische Untersuchung wird nicht selten einen klinisch stummen Diabetes insipidus aufdecken,
der auf eine Schädigung des Hypothalamus oder der Hypophyse schließen läßt.
Wenn Störungen des Gehörs bestehen, sollten die akustisch evozierten Potentiale
ausgewertet werden, weil sich daraus ein Hinweis auf eine Schädigung des Mittelhirns ergeben kann.

Die zytologische Untersuchung des Liquors sollte bei jedem Patienten mit
einem Tumor der Pinealisregion durchgeführt werden, bei Kindern und Jugendlichen ist die Bestimmung der Choriongonadotropin- und der Alpha-Fetoproteinkonzentration im Liquor und im Serum indiziert, obwohl es nur in wenigen
Fällen gelingen wird, aufgrund des liquorzytologischen Befundes oder des Nach-
weises eines Tumormarkers die Frage nach der Tumorhistologie zu klären. Von
diesen Ausnahmefällen abgesehen ist eine sichere präoperative Artdiagnose der
Tumoren der Pinealisregion nicht möglich. Auswertungen der neuroradiologischen Befunde – insbesondere Analysen der Computertomogramme – ergeben
zwar nicht selten „Artdiagnosen von hoher Wahrscheinlichkeit", erlauben jedoch
keine zweifelsfreie Aussage über die Tumorhistologie des einzelnen Falles. Neuwelt u. Mitarb. (1979) weisen darauf hin, daß neuroradiologische Untersuchungsmethoden weder die Dignität noch die Operabilität eines Tumors der Pinealisregion feststellen lassen. Für einen Patienten, der von einem solchen Tumor
betroffen ist, ist die Information, sein Tumor sei wahrscheinlich gutartig oder
wahrscheinlich strahlenempfindlich, von geringer Bedeutung.

Voraussetzung einer gezielten Tumortherapie ist die sichere Diagnose der
Tumorhistologie. Diese läßt sich bei Tumoren der Pinealisregion nur durch die
Biopsie feststellen (Weber 1963, Wood u. Mitarb. 1981). Die Biopsie solcher
Tumoren kann stereotaktisch (Conway 1973, Backlund u. Mitarb. 1974, Sugita
u. Mitarb. 1975, Pecker u. Mitarb. 1976 und 1978, Scarabin u. Mitarb. 1978,
Rekate u. Mitarb. 1981), unter Verwendung eines Ventrikuloskops (Fukushima
u. Mitarb. 1973, Sano 1976a und b, Fukushima 1978) oder nach explorativer
Freilegung der Pinealisregion (Olivecrona 1967, Kempe 1968, Stein 1971, Obra-
dor u. Mitarb. 1976, Neuwelt u. Mitarb. 1979, Stein 1979a und b, Chapman u.
Linggood 1980) durchgeführt werden. Da bei diesen Eingriffen Komplikationen
auftreten können, ist bei der Indikation zur Biopsie in jedem Fall zu bedenken,

ob man von der histologischen Tumordiagnose erfolgversprechende therapeutische Konsequenzen erwarten kann, die das Komplikationsrisiko rechtfertigen.

Nur wenn alle Befunde darauf hinweisen, daß ein Germinom der Pinealisregion vorliegt (jugendlicher männlicher Patient; im Computertomogramm homogener, hyper- oder isodenser Tumor ohne Verkalkung mit intensiver, homogener Dichtezunahme nach Kontrastmittelinjektion; keine Tumoranfärbung im Angiogramm; bereits während der Strahlentherapie computertomographisch nachweisbare Tumorrückbildung), kann mit einiger Zuversicht und ohne prognostische Sorge das Ergebnis der Strahlentherapie abgewartet werden. In allen anderen Fällen wird man mit dem belastenden Problem konfrontiert sein, sich entweder zu einem neurochirurgischen Eingriff zu entschließen, der operationstechnisch schwierig ist und ernste Komplikationen zur Folge haben kann, oder sich für die Bestrahlung eines Tumors zu entscheiden, dessen Histologie unbekannt und dessen Strahlenempfindlichkeit daher ungewiß ist.

E. Therapie

Das therapeutische Ziel bei Tumoren der Pinealisregion ist die Exstirpation des Tumors oder seine Zerstörung durch energiereiche Strahlen mit möglichst geringer Schädigung der umgebenden Strukturen; die Chemotherapie kann zur Rückbildung mancher Tumoren der Pinealisregion beitragen. In den meisten Fällen besteht eine intrakranielle Drucksteigerung aufgrund einer Liquorabflußbehinderung, die eine Entlastungsoperation zur Ableitung des Ventrikelliquors erfordert. Bei vielen Patienten mit einem Tumor der Pinealisregion ist eine zusätzliche medikamentöse Behandlung indiziert (Steroide, hormonelle Substitution, Antikonvulsiva), worauf hier nicht näher eingegangen wird. Ein ideales Ziel wäre die völlige Wiederherstellung der durch den Tumor gestörten neuralen Funktionen – dieses Ziel wird nur in Ausnahmefällen erreichbar sein, selbst wenn der Tumor das benachbarte Nervengewebe nur komprimiert oder noch nicht infiltriert hat.

I. Literaturübersicht

Immer wieder wird im Schrifttum die Frage diskutiert und unterschiedlich beantwortet, ob bei einem Tumor der Pinealisregion der Versuch der Exstirpation indiziert ist oder ob von der Strahlentherapie (ohne Kenntnis der Tumorhistologie) ein günstigeres Behandlungsergebnis erwartet werden kann. Einerseits wird argumentiert, daß in vielen Fällen ein gutartiger oder ein strahlenresistenter Tumor vorliege, weshalb die Pinealisregion exploriert werden sollte; andererseits wird auf das hohe Risiko einer Freilegung dieser Region hingewiesen und die Strahlentherapie (nach Shunt-Operation) empfohlen, da strahlenempfindliche Tumoren in der Pinealisregion häufig vorkämen.

Die folgende Zusammenfassung der vor 1970 veröffentlichten Arbeiten in einem „geschichtlichen Rückblick" und die Zuordnung der danach erschienenen Berichte zur „neueren Literatur" sind zwar willkürlich, doch insofern begründet, als von den siebziger Jahren an erfolgreiche Operationen von Tumoren der Pinealisregion häufiger mitgeteilt werden und die Exzision – oder zumindest die kontrollierte Biopsie – dieser Tumoren zunehmend befürwortet wird.

1. Geschichtlicher Rückblick

a) Freilegung der Pinealisregion und Tumorexstirpation

Im Februar 1910 hält Howell einen Vortrag über Pinealistumoren (die ausführlich beschriebenen histologischen Befunde lassen schließen, daß es sich bei den drei berichteten Fällen um Germinome handelt). In der Diskussion des Vortrags nimmt Horsley zur Chirurgie dieser Tumoren Stellung und meint, seine bisherigen Mißerfolge seien darauf zurückzuführen, daß er von infratentoriell vorgegangen sei; künftige Operationen zur Tumorentfernung sollten von supratentoriell durchgeführt werden.

Pussep operiert im November 1910 eine Zyste in der Pinealisregion nach okzipitaler Trepanation, Unterbindung des Sinus occipitalis und des rechten Sinus transversus und Inzision des Tentoriums neben dem Sinus rectus; der zehnjährige Patient überlebt den Eingriff nur drei Tage (Pussep 1914).

Brunner versucht 1912, bei einem 27jährigen Patienten mit Tumorverdacht die Pinealisregion von oben zu erreichen, worüber Rorschach (1913) berichtet. Er geht rechts entlang der Falx vor, indem er den Parietallappen zur Seite drängt; dabei reißt der Balken ein, die Operation wird abgebrochen. Der Patient toleriert den Eingriff.

Die erste Exstirpation eines Tumors der Pinealisregion gelingt Krause 1913 bei einem zehnjährigen Patienten (Oppenheim u. Krause 1913). Er führt eine große, beidseitige Trepanation der hinteren Schädelgrube durch. „Die hintere Umrandung des Foramen occipitale magnum befand sich mit in der Knochenplatte. Die Trepanationsöffnung reichte also von der Gegend oberhalb beider Sinus transversi bis zum oberen Rande des hinteren Atlasbogens herab, rechts und links nahe bis zum Sinus mastoideus heran. . . . Nach Vollendung wurde der Hautknochenlappen wieder eingenäht." Neun Tage später erfolgt die Freilegung der Pinealisregion auf infratentoriell-suprazerebellarem Weg. „Am 27. September folgte in leichter Narkose und in sitzender Stellung des Kranken die zweite Zeit. Bei der typischen Unterbindung und Durchschneidung der Falx cerebelli samt dem Sinus occipitalis entleerte sich aus den kleinen dazu erforderlichen Duraschnitten bereits eine erhebliche Menge klaren Liquors und zwar über beiden Kleinhirnhemisphären gleichmässig. Nach Vollendung der Schnittführung wurde die gesamte Durabedeckung des Kleinhirns als ein Lappen herabgeschlagen, was für die spätere Deckung des Kleinhirns am Schlusse der Operation von Wichtigkeit ist. . . . Nun wurde die obere Fläche der Kleinhirnhemisphären und des Oberwurmes dadurch zugänglich gemacht, dass ich das Tentorium mit dem Spatel emporhob. Hierbei spannte sich eine ziemlich starke Vene zwischen Oberwurm und unterer Tentoriumfläche an, sie wurde doppelt unterbunden und durchschnitten. . . . Der Raum zwischen dem Kleinhirn und dem Tentorium . . . bildete einen Trichter, dessen Spitze nach vorn lag, und der einen platt-ovalen Querschnitt darbot. In der äussersten Tiefe dieses Trichters, breit nach vorn vom Oberwurm, kam nun, genau in der Mittellinie, eine kleinfingernagelgrosse Fläche zum Vorschein, die durch ihre gelbrötliche Farbe von der umgebenden Substanz des Wurmes und des Kleinhirns ein wenig, aber deutlich abstach. . . . Da . . . die normale Kleinhirn- und Wurmstreifung fehlte, die Farbe auch entschieden anders war, so erklärte ich das sichtbare Gebilde Oppenheim gegenüber sofort als den von ihm diagnostizierten Tumor. Um seine Auslösung in dieser ausserordentlichen Tiefe zu versuchen, riss ich zunächst die bedeckende Arachnoidea-Pia mit der anatomischen Pinzette an seinem hintern Rande ein und drang mit der geschlossenen Schere zwischen dem Oberwurm und der Geschwulstmasse vorsichtig in die Tiefe. . . . es war wegen der Unzulänglichkeit in der gewaltigen Tiefe ganz unmöglich, die Ausschälung der offenbar abgekapselten Geschwulst mit dem Finger auch nur zu versuchen. Mit diesem liess sich bloss der hintere Pol des Tumors, der etwa die Dicke einer Zeigefingerspitze besass, aus der Umgebung ausschälen. Nachdem dies geschehen, gelang es, mit einem halbscharfen, mittelgrossen Löffel zu beiden Seiten der Geschwulst dank ihrer härteren Konsistenz und ebenso oben und unten an ihr entlang zu gleiten und sie allmählich in ihrem ganzen Umfange auszuschälen. . . . Die mikroskopische Untersuchung ergab ein vollkommen abgekapseltes gemischtzelliges Sarkom." Zwei Monate nach dieser Operation bestehen nur noch gering ausgeprägte neurologische Symptome, der Patient ist beschwerdefrei. Krause (1926) gibt an, er habe diesen Patienten etwa ein Jahr lang kontrolliert „und seine Genesung bestätigen können"; bei drei Patienten habe er die Pinealisregion (auf infratentoriell-suprazerebellarem Weg) freigelegt, doch sei nur bei diesem Patienten die Tumorexstirpation gelungen.

Dandy beschreibt 1921 den Zugang zur Pinealisregion von oben (den Brunner erfolglos versucht hat). Nach parietookzipitaler Trepanation, die oben fast bis zur Pfeilnaht reicht, wird die Dura eröffnet und nach unten geklappt. Zur Entlastung der Hemisphäre wird der durch den Liquorstau aufgeweitete Seitenventrikel punktiert. Dann werden die von der parietookzipitalen Mantelkante zum Sinus sagittalis superior verlaufenden Venen unterbunden und durchtrennt. Der Parietal- und der Okzipitallappen werden nach lateral gedrängt, bis der Balken sichtbar wird. Dessen dorsaler Anteil wird in der Mittellinie gespalten, um die Pinealisregion zu erreichen. Mit dieser Methode exstirpiert Dandy (1921) ein Tuberkulom – der Patient erholt sich von der Operation, stirbt aber nach acht Monaten vermutlich an den Folgen anderer zerebraler Tuberkulome. Um einen großen Tumor exstirpieren zu können, inzidiert Dandy (1921) die Falx nach Unterbindung des Sinus sagittalis inferior und reseziert beide Vv. cerebri internae und die V. magna Galeni – da der Patient zwei Tage später stirbt, stellt Dandy die Frage, „ob die Resektion aller Hauptstämme des intrakraniellen Venensystems – V. magna Galeni und beide Vv. cerebri internae – mit dem Leben vereinbar sei".

Foerster (1928) betont, daß die V. magna Galeni „unter keinen Umständen verletzt werden darf". Er berichtet über zwei Tumoroperationen nach parietookzipitaler Freilegung der Pinealisregion (wobei nach Spaltung des Spleniums das Tentorium parallel zum Sinus rectus inzidiert wird). Bei einem 25jährigen Patienten gelingt ihm 1927 die Exstirpation eines Tumors der Pinealisregion; nach fünf Monaten kann der Patient entlassen werden. Bei einem 17jährigen Patienten findet er einen zystischen Tumor, der sich nur teilweise entfernen läßt, weil er vom Mittelhirn nicht freipräpariert werden kann (Operation 1923); ein halbes Jahr später entwickeln sich wieder Tumorsymptome, der Patient stirbt nach der Operation des Tumorrezidivs. In bezug auf diesen Fall nimmt Foerster (1928) zu einer entscheidenden Frage der Operabilität Stellung: „Die Frage, ob der Tumor von seiner Basis ablösbar ist, hängt davon ab, ob er aus der Substanz der Vierhügel selbst hervorgeht, oder ob er von der Nachbarschaft ausgeht und nur von oben her auf die Vierhügel drückt."

Peet entfernt 1929 ein „Pinealom" bei einem 13jährigen Patienten (parietookzipitaler Zugang) – über diesen Fall berichten Allen u. Lovell (1932) und Kahn (1937). Bei einer Kontrolluntersuchung sieben Jahre nach der Operation – und nach Strahlentherapie – finden sich nur angedeutete neuroophthalmologische

Symptome. Auch 31 Jahre nach der Operation ist der Patient beschwerdefrei (Smith 1961).

Eine neue Operationsmethode, den transventrikulären Zugang zur Pinealisregion, beschreibt Van Wagenen 1931. Damit gelingt ihm 1930 die subtotale Tumorentfernung bei einer 34jährigen Patientin. Nach rechts parietookzipitaler Trepanation und parietaler Rindeninzision eröffnet er das Trigonum und erreicht den Tumor nach Inzision der medialen Wand des Seitenventrikels und Eröffnung des 3.Ventrikels. Postoperativ besteht eine linksseitige homonyme Hemianopsie. Während einer Beobachtungszeit von 15 Monaten ist die Patientin „völlig frei von Beschwerden eines Hydrozephalus" (prä- und postoperativ wurde eine Strahlentherapie durchgeführt).

Bei einem 20jährigen Patienten operiert Cairns 1930 ein Germinom der Pinealisregion nach parietookzipitaler Freilegung (Harris u. Cairns 1932). Der Tumor läßt sich erst nach Inzision des Tentoriums und Durchtrennung der rechten V. occipitalis interna entfernen. Nach der Operation sind die Pupillen lichtstarr, der Blick nach oben und die Konvergenz sind gelähmt; es besteht eine linksseitige homonyme Hemianopsie, „fast sicher aufgrund der Durchtrennung der V. occipitalis interna". Acht Monate später entwickeln sich Symptome eines Tumorrezidivs, nach Strahlentherapie bessert sich der Zustand des Patienten. 31 Monate nach der Operation stirbt er an einem neuerlichen Rezidiv (Horrax 1950).

Die erste erfolgreiche Tumorexstirpation nach okzipitaler (supratentorieller) Freilegung der Pinealisregion dürfte von Pratt 1934 durchgeführt worden sein; er entfernt den Tumor einer 25jährigen Patientin nach links parietookzipitaler Trepanation, Anheben des Okzipitallappens und Präparation entlang der Tentoriumoberfläche (Pratt u. Brooks 1938). Die Patientin wurde durch diesen Eingriff geheilt, sie gebar mehrere Kinder (vor der Operation bestand eine sekundäre Amenorrhö) und starb im 39. Lebensjahr ohne Anzeichen eines Tumorrezidivs (Horrax 1950).

Tönnis berichtet 1935 über zwei erfolgreiche Tumoroperationen nach parietookzipitaler Freilegung (ein Ependymom und ein Teratom der Pinealisregion). Nach seinen Erfahrungen „darf der *Dandy*sche Zugang zur Vierhügelgegend heute wohl als der beste und gefahrloseste angesehen werden".

Dandy (1936) schreibt 15 Jahre nach seiner ersten Mitteilung über die Neurochirurgie der Pinealisregion (Dandy 1921), er habe seitdem nach einem „schrecklichen Tribut von sieben tödlichen Ausgängen" drei erfolgreiche Tumorexstirpationen durchgeführt. Ein zehnjähriger Patient erscheint durch die Operation geheilt, doch treten nach 27 Monaten Rezidivsymptome auf, er stirbt bei der Operation des Tumorrezidivs. Zur Freilegung des Tumors einer 28jährigen Patientin reseziert Dandy (1936) die rechte V. cerebri interna, die V. magna Galeni, den rechten Okzipitallappen (mit einem Teil des Parietallappens) und Anteile des Tentoriums; die Falx wird inzidiert, der Sinus rectus ligiert; die Patientin überlebt diese Operation drei Monate lang. Bei dem dritten (15jährigen) Patienten wird der Balken „praktisch in seiner ganzen Länge" gespalten und die rechte V. cerebri interna reseziert; neun Wochen nach der Tumorentfernung bestehen neuroophthalmologische Symptome (Störungen der Augenbewegungen und der Pupillenmotilität, linksseitige homonyme Hemianopsie), sonst keine Beschwerden.

Dandy (1936) gibt an, man solle sich in jedem Fall bemühen, die V. magna Galeni und die Vv. cerebri internae zu schonen; wenn sie aber innerhalb des Tumors verliefen, hätte „der Operateur keine andere Wahl als die Ligatur oder Thrombosierung und Durchtrennung" dieser Gefäße. Er meint, die Resektion dieser Venen müsse keinen Funktionsverlust bewirken; das schwierigste Problem sei das Freipräparieren des Tumors von der Vierhügelplatte.

Über zwei Tumorpatienten berichtet Horrax 1936. Bei einer 42jährigen Patientin reseziert er einen Teil des Tumors nach transventrikulärer Freilegung; danach ist sie sieben Wochen lang bewußtlos, es wird eine Strahlentherapie durchgeführt; nach Erlangen des Bewußtseins stellt man eine hochgradige Visusminderung fest; 30 Monate nach der Operation bestehen keine neurologischen Symptome, das Sehvermögen ist uneingeschränkt (Horrax 1937); die Patientin ist acht Jahre nach der Operation am Leben (Horrax u. Daniels 1942). Der Zustand eines zehnjährigen Patienten mit Symptomen eines Tumors der Pinealisregion und einer Pubertas praecox bessert sich nach Entlastungstrepanation und Strahlentherapie nur für kurze Zeit. Ein Jahr danach wird der Tumor operiert (Horrax 1937); da der transventrikuläre Zugang (von rechts) zur Entfernung des sehr großen Tumors nicht ausreicht, wird „ein großer Block der Parietalregion" reseziert, dadurch werden die Falx, der Balken und das Tentorium freigelegt; die rechte V. cerebri interna wird koaguliert und durchtrennt; acht Tage später erfolgt eine zweite Operation, wobei der rechte Okzipitalpol entfernt wird (so daß der gesamte Okzipitallappen und Teile des Parietal- und des Temporallappens reseziert sind); die Falx wird inzidiert, das Splenium gespalten und die linke V. cerebri interna koaguliert; nach Spaltung des Tentoriums gelingt die Tumorexstirpation; der Patient erholt sich nicht und stirbt nach drei Monaten.

Kahn exstirpiert 1935 bei einem neunjährigen Patienten nach parietookzipitaler Freilegung der Pinealisregion ein Teratom (Kahn 1937). Die rechte V. cerebri interna wird geklippt; postoperativ besteht eine linksseitige homonyme Hemianopsie, deren Ursache unklar bleibt. Der Patient wird weitgehend beschwerdefrei. Er stirbt nach zehn Jahren an Herzversagen (Horrax 1950).

Ein Teratom der Pinealisregion mit Germinomanteilen exzidiert Ehni (1946) bei einem 18jährigen Patienten (parietookzipitaler Zugang). Postoperativ tritt eine deutliche Besserung ein, doch entwickeln sich nach vier Monaten Rezidivsymptome, worauf eine Strahlentherapie durchgeführt wird. Der Patient stirbt neun Monate nach der Operation.

Horrax berichtet 1950 über erfolgreiche Operationen von „Pinealomen" bei einer 35jährigen und bei einer 25jährigen Patientin (parietookzipitaler Zugang mit Resektion des Okzipitallappens, infolgedessen homonyme Hemianopsie). In beiden Fällen erfolgt eine postoperative Strahlentherapie. Die ältere Patientin bleibt während einer Beobachtungszeit von fast zwölf Jahren „in ausgezeichneter Gesundheit". Bei der 25jährigen Patientin wird zur Tumorfreilegung die rechte V. cerebri interna durchtrennt; zehn Wochen später wird die Patientin in gutem Zustand entlassen; bei einer Kontrolluntersuchung fünfeinhalb Jahre nach der Operation ist sie gesund – dieser Fall wird auch von Posner u. Horrax (1946) mitgeteilt.

Negrin (1950) schlägt zur Entfernung von Tumoren der Pinealisregion die beidseitige parietookzipitale Trepanation vor. Abgesehen vom gleichzeitig bilate-

ralen Vorgehen unterscheidet sich seine Operationsmethode nicht vom parietookzipitalen Zugang nach Dandy (1921).

Nach Tumoroperation bleiben fünf von 17 Patienten des Krankengutes von
Rand u. Lemmen (1953) am Leben. Die Überlebenszeiten von vier Patienten
betragen vier bis 151 Monate. Bei einem 14jährigen Patienten entwickelt sich
16 Monate nach Exzision eines Germinoms (parietookzipitale Freilegung) ein
Rezidiv, worauf eine Strahlentherapie erfolgt; elf Jahre nach der Operation bestehen gering ausgeprägte neurologische Symptome.

Den okzipital-transtentoriellen Zugang zur Pinealisregion beschreibt Hepp-
ner 1959; diese Methode wendet er bei sieben von neun Tumorpatienten mit
Erfolg an – über zwei dieser Patienten berichtet er bereits 1955 (Heppner 1955a
bzw. 1955b). „Am sitzend gelagerten und intubierten Patienten wird über dem
einen Okzipitalpol ein osteoplastischer Lappen gebildet, der über das hintere
Sinusdrittel nach der anderen Seite reicht und auch das Confluens sinuum freilegt.
Dadurch hält man sich im Bedarfsfalle die Möglichkeit offen, auch jenseits der
Falx, d.h. von der anderen Seite her, schwer erreichbare Tumorabschnitte anzu-
gehen. . . . Die Dura wird kreuzförmig gespalten und aufgeklappt, wonach sich
der Okzipitalpol (ohne Opferung von Brückenvenen) nach lateral drängen und
der Winkel zwischen Falx und Tentorium ohne weiteres darstellen läßt. Diesem
entlang erreicht man frontalwärts den vorderen Tentoriumrand und die (meist
zähe) Leptomeninx der Cisterna ambiens. 1 cm lateral des Sinus rectus wird das
Kleinhirnzelt in sagittaler Richtung gespalten und durch Auseinanderhalten von
dessen angeschlungenen Rändern die Vierhügelgegend und der Oberwurm zur
Ansicht gebracht. Nach Öffnung der Arachnoides über den Zisternen läßt sich
nunmehr das gesamte Gebiet breit überblicken und die Beziehung des Blastoms
zum 3.Ventrikel und zur Großen Vene untersuchen." Die Entwicklung der Methode, die Pinealisregion von okzipital freizulegen, wird von manchen Autoren
(McLean 1935, Guleke 1950, Heppner 1959) Brunner – wobei man sich auf die
Mitteilung von Rorschach (1913) bezieht – und Tandler u. Ranzi (1920) zuge-
schrieben. Rorschach (1913) gibt zwar an, Brunner sei nach Versuchen an Lei-
chen zu dem Schluß gekommen, „der Weg zwischen Kleinhirn und Hemisphäre,
dem Tentorium cerebelli entlang" sei ein möglicher Zugang zur Pinealisregion, er
berichtet jedoch keine von Brunner auf diese Weise durchgeführte Operation. In
bezug auf die Entwicklung des okzipital-transtentoriellen Zugangs muß an Pussep (eher als an Brunner) erinnert werden, weil er nach okzipitaler Trepanation
und transtentorieller Freilegung eine Zyste in der Pinealisregion eröffnet hat
(Pussep 1914). Tandler u. Ranzi (1920) beschreiben zwar die Operationstechnik
der Freilegung der Pinealisregion von okzipital, erwähnen jedoch keine mit dieser
Technik durchgeführte Tumorentfernung. Im älteren Schrifttum findet sich nur
ein Bericht über eine erfolgreiche Exstirpation eines Tumors der Pinealisregion
nach okzipitaler Freilegung (Pratt u. Brooks 1938). McLean entfernte auf diese
Weise ein Teratom, doch starb der sechsjährige Patient wenige Stunden nach dem
Eingriff (McLean 1935). Heppner ist zwar nicht der erste Neurochirurg, dem eine
Tumorexstirpation nach okzipitaler Freilegung der Pinealisregion gelungen ist,
aber es ist sein Verdienst, den okzipital-transtentoriellen Zugang in den fünfziger
Jahren wieder bekannt gemacht zu haben. Die danach beschriebenen Operations-
methoden zur Freilegung der Pinealisregion von okzipital (Poppen 1960 und

1966, Kempe 1968, Glasauer 1970, Jamieson 1971, Lazar u. Clark 1974) entsprechen im wesentlichen der von Heppner (1955a und 1959) angegebenen Technik.

Kunicki teilt 1960 seine Operationsergebnisse bei acht Tumorpatienten mit (parietookzipitaler Zugang; in den meisten Fällen Durchtrennung der rechten V. cerebri interna; 6 Patienten wurden in Hypothermie operiert). Zwei Patienten sterben an den Folgen des Eingriffs, einer stirbt nach sechs Monaten aus ungeklärter Ursache, ein anderer nach zwei Jahren in einem psychiatrischen Krankenhaus. Die übrigen vier Patienten sind 25 bis 70 Monate nach der Operation am Leben, davon zwei ohne Beschwerden (bei 3 dieser Patienten wurde eine postoperative Strahlentherapie durchgeführt).

Suzuki und Mitarbeiter berichten 1962 über 19 wegen eines Tumors der Pinealisregion operierte Patienten (parietookzipitaler Zugang in 12, transventrikulärer Zugang in 6 Fällen, in einem Fall Kombination dieser beiden Methoden). Zwölf Patienten – darunter alle vor 1955 operierten – überleben den Eingriff nicht (Ligatur einer V. cerebri interna oder der V. magna Galeni bei 9 dieser Patienten); die Operationsletalität beträgt somit 63%. Ein Patient stirbt sieben Monate später, nach der Operation eines Tumorrezidivs; ein anderer stirbt nach 20 Monaten an einem Rezidiv. Fünf Patienten sind zwei bis 18 Monate nach der Operation am Leben. In den folgenden Jahren operiert Suzuki neun weitere Patienten mit „Pinealomen", wovon nur einer den Eingriff nicht toleriert (Suzuki u. Iwabuchi 1965); die Exstirpation dieser Tumoren sei weniger gefährlich als allgemein angenommen wird.

Olivecrona faßt 1967 die Ergebnisse seiner Operationen von Tumoren der Pinealisregion zusammen (parietookzipitaler Zugang). 45 von 90 Patienten sterben nach partieller oder totaler Tumorentfernung, neun von 18 nach Exploration der Pinealisregion und Biopsie. Nur in zehn von 24 Fällen wird die Ligatur einer oder mehrerer tiefer Hirnvenen (V. cerebri interna, V. basalis, V. magna Galeni) toleriert. Von den 90 Patienten, deren Tumor partiell oder total entfernt worden ist, überleben 22 länger als fünf Jahre, davon 19 (also nur 21%) in gutem Zustand.

Vor 1970 wurden bei Tumoren der Pinealisregion zwar in einzelnen Fällen beachtliche neurochirurgische Erfolge erzielt, doch war die Chirurgie der Pinealisregion insgesamt enttäuschend. Cushing (1932) gibt an, es sei ihm niemals gelungen, einen Pinealistumor so ausreichend freizupräparieren, daß ein Versuch der Tumorentfernung gerechtfertigt gewesen wäre. Die Operationsletalität war sehr hoch (Tabelle 16); man mußte befürchten, daß jeder zweite Patient die Tumoroperation nicht überleben würde. Selbst von der Freilegung der Pinealisregion zur Biopsie wurde wegen des hohen Risikos abgeraten (Fowler u. Mitarb. 1956, Sheline u. Mitarb. 1965, Davidoff 1967, Poppen u. Marino 1968). Häufig trat eine homonyme Hemianopsie nach parietookzipitaler oder nach transventrikulärer Freilegung der Pinealisregion auf. Beeindruckt von zahlreichen Mißerfolgen empfahlen viele Neurochirurgen – auch die, denen Exstirpationen von Tumoren der Pinealisregion gelungen waren – die Strahlentherapie nach operativer Entlastung des erhöhten intrakraniellen Drucks; die Tumorentfernung sollte nur dann versucht werden, wenn durch die konservativen Maßnahmen keine Remission erreicht wird (Van Wagenen 1931, Horrax u. Daniels 1942, Ward u. Spurling 1948, Horrax 1949 und 1950, Rand u. Lemmen 1953, Pia 1954, Fowler u. Mitarb.

Tabelle 16. Operationsletalität bei raumfordernden Prozessen der Pinealisregion (vor 1970)

	operierte Patienten	Todesfälle
Dandy (1921 und 1936)	12	8
Rand u. Lemmen (1953)	17	12
Pia (1954)	26	16
Grant (1956)	10	8
Kunicki (1960)	8	2
Suzuki u. Mitarb. (1962)	19	12
Olivecrona (1967)	108	54
Poppen u. Marino (1968)	17	8
	227	120 53%

1956, Cummins u. Mitarb. 1960, D'Errico 1961, Sheline u. Mitarb. 1965, Davidoff 1967, Olivecrona 1967, Poppen u. Marino 1968, Tzonos 1968).

b) Entlastungsoperation

Die älteste effiziente Operationsmethode zur Behandlung der intrakraniellen Drucksteigerung ist die (ein- oder beidseitige) subtemporale Entlastungstrepanation. Cushing hat diese Methode entwickelt und beschreibt sie 1905, wobei er einen 28jährigen Patienten mit einem Tumor der Pinealisregion erwähnt, dessen Zustand sich nach bilateraler Dekompression gebessert hat (der Patient stirbt 9 Monate nach der Operation) – über diesen Fall berichten auch Horrax u. Bailey (1925). Die subtemporale Trepanation wird noch in den vierziger Jahren zur Entlastung der intrakraniellen Drucksteigerung angewandt. Bei Tumorpatienten, bei denen eine Strahlentherapie durchgeführt werden soll, halten Ward u. Spurling (1948) diese Operation für eher indiziert als die Ventrikulozisternostomie, weil man vom Palpationsbefund der Schläfenregion auf die Wirkung der Strahlentherapie schließen könne – ein trotz dieser Therapie tastbarer Hirnprolaps zeige einen Mißerfolg an.

Durch die Entlastungstrepanation und den damit ermöglichten Hirnprolaps konnte zwar der intrakranielle Druck reduziert werden, doch war diese Maßnahme bei einem Verschlußhydrozephalus letztlich insuffizient, weil sie keine Dekompression des gesteigerten intraventrikulären Drucks erbrachte. Um den gestauten Ventrikelliquor abzuleiten, eröffnete Dandy (1922b) den Boden des 3.Ventrikels nach frontaler Trepanation und (in den meisten Fällen) Durchtrennung eines Sehnerven. Mixter (1923) punktierte den Boden des 3.Ventrikels unter endoskopischer Kontrolle nach Einführen eines Urethroskops in den dilatierten Seitenventrikel. Zur Therapie des Verschlußhydrozephalus empfehlen Stookey u. Scarff (1936), die Lamina terminalis nach frontaler Trepanation und Anheben des Frontallappens zu eröffnen, dann in den 3.Ventrikel einzugehen und dessen Boden zu perforieren, wodurch der Liquor vom 3.Ventrikel in die Cisterna laminae terminalis und in die Cisterna interpeduncularis abfließen könne. Davidoff (1967) zieht diesen Eingriff der Ventrikulozisternostomie vor, meint aber, die Eröffnung der Lamina terminalis reiche zur Ableitung des Ventrikelliquors aus, die Perforation des Bodens des 3.Ventrikels sei nicht notwendig. Dandy (1945) empfiehlt zur Entlastung des intraventrikulären Drucks die Eröffnung des Bodens des 3.Ventrikels nach temporaler Trepanation.

„Eine neue palliative Operation in Fällen einer inoperablen Aquäduktokklusion" beschreibt Torkildsen 1939. „Sie besteht in Einführung eines Katheterendes in den Seitenventrikel und des anderen Endes in die Cisterna magna. Der Katheter wird durch das für die Ventrikulographie gebrauchte Bohrloch in den Seitenventrikel eingeführt, und dieses Katheterende wird in eine extrakraniale Grube unter der Kopfhaut und den subokzipitalen Muskeln versenkt. Das andere Ende des Katheters wird durch Suturen an die Dorsalwand der Cisterna magna befestigt." Diese Ventrikulozisternostomie, die den Liquorabfluß vom Hinterhorn in die Cisterna magna ermöglicht, führt Torkildsen 1938 bei einem 23jährigen Patienten mit einem (ventrikulographisch festgestellten) Tumor der Pinealisregion durch, worauf dessen Symptome der intrakraniellen Drucksteigerung rasch abklingen (Torkildsen 1939); der Patient bleibt während einer Beobachtungszeit von mehr als neun Jahren beschwerdefrei (Torkildsen 1948). Über sieben weitere Patienten mit einem Tumor der Pinealisregion und Ventrikulozisternostomie berichtet Torkildsen 1948: eine Patientin stirbt wenige Tage, eine andere ein halbes Jahr nach der Operation; zwei Patienten überleben nur zwei Monate, einer stirbt 46 Monate nach Operation und Strahlentherapie; weitgehend beschwerdefrei sind ein Patient drei Jahre und eine Patientin sieben Jahre nach der Ventrikulozisternostomie. Torkildsen (1948) kommt zu dem Schluß, daß diese Operation bei jedem Tumor der Pinealisregion indiziert ist; vom Versuch der Tumorexstirpation sollte man wegen der hohen Letalität absehen.

Die Ventrikulozisternostomie ist auch heute in vielen Fällen indiziert. Bei einer Liquorabflußbehinderung durch einen Tumor der Pinealisregion wird entweder eine bilaterale Ventrikulozisternostomie oder eine ventrikuloperitoneale (manchmal ventrikuloatriale) Shunt-Operation durchgeführt. Wenn Metastasen in den äußeren Liquorräumen bestehen, kann von der Ventrikulozisternostomie keine dauerhafte Entlastung der inneren Liquorräume erwartet werden. Die (einseitige) Shunt-Operation ist nicht indiziert, wenn der Tumor die Foramina Monroi verschlossen hat oder ein Verschluß zu befürchten ist. Bei Germinomen, embryonalen Karzinomen und entodermalen Sinustumoren der Pinealisregion haben sich in einigen Fällen abdominale Metastasen nach ventrikuloperitonealer Shunt-Operation entwickelt (Lin u. Mitarb. 1978b, Neuwelt u. Mitarb. 1979, Salazar u. Mitarb. 1979, Wilson u. Mitarb. 1979, Wood u. Mitarb. 1979, Triolo u. Schulz 1980, Chang u. Mitarb. 1981, Hitchon u. Mitarb. 1983); die prophylaktische Anwendung eines Mikrofilters wird in Erwägung gezogen (Wilson u. Mitarb. 1979, Triolo u. Schulz 1980), doch wegen der Gefahr eines durch den Filter bedingten Katheterverschlusses skeptisch beurteilt (Neuwelt u. Mitarb. 1979).

c) Strahlentherapie

Cushing verweist 1932 auf die Strahlentherapie zur Behandlung der Tumoren der Pinealisregion – nachdem mehrere Tumoroperationen letal ausgegangen sind, wird bei seinen Patienten die Pinealisregion nicht mehr freigelegt, sondern eine

Strahlentherapie nach subtemporaler Entlastungstrepanation durchgeführt. Dieses Vorgehen sei „zweifellos ein therapeutischer Schuß im Dunkeln, solange die Tumorhistologie unbekannt ist; es mag aber entschuldigt werden mit der Begründung, daß man zumindest die Pineoblastome für wahrscheinlich ebenso strahlenempfindliche Tumoren halten kann wie die Medulloblastome des Kleinhirns".

Bereits 1927 wird von Alajouanine und Gilbert die erfolgreiche Strahlentherapie eines Tumors der Pinealisregion mitgeteilt: bei einem Patienten mit Symptomen der intrakraniellen Drucksteigerung, Blickparese nach oben und unten, lichtstarren Pupillen und Störungen des Gehörs wird eine beidseitige subtemporale Dekompression und eine Röntgentherapie durchgeführt (2 Bestrahlungsserien); 14 Monate nach Beginn der Behandlung ist der Patient beschwerdefrei, nur die Blickparese und die Störung der Pupillenmotilität sind unverändert. Heinismann u. Czerny (1931) berichten über einen 22jährigen Patienten mit einem „Pinealblastom", dessen Krankheitsbild sich nach Entlastungtrepanation und Strahlentherapie gebessert hat; der Patient stirbt jedoch nach wenigen Monaten.

Dyke u. Davidoff (1942) empfehlen bei Tumoren der Pinealisregion eine fraktionierte Bestrahlung mit fünf bis sieben Stehfeldern (7–9 cm Durchmesser) in einer Gesamtdosis von 3000 bis 4000 R. Sie erwähnen zwei Patienten, die nach der Strahlentherapie gestorben sind – in beiden Fällen war Tumorgewebe in der Pinealisregion autoptisch nicht mehr nachweisbar.

Horrax u. Daniels (1942) plädieren für die subtemporale Entlastungstrepanation vor Beginn der Strahlentherapie, um Symptome der intrakraniellen Drucksteigerung zu verhindern, die sich entwickeln können, wenn der Tumor durch die Bestrahlung anschwillt und den Aquädukt verschließt. Drei trepanierte Patienten erholen sich bereits während oder bald nach der Strahlentherapie (ihre Beobachtungszeiten sind relativ kurz: 14–21 Monate); der Zustand eines nicht operierten Patienten verschlechtert sich hingegen deutlich nach den ersten Bestrahlungen – dennoch hat die Behandlung Erfolg, der Patient fühlt sich zehn Jahre später völlig gesund (Horrax 1950).

Im Krankengut von Ward u. Spurling (1948) finden sich fünf Patienten mit ventrikulographisch festgestellten Tumoren der Pinealisregion. Nach subtemporaler Dekompression und Strahlentherapie sterben zwei Patienten im ersten Halbjahr. Ein Patient bleibt zehn Jahre, einer 13 Jahre beschwerdefrei. Die Beobachtungszeit des fünften Patienten beträgt nur 18 Monate.

Engeset (1949) erwähnt sechs Patienten mit einem Tumor der Pinealisregion, bei denen eine Strahlentherapie nach Ventrikulozisternostomie durchgeführt worden ist. Ihre Überlebenszeiten liegen zwischen vier Monaten und neun Jahren.

Die Ergebnisse der Strahlentherapie von neun Tumorpatienten teilt Horrax (1950) mit. Bei acht Patienten erfolgt diese Behandlung nach Entlastungstrepanation, bei einem Patienten (Horrax u. Daniels 1942) wird nur bestrahlt. Drei Patienten sterben innerhalb von zwei Jahren, die anderen leben zwei bis 17 Jahre nach der Therapie und sind gesund. Über den Patienten mit der längsten Beobachtungszeit wird von Horrax (1947 bzw. 1950) ausführlich berichtet: bei dem 31jährigen Patienten wird 1932 ein Tumor der Pinealisregion ventrikulographisch festgestellt, deshalb rechts parietookzipitale Dekompression und Bestrahlung der Pinealisregion (2 Stehfelder, Gesamteinfallsdosis 15000 R, Behandlungszeit 16 Monate); siebeneinhalb Jahre nach Abschluß der Strahlentherapie entwickelt sich ein Diabetes insipidus, daraufhin Bestrahlung der Suprasellär- und der Pinealis-region (je 1000 R); der Diabetes insipidus bleibt unverändert; 27 Monate später nochmals Strahlentherapie (Bestrahlung der Suprasellärregion mit insgesamt 1800 R); fünf Jahre danach (16 Jahre und 9 Monate nach Diagnosestellung) ist der Patient – abgesehen vom Diabetes insipidus – beschwerdefrei.

Von zwölf Patienten des Krankengutes von Rand u. Lemmen (1953) bleiben nach Entlastungsoperation (Eröffnung der Lamina terminalis und des Bodens des 3.Ventrikels oder Ventrikulozisternostomie) und Strahlentherapie neun am Leben (Beobachtungszeiten: 23–139 Monate). Die anderen drei überleben weniger als eineinhalb Jahre; bei zwei dieser Patienten wurde wegen des Verdachts auf spinale Metastasen auch das Rückenmark bestrahlt.

Ennuyer u. Mitarb. (1956) empfehlen die Pendel- oder die Pendelkonvergenz-bestrahlung der Pinealisregion, wodurch die Oberflächenbelastung erheblich reduziert werde. Wenn eine spinale Metastase besteht, müsse das gesamte Rückenmark bestrahlt werden.

Zum Problem der Rückenmarkbestrahlung bei Tumoren der Pinealisregion nehmen Fowler u. Mitarb. (1956) Stellung. Sie berichten über einen 19jährigen Patienten mit einem Germinom, bei dem 22 Monate nach Ventrikulozisternosto-mie und Bestrahlung der Pinealisregion eine lumbale Metastase nachgewiesen wird; nach Teilexzision der Metastase und Bestrahlung des unteren Wirbelsäulen-abschnitts wird eine Remission der spinalen Symptome erreicht, doch entwickeln sich neun Monate später Symptome einer zervikalen Metastase; der Zustand des Patienten bessert sich nach zervikaler Laminektomie und Bestrahlung der gesam-ten Wirbelsäule; sieben Monate danach tritt ein Diabetes insipidus auf, worauf die Suprasellärregion bestrahlt wird. Mit Bezug auf diesen Fall empfehlen Fowler u. Mitarb. (1956) die Bestrahlung des gesamten Zentralnervensystems bei jedem Tumor der Pinealisregion, da viele histologisch unterschiedliche Tumoren dieser Region auf dem Liquorweg metastasieren könnten. Außerdem sei es „durchaus möglich“, daß sich Zellen einer klinisch stummen, unbestrahlten Metastase ablösen, so daß sich in einer bestrahlten Region ein Tumorrezidiv ausbilden kann.

Über vier Patienten mit einem Tumor der Pinealisregion berichtet Cocchi (1957). Bei einem Patienten werden 20 Monate nach kranialer Bestrahlung spi-nale Metastasen festgestellt, er stirbt sieben Monate später. Zwei Patienten sind nach mehr als sieben Jahren am Leben und weitgehend beschwerdefrei. Der vierte Patient stirbt schon wenige Tage nach Therapiebeginn.

Cummins u. Mitarb. (1960) meinen, eine Rückenmarkbestrahlung sei bei Tumoren der Pinealisregion nicht indiziert, da nur bei zwei ihrer 31 Patienten spinale Metastasen aufgetreten sind (daran sterben die beiden Patienten 5 bzw. 6 Jahre nach Teilresektion und Bestrahlung des Primärtumors). Auch Sheline u. Mitarb. (1965) führen bei Tumoren der Pinealisregion keine Bestrahlung der Wirbelsäule durch; sie werten die Ergebnisse der Strahlentherapie von 17 Tumo-ren der Pinealisregion und des 3.Ventrikels aus, spinale Metastasen werden nicht erwähnt. Maier u. Dejong (1967) halten die Wirbelsäulenbestrahlung bei Tumo-ren der Pinealisregion für nicht gerechtfertigt, weil spinale Metastasen dieser Tumoren selten vorkämen und bei der Bestrahlung des gesamten Zentralnerven-systems Komplikationen möglich seien.

Kundert (1963) veröffentlicht eine ausführliche katamnestische Studie über die Rückbildung der Symptome, das Wiedererlangen der Leistungsfähigkeit und die Überlebenszeit von 20 Patienten mit Tumoren in der Pinealisregion oder im 3.Ventrikel. Bei 18 Patienten wird eine Strahlentherapie nach Entlastungsoperation durchgeführt (relativ hohe Gesamtherddosis von durchschnittlich über 7000 R, keine Wirbelsäulenbestrahlung). Drei dieser Patienten sterben innerhalb von 13 Monaten. Alle sieben Patienten mit einer Beobachtungszeit von mehr als fünf Jahren werden nach der Behandlung uneingeschränkt leistungsfähig (3 von diesen sterben 6–9 Jahre nach der palliativen Operation), ebenso alle vier Patienten mit einer Beobachtungszeit von mehr als zehn Jahren. Aus den Katamnesen seiner Patienten errechnet Kundert (1963) eine durchschnittliche Überlebensdauer von knapp sechs Jahren.

Hervorragende strahlentherapeutische Ergebnisse werden von Davidoff (1967) mitgeteilt. Nach Entlastungsoperation und Bestrahlung der Pinealisregion leben von elf Patienten acht ohne Beschwerden zehn bis 24 Jahre (bei dem Patienten mit der Beobachtungszeit von 24 Jahren wurde die Strahlentherapie nach 2 Jahren wiederholt). Ein Patient stirbt dreieinhalb Jahre nach der Therapie an einem Rezidiv mit spinalen Metastasen, ein anderer nach 16 Jahren. Bei einer Patientin entwickelt sich zweimal ein Tumorrezidiv, das jedesmal bestrahlt wird – sie überlebt neun Jahre und stirbt nach einer wegen eines dritten Rezidivs versuchten Tumorexstirpation.

Das Krankengut von Poppen u. Marino (1968) enthält 42 Patienten mit einem Tumor der Pinealisregion. Bei 30 Patienten wird eine Strahlentherapie ohne Tumoroperation durchgeführt, nur in drei Fällen erfolgt keine Entlastungsoperation. Drei Patienten sterben während der Behandlung, die Beobachtungszeiten von drei anderen sind kürzer als sechs Monate. Von 24 Patienten mit abgeschlossener Strahlentherapie sterben zwei innerhalb von zehn Monaten, alle anderen sind zwei Jahre nach der Behandlung am Leben – was einer Zweijahres-Überlebensrate von 92% entspricht.

Wenn man vor 1970 mitgeteilte strahlentherapeutische Ergebnisse bei (nicht operierten) Tumoren der Pinealisregion zusammenfaßt (Tabelle 17), ohne die Bestrahlungstechnik, die Tumorgröße und die Tumorhistologie zu berücksichtigen, kürzer als zwei Jahre beobachtete Fälle jedoch nicht einbezieht, läßt sich eine Zweijahres-Überlebensrate von 82% errechnen. Außerdem zeigt diese Zusammenfassung, daß mindestens 62% der Patienten mehr als fünf Jahre überlebt haben. Daraus kann man schließen, daß bei zwei von drei Patienten eine kurative Bestrahlung erzielt worden ist. Aufgrund der strahlentherapeutischen Erfolge bei Tumoren der Pinealisregion wurde früher in fast allen Fällen von vornherein die Indikation zu dieser Therapie gestellt, ohne die Artdiagnose des raumfordernden Prozesses zu klären (dieses Behandlungskonzept hatte zur Folge, daß nicht nur Tumoren, sondern manchmal auch Zysten der Pinealisregion bestrahlt wurden). In seiner wegen ihrer sprachlichen Lebendigkeit und Präzision vorbildlichen Rudolf Virchow-Vorlesung vertritt Davidoff (1967) die Ansicht, daß „derzeit und in absehbarer Zukunft die meistversprechende Behandlung der Tumoren der Pinealisregion die Strahlentherapie ist"; zum Problem der Tumorbestrahlung ohne Kenntnis der Histologie sagt er folgendes: „Strahlentherapeuten sind nicht erfreut über die Behandlung nicht verifizierter Prozesse, besonders wenn sie gebe-

Tabelle 17. Strahlentherapeutische Ergebnisse bei raumfordernden Prozessen der Pinealisregion (vor 1970)

	Patientenzahl[a]	Patienten, die 2 Jahre überleben	Patienten mit einer Beobachtungszeit von mehr als 5 Jahren
Ward u. Spurling (1948)	4	2	2
Rand u. Lemmen (1953)	11	8	7
Cummins u. Mitarb. (1960)	14	9	3
Kundert (1963)	16	13	11
Bouchard (1966)	5	4	4
Davidoff (1967)	11	11	10
Maier u. Dejong (1967)	8	7	5
Poppen u. Marino (1968)	24	22	16
	93	76	58
		82%	(62%)

[a] Nach abgeschlossener Strahlentherapie verstorbene Patienten und Patienten mit einer Beobachtungszeit von mindestens 2 Jahren

ten werden, ihre Strahlen gegen Tumoren der Pinealisregion zu richten, die alles mögliche sein können – von Teratomen, Germinomen, Gliomen und Pinealomen bis zu Tuberkulomen, Karzinommetastasen oder gutartigen Zysten. In Anbetracht der beängstigenden Gefahr, der man den Patienten beim Versuch einer Biopsie aussetzt, habe ich jedoch bei allen Strahlentherapeuten, mit denen ich gearbeitet habe, Verständnis und Hilfsbereitschaft gefunden. Schließlich ist es besser, einen lebenden, wieder gesund gewordenen Patienten zu haben, dessen Diagnose nicht den Stempel der mikroskopischen Absicherung trägt, als schöne Photos postmortaler mikroskopischer Präparate zu besitzen."

2. Neuere Literatur

a) Neurochirurgie

Stein macht 1971 den infratentoriell-suprazerebellaren Zugang zur Pinealisregion wieder bekannt, den Krause als erster mit Erfolg angewandt hat (Oppenheim u. Krause 1913) und der dann lange Zeit nicht mehr versucht worden ist. Er berichtet über sechs Patienten, bei denen er mit Hilfe des Operationsmikroskops Eingriffe in der Pinealisregion nach infratentoriell-suprazerebellarer Freilegung durchgeführt hat, wobei keine Komplikationen aufgetreten sind; der Vorteil dieser Operationsmethode sei die Schonung der tiefen Hirnvenen. Drei Patienten hatten gutartige Prozesse (Teratom, Epidermoid, Arachnoidalzysten); sie sind zwei bis vier Jahre nach der Operation gesund (Stein u. Mitarb. 1972). Die neurologischen Symptome eines Patienten mit einem fünf Jahre zuvor bestrahlten Teratom bleiben nach Exzision eines kleinen Tumoranteils unverändert (bei der Operation wurden narbige Verwachsungen festgestellt, wahrscheinlich durch die Strahlentherapie bedingt). Eine Patientin stirbt ein Jahr nach der Operation eines zystischen Astrozytoms. Ein Patient ist ein Jahr nach Biopsie eines Germinoms und Bestrahlung des gesamten Zentralnervensystems beschwerdefrei. Stein (1971) gibt zu bedenken, daß die Möglichkeit der Exstirpation eines gutartigen Tumors außer acht gelassen wird, wenn man die Pinealisregion bestrahlt, ohne über die Tumorhistologie informiert zu sein.

Erfolgreiche Operationen nach okzipital-transtentorieller Freilegung der Pinealisregion bei acht Patienten werden von Jamieson (1971) mitgeteilt. Die längste postoperative Beobachtungszeit beträgt sieben Jahre. Ein Patient ist vier Jahre nach Exstirpation eines Germinoms ohne Stahlentherapie beschwerdefrei. Wenn kein klinischer oder radiologischer Hinweis auf eine Tumorausbreitung außerhalb der Pinealisregion besteht, empfiehlt Jamieson (1971) die Tumoroperation, weil die Diagnose ohne histologische Bestätigung immer unsicher bleibe und weil raumfordernde Prozesse in der Pinealisregion vorkommen könnten, die nicht strahlenempfindlich sind.

Stern u. Mitarb. (1971) berichten über zwei Patienten, die nach der von Dandy (1921) angegebenen Methode (parietookzipitale Trepanation, Inzision des Spleniums) operiert worden sind. Zur Exstirpation eines (präoperativ bestrahlten) Teratoms eines 16jährigen Patienten wird der linke Okzipitalpol reseziert, beide Vv. cerebri internae werden durchtrennt; postoperativ bestehen schwere Störungen der höheren optischen Leistungen, die sich im Laufe eines Jahres bessern. Ein 15jähriger Patient ist neun Monate nach Entfernung eines Germinoms (der Okzipitallappen und die tiefen Hirnvenen bleiben intakt) und Strahlentherapie fast beschwerdefrei. Die Autoren diskutieren die klinischen Folgen der Okklusion der tiefen Hirnvenen und der Durchtrennung von Balkenfasern und meinen, die Schonung der Vv. cerebri internae sei nicht unbedingt erforderlich, ihre Unterbindung rufe keine permanenten Symptome hervor.

Auch Caron u. Mitarb. (1974) weisen darauf hin, daß die Unterbindung der Vv. cerebri internae keine klinischen Folgen haben muß. Bei einem 24jährigen Patienten müssen zur Exzision eine Pineozytoms (okzipital-transtentorielle Freilegung) beide Vv. cerebri internae ligiert werden, ebenfalls bei einer achtjährigen Patientin zur Exzision eines Pineoblastoms (infratentoriell-suprazerebellare Freilegung) – der Eingriff wird von beiden Patienten sehr gut toleriert.

Lazar u. Clark (1974) geben an, alle Tumoren der Pinealisregion seien auf dem „relativ einfachen" okzipitalen Weg erreichbar. Bei sechs Patienten haben sie nach okzipital-transtentorieller Freilegung der Pinealisregion mit Hilfe des Operationsmikroskops raumfordernde Prozesse operiert. Eine Patientin stirbt zwei Tage nach der Exzision einer Karzinommetastase, eine überlebt die Exzision eines Epidermoids nur fünf Monate; die neurologischen Symptome der anderen bessern sich während der postoperativen Beobachtungszeit. Da viele raumfordernde Prozesse der Pinealisregion gutartig und nicht strahlenempfindlich sind, raten Lazar u. Clark (1974) von einer Strahlentherapie ab, solange die histologische Diagnose nicht gesichert ist; diese Diagnose werde durch die Freilegung der Pinealisregion ermöglicht.

Page (1977) stellt fest, daß die infratentoriell-suprazerebellare Freilegung der Pinealisregion sich zur Operation median gelegener Tumoren hervorragend eignet; die zur V. magna Galeni verlaufenden größeren Venen seien dabei weniger hinderlich als bei supratentoriellen Eingriffen. Diese Operationsmethode hat bei

acht seiner neun Patienten Erfolg (nur eine Patientin mit einem Glioblastom stirbt
nach 2 Tagen). Ein Patient erholt sich nach der Resektion eines Germinoms,
stirbt jedoch 26 Monate später an einem Rezidiv mit Metastasen (in diesem Fall
wurde keine postoperative Bestrahlung der Wirbelsäule durchgeführt, weil der
liquorzytologische Befund negativ war). Sieben Patienten sind drei bis 48 Monate
nach der Operation beschwerdefrei – dazu gehören vier, bei denen ein Astrozytom
(Grad I) entfernt worden ist (eine Strahlentherapie dieser Patienten wird nicht
angegeben).

Zur Frage, ob der infratentoriell-suprazerebellare oder der okzipital-transtentorielle Zugang zur Pinealisregion mehr Vorteile bietet, nehmen Reid u. Clark
(1978) Stellung, indem sie sich auf 15 Operationen und deren Ergebnisse beziehen. Die infratentoriell-suprazerebellare Freilegung ist bei vier Patienten durchgeführt worden, die okzipital-transtentorielle bei elf Patienten – über einige dieser
Fälle berichten bereits Lazar u. Clark (1974). Reid u. Clark (1978) ziehen den Zugang von okzipital vor allem deshalb vor, weil er es ermöglicht, oberhalb der Tentoriuminzisur gelegene Strukturen mit größerer Sicherheit freizupräparieren; ein
enger Abstand zwischen Vierhügelplatte und Tentoriumrand behindere die Freilegung dieser Strukturen von infratentoriell.

Neuwelt u. Mitarb. (1979) berichten über die Therapie und den Krankheitsverlauf von acht Patienten mit malignen Tumoren – aus einem Krankengut von
23 Patienten mit raumfordernden Prozessen der Pinealisregion, das auch die von
Reid u. Clark (1978) angegebenen Fälle enthält. Bei zwei Patienten wurde keine
Tumoroperation durchgeführt: eine Patientin stirbt zehn Monate nach kranialer
Bestrahlung an einem Pineoblastom mit spinalen Metastasen; bei einem Patienten
finden sich 30 Monate nach ventrikuloperitonealer Shunt-Operation und Bestrahlung des gesamten Zentralnervensystems thorakale und abdominale Germinommetastasen, worauf eine Chemotherapie durchgeführt wird, ein Jahr danach
bestehen keine Tumorsymptome. Bei sechs Patienten wurde die Pinealisregion
okzipital-transtentoriell freigelegt: zwei Pineozytome, ein Pineoblastom und ein
anaplastisches Ependymom wurden total, zwei Germinome partiell exzidiert; von
diesen sind vier Patienten sechs bis 72 Monate nach der Operation und nach
Strahlentherapie beschwerdefrei (die Beobachtungszeiten der beiden übrigen Patienten sind sehr kurz). Neuwelt u. Mitarb. (1979) weisen darauf hin, daß viele
maligne Tumoren der Pinealisregion gut abgegrenzt und daher total entfernbar
sind; auch die Exstirpation eines embryonalen Karzinoms sei ihnen gelungen. Am
Beginn der Therapie sollte die Tumoroperation stehen; bei malignen Tumoren sei
eine postoperative Strahlentherapie indiziert, unabhängig davon, ob der Tumor
total oder partiell exzidiert worden ist.

Gegen eine präoperative Strahlentherapie argumentiert Stein (1979a). Er hat
den deutlichen Eindruck, daß die Bestrahlung Verwachsungen des Tumors mit
seiner Nachbarschaft hervorruft, wodurch das Operieren in der Pinealisregion
erheblich schwieriger und gefährlich wird. Bei sieben seiner 20 Patienten mit
raumfordernden Prozessen der Pinealisregion wurde eine präoperative Strahlentherapie durchgeführt, davon hatten drei Patienten gutartige Prozesse. Stein
(1979a) unterstreicht die Bedeutung der histologischen Diagnose als Voraussetzung einer gezielten Therapie infiltrierender Tumoren (Strahlen-, Chemotherapie); da radiologische Methoden eine eindeutige Diagnose der Tumorhistologie

nicht ermöglichen, sei es notwendig, jeden raumfordernden Prozeß der Pinealisregion – von seltenen Fällen abgesehen – neurochirurgisch zu explorieren. Er
bevorzugt den infratentoriell-suprazerebellaren Zugang (den er ausführlich beschreibt); von seinen 20 Patienten stirbt ein einziger (mit einem Glioblastom) kurz
nach der Operation. Zur Frage nach dem operativen Vorgehen bemerkt Stein
(1979b), die Anwendung des Operationsmikroskops und die mikrochirurgische
Technik seien wichtiger als der Weg, auf dem die Pinealisregion freigelegt wird –
dieser hänge oft von der Erfahrung und Vorliebe des Neurochirurgen ab; von
entscheidender Bedeutung für die Wahl des Zugangs sei die exakte präoperative
Diagnose der Lokalisation des Tumors und seiner Beziehung zum 3.Ventrikel
und zum Aquädukt.

Auch Ventureyra (1981) empfiehlt die Exploration und histologische Verifizierung jedes raumfordernden Prozesses der Pinealisregion. Aufgrund des computertomographischen Befundes entscheidet er sich zu folgenden Operationsmethoden: Zugang von oben durch den Balken bei Prozessen, die im dorsalen
Abschnitt des 3.Ventrikels lokalisiert sind; infratentoriell-suprazerebellare Freilegung jener Prozesse, die innerhalb oder kaudal der Vierhügelzisterne liegen;
okzipital-trantentorieller Zugang bei Prozessen, die sich oberhalb der Vierhügelzisterne und im dorsalen Abschnitt des 3.Ventrikels ausbreiten; wenn Zeichen
der intrakraniellen Drucksteigerung bestehen, wird ungefähr zwei Wochen vor
dem Eingriff ein ventrikuloperitonealer Shunt angelegt. Bei zehn Patienten mit
Tumoren und vier mit Gefäßmißbildungen der Pinealisregion hat Ventureyra
(1981) nur einen Todesfall – ein Kleinkind stirbt nach der Operation eines
„Aneurysmas" der V. magna Galeni (Ventureyra u. Mitarb. 1978).

Erfolgreiche Operationen von drei Kleinkindern nach infratentoriell-suprazerebellarer Freilegung der Pinealisregion berichten Demakas u. Mitarb. (1982).
Bei einem vier Wochen alten Mädchen wird ein kavernöses, teilweise kapillares
Angiom exstirpiert; das Kind ist zwei Jahre danach gesund – dieser Fall wird auch
von Sonntag u. Mitarb. (1981) beschrieben. Bei einem einjährigen Mädchen wird
ein Gangliogliom partiell exzidiert und eine Strahlentherapie durchgeführt; während einer postoperativen Beobachtungszeit von 19 Monaten entwickelt sich das
Kind normal. Bei einem dreieinhalbjährigen Mädchen wird ein Pineoblastom
operiert und bestrahlt; sechs Monate danach zeigen sich Symptome spinaler
Metastasen, worauf das Rückenmark bestrahlt wird; 15 Monate später ergibt die
Kontrolluntersuchung keinen pathologischen Befund. Demakas u. Mitarb.
(1982) betonen das erhebliche Risiko der Schädigung des kindlichen Gehirns
durch die Strahlentherapie; deshalb sei die Bestrahlung eines Tumors der Pinealisregion im Kindesalter ohne histologische Bestätigung seiner Strahlenempfindlichkeit nicht gerechtfertigt.

In der Chirurgie der Pinealisregion ist in neuerer Zeit ein erheblicher Fortschritt erzielt worden. Die Ergebnisse der Tumoroperationen sind wesentlich
besser als früher, die Operationsletalität ist beträchtlich gesunken (Tabelle 18).
Sano (1976a) hat bei Operationen von 29 Patienten (23 „Pinealome", 4 Teratome,
2 Epidermoide) keinen einzigen Todesfall. Auch Jooma u. Kendall (1983) berichten keinen postoperativen Todesfall bei 20 Patienten (8 Germinome, 5 Teratome,
4 Pinealiszelltumoren, 2 Astrozytome, 1 Ependymom). Die bei Tumoren der
Pinealisregion erreichten neurochirurgischen Erfolge sind bedingt durch die An-

Tabelle 18. Operationsletalität bei raumfordernden Prozessen der Pinealisregion (nach 1970)

	operierte Patienten	Todesfälle
Lapras u. Mitarb. (1973)	17	2
Sano (1976a)	29	–
Page (1977)	9	1
Neuwelt u. Mitarb. (1979)	20	1
Stein (1979a)	20	1
Chapman u. Linggood (1980)	8	–
Ventureyra (1981)	14	1
Jooma u. Kendall (1983)	20	–
Rout u. Mitarb. (1984)	27	1
	164	7 4%

wendung schonender Narkoseverfahren, den Einsatz des Operationsmikroskops, die Ableitung des Ventrikelliquors zur Druckentlastung vor der Tumoroperation und durch die postoperative Intensivtherapie (Obrador u. Mitarb. 1976).

Zur Operation der Tumoren der Pinelisregion eignen sich am besten der infratentoriell-suprazerebellare und der okzipital-transtentorielle Zugang; nach Obrador u. Mitarb. (1976) ist die Letalität dieser beiden Operationsmethoden nur etwa halb so hoch wie die des parietookzipitalen Zugangs. Die Entscheidung des operativen Vorgehens hängt in erster Linie von der Tumorlokalisation ab – manche Tumoren sind besser von infratentoriell, manche besser von supratentoriell erreichbar; zweifellos wird der Neurochirurg bei dieser Entscheidung von seiner persönlichen Erfahrung beeinflußt sein. Sowohl nach infratentoriell-suprazerebellarer als auch nach okzipital-transtentorieller Freilegung der Pinealisregion kann sogleich ein Shunt zwischen inneren und äußeren Liquorräumen angelegt werden, wenn nicht zu erwarten ist, daß der Aquädukt wieder durchgängig wird – nach Präparation von infratentoriell läßt sich ein Katheter einlegen, der vom 3.Ventrikel oberhalb des Kleinhirns zur Cisterna magna verläuft (Page 1977, Stein 1979b); nach Präparation von okzipital kann der Liquor vom Hinterhorn durch einen Katheter in die Cisterna magna abgeleitet werden (Lazar u. Clark 1974).

Nachdem das Operationsrisiko sehr gering geworden ist, empfehlen viele Autoren die Freilegung raumfordernder Prozesse der Pinealisregion aus folgenden Gründen: oft findet sich ein gutartiger Prozeß, durch dessen Exstirpation der Patient geheilt werden kann, während eine Strahlentherapie keinen Erfolg verspricht; auch maligne Tumoren sind manchmal total entfernbar; wenn ein infiltrierender Tumor vorliegt, ermöglicht die Operation eine Verkleinerung seines Volumens und eine gezielte Biopsie, so daß aufgrund der histologischen Diagnose eine adäquate onkologische Therapie geplant und durchgeführt werden kann (Jamieson 1971, Stein 1971, Stein u. Mitarb. 1972, Lapras u. Mitarb. 1973, Lazar u. Clark 1974, Sambasivan u. Nayar 1974, Obrador u. Mitarb. 1976, Herrick u. Rubinstein 1979, Neuwelt u. Mitarb. 1979, Stein 1979a und b, Ventureyra u. Ivan 1979, Chapman u. Linggood 1980, Vaquero u. Mitarb. 1980, Futrell u. Mitarb. 1981, Sonntag u. Mitarb. 1981, Ventureyra 1981, Demakas u. Mitarb. 1982,

Rout u. Mitarb. 1984). Nur wenige Neurochirurgen vertreten noch die Auffassung, Tumoren der Pinealisregion sollten zunächst ohne histologische Verifizierung bestrahlt werden (DeGirolami u. Schmidek 1973, Smith u. Estridge 1974, Hubschmann u. Mitarb. 1976, Pertuiset u. Mitarb. 1976, Schmidek 1977a, Camins u. Schlesinger 1978, Clar u. Mitarb. 1979, Waga u. Mitarb. 1979, Abay u. Mitarb. 1981).

Stereotaktische Therapie. Über stereotaktische Behandlungen von Tumoren der Pinealisregion und benachbarter Regionen liegen nicht viele Angaben vor. Erstmals berichten Talairach u. Mitarb. (1955) einen Therapieerfolg durch stereotaktische Implantation von radioaktivem Gold in einen Tumor der Pinealisregion eines 21jährigen Patienten. Walsh (1960) gibt an, bei einigen Patienten mit „Pinealomen" sei nach einer solchen Implantation eine deutliche klinische Besserung eingetreten. Bei einem siebenjährigen Patienten von David u. Mitarb. (1957 bzw. 1963) konnte durch Implantation von radioaktivem Gold in ein Teratom der Pinealisregion nur eine kurzfristige Besserung erzielt werden. Über die stereotaktische Therapie von Zwischenhirntumoren mit radioaktivem Iridium berichten Mundinger u. Metzel (1968).

Pecker u. Mitarb. (1978) – beziehungsweise Scarabin u. Mitarb. (1978) – planen die Therapie der Tumoren der Pinealisregion entsprechend dem Ergebnis der stereotaktischen Biopsie. Bei zwei Patienten mit Germinomen wurde radioaktives Iridium implantiert und außerdem eine (äußere) Strahlentherapie durchgeführt (Pecker u. Mitarb. 1978): ein Patient ist elf Monate später in sehr gutem Zustand, der andere stirbt nach einem halben Jahr mit Tumormetastasen. Ausführlich beschreibt Mundinger (1984) die Technik und die Indikation der stereotaktischen Bestrahlung intrakranieller Tumoren mit Radioisotopen, wobei er auch die erfolgreiche Therapie eines Germinoms der Pinealisregion als Beispiel anführt.

Beachtung verdient das von Conway (1973) bei zwei Patienten mit bioptisch gesicherten „Pinealistumoren" angewandte kryotherapeutische Verfahren. Bei beiden Patienten hatten sich trotz Strahlentherapie Rezidivsymptome entwickelt, weshalb nochmals ein stereotaktischer Eingriff erfolgte – eine Gefriersonde wurde mehrmals in den Tumor eingeführt (niedrigste Temperatur: – 80 °C) und dann das zerstörte Gewebe abgesaugt. Daraufhin bessern sich die Symptome; ein Patient ist zwei Jahre, der andere fünf Jahre nach dieser Behandlung am Leben.

Die schwerste Komplikation der stereotaktischen Biopsie und Therapie eines Tumors der Pinealisregion ist die Blutung. Zwar trägt die Stereoangiographie dazu bei, eine Verletzung großer – durch den Tumor verlagerter – Gefäße zu vermeiden (Pecker u. Mitarb. 1978), doch ist die Gefahr einer Tumorblutung nie ganz ausgeschlossen; dies gilt auch für stereotaktische Eingriffe unter Kontrolle der hochauflösenden Computertomographie. Jamieson (1971) erwähnt eine tödliche Tumorblutung nach Biopsie eines malignen Teratoms der Pinealisregion. Der unerwartete Operationsbefund einer angiographisch nicht nachweisbaren venösen Mißbildung (Ventureyra u. Ivan 1979) „sollte jenen zur Warnung dienen, die stereotaktische Biopsien raumfordernder Prozesse der Pinealisregion befürworten" (Ventureyra 1981).

b) Strahlentherapie

Cole berichtet 1971 die strahlentherapeutischen Ergebnisse bei 16 Patienten mit Tumoren der Pinealisregion. Ein Patient stirbt neun Monate später, ein anderer nach mehr als elf Jahren an einem Tumorrezidiv. Zehn Patienten bleiben vier bis 17 Jahre nach Ventrikulozisternostomie oder ventrikuloperitonealer Shunt-Operation und Strahlentherapie am Leben (Beobachtungszeiten der übrigen 4 Patienten: 3–12 Monate). Bei einem Tumor der Pinealisregion sollte ein relativ großer Bezirk bestrahlt werden; da Metastasen selten vorkämen, sei die Bestrahlung des gesamten Zentralnervensystems nicht gerechtfertigt.

Für die Bestrahlung größerer Felder sprechen auch die von Bradfield u. Perez (1972) veröffentlichten Ergebnisse: mehr als drei Jahre leben fünf von sieben Patienten (ohne Tumoroperation), bei denen auch das Ventrikelsystem und die basalen Zisternen bestrahlt worden sind (ein Patient lebt 18 Monate nach dieser Therapie mit spinalen Metastasen, eine Patientin stirbt nach 27 Monaten an einem Rezidiv), hingegen nur zwei von fünf Patienten nach lokaler Bestrahlung der Pinealisregion. Sechs der sieben Patienten, die drei Jahre überleben, sind frei von Tumorsymptomen (Beobachtungszeiten: 46 Monate–16 Jahre); bei einem bestehen 48 Monate nach Bestrahlung der intrakraniellen Liquorräume spinale Metastasen. Bradfield u. Perez (1972) halten es – wie Fowler u. Mitarb. (1956) – für möglich, daß sich ein Tumorrezidiv aus Zellen entwickelt, die in einem unbestrahlten Liquorraum verblieben und später in eine bereits bestrahlte Region gelangt sind; um eine unnötige Strahlenbelastung zu vermeiden, sollte jedoch der spinale Liquorraum nur bei einem ausgedehnten Tumorbefall des Ventrikelsystems oder bei undifferenzierten Tumoren prophylaktisch bestrahlt werden.

Wegen der langen Latenz zwischen Therapie und neuerlicher Tumormanifestation sind zwei von El-Mahdi u. Mitarb. (1972) beschriebene Fälle bemerkenswert (in beiden Fällen wurde nur die Pinealisregion bestrahlt). Bei einer 41jährigen Patientin entwickelt sich elf Jahre nach Ventrikulozisternostomie und Strahlentherapie (35 Gy) ein Rezidiv, worauf die Pinealisregion nochmals bestrahlt wird (30 Gy); eineinhalb Jahre später ist die Patientin symptomfrei. Bei einem 22jährigen Patienten treten 15 Jahre nach Ventrikulozisternostomie wieder Tumorsymptome auf, nach Bestrahlung der Pinealisregion (50 Gy) wird eine völlige Remission erreicht; sechs Jahre später wird eine zervikale Metastase nachgewiesen und die Halswirbelsäule bestrahlt (40 Gy); der Patient ist vier Monate danach weitgehend beschwerdefrei.

Ein sehr spätes Rezidiv wird auch von Mincer u. Mitarb. (1976) angegeben: dieses entwickelt sich bei einer 27jährigen Patientin elf Jahre nach Bestrahlung der Tumorregion (51 Gy); trotz nochmaliger Bestrahlung dieser Region (45 Gy) bleibt ein schwerer Defektzustand.

Die ersten Erfolge der „Radiochirurgie" (Leksell 1952) bei der Therapie von Tumoren der Pinealisregion berichten Backlund u. Mitarb. (1974). Bei dieser Methode werden die kollimierten Strahlen von 179 Kobaltquellen auf einen intrakraniellen Zielpunkt (oder auf mehrere Zielpunkte) gerichtet; die Bestrahlung erfolgt in einem Akt, während der Kopf des Patienten in einem Helm fixiert ist; die Raumkoordinaten des Zielpunktes werden vorher genau bestimmt, wie zur Planung eines stereotaktischen Eingriffs (Leksell 1968). Das Verfahren ermöglicht die Einstrahlung sehr hoher Dosen in eine umschriebene Region bei geringer Strahlenbelastung der Umgebung. Eine 13jährige Patientin und ein 21jähriger Patient wurden auf diese Weise behandelt (Backlund u. Mitarb. 1974) – in beiden Fällen wurde jeder von vier Zielpunkten eines durch stereotaktische Biopsie diagnostizierten Pineozytoms mit 50 Gy bestrahlt. Die Patientin ist drei Jahre danach völlig gesund, bei dem Patienten besteht elf Monate nach der Behandlung nur eine leichte Blickparese nach oben.

Die strahlentherapeutischen Ergebnisse von Wara u. Mitarb. (1977) sind schwer zu interpretieren, weil die Autoren bioptisch verifizierte Germinome ohne Angabe der Lokalisation (6 Fälle) und Tumoren der Pinealisregion ohne histologische Diagnose (13 Fälle) zusammenfassen. Von den Germinompatienten stirbt einer nach zehn Monaten, von den Patienten mit nicht verifizierten Tumoren sterben drei innerhalb von drei Jahren. Wara u. Mitarb. (1977) empfehlen die Bestrahlung des Ventrikelsystems, doch nicht die des Rückenmarks (bei keinem ihrer Patienten entwickelten sich spinale Metastasen).

Auch Jenkin u. Mitarb. (1978) fassen verifizierte und nicht verifizierte Tumoren der Pinealisregion (46 Fälle, darunter 11 Germinome) und suprasselläre Germinome (6 Fälle) zusammen. 36 Patienten sind jünger als 25 Jahre, zu diesen gehören alle Germinompatienten. Bei sechs Patienten mit einem Germinom der Pinealisregion wurde eine kraniale Strahlentherapie durchgeführt: einer stirbt nach mehr als zwei Jahren mit spinalen Metastasen; die anderen sind 16 bis 121 Monate nach Diagnosestellung am Leben; bei zwei dieser Patienten treten schon nach wenigen Monaten spinale Metastasen auf (bei einem außerdem eine Fazialisparese, die durch eine Absiedlung von Tumorzellen aus dem spinalen Liquorraum in bereits bestrahlte zerebrale Meningen verursacht sein kann), in beiden Fällen kommt es nach Strahlen- und Chemotherapie zu einer völligen Remission. Bei den übrigen fünf Patienten mit einem Germinom der Pinealisregion wurde das gesamte Zentralnervensystem bestrahlt: sie sind alle symptomfrei (allerdings sind die Beobachtungszeiten relativ kurz: 2–23 Monate). Die Ergebnisse der Bestrahlung von Tumoren der Pinealisregion unbekannter Histologie sind bei den weniger als 25 Jahre alten Patienten deutlich besser als bei den älteren – mit Bezug auf die Altersverteilung verifizierter Tumoren dieser Region nehmen Jenkin u. Mitarb. (1978) an, daß die meisten ihrer jüngeren Patienten ein Germinom gehabt haben; Patienten mit einem solchen Tumor seien durch Strahlentherapie heilbar.

Aus dem Bericht von Sung u. Mitarb. (1978) geht hingegen hervor, daß die Strahlentherapie bei Germinomen keineswegs immer Erfolg hat: von 14 Patienten mit diesen Tumoren (4 der Pinealis-, 10 der Suprasellärregion) sterben vier mit spinalen Metastasen innerhalb von zwei Jahren; ein Germinom der Pinealisregion rezidiviert nach vier Jahren und wird nochmals bestrahlt – der Patient stirbt 19 Jahre später an zerebrospinalen Metastasen; ein suprasselläres Germinom rezidiviert nach zwei Jahren, außerdem finden sich Tumorzellen im Liquor, worauf das gesamte Zentralnervensystem bestrahlt wird – die Patientin ist fünf Jahre danach am Leben; vier Jahre nach der Therapie eines suprasellären Germinoms entwickeln sich bei einer Patientin intrakranielle Metastasen und bei einem Patienten spinale Metastasen – in beiden Fällen wird durch nochmalige Strahlentherapie eine Remission erreicht (18 bzw. 24 Monate Beobachtungszeit). Da sich acht von 14 Germinomen (57%) im Liquorraum ausgebreitet haben, empfehlen Sung u. Mitarb. (1978) die Bestrahlung des gesamten Zentralnervensystems bei jedem histologisch gesicherten Germinom, bei ausgedehnten Tumoren der Pinealis- oder der Suprasellärregion mit infiltrierendem Wachstum und bei gleichzeitigem Vorliegen von Tumoren in den beiden Regionen. Trotz dieser Therapie können sich spinale Germinommetastasen ausbilden – Waga u. Mitarb. (1979) berichten solche Metastasen bei drei von acht Patienten nach spinaler Bestrahlung; ein weiterer Fall wird von Onoyama u. Mitarb. (1979) angegeben.

Inoue u. Mitarb. (1979) stellen durch computertomographische Kontrollen fest, wie rasch sich Germinome bereits während der Strahlentherapie zurückbilden. Bei ihren neun Patienten mit computertomographisch und liquorzytologisch nachgewiesenen Germinomen (7 der Pinealis-, 2 der Suprasellärregion) waren die Tumoren nach Einstrahlung von 18–33 Gy (durchschnittlich 23 Gy) im Computertomogramm nicht mehr erkennbar. Ein so rasches Ansprechen auf die Bestrahlung ist praktisch spezifisch für ein Germinom (Jenkin u. Mitarb. 1978, Inoue u. Mitarb. 1979, Waga u. Mitarb. 1979, Jooma u. Kendall 1983).

Das Krankengut von Salazar u. Mitarb. (1979) enthält 17 Patienten, bei denen wegen eines Tumors der Pinealisregion eine Strahlentherapie durchgeführt worden ist. Von diesen sterben zwei innerhalb eines Jahres und fünf nach mehr als vier Jahren (nach 56–128 Monaten) – in keinem der autopsierten Fälle wurde ein Germinom nachgewiesen. Nach Analyse ihrer eigenen und der im Schrifttum angegebenen Bestrahlungsdaten stellen Salazar u. Mitarb. (1979) fest, daß bei Tumoren der Pinealis- und der Suprasellärregion die besten therapeutischen Ergebnisse erzielt werden, wenn man den Tumor mit einer Gesamtdosis von mehr als 50 Gy und außerdem das ganze Intrakranium bestrahlt; die Inzidenz spinaler Metastasen sei so niedrig, daß die prophylaktische Wirbelsäulenbestrahlung „nicht erforderlich und wahrscheinlich nicht gerechtfertigt ist".

Bei sechs von 17 Patienten mit einem Tumor der Pinealisregion im Krankengut von Rao u. Mitarb. (1981) wurde nur die Tumorregion bestrahlt (durchschnittlich 48 Gy): ein Patient stirbt nach drei Jahren; die anderen leben länger als zehn Jahre (längste Beobachtungszeit: 35 Jahre). Bei acht Patienten erfolgte eine Bestrahlung des gesamten Intrakraniums (durchschnittlich 40 Gy) und eine zusätzliche Bestrahlung der Tumorregion (durchschnittlich 12 Gy): ein Patient stirbt nach drei Jahren, die anderen bleiben vier bis zwölf Jahre nach der Therapie am Leben. Diese Ergebnisse sprechen weder für noch gegen die Indikation zur Bestrahlung des gesamten Intrakraniums bei Tumoren der Pinealisregion; sie lassen eher daran denken, daß eine Korrelation von Bestrahlungsplan und Therapieerfolg unmöglich ist, wenn man die Tumorhistologie nicht kennt. Dennoch vertreten Rao u. Mitarb. (1981) den Standpunkt, daß bei einem Tumor der Pinealisregion die chirurgische Exploration nicht nötig ist; in erster Linie sollte eine Strahlentherapie (mit oder ohne Entlastungsoperation) erfolgen.

Zur Strahlentherapie der Tumoren der Pinealisregion werden in der neueren Literatur Gesamtherddosen von 45–60 Gy (Kobalt-60 oder beschleunigte Elektronen) angegeben, fraktioniert in Einzeldosen von 1,6–3 Gy (Bradfield u. Perez 1972, El-Mahdi u. Mitarb. 1972, Dietz 1976, Mincer u. Mitarb. 1976, Brady 1977, Wara u. Mitarb. 1977, Jenkin u. Mitarb. 1978, Sung u. Mitarb. 1978, Inoue u. Mitarb. 1979, Onoyama u. Mitarb. 1979, Salazar u. Mitarb. 1979, Waga u.

Mitarb. 1979, Rao u. Mitarb. 1981). Die Behandlung dauert dementsprechend vier bis sieben Wochen. Meistens wird mit opponierenden Stehfeldern bestrahlt. Manche Autoren (Wara u. Mitarb. 1977, Jenkin u. Mitarb. 1978, Wara u. Mitarb. 1979) halten es für möglich, daß zur erfolgreichen Strahlentherapie der Germinome der Pinealisregion eine geringere Gesamtherddosis genügt, da die histologisch identischen Germinome der Gonaden (Seminome, Dysgerminome) ebenfalls sehr strahlenempfindlich sind. Nach Wara u. Mitarb. (1977) könnte die Dosis reduziert werden, wenn das Computertomogramm eine rasche Tumorrückbildung zeigt, die für ein Germinom spricht. Inoue u. Mitarb. (1979) betonen hingegen, daß Tumorzellen vorhanden sein können, obwohl der Tumor im Computertomogramm nicht mehr nachweisbar ist; deshalb seien auch bei Germinomen Gesamtherddosen von 45–55 Gy indiziert.

Da man in mehr als der Hälfte der Fälle mit einem infiltrierenden, diffus wachsenden oder metastasierenden Tumor rechnen muß (Salazar u. Mitarb. 1979), werden Bestrahlungsfelder empfohlen, die größer sind als die Pinealisregion. Bradfield u. Perez (1972) bestrahlen Felder, die das Ventrikelsystem und die basalen Zisternen umfassen, mit einer Gesamtdosis von 40–45 Gy, anschließend die Pinealisregion mit zusätzlich 5–10 Gy. Bessere Ergebnisse sind zu erwarten, wenn das gesamte Intrakranium mit 40–45 Gy und dann die Tumorregion mit 10–15 Gy bestrahlt wird (Brady 1977, Salazar u. Mitarb. 1979, Rao u. Mitarb. 1981).

Die prophylaktische Bestrahlung des spinalen Liquorraums wird von den meisten Autoren abgelehnt (Cole 1971, Bradfield u. Perez 1972, El-Mahdi u. Mitarb. 1972, Sheline 1975, Smith u. Mitarb. 1976, Wara u. Mitarb. 1977, Onoyama u. Mitarb. 1979, Salazar u. Mitarb. 1979, Waga u. Mitarb. 1979, Wara u. Mitarb. 1979, Rao u. Mitarb. 1981) – das Risiko eines Strahlenschadens sei zu groß (bei Kindern vor allem die Gefahr einer Wachstumsstörung der Wirbelsäule), spinale Metastasen von Tumoren der Pinealisregion seien sehr selten; die Wirbelsäule sollte nur bei einem positiven liquorzytologischen Befund bestrahlt werden (Wara u. Mitarb. 1977, Onoyama u. Mitarb. 1979, Salazar u. Mitarb. 1979, Rao u. Mitarb. 1981). Waga u. Mitarb. (1979) bezweifeln die Indikation zur Rückenmarkbestrahlung selbst dann, wenn sich Germinomzellen im Liquor finden. Hingegen halten Sung u. Mitarb. (1978) bei Tumoren der Pinealisregion die Bestrahlung des gesamten Zentralnervensystems für indiziert – nach kranialer Strahlentherapie (40 Gy) bestrahlen sie die Tumorregion mit zusätzlich 10–15 Gy und die Wirbelsäule mit 35 Gy. Brady (1977) empfiehlt die spinale Bestrahlung (35–40 Gy), wenn während der kranialen Strahlentherapie eine Tumorrückbildung im Computertomogramm erkennbar ist.

Die Argumente gegen die Bestrahlung des Rückenmarks eines Patienten mit einem Tumor der Pinealisregion sind berechtigt, wenn die Tumorhistologie unbekannt ist. Es ist jedoch zu bedenken, daß in dieser Region in der Mehrzahl der Fälle Tumoren vorkommen, die häufig auf dem Liquorweg metastasieren (vorwiegend Germinome, aber auch andere Keimzelltumoren und Pinealiszelltumoren). In der Serie von Jenkin u. Mitarb. (1978) finden sich elf, in der von Sung u. Mitarb. (1978) 14 intrakranielle Germinome – davon sind in neun Fällen (36%) spinale Metastasen aufgetreten; in der Sammelstudie von Wara u. Mitarb. (1979) beträgt die Häufigkeit spinaler Germinommetastasen 14% (5 von 36 Fällen).

220

Man muß sich fragen, ob es nicht besser wäre, bei einem Germinom von vornherein das gesamte Zentralnervensystem zu bestrahlen. Für dieses Therapiekonzept
spricht auch, daß in unbestrahlten Regionen verbliebene Tumorzellen sich später
in einem bereits bestrahlten Gebiet absiedeln und dort ein Rezidiv ausbilden
können (Fowler u. Mitarb. 1956, Bradfield u. Perez 1972, Jenkin u. Mitarb. 1978).
Außerdem ist zu bedenken, daß die spinale Strahlentherapie mißlingen kann,
wenn man sie erst dann durchführt, nachdem eine spinale Metastase klinisch
manifest geworden ist – entsprechende Fälle werden von Bradfield u. Perez (1972)
und Salazar u. Mitarb. (1979) berichtet. Die Bestrahlung des gesamten Zentralnervensystems erscheint indiziert, wenn ein Tumor gesichert ist, bei dem oft
spinale Metastasen vorkommen. Die Planung dieser Therapie setzt eine Biopsie
oder eine Tumoroperation voraus (es sei denn, man kann aufgrund computertomographischer Kontrollen davon ausgehen, daß ein Germinom vorliegt). Einige
Autoren weisen darauf hin, daß durch solche Eingriffe eine Tumoraussaat provoziert werden könnte (Jenkin u. Mitarb. 1978, Sung u. Mitarb. 1978, Waga u.
Mitarb. 1979, Wara u. Mitarb. 1979, Rao u. Mitarb. 1981). Wenn man wegen
dieses Risikos auf eine Biopsie und somit auf die histologische Diagnose verzichtet und nur die Tumorregion (oder auch das Intrakranium) bestrahlt, wird man
nicht selten in Kauf nehmen müssen, daß die Strahlentherapie erfolglos bleibt,
weil spinale Metastasen auftreten oder sich ein Rezidiv entwickelt oder weil ein
strahlenresistenter Tumor besteht.

In der neueren Literatur betragen die statistisch errechneten Fünfjahres-
Überlebensraten nach Strahlentherapie von Tumoren der Pinealisregion – ohne
Berücksichtigung der Tumorhistologie und des Patientenalters – 59% (Jenkin u.
Mitarb. 1978) bis 88% (Rao u. Mitarb. 1981). Die Zusammenfassung der Angaben von Jenkin u. Mitarb. (1978), Sung u. Mitarb. (1978), Onoyama u. Mitarb.
(1979), Wara u. Mitarb. (1979) , Abay u. Mitarb. (1981) und Rao u. Mitarb.
(1981) ergibt eine durchschnittliche Fünfjahres-Überlebensrate von 67% (es kann
sein, daß sie etwas geringer ist, da fast alle Autoren die strahlentherapeutischen
Ergebnisse bei suprasellären Germinomen in ihre Berechnungen einbezogen ha-

Tabelle 19. Strahlentherapeutische Ergebnisse bei raumfordernden Prozessen der Pinealisregion
(nach 1970)

	Patientenzahl[a]	Patienten, die 2 Jahre überleben	Patienten mit einer Beobachtungszeit von mehr als 5 Jahren
Cole (1971)	12	11	9
Bradfield u. Perez (1972)	11	9	3
El-Mahdi u. Mitarb. (1972)	4	3	2
Sheline (1975)	10	8	6
Mincer u. Mitarb. (1976)	9	7	5
Salazar u. Mitarb. (1979)	13	11	6
Rao u. Mitarb. (1981)	16	16	13
	75	65	44
		87%	(59%)

[a] Nach abgeschlossener Strahlentherapie verstorbene Patienten und Patienten mit einer Beobachtungszeit von mindestens 2 Jahren

ben). Die Zweijahres-Überlebensrate beträgt 87% (Tabelle 19), bezogen auf bestrahlte Tumoren der Pinealisregion (supraselläre Germinome sind nicht berücksichtigt), die nicht operiert und daher in den meisten Fällen nicht verifiziert worden sind. Der Vergleich dieser Überlebensraten mit jenen, die sich aus dem älteren Schrifttum ergeben (Tabelle 17), läßt keinen wesentlichen Unterschied erkennen. Man hat den Eindruck, daß die durchschnittliche Überlebenszeit der Patienten mit einem Tumor der Pinealisregion nach Strahlentherapie ohne Tumoroperation heute nicht länger ist als früher; und man muß zur Kenntnis nehmen, daß trotz des Fortschritts der Bestrahlungstechnik (Kobalt-60, beschleunigte Elektronen; Bestrahlungsplanung mit Hilfe des Computers) die Strahlentherapie bei einem von drei Patienten erfolglos ist oder nur eine kurzzeitige Besserung bewirkt. Zu den 33% der Patienten, die innerhalb von fünf Jahren sterben, gehören zweifellos jene mit infiltrierenden Tumoren von geringer Strahlenempfindlichkeit (maligne Teratome, hochmaligne Keimzelltumoren, Gliome), bei denen weder die Operation noch die Bestrahlung die Prognose erheblich verbessert. Zu diesen 33% könnten aber auch Patienten gehören, bei denen die Kombination von Tumorexzision, Strahlentherapie und – in manchen Fällen – Chemotherapie Aussicht auf Erfolg haben kann.

c) Chemotherapie

Die Erfahrungen mit der Chemotherapie von Tumoren der Pinealisregion sind noch gering. Nur wenige Fälle werden berichtet, deren Behandlungsergebnisse sind unterschiedlich. Meistens wurde eine kombinierte Chemotherapie (Polychemotherapie) als Ergänzung der Strahlentherapie durchgeführt. Die Tumordiagnose war in allen Fällen histologisch verifiziert, mit einer Ausnahme: De Tribolet u. Barrelet (1977) behandelten einen 27jährigen Patienten, bei dem nach Bestrahlung der Pinealisregion und der Wirbelsäule computertomographisch ein Tumorrezidiv nachgewiesen worden war, mit Zytostatika, worauf sich die neurologischen Symptome zurückbildeten und das Computertomogramm eine deutliche Tumorverkleinerung zeigte; die Autoren stellen zur Diskussion, ob die Behandlung der Tumoren der Pinealisregion nicht mit der Chemotherapie statt der Strahlentherapie begonnen werden sollte.

Borden u. Mitarb. (1973) berichten als erste ausführlich über eine erfolgreiche Anwendung von Zytostatika bei einem metastasierenden Germinom der Pinealisregion: ein Jahr nach Bestrahlung des Primärtumors entwickelt sich bei einem zehnjährigen Patienten eine Metastase im Oberschenkel, die auf Actinomycin und Strahlentherapie gut anspricht; auch eine drei Jahre später festgestellte Lungenmetastase bildet sich nach Chemotherapie (Actinomycin, Cyclophosphamid, Methotrexat) zurück; der Patient ist elf Jahre nach Diagnosestellung symptomfrei. Neuwelt u. Mitarb. (1979) erreichen ebenfalls bei Germinommetastasen eine völlige Remission durch Polychemotherapie: bei einem 18jährigen Patienten finden sich 30 Monate nach Anlage eines ventrikuloperitonealen Shunts und kraniospinaler Bestrahlung Metastasen im Thorax und im Abdomen; nach vier Behandlungszyklen mit Cisplatin, Bleomycin und Vinblastin sind keine Tumoren mehr nachweisbar; während einer zweijährigen Beobachtungzeit bestehen keine Rezidivzeichen (Neuwelt u. Mitarb. 1980). Zwei ähnliche Fälle einer Tumorabsiedlung über den ventrikuloperitonealen Shunt werden von Wood u. Mitarb. (1979) angegeben (bei beiden Patienten traten die Germinommetastasen drei Jahre nach Shunt-Operation und kraniospinaler Bestrahlung klinisch in Erscheinung): ein Patient bleibt nach Chemotherapie und abdominaler Bestrahlung zwei Jahre beschwerdefrei, der Zustand des anderen bessert sich durch die Chemotherapie. Jenkin u. Mitarb. (1978) berichten, daß zwei ihrer Patienten mit spinalen Germinommetastasen nach Strahlen- und Polychemotherapie völlig symptomfrei geworden sind; sie geben jedoch zu bedenken, daß eine so intensive Therapie schädliche Folgen haben könnte. Dementsprechend geben Neuwelt u. Mitarb. (1980) an, daß ein 22jähriger Patient mit einem suprasellären Germinom und intrakraniellen Metastasen nach drei Behandlungszyklen (Cisplatin, Bleomycin, Vinblastin) an einer „fast sicher" durch Bleomycin bedingten Lungenfibrose gestorben ist.

Bei embryonalen Karzinomen und entodermalen Sinustumoren der Pinealisregion wurde eine adjuvante Chemotherapie relativ oft durchgeführt. Sakata u. Mitarb. (1975) haben damit bei einem embryonalen Karzinom keinen Erfolg – trotz Strahlentherapie und Behandlung mit Bleomycin stirbt ein achtjähriger Patient nach wenigen Monaten an zerebrospinalen und hämatogenen Metastasen. Ein achtjähriger Patient mit einem embryonalen Karzinom (kombiniert mit malignem Teratom), über den Arita u. Mitarb. (1978) berichten, stirbt trotz Strahlentherapie, Chemotherapie (Bleomycin) und partieller Tumorexzision 16 Monate nach Krankheitsbeginn. Bei einem 13jährigen Patienten mit einem embryonalen Karzinom (kombiniert mit entodermalem Sinustumor) wird vier Monate nach kraniospinaler Bestrahlung ein Rezidiv festgestellt, woran er trotz Chemotherapie (Cyclophosphamid, Methotrexat) vier Monate später stirbt (Allen u. Mitarb. 1979). Ein vierjähriger Patient mit einem entodermalen Sinustumor (Wilson u. Mitarb. 1979) stirbt nach ventrikuloperitonealer Shunt-Operation, Strahlen- und Chemotherapie an spinalen und peritonealen Metastasen zehn Monate nach Krankheitsbeginn. Auch bei einer zwölfjährigen Patientin mit einem solchen Tumor (Arita u. Mitarb. 1980) hat die Kombination von Strahlen- und Chemotherapie keinen Erfolg – sie erhält Methotrexat, später Vincristin und Bleomycin, stirbt jedoch 14 Monate nach Krankheitsbeginn. Eine 20jährige Patientin mit einem entodermalen Sinustumor (Stachura u. Mendelow 1980) stirbt trotz Strahlentherapie, partieller Tumorexzision und Chemotherapie (Carmustin) ebenfalls 14 Monate nach Beginn der Erkrankung. Ventureyra (1981) erwähnt einen zwölfjährigen Patienten mit einem entodermalen Sinustumor (kombiniert mit Germinom), bei dem sich zehn Monate nach partieller Tumorexzision trotz Strahlen- und Chemotherapie ein Rezidiv entwickelt; autoptisch wird eine diffuse zerebrospinale Tumorabsiedlung nachgewiesen. Prioleau u. Wilson (1976) berichten hingegen die erfolgreiche Therapie eines entodermalen Sinustumors: bei einem zwölfjährigen Patienten wird ein Teil des Tumors entfernt, danach das gesamte Zentralnervensystem bestrahlt und eine Chemotherapie (Vincristin, Actinomycin, Cyclophosphamid) durchgeführt; innerhalb von drei Wochen tritt eine deutliche Remission ein, die auch nach einem Jahr konstant bleibt. Von Haase u. Nielsen (1979) wird ebenfalls die erfolgreiche Behandlung eines 17jährigen Patienten mit einem entodermalen Sinustumor (kombiniert mit Choriokarzinom) mitgeteilt: nach Tumorexzision erfolgt eine kraniospinale Bestrahlung, während der Strahlentherapie erhält der Patient Methotrexat intrathekal; dann wird ein Jahr lang eine Polychemotherapie (Vinblastin, Actinomycin, Methotrexat, Bleomycin) durchgeführt; 20 Monate nach der Operation ist der Patient weitgehend beschwerdefrei, es finden sich keine Zeichen eines Rezidivs. Das Krankengut von Wood u. Mitarb. (1981) enthält einen Patienten mit einem embryonalen Karzinom und einen mit einem entodermalen Sinustumor; bei beiden Patienten ist wenige Monate nach partieller Tumorexzision, kraniospinaler Bestrahlung und Chemotherapie (Vincristin, Actinomycin, Cyclophosphamid) computertomographisch kein Tumor mehr nachweisbar; schon drei Monate später zeigt jedoch das Computertomogramm ein Rezidiv des embryonalen Karzinoms, die neurologischen Symptome dieses Patienten verschlechtern sich trotz weiterer Chemotherapie.

Über die Chemotherapie intrakranieller Choriokarzinome liegen nur wenige Angaben vor. Rao u. Govindan (1979) berichten über eine erfolglose Behandlung eines neunjährigen Patienten mit einem suprasellären Choriokarzinom (kombiniert mit Germinom, embryonalem Karzinom und entodermalem Sinustumor): er erhält zuerst Methotrexat, dann wird eine Polychemotherapie (Vincristin, Actinomycin, Cyclophosphamid) und eine kraniale Strahlentherapie (50 Gy) durchgeführt; trotzdem ergibt die computertomographische Kontrolle eine Tumorprogredienz, die auch durch Adriamycin nicht beeinflußt wird; der Patient stirbt ein Jahr nach Therapiebeginn. Bei einem achtjährigen Patienten mit einem Choriokarzinom in den Seitenventrikeln, im Balken und im Hypothalamus (Allen u. Mitarb. 1979) erfolgt eine Chemotherapie (Methotrexat, Vincristin, Carmustin) und eine Strahlentherapie (Intrakranium: 24 Gy, Tumorregion: zusätzlich 6 Gy), worauf der Patient zwei Jahre symptomfrei bleibt. Kawakami u. Mitarb. (1980) berichten über zwei Patienten mit einem Choriokarzinom (kombiniert mit Teratom) der Pinealisregion, die nach Tumorexzision mit Zytostatika behandelt worden sind: bei einem 22jährigen Patienten – bei dem die präoperative Bestrahlung keinen Erfolg hatte – muß die Chemotherapie (Methotrexat intramuskulär und intrathekal) wegen einer Panzytopenie abgebrochen werden, er stirbt drei Monate nach der Operation; ein elfjähriger Patient erhält Methotrexat (intramuskulär) und Actinomycin, die Pinealisregion wird bestrahlt (40 Gy) – vier Jahre nach der Operation ist der Patient weitgehend beschwerde- und symptomfrei, das Computertomogramm zeigt kein Rezidiv. Bei einem anderen (zwölfjährigen) Patienten von Kawakami u. Mitarb. (1980) wird nach Exzision eines Choriokarzinoms aus dem Temporallappen eine Chemotherapie (Methotrexat intramuskulär) und eine Strahlentherapie (40 Gy) durchgeführt; 17 Monate nach der Operation wird ein Rezidiv im Frontallappen festgestellt; acht Monate nach der Rezidivoperation und nach Behandlung mit Methotrexat (intrathekal) sind die neurologischen Symptome unverändert.

Der Beitrag der Zytostatika zur Therapie der Tumoren der Pinealisregion kann noch nicht endgültig bewertet werden. Man gewinnt jedoch den Eindruck, daß bei bestimmten Tumoren dieser Region durch die Chemotherapie eine Remission erzielt und ein Rezidiv verhindert werden kann. Zweifellos kommt eine Chemotherapie nur dann in Frage, wenn die Diagnose des Tumors histologisch verifiziert ist (Neuwelt u. Mitarb. 1979, Chapman u. Linggood 1980).

Seit langem ist bekannt, daß Keimzelltumoren der Genitalorgane sich durch Zytostatika zurückbilden. Dementsprechend kann auch bei primär intrakraniellen Keimzelltumoren von der Behandlung mit Zytostatika eine therapeutische Wirkung erwartet werden, besonders wenn nach der Tumoroperation eine Polychemotherapie (einschließlich intrathekaler Methotrexat-Injektionen) die Strahlentherapie ergänzt. Daraus läßt sich die Indikation zur adjuvanten Chemotherapie bei embryonalen Karzinomen, entodermalen Sinustumoren und Choriokarzinomen der Pinealisregion ableiten. Bei metastasierenden intrakraniellen Germinomen sollte diese Therapie ebenfalls durchgeführt werden, vor allem dann, wenn sich außerhalb des Zentralnervensystems Metastasen entwickelt haben. Vielleicht könnte eine adjuvante Chemotherapie auch zur wirksamen Behandlung maligner intrakranieller Teratome beitragen (Marshall u. Mitarb. 1979).

Ob Pinealiszelltumoren auf Zytostatika ansprechen, ist ungeklärt. Chapman u. Linggood (1980) meinen, bei Pineoblastomen sollte die Kombination von Strahlen- und Chemotherapie erwogen werden. Bei einem von Wood u. Mitarb. (1981) angegebenen Pineoblastom einer vierjährigen Patientin war die Wirkung dieser Therapie allerdings sehr gering – nach partieller Exzision, kraniospinaler Bestrahlung und Chemotherapie (Vincristin, Adriamycin, Cyclophosphamid, Cytarabin; Methotrexat intrathekal) war zwar der Tumor im Computertomogramm fast nicht mehr erkennbar, doch bildete sich bereits drei Monate später ein Rezidiv, woran das Mädchen starb. Dieser Einzelfall beweist nicht, daß Pineoblastome gegen Zytostatika resistent sind. Die histologische Ähnlichkeit zwischen diesen Tumoren und den Medulloblastomen (Rubinstein 1972, Smith u. Estridge 1974, Russell u. Rubinstein 1977, Tapp 1979, Borit u. Mitarb. 1980) läßt eher daran denken, daß die (adjuvante) Chemotherapie bei Pineoblastomen wirksam sein könnte – vielleicht sind Pineoblastome auch biologisch den Medulloblastomen ähnlich und sprechen wie diese (Venes u. Mitarb. 1979) auf Zytostatika an.

Bei Gliomen der Pinealisregion scheint die Chemotherapie wenig Erfolg zu versprechen. Neuwelt u. Mitarb. (1979) merken an, daß es keinen Beweis einer chemotherapeutischen Wirkung auf Gliome der Pinealisregion gibt. In den wenigen von Wood u. Mitarb. (1981) erwähnten Fällen (Astrozytome niedriger Malignität) haben Zytostatika den Krankheitsverlauf nicht beeinflußt. Da es ebenso unklar wie umstritten ist, ob bei Gliomen überhaupt (gleichgültig welcher Lokalisation und Gewebsdifferenzierung) durch Chemotherapie eine klinische Besserung erreicht werden kann, muß die Indikation zu dieser Therapie bei Gliomen der Pinealisregion sehr skeptisch beurteilt werden. Man wird sehr oft enttäuscht sein, wenn man von der Chemotherapie dieser Tumoren entscheidende Erfolge erwartet.

Es ist denkbar, daß durch künftig entwickelte Zytostatika die Chemotherapie bei der Behandlung von Patienten mit einem Tumor der Pinealisregion eine wichtigere Rolle spielen wird als jetzt. Derzeit erscheint ihre Bedeutung gering, wenn man sie an der Seltenheit jener Tumoren mißt, die auf Zytostatika – aber nicht auf eine Bestrahlung ohne adjuvante Chemotherapie – ansprechen. Bezogen auf solche seltenen Fälle ist sie jedoch überaus wertvoll, weil sie entscheidend zu einer erfolgreichen Therapie der von diesen Tumoren Betroffenen beitragen und deren Prognose verbessern kann.

II. Therapeutische und prognostische Überlegungen

Bei der Planung einer Tumortherapie muß in erster Linie die Histologie des Tumors berücksichtigt werden; ferner ist zu bedenken, ob und welche Komplikationen und Spätschäden durch die geplante Behandlung bewirkt werden können. Die Entscheidung des therapeutischen Vorgehens bei Tumoren der Pinealisregion ist dadurch erschwert, daß die Artdiagnose des Tumors meist erst bei der Operation oder postoperativ gestellt werden kann. Daher wird in vielen Fällen ein neurochirurgischer Eingriff nicht zur Entfernung eines bestimmten Tumors indiziert sein, sondern zur Verifizierung seiner Histologie. In manchen Fällen wird man mit einer Strahlentherapie beginnen und die weitere Behandlung daran orientieren, ob der unverifizierte Tumor auf die Bestrahlung anspricht oder nicht. Man ist also bei Tumoren der Pinealisregion fast immer mit dem Problem konfrontiert, therapeutische Schritte zu unternehmen, noch bevor man die endgültige Tumordiagnose kennt. Außerdem muß man in Betracht ziehen, daß durch die Therapie normale Strukturen der Pinealisregion geschädigt werden können, so daß der klinische Zustand sich verschlechtert oder zusätzliche neurologische Symptome auftreten. Diese Gefahr besteht sowohl bei Tumoroperationen als auch nach Strahlentherapie.

Bereits bei der Therapieplanung ist die Prognose des Patienten zu erwägen. Als prognostisches Kriterium fällt zwar auch die Überlebensdauer ins Gewicht, vor allem aber die sogenannte Lebensqualität, die der Patient nach der Behandlung erwarten kann. Die radikale Exzision eines Tumors der Pinealisregion mag als erfolgreiche Operation gelten, jedoch nicht als erfolgreiche Therapie, wenn postoperativ ein schwerer Defekt besteht. Eine völlige Restitution ist von der Therapie nicht zu erwarten – einzelne durch den Tumor hervorgerufene Symptome werden in den meisten Fällen irreversibel sein. Von entscheidender Bedeutung für die Prognose eines Tumorpatienten ist die Histologie des Tumors. Bei einem Patienten mit einem Tumor der Pinealisregion sind prognostische Aussagen vor Therapiebeginn oft schwierig und unsicher, weil die Artdiagnose des Tumors unbekannt ist. Ob ein Rezidiv zu befürchten ist oder mit Metastasen gerechnet werden muß, wird man meistens erst dann abschätzen können, wenn der Operationsbericht und der histologische Befund vorliegen. Bei allen Patienten mit einem Tumor der Pinealisregion sind nach der Therapie klinische und computertomographische Kontrollen erforderlich. Wenn eine totale Tumorentfernung nicht möglich gewesen ist oder wenn die histologische Untersuchung einen infiltrierenden oder einen häufig metastasierenden Tumor ergeben hat, werden diese Kontrollen regelmäßig und besonders sorgfältig sein müssen.

1. Das Operationsrisiko

Es ist nicht allein die – vor allem vom Zustand des Patienten und von der Erfahrung des Neurochirurgen abhängige – Operationsletalität, die die Entscheidung zur Freilegung und Exzision eines Tumors der Pinealisregion belastet. Bei dieser Entscheidung muß auch daran gedacht werden, daß die oft unvermeidbare Verletzung von Nervengewebe und die manchmal notwendige Unterbindung größerer Venen sich klinisch auswirken können.

Hirnverletzung. Der parietookzipitale Zugang zur Pinealisregion erfordert die Spaltung des dorsalen Balkenabschnitts. Auch beim okzipital-transtentoriellen Zugang kann eine Inzision des Spleniums nötig sein, um den Tumor freizulegen (Reid u. Clark 1978). Die Funktion der Kommissurenfasern des dorsalen Balkenabschnitts ist zwar nicht endgültig geklärt, es ist aber sehr wahrscheinlich, daß eine Läsion dieser Fasern die höheren optischen Leistungen beeinträchtigt – dafür sprechen die Symptome, die Stern u. Mitarb. (1971) bei einem 16jährigen Patienten nach Spaltung des Spleniums (zur Exstirpation eines Teratoms) festgestellt haben. Jedenfalls muß man die Meinung von Dandy (1936) bezweifeln, daß die Durchtrennung des Balkens keine klinischen Folgen habe und daß durch seine Operationsergebnisse die „übertriebenen Behauptungen, der Balken habe eine Funktion", entkräftet seien.

Nach infratentoriell-suprazerebellarer Freilegung der Pinealisregion muß man manchmal den Oberwurm spalten, damit der kaudale Tumoranteil dargestellt und präpariert werden kann (Page 1977, Reid u. Clark 1978, Stein 1979a und b). Neurologische Symptome nach Inzision des Oberwurms werden nicht berichtet. Reid u. Clark (1978) weisen darauf hin, daß durch die Spaltung des Wurms ein ausgeprägtes Ödem hervorgerufen werden kann und das Risiko einer postoperativen Blutung erhöht wird; deshalb sollte man diesen Eingriff vermeiden.

Venenligatur. Bei jeder Tumoroperation in der Pinealisregion besteht das Problem, ob der Tumor von den tiefen Hirnvenen (Vv. cerebri internae, Vv. basales, V. magna Galeni) freipräpariert werden kann oder nicht – davon hängt der Operationserfolg ab. Diese Venen müssen in jedem Fall intakt bleiben (Foerster 1928, Harris u. Cairns 1932, Jamieson 1971, Stein 1979a, Ventureyra 1981), weil nach Unterbindung einer tiefen Hirnvene erhebliche und sogar tödliche Komplikationen oder schwere Defekte zu befürchten sind. Suzuki u. Mitarb. (1962) geben an, daß nach Verletzung und Ligatur der V. magna Galeni oder einer V. cerebri interna neun von elf Patienten gestorben sind. Nach Unterbindung einer oder mehrerer tiefer Hirnvenen hat Olivecrona (1967) bei 24 Patienten 14 Todesfälle. Nur wenige Fälle werden berichtet, in denen die operative Okklusion tiefer Hirnvenen toleriert worden ist (Dandy 1936, Araki 1937, Kahn 1937, Horrax 1950, Kunicki 1960, Olivecrona 1967, Stern u. Mitarb. 1971, Caron u. Mitarb. 1974, Aoyama u. Mitarb. 1982). Vielleicht sind in diesen Fällen schwere Komplikationen deshalb nicht aufgetreten, weil transzerebrale Venen (Kaplan 1959, Huang u. Wolf 1964, Caron u. Mitarb. 1974), die das subependymale mit dem kortikalen Venensystem verbinden, einen venösen Abfluß ermöglicht haben. Diese Anastomosen werden eher funktionstüchtig sein, wenn seit längerer Zeit eine tumorbedingte Kompression einer tiefen Hirnvene mit entsprechender Abflußbehinderung besteht; damit kann jedoch nicht gerechnet werden, wenn das Gefäß operativ verschlossen wird.

Von der medialen Fläche des Okzipitalpols zum Sinus transversus verlaufen keine Venen, so daß der Okzipitalpol zur okzipital-transtentoriellen Freilegung der Pinealisregion ohne Durchtrennung medialer Venen mobilisiert werden kann (Reid u. Clark 1978). Die V. occipitalis interna ist gefährdet, wenn der Okzipitallappen zu weit nach oben und lateral gedrängt wird (Jamieson 1971). Harris u. Cairns (1932) stellen nach Unterbindung dieser Vene eine kontralaterale homonyme Hemianopsie fest. In einem von Jamieson (1971) erwähnten Fall hat die Ausschaltung der V. occipitalis interna keine klinischen Folgen.

Zur infratentoriell-suprazerebellaren Freilegung der Pinealisregion müssen die Venen durchtrennt werden, die vom Oberwurm und von der oberen Kleinhirnkonvexität zum Tentorium ziehen (Stein 1971, Page 1977, Reid u. Clark 1978, Stein 1979a und b). Bei einer von Page (1977) operierten Patientin entwickelt sich nach Durchtrennung lateraler Venen ein beträchtliches Ödem einer Kleinhirnhemisphäre, so daß ihre Teilresektion erforderlich ist. Stein (1979b) gibt an, man könne alle Venen der oberen Kleinhirnkonvexität „ungestraft" ausschalten. Die Ligatur der V. praecentralis cerebelli ist meistens notwendig, um einen Tumor der Pinealisregion von infratentoriell zu exzidieren (Page 1977, Stein 1979a und b, Demakas u. Mitarb. 1982). Funktionsstörungen nach Unterbindung dieser Vene werden nicht beschrieben. Reid u. Clark (1978) berichten, sie hätten – falls nötig – die V. praecentralis cerebelli sowohl nach infratentoriell-suprazerebellarer als auch nach okzipital-transtentorieller Freilegung durchtrennt; neurologische Symptome seien danach nicht aufgetreten.

2. Die Gefahr des Strahlenschadens

Limitierender Faktor der Strahlentherapie intrakranieller Tumoren ist die Strahlentoleranz des Hirngewebes (Lindgren 1958). Die größte Gefahr dieser Therapie ist die Strahlenspätnekrose (Zülch 1969), die sich mehrere Monate bis Jahre nach der Bestrahlung ausbilden kann (Martins u. Mitarb. 1977, Mikhael 1980, Sheline 1980). Durch die Strahlentherapie eines Tumors der Pinealisregion werden vor allem der Hirnstamm und der Hypothalamus gefährdet, da sie strahlenempfindlicher sind als die Hirnrinde (Arnold u. Mitarb. 1954) und bei der Bestrahlung der Pinealisregion mit einer hohen Dosis belastet werden.

Über Strahlenspätnekrosen des Hirnstamms und des Hypothalamus berichten Holdorff u. Schiffter (1971). Bei einem 57jährigen Mann finden sich 31 Monate nach Bestrahlung eines infratentoriellen Hämangioblastoms (53 Gy) Erweichungsherde im Kleinhirn und in der Medulla. Bei einem 39jährigen Patienten wird wegen klinischer und neuroradiologischer Zeichen eines Tumors der Pinealisregion eine Ventrikulozisternostomie durchgeführt und die Pinealisregion mit insgesamt 89 Gy bestrahlt; der Patient bleibt mehr als elf Jahre weitgehend beschwerdefrei; danach wird ein Gehörgangskarzinom festgestellt und mit insgesamt 56 Gy bestrahlt; 26 Monate später entwickelt sich ein schweres neurologisches Krankheitsbild, der Patient stirbt nach sechs Wochen; die histologische Untersuchung ergibt herdförmige Nekrosen mit perifokalem Ödem im Mittelhirn, Tumorgewebe ist nicht nachweisbar. In zwei weiteren Fällen werden nach Hypophysenbestrahlung (43 bzw. 90 Gy) ausgedehnte Erweichungsherde im Hypothalamus, im Thalamus und in beiden Temporallappen nachgewiesen. Aufgrund ihrer Untersuchungsergebnisse nehmen Holdorff u. Schiffter (1971) fol-

gende Stellung zur Strahlentoleranz des Hirnstamms und des Hypothalamus:
„Eine besondere gewebliche Strahlenempfindlichkeit des Hirnstammes scheint
nur durch den Reichtum an myelinhaltigen Fasern und durch die selektive Radio-
vulnerabilität der Markscheidenglia gegeben zu sein. Eine spezifische Strahlenempfindlichkeit der Hypothalamuskerne scheint nicht vorzuliegen. Im wesentlichen dürfte die geringere Strahlentoleranz des Hirnstammes auf anatomische
Tatsachen zurückzuführen sein: Einerseits ist der Entwicklung von Nekrosen im
Hirnstamm durch seinen kleinen Querschnitt, andererseits durch die lebens-
wichtige Funktion der hypothalamischen, mesenzephalen und bulbären Kerne
eine frühe Grenze gesetzt. Eine gezielte Bestrahlung eng umschriebener intrakranieller, besonders hirnstammnaher oder im Hirnstamm selbst gelegener Strukturen kann ohne Mitschädigung benachbarter Bezirke mit der externen Strahlentherapie kaum erreicht werden."

Das Risiko einer zerebralen Schädigung dürfte höher sein, wenn die Strahlentherapie mit einer Chemotherapie kombiniert wird (Price u. Jamieson 1975, Rubinstein u. Mitarb. 1975, Pratt u. Mitarb. 1977). Nach kranialer Bestrahlung und
Chemotherapie stellen Breuer u. Mitarb. (1978) in vier Fällen vorwiegend in der
Brücke lokalisierte Veränderungen fest – es fanden sich multiple Herde mit Un-
tergang der Markscheiden und Achsenzylinder, umgeben von zahlreichen Mikro-
vakuolen.

Bei Kindern kann die kraniale Strahlentherapie eine Wachstumsstörung zur
Folge haben. Dieses Risiko besteht vor allem nach der Bestrahlung von Tumoren
der Sella- und Suprasellärregion, aber auch nach der Strahlentherapie von Tumoren anderer Lokalisation. Onoyama u. Mitarb. (1975) berichten einen deutlichen
Minderwuchs bei 15 von 42 Kindern (36%), die nach Bestrahlung verschiedener
intrakranieller Tumoren länger als drei Jahre am Leben sind; zu diesen gehört
auch ein 15jähriger Patient mit Wachstumsrückstand sieben Jahre nach lokaler
Tumorbestrahlung (51 Gy) der Pinealisregion.

Wegen der Gefahr eines Strahlenschadens funktionell wichtiger Zentren muß
die Indikation zur Strahlentherapie eines Tumors der Pinealisregion streng gestellt werden; dies gilt besonders für die Therapieplanung bei Kindern. In den
meisten Fällen sollte die Strahlentherapie erst dann erfolgen, wenn man aufgrund
des histologischen Befundes erwarten kann, daß der Tumor darauf ansprechen
wird. Die Bestrahlung eines unbekannten Tumors der Pinealisregion wird nicht
nur erfolglos sein, sondern auch den Patienten unnötig gefährden, falls ein strahlenresistenter Tumor vorliegt. Wenn man einen unbekannten Tumor der Pinealisregion zunächst bestrahlt und sich später zur neurochirurgischen Exploration
entschließt, weil der Tumor nicht angesprochen hat, wird man ein Risiko eingehen, da sich infolge der Bestrahlung Verwachsungen des Tumors mit seiner Umgebung ausbilden können, die seine Freilegung behindern (Stein 1979a und b).

3. Irreversible Symptome

Allgemein gilt, daß die Krankheitszeichen eines Tumors um so besser beherrscht
werden können und die Prognose um so günstiger ist, je früher der Tumor diagnostiziert und die entsprechende Therapie eingeleitet wird. Im Einzelfall kann man

jedoch nicht sicher voraussagen, ob und welche Symptome trotz adäquater Therapie persistieren werden. Die durch einen Tumor der Pinealisregion verursachten Symptome der intrakraniellen Drucksteigerung werden sich nach Ableitung des Ventrikelliquors fast immer bessern; wenn sich aber mesenzephale oder zerebellare Symptome entwickelt haben oder endokrine Störungen bestehen, ist zu befürchten, daß nicht alle Krankheitszeichen reversibel sind.

Neuroophthalmologische Symptome eines Tumors der Pinealisregion sind oft irreversibel – die Lichtreaktion der Pupillen und die Blickbewegung nach oben bleiben in den meisten Fällen eingeschränkt. Ein Persistieren dieser Pupillenmotilitätsstörung oder (auch) der Blickparese nach oben wird – oft als einziges Residuum – sowohl nach der Strahlentherapie (Alajouanine u. Gilbert 1927, Horrax 1950, Rand u. Lemmen 1953, Ennuyer u. Mitarb. 1956, Kundert 1963, Smith u. Mitarb. 1976) als auch nach der Tumoroperation (Kahn 1937, Rand u. Lemmen 1953, Kirsch u. Stears 1970, Lapras u. Mitarb. 1973, Hubschmann u. Mitarb. 1976, Wray 1977, Wood u. Mitarb. 1981) angegeben. Bei keinem der 15 Patienten des Krankengutes von Rand u. Lemmen (1953) hat sich die vertikale Blickparese nach Tumoroperation oder -bestrahlung völlig zurückgebildet. Bei allen fünf Patienten des Krankengutes von Smith u. Mitarb. (1976) ist das Parinaud-Syndrom nach Strahlentherapie unverändert geblieben. Nach Tumorbestrahlung stellt Kundert (1963) eine Rückbildung der Blickparese nach oben nur bei einem von vier Patienten fest; die Pupillenmotilität hat sich in keinem Fall gebessert – die Lichtreaktion ist bei vier Patienten vor und nach Therapie gestört.

Wray (1977) berichtet über eine Patientin, deren neuroophthalmologische Symptome vier Jahre nach partieller Exzision eines Astrozytoms (Grad III) der Pinealisregion unverändert sind – davon abgesehen ist die Patientin beschwerdefrei; bei einer anderen Patientin mit einem Astrozytom (Grad I) bildet sich die Blickparese nach oben postoperativ völlig zurück; die Autorin weist darauf hin, daß eine Blickparese nach oben bei einem Tumor der Pinealisregion nicht irreversibel sein muß – es sei möglich, daß die Blickfunktion nach einer Shunt-Operation wieder normal wird.

Keine Besserung neuroophthalmologischer Symptome ist zu erwarten, wenn der Tumor das Mittelhirn infiltriert hat. Auch bei expansiv wachsenden Tumoren können diese Symptome irreversibel sein, vor allem wenn die Kompression des Mittelhirns seit längerer Zeit besteht. Bei einem 26jährigen Patienten mit einer Anamnese von 15 Jahren (Wray 1977) bleiben nach Exstirpation eines Epidermoids die Pupillen lichtstarr und der Blick nach oben paretisch. Auch bei einer 28jährigen Patientin mit einer Anamnese von vier Jahren (Kirsch u. Stears 1970) persistiert die Blickparese nach oben nach Exzision eines Epidermoids der Pinealisregion.

Zerebellare Symptome eines Tumors der Pinealisregion verschlechtern die Prognose (Lapras u. Mitarb. 1973, Smith u. Mitarb. 1976). Sie zeigen an, daß das Tegmentum bereits vom Tumor betroffen ist oder daß eine infratentorielle Tumorausbreitung mit Kompression oder Infiltration des Kleinhirns besteht. Das Krankengut von Smith u. Mitarb. (1976) enthält acht Tumorpatienten mit zerebellaren Symptomen; nur bei drei von diesen erlaubt der klinische Zustand eine Strahlentherapie – zwei Patienten sterben innerhalb von drei Jahren nach der Behandlung, eine Patientin überlebt elf Jahre mit einer leichten Ataxie.

Bei ausgeprägten endokrinen Störungen muß man damit rechnen, daß auch nach der Tumortherapie eine ständige hormonelle Substitution erforderlich sein wird. Ein Diabetes insipidus als erstes Krankheitszeichen wird selten reversibel sein. Horrax u. Daniels (1942) berichten über einen 24jährigen und über einen 20jährigen Patienten mit ventrikulographisch festgestellten Tumoren der Pinealisregion: bei beiden sind Polydipsie und Polyurie die ersten Beschwerden, außerdem bestehen neuroophthalmologische Symptome; der Diabetes insipidus des älteren Patienten ist ein Jahr nach Strahlentherapie unverändert, die neuroophthalmologischen Symptome sind nicht mehr nachweisbar; bei dem anderen Patienten ist 32 Monate nach Strahlentherapie der Diabetes insipidus ebenfalls unverändert, die Blickbewegung nach oben bleibt beeinträchtigt.

Nach der Operation eines raumfordernden Prozesses der Pinealisregion aufgetretene (oder deutlicher als präoperativ ausgeprägte) Pupillenmotilitätsstörungen und Blicklähmungen (Allen u. Lovell 1932 bzw. Kahn 1937; Harris u. Cairns 1932, Heppner 1955a, Lapras u. Mitarb. 1973, Caron u. Mitarb. 1974, McDonnell 1977, Schäfer u. Mitarb. 1977, Hase u. Mitarb. 1979b, Higashi u. Mitarb. 1979, Neuwelt u. Mitarb. 1979) werden sich nicht ändern, wenn Mittelhirnstrukturen verletzt worden sind; wenn sie durch ein Mittelhirnödem hervorgerufen werden, kann man eine Symptomrückbildung erwarten. Die Ausbildung mesenzephaler Symptome in der Aufwachphase ist ein wichtiger Indikator postoperativer Komplikationen. Wenn solche Symptome längere Zeit nach der Operation oder nach der Strahlentherapie auftreten, wird man oft nicht entscheiden können, ob sie durch narbige Veränderungen oder durch Strahlennekrosen bedingt sind oder ob sich ein Tumorrezidiv entwickelt.

III. Die Therapie unter Berücksichtigung der Artdiagnose

Bei jedem raumfordernden Prozeß der Pinealisregion ist eine Operation zur Ableitung des Ventrikelliquors erforderlich, wenn klinische oder computertomographische Zeichen der intrakraniellen Drucksteigerung bestehen.

Durch neuroradiologische Untersuchungen wird fast immer geklärt werden können, ob ein Tumor oder ein nicht tumoröser raumfordernder Prozeß vorliegt. Bei einer Arachnoidalzyste zeigt das Computertomogramm einen typischen Befund. Bei einer Gefäßmißbildung mit Dilatation der V. magna Galeni ist das Angiogramm beweisend, sofern die dilatierte Vene nicht thrombosiert ist.

1. Zysten

Die Therapie einer Zyste der Pinealisregion besteht in der Ableitung des Zysteninhalts in den Liquorraum. Bereits 1935 berichten Hamby und Gardner über eine erfolgreiche Zystenoperation: bei einer 16jährigen Patientin mit der ventrikulographischen Diagnose eines Tumors der Pinealisregion wird nach subokzipitaler Trepanation eine Zyste festgestellt; das Velum medullare anterius wird inzidiert und ein Teil der Zystenwand entfernt, so daß eine Kommunikation zwischen

Zyste und 4.Ventrikel entsteht. Eine ähnliche Operation beschreiben Huckman u. Mitarb. (1970). Der Zysteninhalt kann auch in den 3.Ventrikel abgeleitet werden (Alexander 1953, Page 1977) und außerdem in die Cisterna ambiens (Hayashi u. Mitarb. 1980) oder ins Hinterhorn (Lourie u. Berne 1961). Apuzzo u. Mitarb. (1976) berichten die Totalexzision einer hämorrhagischen Zyste der Pinealisregion (infratentoriell-suprazerebellare Freilegung) bei einem 56jährigen Patienten, der mit Gerinnungshemmern behandelt worden ist. Eine ähnliche Zyste exstirpieren Higashi u. Mitarb. (1979) nach parietookzipitaler Freilegung. Eine stereotaktisch erzielte Kommunikation zwischen Zyste und Seitenventrikel erwähnen Pecker u. Mitarb. (1978) und Scarabin u. Mitarb. (1978).

2. Gefäßmißbildungen

Zur Ausschaltung eines „Aneurysmas" der V. magna Galeni müssen alle an der Mißbildung beteiligten Gefäße geklippt werden. Die Ligatur größerer zuführender Arterien (Boldrey u. Miller 1949) hat meistens keine therapeutische Wirkung, weil danach ein Zufluß über Kollateralen anderer Arterien erfolgt. Das Operationsrisiko bei Gefäßmißbildungen der Pinealisregion ist hoch, besonders für Säuglinge und Kleinkinder mit großem arteriovenösem Shunt-Volumen. Amacher u. Shillito (1973) fassen die Operationsergebnisse von zwölf im Schrifttum mitgeteilten und fünf eigenen Fällen zusammen – von 17 Patienten (aller Altersgruppen) überlebten zwölf (71%) die „direkte" Operation der dilatierten V. magna Galeni, nur bei acht Patienten (47%) war dieser Eingriff klinisch erfolgreich. Bei fünf von sechs Kleinkindern (im Alter von 3 Wochen bis 11 Monaten) des Krankengutes von Hoffman u. Mitarb. (1982) war die Operation erfolgreich, jedoch nur bei einem von sieben Neugeborenen.

Bei einem 16jährigen Patienten gelingt Poppen u. Avman (1960) die Exstirpation eines Aneurysmas der V. magna Galeni nach Teilresektion des Okzipitallappens und Durchtrennung des Sinus rectus; der Patient erholt sich völlig, als einziges Residuum bleibt eine homonyme Hemianopsie. Auch Litvak u. Mitarb. (1969) berichten einen Therapieerfolg: bei einer sieben Monate alten Patientin werden die zum Aneurysma verlaufenden Arterien geklippt, zwei Monate später wird das Aneurysma exstirpiert; die Autoren vertreten die Auffassung, man sollte versuchen, Aneurysmen der V. magna Galeni total zu exzidieren. Eine erfolgreiche Operation eines elf Monate alten Patienten wird von Gold u. Mitarb. (1964) angegeben: Unterbindung der zuführenden Arterien und Plikatur des Aneurysmas. Amacher u. Shillito (1973) operieren diese Aneurysmen nach parietookzipitaler Trepanation und Spaltung des Spleniums; sie ligieren und durchtrennen alle zuführenden Arterien, belassen aber den Aneurysmasack, um den Abfluß der tiefen Hirnvenen nicht zu behindern.

Wenn die dilatierte V. magna Galeni thrombosiert ist und der venöse Abfluß über Kollateralen erfolgt, dürfte das Operationsrisiko geringer sein. Über die Exstirpation eines thrombosierten Aneurysmas der V. magna Galeni bei einem sechs Monate alten Patienten (mit der neuroradiologischen Diagnose eines Tumors der Pinealisregion) berichten Heinz u. Mitarb. (1968). Weir u. Mitarb. (1968) beschreiben einen ähnlichen Fall. Operationen thrombosierter Aneurysmen der V. magna Galeni werden auch von Jamieson (1971) und von Lazar u. Clark (1974) angegeben.

In der Literatur finden sich wenige Mitteilungen von Operationen kavernöser Angiome der Pinealisregion (Hubschmann u. Mitarb. 1976, Vaquero u. Mitarb. 1980; Sonntag u. Mitarb. 1981 bzw. Demakas u. Mitarb. 1982; Fukui u. Mitarb. 1983). In keinem Fall ist diese Gefäßmißbildung präoperativ diagnostiziert worden. Ein unerwarteter Operationsbefund war auch das venöse Angiom der Pinealisregion bei einer sechsjährigen Patientin (Ventureyra u. Ivan 1979) – wegen einer starken Blutung wird die Gefäßmißbildung intraoperativ thrombosiert; sechs Monate nach der Operation ist das Mädchen gesund.

Die Bestrahlung der Pinealisregion – als erster therapeutischer Schritt – ist indiziert, wenn der hochgradige Verdacht auf ein Germinom besteht. Ist dies nicht der Fall, dann ist die Freilegung der Pinealisregion zur Exzision des Tumors oder zur Abklärung seiner Histologie zu erwägen.

3. Germinome

Ein Germinom der Pinealisregion muß angenommen werden, wenn sich bei einem jugendlichen männlichen Patienten im Computertomogramm ein homogener, hyper- oder isodenser Tumor darstellt, dessen Dichte nach Kontrastmittelinjektion deutlich und homogen zunimmt. Eine Tumoranfärbung im Angiogramm spricht gegen ein Germinom. Ein hoher Choriongonadotropinspiegel kann zwar bei Germinomen vorkommen, ergibt aber den dringenden Verdacht auf ein Choriokarzinom; Alpha-Fetoprotein ist bei Germinomen nicht nachweisbar. Die Strahlenempfindlichkeit der Germinome ist sehr hoch, sie sprechen rasch auf die Bestrahlung an.

Bei hochgradigem Verdacht auf ein Germinom der Pinealisregion wird man also zunächst den Tumor bestrahlen und bald nach Therapiebeginn eine computertomographische Kontrolle durchführen. Wenn nach Einstrahlung von 20 Gy der Tumorbefund unverändert ist, dann ist der Tumor wahrscheinlich kein Germinom, seine Exzision sollte in Betracht gezogen werden (Handa u. Yamashita 1981); zeigt sich hingegen eine Tumorrückbildung, kann man praktisch sicher sein, daß ein Germinom vorliegt, und die weitere Therapie entsprechend planen. In einem solchen Fall wird man das Bestrahlungsfeld vergrößern und nicht nur die Tumorregion bestrahlen, sondern – auch bei negativem liquorzytologischem Befund – das gesamte Zentralnervensystem (Fowler u. Mitarb. 1956, Brady 1977, Sung u. Mitarb. 1978, Handa u. Yamashita 1981), um die bei Germinomen häufige Entwicklung zerebrospinaler Metastasen zu verhindern.

Germinome der Pinealisregion haben eine relativ gute Prognose, jedenfalls eine bessere als Pinealiszelltumoren, Teratome und Gliome (Onoyama u. Mitarb. 1979, Wara u. Mitarb. 1979). Durch die Strahlentherapie kann in vielen Fällen eine lange anhaltende Remission oder sogar eine Heilung erreicht werden. In der neueren Literatur mitgeteilte Bestrahlungsergebnisse (Jenkin u. Mitarb. 1978, Sung u. Mitarb. 1978, Onoyama u. Mitarb. 1979, Wara u. Mitarb. 1979) lassen auf eine Fünfjahres-Überlebensrate von etwa 80% schließen. Ob die Prognose durch eine adjuvante Chemotherapie signifikant verbessert werden kann, ist noch unbekannt. Es scheint aber, daß bei „reinen" Germinomen die Strahlentherapie genügt. Wenn ein Germinom auf die Bestrahlung nur gering anspricht oder bald danach rezidiviert, wird man den Verdacht haben, daß es Gewebe eines anderen Keimzelltumors enthält.

Sehr effektiv und daher absolut indiziert ist die Strahlentherapie auch bei suprasellären Germinomen (Horrax 1947 bzw. Horrax u. Wyatt 1947; Troland u. Brown 1948, Kageyama u. Belsky 1961, Rubin u. Kramer 1965, Simson u. Mitarb. 1968, Kageyama 1971, Luccarelli 1972, Spiegel u. Mitarb. 1976, Iraci 1977, Schmidek 1977b, Sung u. Mitarb. 1978, Takeuchi u. Mitarb. 1978, Waga u. Mitarb. 1979, Chang u. Mitarb. 1981) und bei „doppelten Germinomen der Mittellinie" (Swischuk u. Bryan 1974, Camins u. Takeuchi 1978, Steimle u. Mitarb. 1979, Waga u. Mitarb. 1979, Chang u. Mitarb. 1981). Wie bei Germinomen der Pinealisregion sollte auch bei suprasellären und „doppelten" Germinomen das gesamte Zentralnervensystem bestrahlt werden (Sung u. Mitarb. 1978, Takeuchi u. Mitarb. 1978). Eine hormonelle Substitution wird in den meisten Fällen notwendig sein.

Fast alle Autoren betonen, daß vor der Strahlentherapie eines suprasellären Germinoms eine Operation erforderlich ist, um die Artdiagnose bioptisch zu sichern und das Chiasma zu entlasten. Schmidek (1977b) hält die Bestrahlung eines suprasellären Tumors unbekannter Histologie für wenig gerechtfertigt. Iraci (1977) gibt an, die Biopsie genüge nicht, möglichst viel Tumorgewebe sollte entfernt werden. Der gleichen Meinung sind Kageyama u. Belsky (1961), wenn vorwiegend das Chiasma vom Germinom betroffen ist; zehn Jahre später empfiehlt Kageyama (1971) jedoch, in solchen Fällen die Behandlung mit einer Tumorbestrahlung zu beginnen, weil das Chiasma meistens infiltriert (nicht komprimiert) sei. Spiegel u. Mitarb. (1976) vertreten die Ansicht, daß die Strahlentherapie sofort begonnen werden kann, ohne vorher den Tumor histologisch zu verifizieren, wenn neuroradiologische Untersuchungen (insbesondere die Computertomographie) den typischen Befund eines suprasellären Germinoms ergeben. Bei Verdacht auf ein supraselläres Germinom untersuchen Takeuchi u. Mitarb. (1978) zuerst den Liquor und führen nur bei negativem zytologischem Befund eine chirurgische Tumorexploration durch; nach Strahlentherapie bleiben zwölf ihrer 15 Patienten am Leben (Beobachtungszeiten: 2–16,7 Jahre); eine Patientin stirbt nach neun Monaten; eine andere stirbt ein Jahr nach kranialer Bestrahlung an einer spinalen Metastase (die ohne Erfolg bestrahlt wurde); ein Patient stirbt nach mehr als elf Jahren an einer Strahlenspätnekrose des Hypothalamus (in diesem Fall wurden zwei kraniale Bestrahlungsserien mit insgesamt 110 Gy durchgeführt). Chang u. Mitarb. (1981) berichten folgende Ergebnisse der Therapie suprasellärer und „doppelter" Germinome: nach partieller Tumorexzision und Strahlentherapie leben drei von sechs Patienten mit einem suprasellären Germinom (Beobachtungszeiten: 2–8 Jahre); ein Patient stirbt nach einem Jahr, eine Patientin nach drei Jahren; eine Patientin stirbt fünfeinhalb Jahre nach kranialer Bestrahlung (50 Gy) an einer Strahlenspätnekrose des Hypothalamus; alle fünf Patienten mit einem „doppelten" Germinom sind sechs Monate bis sechs Jahre nach der Strahlentherapie am Leben.

Sofern es der klinische Zustand des Patienten erlaubt, wird ein neurochirurgischer
Eingriff zur Exzision oder zur Biopsie eines Tumors der Pinealisregion in folgenden Fällen indiziert sein: ·

- wenn neuroradiologische Befunde darauf hinweisen, daß ein gutartiger oder
  ein strahlenresistenter Tumor vorliegt – durch Computertomographie und Angiographie sind Meningeome oft präoperativ erkennbar, bei einem Epidermoid
  zeigt sich im Computertomogramm meistens ein typisches Bild, der Befund
  eines inhomogenen Tumors mit Verkalkungen und Zonen negativer Dichte
  spricht für ein Teratom;
- bei hohem Choriongonadotropin- oder Alpha-Fetoproteinspiegel – in einem
  solchen Fall muß man mit einem Choriokarzinom oder mit einem entodermalen Sinustumor rechnen;
- bei jedem „untypischen" computertomographischen Befund – also bei allen
  Tumoren mit völlig unklarer Artdiagnose;
- wenn man aufgrund des computertomographischen Befundes ein Germinom
  angenommen und deshalb die Strahlentherapie begonnen hat, der Tumor jedoch keine Rückbildungstendenz zeigt.

4. Meningeome

Therapieerfolg und Prognose bei Meningeomen der Pinealisregion hängen in
erster Linie davon ab, ob die Totalexzision des Tumors gelingt. Bereits in den
dreißiger Jahren wurden solche Tumoren von Bailey (Araki 1937) und von Horrax (Cushing u. Eisenhardt 1938) operiert – eine 57jährige Patientin Baileys erholt
sich nach der Operation, stirbt jedoch 15 Monate später, die postoperative Beobachtungszeit seines 44jährigen Patienten beträgt nur drei Monate; über Horrax'
Patientin fehlen katamnestische Angaben.

Heppner berichtet 1954 über drei Patienten mit Meningeomen der Pinealisregion, die Olivecrona operiert hat (parietookzipitaler Zugang), und über einen
eigenen Fall: bei zwei Patienten Olivecronas ist nach der Operation der klinische
Befund (etwas) besser, einer stirbt nach wenigen Tagen; Heppner (1954 bzw.
1955a) exzidiert bei einem achtjährigen Patienten ein Meningeom des Velum
interpositum nach transventrikulärer Freilegung; der Patient wird weitgehend
beschwerdefrei, doch treten 30 Monate später wieder neurologische Symptome
auf, die sich nach Entfernung eines Rezidivs (okzipital-transtentorieller Zugang)
zurückbilden (Heppner 1955b). Bei einer 14jährigen Patientin exstirpiert Heppner
(1955a bzw. 1955b) ein Meningeom des Velum interpositum nach okzipital-
transtentorieller Freilegung; sie erholt sich rasch und ist auch 18 Monate nach der
Operation beschwerdefrei.

Eine von Poppen nach Resektion des Okzipitallappens durchgeführte Exzision eines Meningeoms des Carrefour wird von Sachs u. Mitarb. (1962) angegeben: die 50jährige Patientin toleriert den Eingriff, stirbt aber 15 Wochen danach
an einer Lungenembolie. Ameli u. Mitarb. (1966) berichten die erfolgreiche Operation eines Meningeoms des Carrefour (okzipital-transtentorieller Zugang) bei
einer 45jährigen Patientin. Über zwei Patienten mit Meningeomen des Carrefour
berichten Papo u. Salvolini (1974): bei einer 56jährigen Patientin läßt sich der

Tumor von infratentoriell nicht erreichen, worauf er nach okzipital-transtentorieller Freilegung exzidiert wird, die Patientin stirbt nach einem Monat; bei einem 35jährigen Patienten besteht ein Jahr nach der Meningeomoperation (okzipitaltranstentorieller Zugang) nur eine gering ausgeprägte Gleichgewichts- und Gangstörung. Nishiura u. Mitarb. (1981) verwenden Laserstrahlen bei der Operation eines Meningeoms des Carrefour; 15 Monate später ist die 50jährige Patientin weitgehend beschwerdefrei.

Von Rozario u. Mitarb. (1979) werden Operationen von Meningeomen des Velum interpositum nach infratentoriell-suprazerebellarer Freilegung mitgeteilt: ein 28jähriger Patient (bei dem nach einer Subarachnoidalblutung ein Tumor der Pinealisregion neuroradiologisch festgestellt wurde) ist eine Woche nach der Meningeomexstirpation symptomfrei; bei einem 24jährigen Patienten wird wegen eines Tumors der Pinealisregion eine Strahlentherapie (nach Shunt-Operation) erfolglos durchgeführt, 15 Monate später ein Meningeom exzidiert – diesen Fall gibt auch Stein (1979a) an, wobei er darauf hinweist, daß sich bei der Operation Verwachsungen des Tumors mit umgebenden Strukturen gefunden haben, die vielleicht infolge der Bestrahlung entstanden sind. Bei einer 59jährigen Patientin, über die Roda u. Mitarb. (1982) berichten, wird ein Meningeom des Velum interpositum ebenfalls nach infratentoriell-suprazerebellarer Freilegung entfernt; 18 Monate danach bestehen keine neurologischen Symptome. Kameyama u. Mitarb. (1981) beschreiben die subtotale Exzision eines solchen Tumors nach bifrontaler Trepanation und Balkeninzision; der klinische Zustand der 48jährigen Patientin bessert sich postoperativ.

5. Epidermoide

Kirsch u. Stears (1970) berichten über eine 28jährige Patientin, bei der vier Jahre nach Strahlentherapie ein Epidermoid der Pinealisregion (nach Teilresektion des Okzipitallappens) entfernt wird; 16 Monate später bestehen als einzige Symptome eine homonyme Hemianopsie und eine Blickparese nach oben. Einen ähnlichen Fall teilt McDonnell (1977) mit: er operiert einen solchen Tumor (okzipitaltranstentorielle Freilegung, Entleerung der Tumorzyste und Teilresektion der Zystenwand) bei einem 27jährigen Patienten sieben Jahre nach Bestrahlung der Pinealisregion; der Patient ist sechs Monate nach der Operation beschwerdefrei. Bei einem 21jährigen Patienten von Chapman u. Linggood (1980) hat man 16 Jahre vor der Epidermoidoperation eine Strahlentherapie durchgeführt.

Seit die Computertomographie zur Verfügung steht, ist es vermeidbar, daß ein Patient mit einem Epidermoid einer unwirksamen Strahlentherapie unterzogen und unnötig mit Strahlen belastet wird – beim typischen Befund eines solchen Tumors wird man sich von vornherein für eine Operation entscheiden. Berichte über erfolgreiche Operationen von Epidermoiden der Pinealisregion (Kirsch u. Stears 1970; Stein 1971 bzw. Stein u. Mitarb. 1972; Sambasivan u. Nayar 1974, McDonnell 1977, Wray 1977) lassen darauf schließen, daß die Prognose dieser Tumoren sehr günstig ist. Zwei Patienten von Heppner (1959) bleiben nach okzipital-transtentorieller Epidermoidoperation länger als vier Jahre gesund. Ein Patient von Sano (1976a) lebt vier Jahre, der andere sieben Jahre nach der Tumor-

236

entfernung in gutem Zustand. Ein Patient von Chang u. Mitarb. (1981) bleibt nach der Exstirpation eines Epidermoids (parietookzipitaler Zugang) zehn Jahre beschwerdefrei.

Wenn es nicht gelingt, das Epidermoid total zu entfernen, kann – meist nach längerem Intervall – ein Rezidiv auftreten. Ein 17jähriger Patient von Ventureyra (1981) stirbt 15 Monate nach partieller Exzision eines Epidermoids der Pinealisregion an einem Rezidiv.

Eine sorgfältige histologische Untersuchung des exzidierten Tumors ist erforderlich – die Epidermoidzyste kann Bestandteil eines Teratoms sein; wenn dieses maligne Komponenten enthält, wird eine postoperative Strahlentherapie in Betracht kommen.

6. Teratome

Das wichtigste Kriterium für die Therapieplanung und die Prognose intrakranieller Teratome ist die Tumordignität. Durch die Exstirpation eines benignen Teratoms kann eine völlige Restitution erzielt werden; wird nur ein Teil des Tumors entfernt, kann sich ein Rezidiv entwickeln, vielleicht kann – in seltenen Fällen – der Resttumor maligne entarten. Wenn ein malignes Teratom vorliegt, ist die Prognose ernst; in diesem Fall sollte möglichst viel Tumorgewebe exzidiert werden; anschließend wird man versuchen, durch eine kraniospinale Bestrahlung – in manchen Fällen mit adjuvanter Chemotherapie – eine Remission zu erreichen und die Tumorausbreitung zu verhindern. Die adjuvante Chemotherapie wird vor allem dann indiziert sein, wenn sich im Teratom Gewebe eines hochmalignen Keimzelltumors findet. Die schwierigsten therapeutischen Probleme bestehen darin, daß die Tumordignität intraoperativ oft nicht erkennbar ist (die genaue histologische Durchuntersuchung des Operationspräparates ist entscheidend) und daß die Strahlenempfindlichkeit der Teratome sehr gering ist – bei malignen Teratomen kann nicht mit einer kurativen Strahlentherapie gerechnet werden (Wara u. Mitarb. 1979). Onoyama u. Mitarb. (1979) geben an, daß alle ihre sechs Patienten mit Teratomen der Pinealisregion innerhalb von zwei Jahren nach der Strahlentherapie gestorben sind. Nur Sung u. Mitarb. (1978) berichten strahlentherapeutische Erfolge bei solchen Tumoren: ihre drei Patienten sind sieben bis 14 Jahre nach Bestrahlung der Pinealisregion (40–50 Gy) am Leben und beschwerdefrei.

Im älteren Schrifttum werden zwar einzelne erfolgreiche Operationen von Teratomen der Pinealisregion mitgeteilt (Tönnis 1935, Kahn 1937, Ehni 1946, Heppner 1959), das Operationsrisiko ist bei diesen Tumoren jedoch sehr hoch gewesen; nur drei der elf Patienten von Olivecrona (1967) haben den Eingriff überlebt.

In der neueren Literatur werden solche Operationen öfter angegeben (Stein 1971 bzw. Stein u. Mitarb. 1972; Stern u. Mitarb. 1971, Sano 1976a, Pecker u. Mitarb. 1978, Stein 1979a, Wakai u. Mitarb. 1980, Chang u. Mitarb. 1981, Ventureryra 1981, Wood u. Mitarb. 1981, Aoyama u. Mitarb. 1982), aber nur in wenigen Fällen sind die postoperativen Beobachtungszeiten länger als zwei Jahre. Bei einem achtjährigen Patienten entfernt Stein (1971) ein Teratom nach infratentoriell-suprazerebellarer Freilegung der Pinealisregion; der Patient ist vier Jahre später beschwerdefrei (Stein u. Mitarb. 1972). Drei der vier Patienten von Sano (1976a) leben fünf bis neun Jahre nach der Operation in gutem Zustand, einer stirbt nach 21 Monaten. Wood u. Mitarb. (1981) berichten über einen vierjährigen Patienten, bei dem ein benignes Teratom der Pinealisregion partiell exzidiert wird; 30 Monate später wird der Tumor total entfernt; drei Jahre danach bestehen nur gering ausgeprägte Symptome. Aoyama u. Mitarb. (1982) teilen die Exstirpation eines benignen Teratoms der Pinealisregion bei einem zweijährigen Patienten mit; nach zwei Jahren wird ein zweites Teratom aus dem 4.Ventrikel exstirpiert; 15 Monate später finden sich keine Zeichen eines Rezidivs.

Über Therapieergebnisse bei malignen Teratomen liegen sehr wenige Angaben vor. Ein zehnjähriger Patient mit einem solchen Tumor (kombiniert mit Germinom) stirbt sieben Wochen nach der Tumorexzision trotz Strahlentherapie (Nishiyama u. Mitarb. 1966). Bei einem 17jährigen Patienten, über den Pecker u. Mitarb. (1978) und Scarabin u. Mitarb. (1978) berichten, ergibt die stereotaktische Biopsie eine Epidermoidzyste; die histologische Untersuchung des exzidierten Tumors ergibt hingegen ein malignes Teratom, worauf eine Strahlentherapie durchgeführt wird; 14 Monate danach lebt der Patient in gutem Zustand (Pecker u. Mitarb. 1978). Im Krankengut von Chang u. Mitarb. (1981) finden sich drei Patienten mit einem malignen Teratom der Pinealisregion; zwei Patienten sterben nach subtotaler Tumorexzision (parietookzipitaler Zugang) und Strahlentherapie (40 bzw. 42 Gy) innerhalb von 30 Monaten; die Beobachtungszeit des dritten Patienten ist sehr kurz – er ist drei Monate nach der Tumorexstirpation (infratentoriell-suprazerebellarer Zugang) am Leben.

7. Hochmaligne Keimzelltumoren

Embryonale Karzinome, entodermale Sinustumoren und Choriokarzinome der Pinealisregion haben eine schlechte Prognose. Fast alle Patienten mit solchen Tumoren sind trotz Strahlentherapie, Tumoroperation, Chemotherapie oder einer Kombination dieser Behandlungsmethoden innerhalb von zwei Jahren nach Krankheitsbeginn gestorben, davon die meisten im ersten Jahr (Nishiyama u. Mitarb. 1966, Borit 1969, Jellinger u. Mitarb. 1970, Oswald u. Hedinger 1972; Scully u. McNeely 1974 bzw. New u. Scott 1975, Chapman u. Linggood 1980 und Tavcar u. Mitarb. 1980; Sakata u. Mitarb. 1975, Yoshiki u. Mitarb. 1976, Arita u. Mitarb. 1978, Allen u. Mitarb. 1979, Ho u. Rassekh 1979, Wilson u. Mitarb. 1979, Arita u. Mitarb. 1980; Chapman u. Linggood 1980 bzw. Tavcar u. Mitarb. 1980; Kawakami u. Mitarb. 1980, Stachura u. Mendelow 1980, Chang u. Mitarb. 1981, Fujii u. Mitarb. 1981, Ventureyra 1981). Ein Patient von Chang u. Mitarb. (1981) stirbt an einem embryonalen Karzinom 30 Monate nach ventrikuloperitonealer Shunt-Operation, Strahlentherapie und Operation einer Frontallappenmetastase; bei der Autopsie werden peritoneale Metastasen festgestellt; ein anderer Patient von Chang u. Mitarb. (1981) stirbt 56 Monate nach subtotaler Exzision eines embryonalen Karzinoms (kombiniert mit Teratom) trotz Strahlentherapie.

In der Literatur finden sich nur wenige Mitteilungen über Patienten mit hochmalignen Keimzelltumoren der Pinealisregion, die ein Jahr nach der Behandlung

noch am Leben sind. Prioleau u. Wilson (1976) berichten über einen zwölfjährigen Patienten, bei dem nach partieller Exzision eines entodermalen Sinustumors
eine kraniospinale Bestrahlung (Intrakranium: 45 Gy, Pinealisregion: zusätzlich
11 Gy, Wirbelsäule: 39 Gy) und eine Chemotherapie (Vincristin, Actinomycin,
Cyclophosphamid) erfolgt; die Besserung des klinischen Zustands hält ein Jahr
lang an. Bei einem 17jährigen Patienten von Haase u. Nielsen (1979) wird ein
entodermaler Sinustumor (kombiniert mit Choriokarzinom) exzidiert, anschließend eine Strahlentherapie (Intrakranium: 42 Gy, Wirbelsäule: 39 Gy) und eine
Chemotherapie (Methotrexat intrathekal; dann Vinblastin, Actinomycin, Methotrexat und Bleomycin) durchgeführt; der Patient ist 20 Monate nach der
Operation weitgehend beschwerdefrei. Die erfolgreiche Behandlung eines 20 Monate alten Mädchens mit einem entodermalen Sinustumor berichten Murovic u.
Mitarb. (1981): nach subtotaler Tumorexzision wird das gesamte Zentralnervensystem mit 26 Gy und die Pinealisregion mit zusätzlich 20 Gy bestrahlt;
42 Monate nach der Operation bestehen keine neurologischen Symptome. Bei
einem elfjährigen Patienten von Kawakami u. Mitarb. (1980) erfolgt nach Exzision eines Choriokarzinoms (kombiniert mit Teratom) eine Chemotherapie (Methotrexat, Actinomycin) und eine Bestrahlung der Pinealisregion (40 Gy); der
Patient ist vier Jahre nach der Operation weitgehend beschwerde- und symptomfrei.

Die Prognose der hochmalignen Keimzelltumoren der Pinealisregion könnte
vielleicht verbessert werden, wenn man versucht, möglichst viel Tumorgewebe zu
entfernen – von Neuwelt u. Mitarb. (1979) wird die totale Exzision eines embryonalen Karzinoms mitgeteilt –, postoperativ das gesamte Zentralnervensystem
bestrahlt und eine Polychemotherapie durchführt.

8. Pinealiszelltumoren

Jamieson (1971) exzidiert bei einer 35jährigen Patientin (bei der sich 2 Jahre nach
Bestrahlung der Pinealisregion Rezidivsymptome entwickelt hatten) ein Pineozytom nach okzipital-transtentorieller Freilegung und Resektion des Okzipitallappens; sie stirbt sechs Jahre später ohne Zeichen eines Rezidivs. Bei einem
25jährigen Patienten von Caron u. Mitarb. (1974) bestehen 13 Monate nach
Exstirpation eines Pineozytoms (okzipital-transtentorieller Zugang) nur gering
ausgeprägte neuroophthalmologische Symptome. Nielsen u. Wilson (1975) berichten über eine 32jährige Patientin, bei der ein Pineozytom nach infratentoriell-
suprazerebellarer Freilegung subtotal entfernt und eine postoperative Strahlentherapie (50 Gy) durchgeführt wird; bereits drei Monate nach der Operation
besteht ein Rezidiv, worauf ein zweiter Eingriff erfolgt (okzipital-transtentorieller
Zugang); von diesem erholt sich die Patientin nicht und stirbt nach wenigen
Monaten. Ein 18jähriger Patient von Pecker u. Mitarb. (1978) lebt 27 Monate
nach Bestrahlung eines stereotaktisch verifizierten Pineozytoms in sehr gutem
Zustand. Bei einem 58jährigen Patienten, über den Neuwelt u. Mitarb. (1979)
berichten, wird ein Pineozytom exstirpiert, danach das Intrakranium (40 Gy;
Pinealisregion: zusätzlich 10 Gy) und die Halswirbelsäule (43 Gy) bestrahlt; der
Patient bleibt zwei Jahre rezidiv- und beschwerdefrei. Eine 28jährige Patientin

von Chang u. Mitarb. (1981) stirbt an einem Pineozytom vier Jahre nach subtotaler Tumorexzision und Strahlentherapie (58 Gy).

Die Bestrahlung eines stereotaktisch verifizierten Pineoblastoms hat bei einem fünfjährigen Patienten von Pecker u. Mitarb. (1978) ein „exzellentes Resultat" (Beobachtungszeit: 14 Monate). Das Krankengut von Sung u. Mitarb. (1978) enthält einen einjährigen Patienten mit einem Pineoblastom und einen zweijährigen mit einem solchen Tumor (kombiniert mit Pineozytom); der Patient mit dem „gemischten" Pinealiszelltumor ist drei Jahre, der andere sechs Jahre nach Bestrahlung der Tumorregion (50 Gy) beschwerdefrei. Über zwei Patientinnen mit Pineoblastomen berichten Neuwelt u. Mitarb. (1979): eine 24jährige Frau, bei der ein Jahr nach kranialer Bestrahlung (40 Gy; Pinealisregion: zusätzlich 15 Gy) eine spinale Metastase festgestellt wird, stirbt kurze Zeit nach Beginn der spinalen Bestrahlung; bei einer 38jährigen Patientin wird der Tumor (kombiniert mit pilozytischem Astrozytom) nach okzipital-transtentorieller Freilegung exstirpiert und das Zentralnervensystem bestrahlt (Intrakranium: 50 Gy, Wirbelsäule: 34 Gy), sechs Monate später bestehen keine Zeichen eines Rezidivs. Alle drei Pineoblastompatienten von Chapman u. Linggood (1980) sterben trotz Strahlentherapie innerhalb von zweieinhalb Jahren – ein vierjähriges Mädchen stirbt 16 Monate, ein 37jähriger Mann 27 Monate nach Tumoroperation und kraniospinaler Bestrahlung; ein neunjähriges Mädchen stirbt 28 Monate nach Tumorbestrahlung mit Protonen. Bei einer vierjährigen Patientin von Wood u. Mitarb. (1981) entwickelt sich wenige Monate nach partieller Exzision eines Pineoblastoms trotz kraniospinaler Bestrahlung und Polychemotherapie ein letales Rezidiv. Demakas u. Mitarb. (1982) berichten über eine vierjährige Patientin mit einem Pineoblastom (nach infratentoriell-suprazerebellarer Freilegung verifiziert), bei der sich wenige Monate nach kranialer Strahlentherapie (50 Gy) eine spinale Metastase entwickelt; ein Jahr nach spinaler Strahlentherapie geht es dem Mädchen gut.

Aus den in der Literatur angegebenen Fällen läßt sich kein einheitliches Konzept einer bei Pinealiszelltumoren wirksamen Therapie ableiten. Die Prognose scheint jedenfalls ernst zu sein. Die therapeutische Unsicherheit besteht vor allem deshalb, weil weder Pineozytome noch Pineoblastome zu einer histologisch einheitlichen Tumorgruppe zusammengefaßt werden können, sondern mehreren Untergruppen unterschiedlicher Differenzierung zuzuordnen sind (Herrick u. Rubinstein 1979, Borit u. Mitarb. 1980), über deren biologisches Verhalten noch wenig bekannt ist. Herrick u. Rubinstein (1979) geben an, man könne nicht erwarten, daß Pineozytome mit neuronaler oder mit neuronaler und astrozytischer Differenzierung auf eine Bestrahlung ansprechen; Borit u. Mitarb. (1980) stellen fest, daß Pineoblastome „vorübergehend" darauf ansprechen. Die histologische Ähnlichkeit zwischen Pineoblastomen und Medulloblastomen läßt daran denken, daß auch Pineoblastome strahlenempfindlich sein können.

Ein entscheidender Therapieerfolg bei einem Pinealiszelltumor dürfte nur dann zu erwarten sein, wenn der Tumor total oder subtotal exzidiert wird. In jedem Fall ist eine postoperative Strahlentherapie indiziert, da durch die histologische Untersuchung des Operationspräparates wohl kaum bewiesen werden kann, daß der Tumor kein undifferenziertes Gewebe enthält. Die prophylaktische Bestrahlung des gesamten Zentralnervensystems ist erforderlich, weil Pinealiszelltumoren häufig metastasieren. Eine Strahlentherapie ohne Tumoroperation genügt nicht – die Sammelstudie von Wara u. Mitarb. (1979) zeigt, daß diese Behandlung bei sechs von sieben Patienten erfolglos gewesen ist. Vielleicht sollte man eine adjuvante Chemotherapie bei Patienten mit Pineoblastomen versuchen.

Die Erforschung der Pinealisphysiologie könnte dazu beitragen, das biologische Verhalten der Pinealiszelltumoren zu klären. Vielleicht wird es dann möglich sein, bei diesen Tumoren bessere Therapieergebnisse zu erzielen.

9. Gliome

Bei der Therapie der Gliome der Pinealisregion verketten sich die Probleme, die bei jedem gliomatösen Tumor – unabhängig von seiner Lokalisation – bestehen, mit den Problemen, die dadurch bedingt sind, daß der Tumor funktionell wichtige Strukturen – vor allem des Mittelhirns – zu schädigen droht oder bereits geschädigt hat. Das gleiche gilt für die Prognose; nicht allein der Malignitätsgrad ist entscheidend, sondern ebenso der Ausprägungsgrad des Tumorwachstums in der Pinealisregion und des Befalls angrenzender Strukturen.

In einigen Fällen wird die Computertomographie darüber informieren, daß ein Gliom vorliegt; in anderen Fällen wird die Diagnose erst nach Freilegung des Tumors möglich sein. Das Operationsziel wird in den meisten Fällen darin bestehen, durch Verringerung des Tumorvolumens das Mittelhirn zu entlasten; manchmal wird die totale Exzision eines Glioms der Pinealisregion gelingen. Die Strahlensensibilität der Gliome ist gering (Zülch 1969). Bei Gliomen höherer Malignität wird man dennoch versuchen, durch eine postoperative Bestrahlung der Pinealisregion die Prognose (etwas) zu bessern.

Die Strahlentherapie ohne Exzision des Glioms wird nur ausnahmsweise Erfolg haben. Zwar geben Greenberger u. Mitarb. (1977) an, daß acht von 13 Patienten mit einem Thalamus- oder einem Mittelhirngliom zwölf bis 65 Monate nach Abschluß der Strahlentherapie (lokale Bestrahlung: 50–55 Gy) am Leben und symptomfrei sind, und errechnen daraus eine Dreijahres-Überlebensrate von 58%, doch hat man nur bei einem der Überlebenden die Tumorhistologie bioptisch verifiziert (Astrozytom III; Beobachtungszeit: 65 Monate). Ein 65jähriger Patient von Sung u. Mitarb. (1978) stirbt drei Jahre nach Bestrahlung eines Astrozytoms der Pinealisregion (40 Gy) an einem Rezidiv; bei einem 20jährigen Patienten von Sung u. Mitarb. (1978) entwickeln sich zwei Jahre nach Bestrahlung eines Oligodendroglioms (50 Gy) spinale Metastasen, der Patient lebt ein Jahr nach Laminektomie und spinaler Bestrahlung. Das strahlentherapeutische Krankengut von Onoyama u. Mitarb. (1979) enthält fünf Patienten mit einem Gliom der Pinealisregion; von diesen sterben vier innerhalb von zwei Jahren, nur ein Patient ist nach vier Jahren am Leben. Alle drei Gliompatienten von Salazar u. Mitarb. (1979) sterben vier bis 82 Monate nach der Strahlentherapie an einem Rezidiv.

Bei manchen Patienten mit einem Gliom der Pinealisregion kann durch die Tumorexzision eine lange andauernde Remission erreicht werden. Bemerkenswert sind zwei Angaben im älteren Schrifttum: Cummins u. Mitarb. (1960) erwähnen, daß ein Patient 19 Jahre nach Exstirpation eines Oligodendroglioms

(„wahrscheinlich eine Art Teratom der Pinealis") ohne Strahlentherapie am Leben ist; Olivecrona (1967) teilt mit, er habe bei einer 22jährigen Patientin ein Glioblastom („wahrscheinliche Diagnose") der Pinealisregion nach parietookzipitaler Freilegung entfernt, sie sei fünf Jahre danach beschwerdefrei.

Einen entscheidenden Erfolg darf man von der Operation erwarten, wenn sich ein Astrozytom niedriger Malignität (Grad I oder II) in der Pinealisregion findet. Page (1977) berichtet fünf Operationen solcher Tumoren (infratentoriellsuprazerebellarer Zugang): er exstirpiert ein Astrozytom (Grad I) bei einem dreijährigen Patienten, 20 Monate danach bestehen keine neurologischen Symptome; bei einer elfjährigen Patientin erfolgt nach Exzision eines Astrozytoms (Grad II) eine kraniale Strahlentherapie (50 Gy), drei Jahre später ist der neurologische Befund normal; ein fünfjähriger Knabe und ein zehnjähriges Mädchen sind vier Jahre nach Astrozytomexzision (Grad I) symptomfrei; ein 37jähriger Patient ist drei Monate nach Exstirpation eines Astrozytoms (Grad I) wieder arbeitsfähig. Drei Patientinnen mit solchen Astrozytomen finden sich im Krankengut von Chapman u. Linggood (1980); eine 28jährige Patientin ist drei Jahre nach der Operation beschwerdefrei; bei den beiden anderen hat man präoperativ eine Strahlentherapie durchgeführt, sie sind vier Jahre nach der Operation ebenfalls beschwerdefrei. Erfolgreiche Operationen von Astrozytomen der Pinealisregion werden auch von Lazar u. Clark (1974), Wray (1977), Reid u. Clark (1978) und Ventureyra (1981) mitgeteilt, die postoperativen Beobachtungszeiten sind entweder nicht angegeben oder sehr kurz.

Wray (1977) berichtet über eine 20jährige Patientin, die vier Jahre nach Teilexzision eines Astrozytoms (Grad III) der Pinealisregion in gutem Zustand lebt (nur die neuroophthalmologischen Symptome haben sich nicht gebessert). Ein Patient von Wood u. Mitarb. (1981) stirbt an einem malignen Astrozytom der Pinealisregion ein Jahr nach partieller Tumorexzision trotz kranialer Bestrahlung (60 Gy) unter strahlensensibilisierender Medikation.

Glioblastome der Pinealisregion haben eine sehr schlechte Prognose. Wenn das Computertomogramm eindeutig zeigt, daß das Mittelhirn von einem hochmalignen Gliom betroffen ist, muß man sich fragen, ob nicht eine Shunt-Operation der einzige therapeutische Schritt sein sollte. Jeder Therapie sind Grenzen gesetzt.

F. Ausblick

Raumfordernde Prozesse der Pinealisregion sind selten. Wenn sich aber ein solcher Prozeß entwickelt hat, leidet der Patient an einer ernsten Krankheit, die sein Leben bedroht; der Arzt wird vor schwierige Probleme gestellt. Man wird diese Krankheit um so eher beherrschen können, je früher man sie erkennt. Die Anzahl „zu spät diagnostizierter Fälle" wird sinken, wenn man auch bei uncharakteristischen Symptomen daran denkt, daß ein raumfordernder Prozeß in der Pinealisregion vorliegen könnte.

Zur gezielten Therapie eines Tumors der Pinealisregion ist seine Artdiagnose erforderlich. Die Artdiagnose könnte genauer und die Therapie zielsicherer sein, wenn man mehr über das biologische Verhalten der verschiedenen Tumoren dieser Region wüßte. Es ist zu erwarten, daß eine intensive Forschung unsere Kenntnis der Tumorbiologie erweitern wird; vor allem histochemische und radioimmunologische Untersuchungen werden dazu beitragen. Mit der Kernspintomographie und der Computertomographie der emittierten Positronen lassen sich vielleicht Informationen über die Histologie und den Stoffwechsel der Tumoren gewinnen. Vielleicht finden sich Tumormarker nicht nur bei entodermalen Sinustumoren und Choriokarzinomen, sondern auch bei anderen Tumoren, die in der Pinealisregion vorkommen. Ob Melatonin der Tumormarker von Tumoren ist, die vom Pinealisparenchym stammen, wird man erst nach Auswertung großer Untersuchungsserien beantworten können. Zur Lösung diagnostischer und therapeutischer Probleme bei Pinealiszelltumoren wird auch die Erforschung der Physiologie und der endokrinen Funktion der menschlichen Pinealis beitragen; vielleicht gelingt es, die Pathogenese der Pubertas praecox bei Tumoren der Pinealisregion endgültig zu klären. Es könnte sein, daß Germinome eine Immunreaktion provozieren; der Beweis einer solchen Reaktion, der Nachweis spezifischer Antikörper und vor allem die Aufschlüsselung der vom Germinom produzierten Antigene hätte erhebliche Konsequenzen für die Diagnose und die Therapie der häufigsten Tumoren der Pinealisregion.

Von Forschungsergebnissen der experimentellen Neurologie, der Neurophysiologie und der Neuropathologie sind Informationen über die Funktionen der neuralen Strukturen zu erwarten, die die Pinealisregion umgeben. Diese Informationen werden es ermöglichen, die durch Tumoren der Pinealisregion hervorgerufenen Symptome genauer topisch zuzuordnen, die noch unbekannte Pathogenese mancher Symptome zu klären und die klinische Diagnostik zu verbessern.

Ob sich die Diagnostik der Tumoren der Pinealisregion entscheidend verbessern läßt, hängt weniger von der neurologischen Grundlagenforschung ab als von der technischen Weiterentwicklung moderner bildgebender Verfahren. Eine entscheidende diagnostische Frage ist die nach der Tumorhistologie; ebenso wichtig ist die Frage, ob die dem Tumor benachbarten Strukturen durch Kompression oder durch Infiltration geschädigt sind – die Kenntnis der Tumorhistologie und des Tumorwachstums ist für die Therapieplanung und auch für prognostische Überlegungen von dominantem Wert. Diese beiden Fragen können mit den heute verfügbaren bildgebenden Geräten nicht oder nur ungenau beantwortet werden. Die Computertomographie ermöglicht keine sichere Artdiagnose eines Tumors der Pinealisregion, selbst wenn man seine Dichte und seine Kontrastmittelanreicherung in die Befundauswertung einbezieht; nur in manchen Fällen erlaubt das Computertomogramm die Differentialdiagnose zwischen expansivem und invasivem Tumorwachstum. Vielleicht wird die Kernspintomographie zur Lösung dieser schwierigen diagnostischen Probleme beitragen. Derzeit ist die einzige sichere Methode, die Artdiagnose eines Tumors der Pinealisregion zu verifizieren, die histologische Untersuchung nach Tumorbiopsie oder -operation; man hat den Eindruck, daß sich daran in absehbarer Zeit nichts ändern wird.

Bei der Therapie eines Tumors der Pinealisregion steht man vor dem Problem, den Tumor zu eliminieren ohne den Patienten zu schädigen. Es wird aber nur selten gelingen, alle funktionell wichtigen Strukturen der Pinealisregion und ihrer Umgebung zu schonen. Die Neurochirurgie der Pinealisregion hat in letzter Zeit einen erheblichen Fortschritt und beachtliche Erfolge erzielt. Die kommenden Jahre werden zeigen, ob diese Entwicklung ebenso dynamisch weitergeht – möglicherweise werden sich manche Tumoren mit Hilfe von Laserstrahlen oder Ultraschallwellen besser präparieren und leichter entfernen lassen. Jedenfalls ist für die dem heutigen Wissen entsprechende Behandlung der Patienten mit Tumoren der Pinealisregion zu fordern, daß die Anzahl der Neurochirurgischen Kliniken zunimmt, in denen solche Tumoren operiert werden; damit ist verbunden, daß die Zahl der Neurochirurgen, die diese Operationen beherrschen, größer werden muß. Zur Verbesserung der strahlentherapeutischen Ergebnisse bei Tumoren der Pinealisregion ist eine strenge Indikation erforderlich, die sich an der Strahlenempfindlichkeit des Tumors orientiert; dies setzt seine Artdiagnose voraus. Die Strahlentherapie wird desto erfolgreicher sein, je präziser man die Bestrahlung mit Hilfe des Computers geplant hat. Auch von der Radiochirurgie (gezielte Einstrahlung sehr hoher Dosen in eine umschriebene Region bei geringer Strahlenbelastung der Umgebung) und von der stereotaktischen Implantation radioaktiver Substanzen sind Erfolge zu erwarten. Vielleicht lassen sich manche Tumoren, die gegen Gammastrahlen relativ resistent sind, mit beschleunigten Teilchen von hoher Energie zerstören. Welche Rolle die Chemotherapie bei der Behandlung von Patienten mit Tumoren der Pinealisregion spielen wird, ist noch ungewiß. Es hat sich gezeigt, daß einige dieser Tumoren auf Zytostatika ansprechen. Wenn man mehr über die Tumorbiologie und den Tumorstoffwechsel wissen wird, lassen sich vielleicht Zytostatika entwickeln, die eine adäquate onkologische Therapie bestimmter Tumoren der Pinealisregion ermöglichen.

Obwohl der Fortschritt der Medizin – besonders in den letzten Jahren – unser Wissen über Pathologie, Diagnostik und Therapie raumfordernder Prozesse der Pinealisregion beträchtlich erweitert hat, stehen wir vor einer Fülle noch ungelöster Probleme. Eine intensive Zusammenarbeit von Klinikern, Pathologen und medizinischen Grundlagenforschern ist notwendig, um einer Lösung dieser Probleme näherzukommen. Nicht alle Fragen werden sich klären lassen. Ihre Beantwortung ist auch dadurch erschwert, daß raumfordernde Prozesse der Pinealisregion selten vorkommen und die Erfahrung des einzelnen daher begrenzt bleibt. Deshab sind Sammelstudien über Patienten mehrerer Kliniken und ein kooperativer Erfahrungsaustausch wichtig und wünschenswert. Voraussetzung eines solchen gemeinsamen Vorgehens ist eine einheitliche Tumorklassifikation und -nomenklatur.

Zwar wird man nicht die Prognose aller Tumorpatienten wesentlich verbessern können. Das Ziel, jeden Patienten mit einem Tumor der Pinealisregion zu heilen, wird sich nicht erreichen lassen. Aber man wird sich diesem Ziel nähern. Möge dieses Buch dazu beitragen.

Literatur

Abay II EO, Laws ER Jr, Grado GL, Bruckman JE, Forbes GS, Gomez MR, Scott M (1981) Pineal tumors in children and adolescents. Treatment by CSF shunting and radiotherapy. J Neurosurg 55:889–895

Abell MR, Fayos JV, Lampe I (1965) Retroperitoneal germinomas (seminomas) without evidence of testicular involvement. Cancer 18:273–290

Agee OF, Musella R, Tweed CG (1969) Aneurysm of the great vein of Galen. Report of two cases. J Neurosurg 31:346–351

Aguila LA, Chou SM, Bay JW (1984) Primary intracranial germinoma presenting as lower cranial nerve involvement: case report and review of the literature. Neurosurgery 14:475–479

Ahagon A, Yoshida Y, Kusuno K, Uno T (1983) Suprasellar germinoma in association with Klinefelter's syndrome. Case report. J Neurosurg 58:136–138

Alajouanine T, Gilbert S (1927) Pineal tumor treated by the roentgen ray. Arch Neurol Psychiatry 18:301

Alajouanine T, Bertrand I, Castaigne P, Blatrix C (1950) Pinéaloblastome avec envahissement méningé et radiculaire diffus. Rev Neurol (Paris) 83:268–277

Albrechtsen R, Klee JG, Møller JE (1972) Primary intracranial germ cell tumours including five cases of endodermal sinus tumour. Acta Pathol Microbiol Scand [A] [Suppl] 233:32–38

Alexander E Jr (1953) Benign subtentorial supracollicular cyst as a cause of obstructive hydrocephalus. Report of a case. J Neurosurg 10:317–323

Allen JC, Nisselbaum J, Epstein F, Rosen G, Schwartz MK (1979) Alphafetoprotein and human chorionic gonadotropin determination in cerebrospinal fluid. An aid to the diagnosis and management of intracranial germ-cell tumors. J Neurosurg 51:368–374

Allen SS, Lovell HW (1932) Tumors of the third ventricle. Arch Neurol Psychiatry 28:990–1006

Altmann F (1930) Über ein Dermoid der Zirbeldrüse. Wien Klin Wochenschr 43:108–111

Amacher AL, Shillito J Jr (1973) The syndromes and surgical treatment of aneurysms of the great vein of Galen. J Neurosurg 39:89–98

Ameli NO, Armin K, Saleh H (1966) Incisural meningiomas of the falco-tentorial junction. A report of two cases. J Neurosurg 24:1027–1030

Anduze-Acher H, Felgines R, Gleizes L, Riser M (1954) Pinéalome avec symptomatologie initiale de sclérose en plaques. Rev Otoneuroophtalmol 26:52–54

Aoyama I, Makita Y, Nabeshima S, Motomochi M (1982) Intracranial double teratomas. Surg Neurol 17:383–387

Apuzzo MLJ, Davey LM, Manuelidis EE (1976) Pineal apoplexy associated with anticoagulant therapy. Case report. J Neurosurg 45:223–226

Araki C (1937) Meningioma in the pineal region. A report of two cases, removed by operation. Arch Jap Chir 14:1181–1192

Araki C, Matsumoto S (1969) Statistical reevaluation of pinealoma and related tumors in Japan. J Neurosurg 30:146–149

Arendt J (1978) Melatonin as a tumour marker in a patient with pineal tumour. (letter) Br Med J II:635–636

Ariëns Kappers J (1976) The mammalian pineal gland, a survey. Acta Neurochir (Wien) 34:109–149

Arieti S (1954) The pineal gland in old age. J Neuropathol Exp Neurol 13:482–491

Arita N, Ushio Y, Abekura M, Koshino K, Hayakawa T (1978) Embryonal carcinoma with teratomatous elements in the region of the pineal gland. Surg Neurol 9:198–202

Arita N, Bitoh S, Ushio Y, Hayakawa T, Hasegawa H, Fujiwara M, Ozaki K, Par-khen L, Mori T (1980) Primary pineal endodermal sinus tumor with elevated serum and CSF alphafetoprotein levels. Case report. J Neurosurg 53:244–248

Arlant PA, Grunnet ML, Heilbrun MP (1977) Primary malignant melanoma of the pineal region. Surg Neurol 7:121–123

Arnold A, Bailey P, Harvey RA (1954) Intolerance of the primate brainstem and hypothalamus to conventional and high energy radiations. Neurology (Minneap) 4:575–585

Arseni C, Dănăilă L, Nicola N, Georgian M, Istrati C (1969) Intracranial teratomas. Acta Neurochir (Wien) 20:37–51

Aschner B (1912) Über die Funktion der Hypophyse. Pfluegers Arch Gesamte Physiol 146:1–146

Askanazy M (1906) Teratom und Chorionepitheliom der Zirbel. Verh Dtsch Pathol Ges 10:58–76

Axelrod L (1977) Endocrine dysfunction in patients with tumors of the pineal region. In:Schmidek HH (ed) Pineal tumors. Masson, New York

Backlund E-O, Rähn T, Sarby B (1974) Treatment of pinealomas by stereotaxic radiation surgery. Acta Radiol [Ther] (Stockh) 13:368–376

Baggenstoss AH, Love JG (1939) Pinealomas. Arch Neurol Psychiatry 41:1187–1206

Bailey P, Jelliffe SE (1911) Tumors of the pineal body. With an account of the pineal syndrome, the report of a case of teratoma of the pineal and abstracts of all previously recorded cases of pineal tumors. Arch Intern Med 8:851–880

Bailey P, Murray HA (1928) A case of pinealoma with symptoms suggestive of compulsion neurosis. Arch Neurol Psychiatry 19:932–942

Bailey P, Buchanan DN, Bucy PC (1939) Intracranial tumors of infancy and childhood. University of Chicago Press, Chicago

Baker GS, Rucker CW (1950) Metastatic pinealoma involving the optic chiasm. J Neurosurg 7:377–378

Balthasar K (1968) Gliomas of the quadrigeminal plate and eye movements. Ophthalmologica 155:249–270

Banerjee AK, Kak VK (1974) Pineoblastoma with spontaneous intra and extracranial metastasis. J Pathol 114:9–12

Banna M, Schatz SW, Molot MJ, Groves J (1976) Primary intrasellar germinoma. Case report. Br J Radiol 49:971–973

Baraton J, Ernest C, Porée C, Sauvegrain J (1976) The neuro-radiological examination of endocrine disorders of central origin in the child (precocious puberty, hypopituitarism). Pediatr Radiol 4:69–78

Barber SG, Smith JA, Hughes RC (1978a) Melatonin as a tumour marker in a patient with pineal tumour. Br Med J II:328

Barber SG, Smith JA, Cove DH, Smith SCH, London DR (1978b) Marker for pineal tumours? (letter) Lancet II:372–373

Beck H (1883) Über ein Teratom der Hypophysis cerebri. Z Heilkd 4:393–410

Beeley JM, Daly JJ, Timperley WR, Warner J (1973) Ectopic pinealoma:an unusual clinical presentation and a histochemical comparison with a seminoma of the testis. J Neurol Neurosurg Psychiatry 36:864–873

Behrend RC (1974) Epidemiology of brain tumours. In:Vinken PJ, Bruyn GW (eds) Handbook of clinical neurology, vol 16. North-Holland Publ Co, Amsterdam

Bender MB (1960) Comments on the physiology and pathology of eye movements in the vertical plane. J Nerv Ment Dis 130:456–466

Benecke E (1936) Über die funktionelle Bedeutung der Zirbelgeschwülste. Virchows Arch Pathol Anat Physiol Klin Med 297:26–39

Berblinger W (1925) Zur Kenntnis der Zirbelgeschwülste. (Zirbelcarcinom mit Metastasen.) Z Gesamte Neurol Psychiatr 95:741–761

Berblinger W (1944) Zur Kenntnis der Pinealocytome nebst Bemerkungen über die cerebrogene Frühreife. Schweiz Z Pathol Bakteriol 7:107–128

Berger PE, Harwood-Nash DC, Fitz CR (1976) Computerized tomography:abnormal intracerebral collections of blood in children. Neuroradiology 11:29–33

Bernasconi V, Cassinari V (1956) Un segno carotidografico tipico di meningioma del tentorio. Chirurgia (Milano) 11:586–588

Berns TF, Daniels DL, Williams AL, Haughton VM (1981) Mesencephalic anatomy: demonstration by computed tomography. AJNR 2:65–67

Bestle J (1968) Extragonadal endodermal sinus tumours originating in the region of the pineal gland. Acta Pathol Microbiol Scand 74:214–222

Betz H (1968) Das Pneumotomogramm der Cisterna laminae quadrigeminae. Radiologe 8:366–368

Bilaniuk LT, Zimmerman RA, Bar D (1982) Lésions du mésencéphale. Troisième ventricule. Glande pinéale (lésions de la région pinéale). In:Vignaud J, Clay C, Salvolini U, Bilaniuk LT (eds) Traité de radiodiagnostic, vol 16. Masson, Paris

Bing JF, Globus JH, Simon H (1938) Pubertas praecox:a survey of the reported cases and verified anatomical findings. With particular reference to tumors of the pineal body. J Mt Sinai Hosp (NY) 4:935–965

Blane G (1800) History of some cases of disease in the brain, with an account of the appearances upon examination after death, and some general observations on complaints of the head. Case of a tumor found in the situation of the pineal gland. Transactions of a society for the improvement of medical and chirurgical knowledge 2:192–212 (Johnson, London)

Blümm R (1982) Direct sagittal (positional) computed tomography of the head. Neuroradiology 22:199–201

Bochner SJ, Scarff JE (1938) Teratoma of the pineal body. Classification of the embryonal tumors of the pineal body; report of a case of teratoma of the pineal body presenting formed teeth. Arch Surg 36:303–329

Bodechtel G, Marguth F, Kollmannsberger A, Kazner E (1974) Hirntumoren. In:Bodechtel G (ed) Differentialdiagnose neurologischer Krankheitsbilder, 3. Aufl. Thieme, Stuttgart

Boehm E (1919) Zirbeldrüsenteratom und genitale Frühreife. Frankf Z Pathol 22:121–146

Boldrey E, Miller ER (1949) Arteriovenous fistula (aneurysm) of the great cerebral vein (of Galen) and the circle of Willis. Report on two patients treated by ligation. Arch Neurol Psychiatry 62:778–783

Booth CB, Schwartz E, Janis R, Krueger EG (1963) Atypical teratoma (pinealoma). Meningoencephalitic and endocrine manifestations. Neurology (Minneap) 13:999–1010

Borden S, Weber AL, Toch R, Wang CC (1973) Pineal germinoma. Long-term survival despite hematogenous metastases. Am J Dis Child 126:214–216

Borit A (1969) Embryonal carcinoma of the pineal region. J Pathol Bacteriol 97:165–168

Borit A, Blackwood W (1979) Pineocytoma with astrocytomatous differentiation. J Neuropathol Exp Neurol 38:253–258

Borit A, Blackwood W, Mair WGP (1980) The separation of pineocytoma from pineoblastoma. Cancer 45:1408–1418

Bouchard J (1966) Radiation therapy of tumors and diseases of the nervous system. Lea & Febiger, Philadelphia

Bradfield JS, Perez CA (1972) Pineal tumors and ectopic pinealomas. Analysis of treatment and failures. Radiology 103:399–406

Brady LW (1977) The role of radiation therapy. In:Schmidek HH (ed) Pineal tumors. Masson, New York

Bray PF, Carter S, Taveras JM (1958) Brainstem tumors in children. Neurology (Minneap) 8:1–7

Breuer AC, Blank NK, Schoene WC (1978) Multifocal pontine lesions in cancer patients treated with chemotherapy and CNS radiotherapy. Cancer 41:2112–2120

Broser F (1981) Topische und klinische Diagnostik neurologischer Krankheiten, 2.Aufl. Urban & Schwarzenberg, München

Bruns L (1894) Zur differentiellen Diagnose zwischen den Tumoren der Vierhügel und des Kleinhirnes. Arch Psychiatr Nervenkr 26:299–322

Bruton OC, Martz DC, Gerard ES (1961) Precocious puberty due to secreting chorionepithelioma (teratoma) of the brain. J Pediatr 59:719–725

Burgmann GP (1966) Die zytologische Diagnostik der Hirngeschwülste. In:Sayk J (ed) Symposion über die Zerebrospinalflüssigkeit. Fischer, Jena

Burres KP, Hamilton RD (1979) Pineal apoplexy. Neurosurgery 4:264–268

Busch K-T (1957) Beitrag zur Frühdiagnose der Pinealistumoren. Klin Monatsbl Augenheilkd 131:304–313

Camins MB, Mount LA (1974) Primary suprasellar atypical teratoma. Brain 97:447–456

Camins MB, Schlesinger EB (1978) Treatment of tumours of the posterior part of the third ventricle and the pineal region: a long term follow-up. Acta Neurochir (Wien) 40:131–143

Camins MB, Takeuchi J (1978) Normotopic plus heterotopic atypical teratomas. Childs Brain 4:151–160

Camp JD (1950) Significance of intracranial calcification in the roentgenologic diagnosis of intracranial neoplasms. Radiology 55:659–668

Cardinali DP, Vacas MI (1978) Feedback control of pineal function by reproductive hormones - a neuroendocrine paradigm. J Neural Transm [Suppl] 13:175–201

Caron JP, Debrun G, Sichez JP, Comoy J, Lacour P (1974) Ligature des veines cérébrales internes et survie. A propos de deux pinéalectomies. Neurochirurgie 20:81–90

Carrier H, Goutelle A, Tommasi M, Allègre G, Michel D, Boisson D (1971) Tumeur mélanique de la région pinéale. J Med Lyon 52:105–115

Casenave P, Érésué J, Guibert-Tranier F, Piton J, Caillé J-M (1984) Tumeurs de la région pinéale: problèmes diagnostiques. J Neuroradiol 11:47–63

Castellano F, Ruggiero G (1953) Meningiomas of the posterior fossa. Acta Radiol [Suppl] (Stockh) 104

Castleman B, McNeely BU (eds) (1971) Case records of the Massachusetts General Hospital. Case 25. N Engl J Med 284:1427–1434

Castro M, Lepe A (1963) Cerebral tuberculoma. Acta Radiol [Diagn] (Stockh) 1:821–827

Chambers AA, McLennan JE (1978) Pericollicular syndromes. Neuroradiology 16:547–548

Chang CG, Kageyama N, Kobayashi T, Yoshida J, Negoro M (1981) Pineal tumors: clinical diagnosis, with special emphasis on the significance of pineal calcification. Neurosurgery 8:656–667

Chapman PH, Linggood RM (1980) The management of pineal area tumors: a recent reappraisal. Cancer 46:1253–1257

Chattha AS, Delong GR (1975) Sylvian aqueduct syndrome as a sign of acute obstructive hydrocephalus in children. J Neurol Neurosurg Psychiatry 38:288–296

Christoff N (1974) A clinicopathologic study of vertical eye movements. Arch Neurol 31:1–8

Clar H-E, Bock WJ, Grote W, Löhr E (1978) Vergleichende Untersuchungen im Encephalo-Tomogramm und Computer-Tomogramm bei raumfordernden Prozessen der Mittellinie und des Kleinhirnbrückenwinkels. Radiologe 18:92–96

Clar H-E, Reinhardt V, Gerhard L, Hensell V (1979) Clinical and morphological studies of pineal tumours. Acta Neurochir (Wien) 46:59–76

Clarisse J, Dobbelaere P, Rey C, D'Hellemmes P, Hassan M (1978) Les anévrysmes de l'ampoule de Galien. Étude anatomoradiologique à propos de 22 cas. J Neuroradiol 5:91–102

Cocchi U (1957) Die Röntgentherapie der Hirngeschwülste. Behandlungsresultate und Komplikationen. Strahlentherapie [Sonderb] 37:317–355

Cogan DG (1959) Convergence nystagmus. With notes on a single case of divergence nystagmus. Arch Ophthalmol 62:295–299

Cogan DG (1974) Paralysis of down-gaze. Arch Ophthalmol 91:192–199

Cohen DN, Steinberg M, Buchwald R (1974) Suprasellar germinomas: diagnostic confusion with optic gliomas. Case report. J Neurosurg 41:490–493

Cohen RA, Wurtman RJ, Axelrod J, Snyder SH (1964) Some clinical, biochemical, and physiological actions of the pineal gland. Combined clinical staff conference at the National Institutes of Health. Ann Intern Med 61:1144–1161

Cole H (1971) Tumours in the region of the pineal. Clin Radiol 22:110–117

Collier J (1927) Nuclear ophthalmoplegia, with especial reference to retraction of the lids and ptosis and to lesions of the posterior commissure. Brain 50:488–498

Columella F, Papo I (1956) Vertebral angiography in supratentorial expansive processes. Acta Radiol (Stockh) 46:178–185

Constant P, Guérin J, Caillé J-M, Raybaud C (1978) L'incisure tentorielle. Aspects tomodensitométriques. Anatomie normale et sémiologie des processus expansifs incisuraux. J Neuroradiol 5:27–41

Conway LW (1973) Stereotaxic diagnosis and treatment of intracranial tumors including an initial experience with cryosurgery for pinealomas. J Neurosurg 38:453–460

Cooper ERA (1932) The human pineal gland and pineal cysts. J Anat 67:28–46

Costero I, Barroso-Moguel R, Earle KM (1963) Pinealoma: a variety of argentaffinoma? Nature 199:190–191

Cravioto H, Dart D (1973) The ultrastructure of „pinealoma" (seminoma-like tumor of the pineal region). J Neuropathol Exp Neurol 32:552–565

Cummins FM, Taveras JM, Schlesinger EB (1960) Treatment of gliomas of the third ventricle and pinealomas. With special reference to the value of radiotherapy. Neurology (Minneap) 10:1031–1036

Cuneo HM (1960) Ectopic pinealomas. J Neurosurg 17:161–165

Cushing H (1905) The establishment of cerebral hernia as a decompressive measure for inaccessible brain tumors; with the description of intermuscular methods of making the bone defect in temporal and occipital regions. Surg Gynecol Obstet 1:297–314

Cushing H (1932) Intracranial tumours. Notes upon a series of two thousand verified cases with surgical-mortality percentages pertaining thereto. Thomas, Springfield, Ill

Cushing H, Eisenhardt L (1938) Meningiomas. Their classification, regional behaviour, life history, and surgical end results. Thomas, Springfield, Ill

Dandy WE (1921) An operation for the removal of pineal tumors. Surg Gynecol Obstet 33:113–119

Dandy WE (1922a) Diagnosis, localization and removal of tumors of the third ventricle. Johns Hopkins Hosp Bull 33:188–189

Dandy WE (1922b) An operative procedure for hydrocephalus. Johns Hopkins Hosp Bull 33:189–190

Dandy WE (1936) Operative experience in cases of pineal tumor. Arch Surg 33:19–46

Dandy WE (1945) Diagnosis and treatment of strictures of the aqueduct of Sylvius (causing hydrocephalus). Arch Surg 51:1–14

Dariano JAF, Furlanetto TW, Costa SS, Prenna FJ, Santos AJ, Sharer LR (1981) Suprasellar germinoma: an unusual clinical presentation. Surg Neurol 15:294–297

David M, Bernard-Weil E, Dilenge D (1963) Les tumeurs de la glande pinéale. Ann Endocrinol (Paris) 24:287–330

David M, Bovier-Lapierre M, Jeune M (1969) Tumeurs pinéales et puberté précoce. Lyon Med 223:661–665

David M, De Ajuriaguerra J, Bonis A (1957) Les pubertés précoces des tumeurs cérébrales. Sem Hop Paris 33:3935–3958

Davidoff LM (1967) Some considerations in the therapy of pineal tumors. Rudolf Virchow Lecture. Bull NY Acad Med 43:537–561

Davidoff LM, Dyke CG (1933) The demonstration of normal cerebral structures by means of encephalography. II. The corpora quadrigemina. Bull Neurol Inst NY 3:138–146

Davidoff LM, Epstein BS (1955) The abnormal pneumoencephalogram, 2nd ed. Lea & Febiger, Philadelphia

Davidson SI, Small JM (1960) Malignant change in an intracranial epidermoid. J Neurol Neurosurg Psychiatry 23:176–178

Dayan AD, Marshall AHE, Miller AA, Pick FJ, Rankin NE (1966) Atypical teratomas of the pineal and hypothalamus. J Pathol Bacteriol 92:1–28

DeGirolami U (1977) Pathology of tumors of the pineal region. In:Schmidek HH (ed) Pineal tumors. Masson, New York

DeGirolami U, Schmidek HH (1973) Clinicopathological study of 53 tumors of the pineal region. J Neurosurg 39:455–462

Del Rio-Hortega P (1933) The microscopic anatomy of tumors of the central and peripheral nervous system. Thomas, Springfield, Ill 1962

Demakas JJ, Sonntag VKH, Kaplan AM, Kelley JJ, Waggener JD (1982) Surgical management of pineal area tumors in early childhood. Surg Neurol 17:435–440

De Monchy SJR (1923) Rhythmical convergence spasm of the eyes in a case of tumour of the pineal gland. Brain 46:179–188

D'Errico A (1961) Treatment of third ventricle tumors. Acta Neurochir (Wien) 9:331–338

Descartes R (1677) Passiones, sive affectus animae; pars 1, art.31. In:Principia philosophiae. Schmigd, Amsterdam

De Tribolet N, Barrelet L (1977) Successful chemotherapy of pinealoma. (letter) Lancet II:1228–1229

Di Chiro G (1961) An atlas of detailed normal pneumoencephalographic anatomy. Thomas, Springfield, Ill

Di Chiro G (1967) An atlas of pathologic pneumoencephalographic anatomy. Thomas, Springfield, Ill

Diebler C, Ponsot G (1983) Hamartomas of the tuber cinereum. Neuroradiology 25:93–101

Diebler C, Dulac O, Renier D, Ernest C, Lalande G (1981) Aneurysms of the vein of Galen in infants aged 2 to 15 months. Diagnosis and natural evolution. Neuroradiology 21:185–197

Dietz R (1976) Beitrag zur Radiotherapie des Pinealoms. Strahlentherapie 152:404–409

Donat JF, Okazaki H, Gomez MR, Reagan TJ, Baker HL Jr, Laws ER Jr (1978) Pineal tumors. A 53-year experience. Arch Neurol 35:736–740

Driggs M, Spatz H (1939) Pubertas praecox bei einer hyperplastischen Mißbildung des Tuber cinereum. Virchows Arch Pathol Anat Physiol Klin Med 305:567–592

Dubois PJ, Martinez AJ, Myerowitz RL, Rosenbaum AE (1978) Subependymal and leptomeningeal spread of systemic malignant lymphoma demonstrated by cranial computed tomography. Case report. J Comput Assist Tomogr 2:218–221

Dubois PJ, Sage M, Luther JS, Burger PC, Heinz ER, Drayer BP (1981) Malignant change in an intracranial epidermoid cyst. Case report. J Comput Assist Tomogr 5:433–435

Duffin AB (1876) Cerebral tumour implicating the corpora quadrigemina. Lancet I:888

Dupont MG, Gerard JM, Flament-Durand J, Balériaux-Waha D, Mortelmans LL (1977) Pathognomonic aspect of germinoma on CT scan. Case report. Neuroradiology 14:209–211

Durward QJ, Barnett HJM, Barr HWK (1982) Presentation and management of mesencephalic hematoma. Report of two cases. J Neurosurg 56:123–127

Dyke CG (1930) Indirect signs of brain tumor as noted in routine roentgen examinations. Displacement of the pineal shadow (a survey of 3000 cosecutive skull examinations). AJR 23:598–606

Dyke CG, Davidoff LM (1942) Roentgen treatment of diseases of the nervous system. Lea & Febiger, Philadelphia

Eberts TJ, Ransburg RC (1979) Primary intracranial endodermal sinus tumor. Case report. J Neurosurg 50:246–252

Ehni G (1946) Pineal teratoma:report of case. J Neurosurg 3:86–94

Eichholtz W, Spaar FW (1974) Augensymptome beim sogenannten ektopischen Pinealom (Hypothalamus-Germinom). Klin Monatsbl Augenheilkd 164:106–111

El-Mahdi AM, Philips E, Lott S (1972) The role of radiation therapy in pinealoma. Radiology 103:407–412

Engeset A (1949) On roentgen treatment of intracranial gliomas. Acta Radiol (Stockh) 32:210–228

Ennuyer A, Guiot G, Cheguillaume J, Guenot J (1956) A propos de la radiothérapie des tumeurs de la région épiphysaire. Sem Hop Paris 32:1955–1962

Enriquez R, Egbert B, Bullock J (1973) Primary malignant melanoma of central nervous system. Pineal involvement in a patient with nevus of Ota and multiple pigmented skin nevi. Arch Pathol 95:392–395

Erbslöh F (1974) Dystrophische Prozesse des Zentralnervensystems. In:Bodechtel G (ed) Differentialdiagnose neurologischer Krankheitsbilder. 3. Aufl. Thieme, Stuttgart

Érésué J, Casenave P, Guibert-Tranier F, Piton J, Caillé J-M (1983) Apports de la radiologie dans les tumeurs du troisième ventricule. J Neuroradiol 10:345–354

Faßbender F (1933) Über einen Fall von Praecocitas somo-psycho-genitalis bei einem 7½ Jahre alten Mädchen. Z Kinderheilkd 54:642–656

Fermé F, Jedynak C-P, Rougerie J (1977) Les pubertés précoces d'origine tumorale. Discussion de l'indication neuro-chirurgicale. Nouv Presse Med 6:3195–3198

Fitz CR, Rao KCVG (1983) Primary tumors in children. In:Lee SH, Rao KCVG (eds) Cranial computed tomography. McGraw-Hill Book Co, New York

Foerster O (1925) Encephalographische Erfahrungen. Z Gesamte Neurol Psychiatr 94:512–584

Foerster O (1928) Das operative Vorgehen bei Tumoren der Vierhügelgegend. Wien Klin Wochenschr 41:986–990

Fötzsch R (1971) Die internukleare Ophthalmoplegie. Ophthalmologica 162:331–342

Ford FR (1937) Diseases of the central nervous system in infancy, childhood and adolescence. Thomas, Springfield, Ill

Ford FR, Muncie W (1938) Malignant tumor within the third ventricle. Three cases of unusual type with invasion of the ventricular walls. Arch Neurol Psychiatry 39:82–95

Fowler FD, Alexander E Jr, Davis CH Jr (1956) Pinealoma with metastases in the central nervous system. A rationale of treatment. J Neurosurg 13:271–288

Frankl-Hochwart L v (1909) Über Diagnose der Zirbeldrüsentumoren. Dtsch Z Nervenheilkd 37:455–465

Fraschini F, Mess B, Martini L (1968) Pineal gland, melatonin and the control of luteinizing hormone secretion. Endocrinology 82:919–924

Frazier CH (1932) Differential diagnosis of lesions in and adjacent to the sella turcica. Am J Surg 16:199–222

Friedman ED, Plaut A (1935) Tumor of the pineal gland (pinealocytoma) with meningeal and neural metastases. Arch Neurol Psychiatry 33:1324–1341

Friedman NB (1947) Germinoma of the pineal. Its identity with germinoma („seminoma") of the testis. Cancer Res 7:363–368

Friedman NB (1951) The comparative morphogenesis of extragenital and gonadal teratoid tumors. Cancer 4:265–276

Fujii T, Itakura T, Hayashi S, Komai N, Nakamine H, Saito K (1981) Primary pineal choriocarcinoma with hemorrhage monitored by computerized tomography. Case report. J Neurosurg 55:484–487

Fukui M, Matsuoka S, Hasuo K, Numaguchi Y, Kitamura K (1983) Cavernous hemangioma in the pineal region. Surg Neurol 20:209–215

Fukushima T (1978) Endoscopic biopsy of intraventricular tumors with the use of a ventriculofiberscope. Neurosurgery 2:110–113

Fukushima T, Ishijima B, Hirakawa K, Nakamura N, Sano K (1973) Ventriculofiberscope: a new technique for endoscopic diagnosis and operation. Technical note. J Neurosurg 38:251–256

Futrell NN, Osborn AG, Cheson BD (1981) Pineal region tumors: computed tomographic-pathologic spectrum. AJNR 2:415–420

Galassi E, Tognetti F, Frank F, Gaist G (1984) Extraneural metastases from primary pineal tumors. Review of the literature. Surg Neurol 21:497–504

Galloway JR, Greitz T (1960) The medial and lateral choroid arteries. An anatomic and roentgenographic study. Acta Radiol (Stockh) 53:353–366

Gautier R (1916) Zur Kenntnis der Mischgeschwülste der Hypophysengegend. Frankf Z Pathol 19:247–291

Gay AJ, Brodkey J, Miller JE (1963) Convergence retraction nystagmus. An electromyographic study. Arch Ophthalmol 70:456–461

Gay AJ, Newman NM, Keltner JL, Stroud MH (1974) Eye movement disorders. Mosby, Saint Louis

Ghatak NR, Hirano A, Zimmerman HM (1969) Intrasellar germinomas: a form of ectopic pinealoma. J Neurosurg 31:670–675

Ghoshhajra K, Baghai-Naiini P, Hahn HS, Pena CE, Hayat S (1979) Spontaneous rupture of a pineal teratoma. Case report. Neuroradiology 17:215–217

Gibson JB, Burrows D, Weir WP (1957) Primary melanoma of the meninges. J Pathol Bacteriol 74:419–438

Giebel W (1921) Über primäre Tumoren der Zirbeldrüse. Frankf Z Pathol 25:176–190

Giuffrè R, Di Lorenzo N (1975) Evolution of a primary intrasellar germinomatous teratoma into a choriocarcinoma. Case report. J Neurosurg 42:602–604

Glasauer FE (1970) An operative approach to pineal tumors. Acta Neurochir (Wien) 22:177–180

Glass RL, Culbertson CG (1946) Teratoma of pineal gland with choriocarcinoma and rhabdomyosarcoma. Arch Pathol 41:552–555

Glees P (1971) Das menschliche Gehirn. Evolution, Bau und Arbeitsweise, 2. Aufl. Hippokrates, Stuttgart

Globus JH (1941) Pinealoma. Arch Pathol 31:533–568

Globus JH, Silbert S (1931) Pinealomas. Arch Neurol Psychiatry 25:937–984

Gold AP, Ransohoff J, Carter S (1964) Vein of Galen malformation. Acta Neurol Scand [Suppl] 11

Gold LHA, Loken MK (1969) Retrospective evaluation of isotope images of the brain in 852 patients. Radiology 92:1473–1476

Goldzieher M (1913) Über eine Zirbeldrüsengeschwulst. Virchows Arch Pathol Anat Physiol Klin Med 213:353–365

Gomez MR, Whitten CF, Nolke A, Bernstein J, Meyer JS (1963) Aneurysmal malformation of the great vein of Galen causing heart failure in early infancy. Report of five cases. Pediatrics 31:400–411

Gonda VE (1932) Tumor of the pineal body invading the Sylvian aqueduct. Arch Neurol Psychiatry 28:950–951

Gowers WR (1881) Case of intracranial disease with optic neuritis and paralysis of the upward movement of both eyes. Trans Ophthalmol Soc UK 1:117–119

Grant FC (1956) A study of the results of surgical treatment in 2,326 consecutive patients with brain tumor. J Neurosurg 13:479–488

Greenberger JS, Cassady JR, Levene MB (1977) Radiation therapy of thalamic, midbrain and brain stem gliomas. Radiology 122:463–468

Greenhouse AH, Neubuerger KT (1960) Intracranial teratomata of the newborn. Arch Neurol 3:718–724

Greitz T (1972) Tumours of the quadrigeminal plate and adjacent structures. Acta Radiol [Diagn] (Stockh) 12:513–538

Grossman CB, Gonzalez CF (1977) Neuroradiology of the pineal region. In: Schmidek HH (ed) Pineal tumors. Masson, New York

Grumme T, Steinhoff H, Wende S (1976) Diagnosis of supratentorial tumors with computerized tomography. In: Lanksch W, Kazner E (eds) Cranial computerized tomography. Springer, Berlin

Guleke N (1950) Die Eingriffe am Gehirnschädel, Gehirn, an der Wirbelsäule und am Rückenmark, 2. Aufl. Springer, Berlin

Gutzeit R (1896) Ein Teratom der Zirbeldrüse. Inaugural-Dissertation. Erlatis, Königsberg

Haase J, Nielsen K (1979) Value of tumor markers in the treatment of endodermal sinus tumors and choriocarcinomas in the pineal region. Neurosurgery 5:485–488

Hajdu SI, Porro RS, Lieberman PH, Foote FW Jr (1972) Degeneration of the pineal gland of patients with cancer. Cancer 29:706–709

Haldeman KO (1927) Tumors of the pineal gland. Arch Neurol Psychiatry 18:724–754

Halmagyi GM, Evans WA (1978) Lipoma of the quadrigeminal plate causing progressive obstructive hydrocephalus. Case report. J Neurosurg 49:453–456

Halpert B, Erickson EE, Fields WS (1960) Intracranial involvement from carcinoma of the lung. Arch Pathol 69:93–103

Hamby WB, Gardner WJ (1935) An ependymal cyst in the quadrigeminal region. Report of a case. Arch Neurol Psychiatry 33:391–398

Handa H, Yamashita J (1981) Summary: current treatment of pineal tumors. Surg Neurol 16:279

Harris W, Cairns H (1932) Diagnosis and treatment of pineal tumours. With report of a case. Lancet I:3–9

Harwood-Nash DC, Fitz CR (1976) Neuroradiology in infants and children. Mosby, Saint Louis

Hase U, Hock H, Schindler E (1979a) Tumoren der Pinealisregion. Teil I: Neurologische und neuroradiologische Symptomatik bei 23 Patienten. Neurochirurgia (Stuttg) 22:107–117

Hase U, Hock H, Schindler E, Schürmann K (1979b) Tumoren der Pinealisregion. Teil II: Behandlungsergebnisse bei 23 Patienten. Neurochirurgia (Stuttg) 22:118–129

Hayashi T, Kuratomi A, Kuramoto S (1980) Arachnoid cyst of the quadrigeminal cistern. Surg Neurol 14:267–273

Hechst B (1932) Über einen Fall von Haemangioma cavernosum im Sehhügel und Mittelhirn. Nebst Beitrag zur Lokalisationsfrage der katatonen Bewegungsstörungen. Z Gesamte Neurol Psychiatr 142:590–607

Heinismann JI, Czerny LI (1931) Zur Frage nach der Röntgentherapie der Gehirntumoren. Strahlentherapie 40:302–332

Heinz ER, Schwartz JF, Sears RA (1968) Thrombosis in the vein of Galen malformation. Br J Radiol 41:424–428

Henn V, Büttner U, Büttner-Ennever J (1978) Supranukleäre Störungen der Okulomotorik – physiologische und anatomische Grundlagen. In: Kommerell G (ed) Augenbewegungsstörungen. Neurophysiologie und Klinik. Symposion der Deutschen Ophthalmologischen Gesellschaft vom 15.–17. April in Freiburg. Bergmann, München

Henoch EH (1864) Tuberculose der Corpora quadrigemina. Berl Klin Wochenschr 1:125–127

Heppner F (1954) Über Meningeome des 3.Ventrikels. Acta Neurochir (Wien) 4:55–67

Heppner F (1955a) Meningiomas of the third ventricle in children. Review of the literature and report of two cases with uneventful recovery after surgery. Acta Psychiatr Neurol Scand 30:471–481

Heppner F (1955b) Meningeome in der Zirbelregion bei Kindern. Wien Klin Wochenschr 67:145–146

Heppner F (1959) Zur Operationstechnik bei Pinealomen. Zentralbl Neurochir 19:219–224

Herrick MK, Rubinstein LJ (1979) The cytological differentiating potential of pineal parenchymal neoplasms (true pinealomas). A clinicopathological study of 28 tumours. Brain 102:289–320

Herrschaft H (1968) Die Teratome des Zentralnervensystems. Dtsch Z Nervenheilkd 194:344–365

Heubner O (1898) Tumor der Glandula pinealis. Dtsch Med Wochenschr [Vereinsbeilage] 29:214–215

Higashi K, Katayama S, Orita T (1979) Pineal apoplexy. J Neurol Neurosurg Psychiatry 42:1050–1053

Hildenbrand PG, Gabrielsen TO, Dorovini-Zis K, Knake JE, Latack JT, Gebarski SS (1983) Radiology of primary intracranial yolk-sac (endodermal sinus) tumors. AJNR 4:991–993

Hirano A, Llena JF, Chung HD (1975) Some new observations in an intracranial germinoma. Acta Neuropathol (Berl) 32:103–113

Hitchon PW, Abu-Yousef MM, Graf CJ, Turner DM, Van Gilder JC (1983) Management and outcome of pineal region tumors. Neurosurgery 13:248–253

Ho K-L, Rassekh ZS (1979) Endodermal sinus tumor of the pineal region. Case report and review of literature. Cancer 44:1081–1086

Hoff H, Osler G (1957) Neurologie auf den Grundlagen der Physiologie. Maudrich, Wien

Hoffman HJ, Chuang S, Hendrick EB, Humphreys RP (1982) Aneurysms of the vein of Galen. Experience at the Hospital for Sick Children, Toronto. J Neurosurg 57:316–322

Holden AM, Fyler DC, Shillito J Jr, Nadas AS (1972) Congestive heart failure from intracranial arteriovenous fistula in infancy. Clinical and physiologic considerations in eight patients. Pediatrics 49:30–39

Holdorff B, Schiffter R (1971) Strahlenspätnekrosen des Hirnstammes, einschließlich Hypothalamus nach Bestrahlung mit ultraharten Röntgenstrahlen und schnellen Elektronen. Zum Problem der Strahlenempfindlichkeit des Hirnstammes. Acta Neurochir (Wien) 25:37–56

Holness RO, Sangalang VE (1976) Myelomatous metastasis to the pineal body. Surg Neurol 5:97–100

Holtås S, Nyman U, Cronqvist S (1984) Computed tomography of malignant lymphoma of the brain. Neuroradiology 26:33–38

Horrax G (1916) Studies on the pineal gland. II. Clinical observations. Arch Intern Med 17:627–645

Horrax G (1927) Differential diagnosis of tumors primarily pineal and primarily pontile. Arch Neurol Psychiatry 17:179–192

Horrax G (1936) Further observations on tumor of the pineal body. Arch Neurol Psychiatry 35:215–228

Horrax G (1937) Extirpation of a huge pinealoma from a patient with pubertas praecox: a new operative approach. Arch Neurol Psychiatry 37:385–397

Horrax G (1947) The role of pinealomas in the causation of diabetes insipidus. Ann Surg 126:725–739

Horrax G (1949) The diagnosis and treatment of pineal tumors. Radiology 52:186–192

Horrax G (1950) Treatment of tumors of the pineal body. Experience in a series of twenty-two cases. Arch Neurol Psychiatry 64:227–242

Horrax G, Bailey P (1925) Tumors of the pineal body. Arch Neurol Psychiatry 13:423–470

Horrax G, Bailey P (1928) Pineal pathology. Further studies. Arch Neurol Psychiatry 19:394–414

Horrax G, Daniels JT (1942) The conservative treatment of pineal tumors. Surg Clin North Am 22:649–659

Horrax G, Wyatt JP (1947) Ectopic pinealomas in the chiasmal region. Report of three cases. J Neurosurg 4:309–326

Hosoi K (1930) Teratoma and teratoid tumors of the brain. Arch Pathol 9:1207–1219

Houdart M, Messimy R, Mamo H (1953) La forme méningée des pinéalomes au début. Rev Neurol (Paris) 89:617–620

Hounsfield GN (1973) Computerized tranverse axial scanning (tomography): Part I. Description of system. Br J Radiol 46:1016–1022

Howell CMH (1910) Tumours of the pineal body. Proc R Soc Med 3:65–78

Howman-Giles R, Besser M, Johnston IH, Da Silva M (1984) Disseminated hematogenous metastases from a pineal germinoma in an infant. Case report. J Neurosurg 60:835–837

Huang YP, Wolf BS (1964) Veins of the white matter of the cerebral hemispheres (the medullary veins). Diagnostic importance in carotid angiography. AJR 92:739–755

Huang YP, Wolf BS (1965) The veins of the posterior fossa – superior or galenic draining group. AJR 95:808–821

Huang YP, Wolf BS (1974a) The basal cerebral vein and its tributaries. In: Newton TH, Potts DG (eds) Radiology of the skull and brain, vol 2, book 3. Mosby, Saint Louis

Huang YP, Wolf BS (1974b) Veins of the posterior fossa. In: Newton TH, Potts DG (eds) Radiology of the skull and brain, vol 2, book 3. Mosby, Saint Louis

Huber A (1971) Eye symptoms in brain tumors, 2nd ed. Mosby, Saint Louis

Huber P (1979) Zerebrale Angiographie für Klinik und Praxis. Thieme, Stuttgart

Hubschmann O, Kasoff S, Doniger D, Llena JF, Leeds N (1976) Cavernous haemangioma in the pineal region. Surg Neurol 6:349–351

Huckman MS, Davis DO, Coxe WS (1970) Arachnoid cyst of the quadrigeminal plate. Case report. J Neurosurg 32:367–370

Huk W, Heindel W, Deimling M, Stetter E (1983) Nuclear magnetic resonance (NMR) tomography of the central nervous system: comparison of two imaging sequences. J Comput Assist Tomogr 7:468–475

Ilberg G (1894) Ein Gumma in der Vierhügelgegend. Arch Psychiatr Nervenkr 26:323–362

Ingraham FD, Bailey OT (1946) Cystic teratomas and teratoid tumors of the central nervous system in infancy and childhood. J Neurosurg 3:511–532

Inoue Y, Takeuchi T, Tamaki M, Nin K, Hakuba A, Nishimura S (1979) Sequential CT observations of irradiated intracranial germinomas. AJR 132:361–365

Iraci G (1977) Ectopic pinealoma. Report of a case and remarks on the treatment. Acta Neurochir (Wien) 38:293–303

Ito J, Kadekaru T, Hayano M, Kurita I, Okada K, Yoshida Y (1981) Meningioma in the tela choroidea of the third ventricle:CT and angiographic correlations. Case report. Neuroradiology 21:207–211

Ito T (1955) A pathological study of brain tumors in childhood. Abstract of 7th North-Japanese pediatrical society in Niigata:15–27 (jap)

Jacobs L, Anderson PJ, Bender MB (1973) The lesions producing paralysis of downward but not upward gaze. Arch Neurol 28:319–323

Jaensch PA (1931) Doppelseitige Trochlearisparese als einzige Motilitätsstörung bei Zirbeldrüsentumor. Z Augenheilkd 75:58–68

James W, Dudley HR (1957) Teratoma in region of the pineal body. Report of a case. J Neurosurg 14:235–241

Jamieson KG (1971) Excision of pineal tumors. J Neurosurg 35:550–553

Jellinger K (1973) Primary intracranial germ cell tumours. Acta Neuropathol (Berl) 25:291–306

Jellinger K (1975) The morphology of centrally-situated angiomas. In:Pia HW, Gleave JRW, Grote E, Zierski J (eds) Cerebral angiomas. Advances in diagnosis and therapy. Springer, Berlin

Jellinger K, Minauf M, Kraus H, Sunder-Plassmann M (1970) Embryonales Carcinom der Epiphysenregion. Acta Neuropathol (Berl) 15:176–182

Jenkin RDT, Simpson WJK, Keen CW (1978) Pineal and suprasellar germinomas. Results of radiation treatment. J Neurosurg 48:99–107

Jennett B, Johnson R, Reid R (1963) Positive contrast ventriculography of pineal region tumours. Acta Radiol [Diagn] (Stockh) 1:857–871

Johanson C (1953) The cerebral phlebogram by carotid angiography in cases of central brain tumours. Acta Radiol (Stockh) 40:155–172

Johanson C (1954) The central veins and deep dural sinuses of the brain. Acta Radiol [Suppl] (Stockh) 107

Johnson RT, Yates PO (1956) Clinico-pathological aspects of pressure changes at the tentorium. Acta Radiol (Stockh) 46:242–249

Johnson VC, List CF (1937) Ventriculographic localization of intracranial tumors. I. Tumors involving the posterior part of the third ventricle and thalamus. AJR 38:77–91

Jooma R, Kendall BE (1983) Diagnosis an management of pineal tumors. J Neurosurg 58:654–665

Joyner JE (1962) Metastatic gastric adenocarcinoma to the pineal body. A case report. Acta Neuropathol (Berl) 1:416–419

Judisch GF, Patil SR (1981) Concurrent heritable retinoblastoma, pinealoma, and trisomy X. Arch Ophthalmol 99:1767–1769

Kageyama N (1971) Ectopic pinealoma in the region of the optic chiasm. Report of five cases. J Neurosurg 35:755–759

Kageyama N, Belsky R (1961) Ectopic pinealoma in the chiasma region. Neurology (Minneap) 11:318–327

Kahn EA (1937) Surgical treatment of pineal tumor. Arch Neurol Psychiatry 38:833–842

Kalm H, Magun R (1950) Beitrag zur Klinik und pathologischen Anatomie der Pinealome. Dtsch Z Nervenheilkd 164:453–468

Kalyanaraman UP (1979) Primary glioblastoma of the pineal gland. Arch Neurol 36:717–718

Kameyama M, Yoshimoto T, Seki H, Suzuki J (1981) Giant meningioma of the third ventricle. A case report. Acta Neurochir (Wien) 57:121–127

Kaplan HA (1959) The transcerebral venous system. An antomical study. Arch Neurol 1:148–152

Katagiri A (1960) Arachnoidal cyst of the cisterna ambiens. Report of two cases. Neurology (Minneap) 10:783–786

Katsura S, Suzuki J, Wada T (1959) A statistical study of brain tumors in the neurosurgical clinics in Japan. J Neurosurg 16:570–580

Kautzky R, Zülch KJ, Wende S, Tänzer A (1976) Neuroradiologie auf neuropathologischer Grundlage, 2. Aufl. Springer, Berlin

Kawakami Y, Yamada O, Tabuchi K, Ohmoto T, Nishimoto A (1980) Primary intracranial choriocarcinoma. J Neurosurg 53:369–374

Kazner E, Kunze S (1968) Die Echo-Encephalographie als ergänzende Untersuchung bei Mittelhirntumoren. Radiologe 8:363–366

Kazner E, Steinhoff H (1979) Aspect of rare intracranial tumors in the CT scan. In: Gerhardt P, Van Kaick G (eds) Total body computerized tomography. International symposium Heidelberg 1977. Thieme, Stuttgart

Kazner E, Wilske J, Steinhoff H, Stochdorph O (1978) Computer assisted tomography in primary malignant lymphomas of the brain. J Comput Assist Tomogr 2:125–134

Kazner E, Wende S, Grumme T, Lanksch W, Stochdorph O (eds) (1981) Computertomographie intrakranieller Tumoren aus klinischer Sicht. Springer, Berlin

Kempe LG (1968) Operative neurosurgery, vol 1. Cranial, cerebral, and intracranial vascular disease. Springer, Berlin

Kennaway DJ, McCulloch G, Matthews CD, Seamark RF (1979) Plasma melatonin, luteinizing hormone, follicle-stimulating hormone, prolactin, and corticoids in two patients with pinealoma. J Clin Endocrinol Metab 49:144–145

256

Kirsch WM, Stears JC (1970) Radiographic identification and surgical excision of an epidermoid tumor of the pineal gland. Case report. J Neurosurg 33:708–713

Kitay JI, Altschule MD (1954) The pineal gland. A review of the physiologic literature. Harvard University Press, Cambridge, Mass

Klapproth W (1922) Teratom der Zirbel, kombiniert mit Adenom. Zentralbl Allg Pathol 32: 617–630

Klaus E (1958) Beitrag zur pneumographischen Diagnostik der Epiphysentumoren. Acta Radiol (Stockh) 50:12–17

Kleefield J, Solis OJ, Davis KR, Kleinman G, Roberson GH, Ellis GT, Merino J (1977) Computed tomography of tumors of the pineal region. Comput Tomogr 1:257–265

Kleinsasser O, Kloss K (1958) Zur Frage der ektopischen Pinealome. Acta Neurochir (Wien) 6:20–29

Kobayashi T, Kageyama N, Kida Y, Yoshida J, Shibuya N, Okamura K (1981) Unilateral germinomas involving the basal ganglia and thalamus. J Neurosurg 55:55–62

Körber HL (1903) Über drei Fälle von Retraktionsbewegung des Bulbus. Ophthalmol Klin 7:65–67

Koide O, Watanabe Y, Sato K (1980) A pathological survey of intracranial germinoma and pinealoma in Japan. Cancer 45:2119–2130

Koos WT, Miller MH (1971) Intracranial tumors of infants and children. Thieme, Stuttgart

Krabbe KH (1916) Histologische und embryologische Untersuchungen über die Zirbeldrüse des Menschen. Anat Hefte 54:187–319

Krabbe KH (1923) The pineal gland, especially in relation to the problem on its supposed significance in sexual development. Endocrinology 7:379–414

Kraus H, Koos WT (1967) Hirntumoren im Kindes- und Jugendalter. Ein statistischer Überblick an Hand eines eigenen Materials von 670 Fällen. Wien Klin Wochenschr 79:934–943

Krause F (1926) Operative Freilegung der Vierhügel, nebst Beobachtungen über Hirndruck und Dekompression. Zentralbl Chir 53:2812–2819

Krayenbühl H, Zollinger HU (1943) Malignes metastasierendes Pinealocytom mit dem klinischen Bild der Dystrophia adiposo-genitalis. Schweiz Arch Neurol Psychiatr 51:77–98

Krenkel W (1972) Indikationen und Ergebnisse neurochirurgischer Eingriffe bei Hirntumoren im Kindesalter. Med Welt 23:589–593

Kroening PM (1962) Pineal teratoma – before and after dentition. AJR 88:533–535

Kruyff E (1965) Paracollicular plate cysts. AJR 95:899–916

Kubo O, Yamasaki N, Kamijo Y, Amano K, Kitamura K, Demura R (1977) Human chorionic gonadotropin produced by ectopic pinealoma in a girl with precocious puberty. Case report. J Neurosurg 47:101–105

Kundert JG (1963) Pinealom und Tumoren des III.Ventrikels. Katamnestische Untersuchungen von 20 neurochirurgisch behandelten Patienten. Schweiz Arch Neurol Neurochir Psychiatr 92:296–322

Kunicki A (1960) Operative experiences in 8 cases of pineal tumor. J Neurosurg 17:815–823

Kurman RJ, Scardino PT, McIntire KR, Waldmann TA, Javadpour N (1977) Cellular localization of alpha-fetoprotein and human chorionic gonadotropin in germ cell tumors of the testis using an indirect immunoperoxidase technique. A new approach to classification utilizing tumor markers. Cancer 40:2136–2151

Lang EK, Russell JR (1970) Pantopaque ventriculography: demonstration and assessment of lesions of the third ventricle and posterior fossa. J Neurosurg 32:5–15

Lange-Cosack H (1951) Verschiedene Gruppen der hypothalamischen Pubertas praecox. 1. Mitteilung:Anatomisch und klinisch einheitliche Gruppen bei Tumoren des Tuber cinereum auf dem Boden einer hyperplastischen Mißbildung. Dtsch Z Nervenheilkd 166:499–545

Lange-Cosack H (1952) Verschiedene Gruppen der hypothalamischen Pubertas praecox. 2. Mitteilung. Sexuelle Frühreife bei verschiedenen hypothalamischen Krankheitsprozessen (mit Ausnahme der hyperplastischen Mißbildung) und bei Zirbeltumoren. Dtsch Z Nervenheilkd 168:237–266

Lapras C, Dechaume JP, Deruty R, Capdeville J (1973) Traitement des tumeurs de la région pinéale. Lyon Chir 69:196–198

La Torre E, Delitalia A, Sorano V (1978) Hematoma of the quadrigeminal plate. Case report. J Neurosurg 49:610–613

Lavender JP, Du Boulay GH (1965) Aqueductal stenosis and cystic expansion of the suprapineal recess. Clin Radiol 16:330–333

Lazar ML, Clark K (1974) Direct surgical management of masses in the region of the vein of Galen. Surg Neurol 2:17–21

Lee SH, Rao KCVG (1983) Primary tumors in adults. In: Lee SH, Rao KCVG (eds) Cranial computed tomography. McGraw-Hill Book Co, New York

Lee SH, Sundaresan N, Jereb B, Galicich JH (1978) Endodermal sinus tumor of the pineal region: case report. Neurosurgery 3:407–411

Lehman JS Jr, Chynn K-Y, Hagstrom JWC, Steinberg I (1966) Heart failure in infancy due to arteriovenous malformation of the vein of Galen. Report of a case. AJR 98:653–659

Leiber B, Olbrich G (1972) Die klinischen Syndrome, 5. Aufl. Urban & Schwarzenberg, München

Leksell L (1952) The stereotaxic method and radiosurgery of the brain. Acta Chir Scand 102:316–319

Leksell L (1968) Cerebral radiosurgery. I. Gammathalatomy in two cases of intractable pain. Acta Chir Scand 134:585–595

Lerner AB, Case JD, Takahashi Y, Lee TH, Mori W (1958) Isolation of melatonin, the pineal gland factor that lightens melanocytes. (letter) J Am Chem Soc 80:2587

Lerner MA, Kosary IZ, Cohen BE (1969) Parinaud's syndrome in aqueduct stenosis:its mechanism and ventriculographic features. Case report. Br J Radiol 42:310–312

Lessell S (1975) Supranuclear paralysis of monocular elevation. Neurology (Minneap) 25:1134-1136

Leuenberger AE (1978) Zur Klinik der mesencephalen Syndrome. In:Kommerell G (ed) Augenbewegungsstörungen. Neurophysiologie und Klinik. Symposion der Deutschen Ophthalmologischen Gesellschaft vom 15.-17. April 1977 in Freiburg. Bergmann, München

Liliequist B (1956) The anatomy of the subarachnoid cisterns. Acta Radiol (Stockh) 46:61–71

Liliequist B (1959) The subarachnoid cisterns. An anatomic and roentgenologic study. Acta Radiol [Suppl] (Stockh) 185

Lin S-R, Bryson MM, Goblen RP, Fitz CR, Lee Y-Y (1978a) Radiologic findings of hamartomas of the tuber cinereum and hypothalamus. Radiology 127:697–703

Lin S-R, Crane MD, Lin Z-S, Bilaniuk LT, Plassche WM Jr, Marshall L, Spataro RF (1978b) Characteristics of calcification in tumors of the pineal gland. Radiology 126:721–726

Lindgren E, Di Chiro G (1953) The roentgenologic appearance of the aqueduct of Sylvius. Acta Radiol (Stockh) 39:117–125

Lindgren M (1958) On tolerance of brain tissue and sensitivity of brain tumours to irradiation. Acta Radiol [Suppl] (Stockh) 170

Lins MM, McDonnell DE, Aschenbrener CA, Cancilla PA (1978) Extrapyramidal disorder with pineal germinoma. Case report. J Neurosurg 48:108–116

List CF, Dowman CE, Bagchi BK, Bebin J (1958) Posterior hypothalamic hamartomas and gangliogliomas causing precocious puberty. Neurology (Minneap) 8:164–174

Litvak J, Yahr MD, Ransohoff J (1960) Aneurysms of the great vein of Galen and midline cerebral arteriovenous anomalies. J Neurosurg 17:945–954

Löfgren FO (1958) Vertebral angiography in the diagnosis of tumours in the pineal region. Acta Radiol (Stockh) 50:108–124

Løken AC (1957) On the relation of atypical pinealomas to teratoid tumours. Acta Pathol Microbiol Scand 40:417–424

Lord JR (1899) The pineal gland; its normal structure; some general remarks on its pathology; a case of syphilitic enlargement. Trans Pathol Soc Lond 50:18–21

Lourie H, Berne AS (1961) Radiological and clinical features of an arachnoid cyst of the quadrigeminal cistern. J Neurol Neurosurg Psychiatry 24:374–378

Lowenstein O (1954) Alternating contraction anisocoria. A pupillary syndrome of the anterior midbrain. Arch Neurol Psychiatry 72:742–757

Lowitzsch K, Maurer K, Hopf HC (1983) Evozierte Potentiale in der klinischen Diagnostik. Visuell, akustisch, somatosensibel. Thieme, Stuttgart

Luccarelli G (1972) Ectopic pinealomas of the optic nerves and chiasma. Report of two personal cases. Acta Neurochir (Wien) 27:205–221

Lysholm E (1946) Experiences in ventriculography of tumours below the tentorium. Mackenzie Davidson Memorial Lecture. Br J Radiol 19:437–452

Lysholm E, Ebenius B, Lindblom K, Sahlstedt H (1935) Das Ventrikulogramm. III.Teil. Dritter und vierter Ventrikel. Acta Radiol [Suppl] (Stockh) 26

Mackay RP (1939) Pinealoma of diffuse ependymal origin. Arch Neurol Psychiatry 42:892–902

Macpherson P, Matheson MS (1979) Comparison of calcification of pineal, habenular commissure and choroid plexus on plain films and computed tomography. Neuroradiology 18:67–72

Macpherson P, Teasdale GM, Lindsay KW (1979) Computed tomography in diagnosis and management of aneurysm of the vein of Galen. J Neurol Neurosurg Psychiatry 42:786–789

Mahaim C (1953) Les tumeurs pinéales et leurs formes malignes avec métastases spinales. Schweiz Arch Neurol Psychiatr 71:154–188

Maier JG, Dejong D (1967) Pineal body tumors. AJR 99:826–832

Marburg O (1909) Zur Kenntnis der normalen und pathologischen Histologie der Zirbeldrüse. Die Adipositas cerebralis. Arb Neurol Inst Wien Univ 17:217–279

Margolis MT, Hoffman HB, Newton TH (1972) Choroidal arteries in the diagnosis of thalamic tumors. J Neurosurg 36:287–298

Margolis MT, Newton TH, Hoyt WF (1974) The posterior cerebral artery. Section II. Gross and roentgenographic anatomy. In:Newton TH, Potts DG (eds) Radiology of the skull and brain, vol 2, book 2. Mosby, Saint Louis

Markesbery WR, Brooks WH, Milsow L, Mortara RH (1976) Ultrastructural study of the pineal germinoma in vivo and in vitro. Cancer 37:327–337

Márquez Esteban H, Pérez Villanueva J, Gómez Bueno J, Fernandez Puentes M (1979) Primary intraventricular choriocarcinoma. Surg Neurol 11:21–23

Marshall AHE, Dayan AD (1964) An immune reaction in man against seminomas, dysgerminomas, pinealomas, and the mediastinal tumours of similar histological appearance? Lancet II:1102–1104

Marshall LF, Rorke LB, Schut L (1979) Teratocarcinoma of the brain – a treatable disease? Childs Brain 5:96–102

Martelli A, Scotti G, Harwood-Nash DC, Fitz CR, Chuang SH (1980) Aneurysms of the vein of Galen in children: CT and angiographic correlations. Neuroradiology 20:123–133

Martins AN, Johnston JS, Henry JM, Stoffel TJ, Di Chiro G (1977) Delayed radiation necrosis of the brain. J Neurosurg 47:336–345

Marx P, Kleihues P, Zülch KJ (1968) Normale und pathologische Anatomie des Mittelhirns. Radiologe 8:335–347

Maurer K, Leitner H, Schäfer E (1982) Akustisch evozierte Potentiale (AEP). Methode und klinische Anwendung. Enke, Stuttgart

Maurer K, Schäfer E, Hopf HC, Leitner H (1980) The location by early auditory evoked potentials (EAEP) of acoustic nerve and brainstem demyelination in multiple sclerosis (MS). J Neurol 223:43–57

McArthur JW, Toll GD, Russfield AB, Reiss AM, Quinby WC, Baker WH (1973) Sexual precocity attributable to ectopic gonadotropin secretion by hepatoblastoma. Am J Med 54:390–403

McCormack TJ, Plassche WM Jr, Lin S-R (1978) Ruptured teratoid tumor in the pineal region. Case report. J Comput Assist Tomogr 2:499–501

McCormick WF, Nofzinger JD (1966) „Cryptic" vascular malformations of the central nervous system. J Neurosurg 24:865–875

McDonnell DE (1977) Pineal epidermoid cyst: its surgical therapy. Surg Neurol 7:387–391

McGeachie RE, Gold LHA, Latchaw RE (1977) Periventricular spread of tumor demonstrated by computed tomography. Radiology 125:407–410

McGovern VJ (1949) Tumours of the epiphysis cerebri. J Pathol Bacteriol 61:1–9

McLean AJ (1935) Pineal teratomas. With report of a case of operative removal. Surg Gynecol Obstet 61:523–533

Megyeri L (1960) Cystische Veränderungen des Corpus pineale. Frankf Z Pathol 70:699–704

Messina AV, Potts DG, Sigel RM, Liebeskind AL (1976) Computed tomography:evaluation of the posterior third ventricle. Radiology 119:581–592

Mikhael MA (1980) Dosimetric considerations in the diagnosis of radiation necrosis of the brain. In: Gilbert HA, Kagan AR (eds) Radiation damage to the nervous system. A delayed therapeutic hazard. Raven Press, New York

Mincer F, Meltzer J, Botstein C (1976) Pinealoma. A report of twelve irradiated cases. Cancer 37:2713–2718

Mintz B (1961) Formation and early development of germ cells. In: Symposium on the germ cells and earliest stages of development. Fondazione Baselli, Istituto Lombardo, Milano

Misugi K, Liss L, Bradel EJ (1967) Electron microscopic study of an ectopic pinealoma. Acta Neuropathol (Berl) 9:346–356

Mixter WJ (1923) Ventriculoscopy and puncture of the floor of the third ventricle. Boston Med Surg J 188:277–278

Molnár L (1959) Die lokaldiagnostische Bedeutung der vertikalen Blicklähmung. Beiträge zur Symptomatologie und Faseranatomie des meso-diencephalen Übergangsgebietes. Arch Psychiatr Z Gesamte Neurol 198:523–534

Moniz E (1937) Déformations des sinus droit et longitudinal inférieur et des veines profondes du cerveau dans le diagnostic des néoplasies cérébrales. Zentralbl Neurochir 2:214–224

Moniz E (1940) Die cerebrale Arteriographie und Phlebographie. Springer, Berlin

Mori K, Handa H, Takeuchi J, Hanakita J, Nakano Y (1981) Hypothalamic hamartoma. J Comput Assist Tomogr 5:519–521

Mostofi FK, Price EB Jr (1973) Tumors of the male genital system. Atlas of tumor pathology, 2nd series, fascicle 8. Armed Forces Inst Pathol, Washington, DC

Müller R, Wohlfart G (1947) Intracranial teratomas and teratoid tumors. Acta Psychiatr Neurol Scand 22:69–95

Mundinger F (1984) Stereotaktische intrakranielle Bestrahlung von Tumoren mit Radioisotopen (Curie-Therapie). In: Dietz H, Umbach W, Wüllenweber R (eds) Klinische Neurochirurgie, vol 2. Thieme, Stuttgart

Mundinger F, Metzel E (1968) Erfahrungen mit der lokalen Strahlenbehandlung inoperabler Zwischenhirn- und Basalganglientumoren mit der stereotaktischen Permanent-Implantation von Iridium-192. Arch Psychiatr Nervenkr 212:70–90

Murase Y, Tanaka S, Futamura A, Ito T, Imamura K, Sakata K (1970) A new simple measurement of pineal calcification in the lateral craniogram. AJR 110:92–95

Murovic JA, Ongley JP, Parker JC Jr, Page LK (1981) Manifestations and therapeutic considerations in pineal yolk-sac tumors. Case report. J Neurosurg 55:303–307

Nabawi P, Dobben GD, Mafee M, Espinosa GA (1981) Diagnosis of lipoma of the corpus callosum by CT in five cases. Case reports. Neuroradiology 21:159–162

Nadjmi M (1968) Form und Lagevariationen des Aquäduktes und der caudalen Anteile des 3. Ventrikels im positiven Ventrikulogramm. Radiologe 8:375–377

Naidich TP, Leeds NE, Kricheff II, Pudlowski RM, Naidich JB, Zimmerman RD (1977b) The tentorium in axial section. I. Normal CT appearance and non-neoplastic pathology. Radiology 123:631–638

Naidich TP, Leeds NE, Kricheff II, Pudlowski RM, Naidich JB, Zimmerman RD (1977b) The tentorium in axial section. II. Lesion localization. Radiology 123:639–648

Nakasu S, Handa J, Hazama F, Hirakawa K (1983) Suprasellar yolk-sac tumor in two sisters. Surg Neurol 20:147–151

Nakayama N, Wende S, Schindler E (1973) The clinical significance of the tentorial artery after operative treatment of congenital arteriosinus fistulas. Neuroradiology 6:196–199

Namin P (1954) Percutaneous vertebral angiography. J Neurosurg 11:442–457

Negrin J Jr (1950) A new approach in the surgical treatment of tumors of the pineal region. The posterior coronal flap. Am J Surg 80:581–583

Netsky MG, Strobos RRJ (1952) Neoplasms within the midbrain. Arch Neurol Psychiatry 68:116–129

Neuwelt EA, Frenkel EP, Smith RG (1980) Suprasellar germinomas (ectopic pinealomas):aspects of immunological characterization and successful chemotherapeutic responses in recurrent disease. Neurosurgery 7:352–358

Neuwelt EA, Glasberg M, Frenkel EP, Clark WK (1979) Malignant pineal region tumors. A clinico-pathological study. J Neurosurg 51:597–607

New PFJ, Scott WR (1975) Computed tomography of the brain and orbit (EMI scanning). Williams & Wilkins, Baltimore

New PFJ, Scott WR, Schnur JA, Davis KR, Taveras JM (1974) Computerized axial tomography with the EMI scanner. Radiology 110:109–123

Newmann MA (1955) Periventricular diffuse pinealoma. Report of a case with clinical features of catatonic schizophrenia. J Nerv Ment Dis 121:193–204

Newton TH, Margolis MT (1974) The superior cerebellar artery. Section II. Pathology involving the superior cerebellar artery. In: Newton TH, Potts DG (eds) Radiology of the skull and brain, vol 2, book 2. Mosby, Saint Louis

Newton TH, Troost BT (1974) Arteriovenous malformations and fistulae. In: Newton TH, Potts DG (eds) Radiology of the skull and brain, vol 2, book 4. Mosby, Saint Louis

Newton TH, Hoyt WF, Margolis MT (1974) The posterior cerebral artery. Section III. Pathology. In: Newton TH, Potts DG (eds) Radiology of the skull and brain, vol 2, book 2. Mosby, Saint Louis

Nguyen TH, Balériaux D, Nubourg Y, Flament-Durand J (1981) A propos d'un cas de germinome primitif de la convexité cérébrale. Acta Neurol Belg 81:98–105

Nielsen SL, Wilson CB (1975) Ultrastructure of a „pineocytoma". J Neuropathol Exp Neurol 34:148–158

Nieuwenhuys R, Voogd J, Van Huijzen C (1979) The human central nervous system. A synopsis and atlas, reprint of 1st ed. Springer, Berlin

Nir I, Reiter RJ, Wurtman RJ (eds) (1978) The pineal gland. Proceedings of the international symposium, Jerusalem, November 14–17, 1977. J Neural Transm [Suppl] 13

Nishiura I, Handa H, Yamashita J, Suwa H (1981) Successful removal of a huge falcotentorial meningioma by use of the laser. Surg Neurol 16:380–385

Nishiyama RH, Batsakis JG, Weaver DK, Simrall JH (1966) Germinal neoplasms of the central nervous system. Arch Surg 93:342–347

Nørgaard-Pedersen B, Lindholm J, Albrechtsen R, Arends J, Diemer NH, Riishede J (1978) Alpha-fetoprotein and human chorionic gonadotropin in a patient with a primary intracranial germ cell tumor. Cancer 41:2315–2320

Noetzel H (1940) Arachnoidalcysten in der Cisterna ambiens. Zentralbl Neurochir 5:281-294

Noodt K (1925) Ein Beitrag zur Kenntnis der papillären Epitheliome des plexus chorioideus. Virchows Arch Pathol Anat Physiol Klin Med 258:331–336

Norbut AM, Mendelow H (1981) Primary glioblastoma multiforme of the pineal region with leptomeningeal metastases: a case report. Cancer 47:592–596

Northfield DWC, Russell DS (1967) Pubertas praecox due to hypothalamic hamartoma: report of two cases surviving surgical removal of the tumour. J Neurol Neurosurg Psychiatry 30:166–173

Nothnagel H (1888) Geschwulst der Vierhügel. Hydrocephalus. Abfliessen von Cerebralflüssigkeit durch die Nase. Wien Med Blätter 11:161–164, 193–197, 225–228

Numaguchi Y, Kishikawa T, Ikeda J, Tsukamoto Y, Fukui M, Kitamura K, Matsuura K (1980) Prolonged injection angiography for diagnosing intracranial neoplasms. Radiology 136:387–393

Oberman HA, Libcke JH (1964) Malignant germinal neoplasms of the mediastinum. Cancer 17:498–507

Obrador S, Soto M, Gutierrez-Diaz JA (1976) Surgical management of tumours of the pineal region. Acta Neurochir (Wien) 34:159–171

O'Brien MS, Schechter MM (1970) Arteriovenous malformations involving the galenic system. AJR 110:50–55

Oestreich R, Slawyk N (1899) Riesenwuchs und Zirbeldrüsen-Geschwulst. Virchows Arch Pathol Anat Physiol Klin Med 157:475–484

Ogle C (1899) (1) Sarcoma of pineal body, with diffused melanotic sarcoma of the surface of cerebrum. (2) Tumour of pineal body in a boy. Trans Pathol Soc Lond 50:4–12

Olivecrona H (1967) The surgical treatment of intracranial tumors. In: Olivecrona H, Tönnis W (eds) Handbuch der Neurochirurgie, vol 4/4. Springer, Berlin

Olson JR, Abell MR (1969) Haemangiopericytoma of the pineal body. J Neurol Neurosurg Psychiatry 32:445–449

Onoyama Y, Abe M, Takahashi M, Yabumoto E, Sakamoto T (1975) Radiation therapy of brain tumors in children. Radiology 115:687–693

Onoyama Y, Ono K, Nakajima T, Hiraoka M, Abe M (1979) Radiation therapy of pineal tumors. Radiology 130:757–760

Oon CL (1964) A new method of pineal localization. AJR 92:1242–1248

Oppenheim H, Krause F (1913) Operative Erfolge bei Geschülsten der Sehhügel- und Vierhügelgegend. Berl Klin Wochenschr 50:2316–2322

Ortega P, Malamud N, Shimkin MB (1951) Metastasis to the pineal body. Arch Pathol 52:518–528

Osborn AG, Daines JH, Wing SD (1978) The evaluation of ependymal and subependymal lesions by cranial computed tomography. Radiology 127:397–401

Oscherwitz D, Davidoff LM (1947) Midline calcified intracranial aneurysm between occipital lobes. Report of a case. J Neurosurg 4:539–541

Ostertag B (1950) Lokale Hyperplasie des Hypothalamus mit Pubertas praecox. Dtsch Z Nervenheilkd 164:174–178

Oswald U, Hedinger C (1972) Intrakranielle Keimzelltumoren (Teratome und Seminome). Virchows Arch [Pathol Anat] 357:281–298

Ouyang R, Rozdilsky B (1966) Metastasis of carcinoma to pineal body. Report of two cases. Arch Neurol 15:399–403

Ozonoff MB, Burrows EH (1971) Intracranial calcification. Section II. Pathologic intracranial calcification. In: Newton TH, Potts DG (eds) Radiology of the skull and brain, vol 1, book 2. Mosby, Saint Louis

Pachtman H, Hilal SK, Wood EH (1974) The posterior choroidal arteries. Normal measurements and displacement by hydrocephalus or tumors of the pineal region or brainstem. Radiology 112:343–352

Page LK (1977) The infratentorial-supracerebellar exposure of tumors in the pineal area. Neurosurgery 1:36–40

Page RB, Plourde PV, Coldwell D, Heald JI, Weinstein J (1983) Intrasellar mixed germ-cell tumor. Case report. J Neurosurg 58:766–770

Palacios E, Gorelick PB, Gonzalez CF, Fine M (1982) Malignant lymphoma of the nervous system. J Comput Assist Tomogr 6:689–701

Papez JW, Ecker A (1947) Precocious puberty with hypothalamic tumor (infundibuloma): case report. J Neuropathol Exp Neurol 6:15–23

Papo I, Salvolini U (1974) Meningiomas of the free margin of the tentorium developing in the pineal region. Neuroradiology 7:237–243

Parinaud H (1883) Paralysie des mouvements associés des yeux. Arch Neurol (Paris) 5:145–172

Parnitzke KH (1961) Endokranielle Verkalkungen im Röntgenbild. Thieme, Leipzig

Pasik T, Pasik P, Bender MB (1966) The superior colliculi and eye movements. An experimental study in the monkey. Arch Neurol 15:420–436

Pecker J, Scarabin J-M, Brucher JM, Vallée B (1978) Apport des techniques stéréotaxiques au diagnostic et au traitement des tumeurs de la région pineale. Rev Neurol (Paris) 134:287–294

Pecker J, Scarabin J-M, Faivre J, Simon J, Adam Y, Ramée MP (1976) Problèmes diagnostiques et thérapeutiques dans les tumeurs de la région pinéale. Rev Otoneuroophtalmol 48:225–238

Peeters FLM (1973) The vertebral angiogram in patients with tumours in or near the midline. Neuroradiology 5:53–58

Pellizzi GB (1910) La sindrome epifisaria „macrogenitosomia precoce". Riv Ital Neuropatol Psichiatr Elettroter 3:193–250

Pernkopf E (1963) Atlas der topographischen und angewandten Anatomie des Menschen, vol 2. Urban & Schwarzenberg, München

Pertuiset B, Visot A, Metzger J (1976) Diagnosis of pinealoblastomas by positive response to cobalt-therapy. Acta Neurochir (Wien) 34:151–152

Philippides D, Buchheit F, Heldt N, Maîtrot D, Grenet J (1975) Les germinomes de la région pinéale. Indications de l'abord direct. Rev Otoneuroophtalmol 47:179–186

Pia HW (1954) Klinik, Differentialdiagnose und Behandlung der Vierhügelgeschwülste. Dtsch Z Nervenheilkd 172:12–32

Piechowiak H (1973) Das Pinealorgan. Anatomie, Stoffwechselwege, Physiologie und Klinik. Dtsch Med Wochenschr 98:2088–2094

Pilling JR, Hawkins TD (1977) Distribution of calcification within the pineal gland. Br J Radiol 50:796–798

Plets C (1969) The arterial blood supply and angioarchitecture of the posterior wall of the third ventricle. Acta Neurochir (Wien) 21:309–317

Poppen JL (1960) An atlas of neurosurgical techniques. Saunders, Philadelphia

Poppen JL (1966) The right occipital approach to a pinealoma. J Neurosurg 25:706–710

Poppen JL, Avman N (1960) Aneurysms of the great vein of Galen. J Neurosurg 17:238–244

Poppen JL, Marino R Jr (1968) Pinealomas and tumors of the posterior portion of the third ventricle. J Neurosurg 28:357–364

Posner M, Horrax G (1946) Eye signs in pineal tumors. J Neurosurg 3:15–24

Pratt DW, Brooks EF (1938) Successful excision of a tumour of the pineal gland. Can Med Assoc J 39:240–243

Pratt RA, Di Chiro G, Weed JC Jr (1977) Cerebral necrosis following irradiation and chemotherapy for metastatic choriocarcinoma. Surg Neurol 7:117–120

Price RA, Jamieson PA (1975) The central nervous system in childhood leukemia. II. Subacute leukoencephalopathy. Cancer 35:306–318

Prioleau G, Wilson CB (1976) Endodermal sinus tumor of the pineal region. Case report. Cancer 38:2489–2493

Puschett JB, Goldberg M (1968) Endocrinopathy associated with pineal tumor. Ann Intern Med 69:203–219

Pussep L (1914) Die operative Entfernung einer Zyste der Glandula pinealis. Neurol Zentralbl 33:560–563

Ramsey HJ (1965) Ultrastructure of a pineal tumor. Cancer 18:1014–1025

Rand RW, Lemmen LJ (1953) Tumors of the posterior portion of the third ventricle. J Neurosurg 10:1–18

Rao KCVG, Govindan S (1979) Intracranial choriocarcinoma. Case report. J Comput Assist Tomogr 3:400–404

Rao YTR, Medini E, Haselow RE, Jones TK Jr, Levitt SH (1981) Pineal and ectopic pineal tumors: the role of radiation therapy. Cancer 48:708–713

Reid WS, Clark WK (1978) Comparison of the infratentorial and transtentorial approaches to the pineal region. Neurosurgery 3:1–8

Rekate HL, Ruch T, Nulsen FE, Roessmann U, Spence J (1981) Needle biopsy of tumors in the region of the third ventricle. J Neurosurg 54:338–341

Reschke H (1968) Angiographische Befunde in der Differentialdiagnose zu raumfordernden Prozessen im Bereich des Mittelhirns. Radiologe 8:382–383

Rigby RAC (1932) An intracranial dermoid cyst. Br J Radiol 5:349–350

Ringertz N, Reymond A (1949) Ependymomas and choroid plexus papillomas. J Neuropathol Exp Neurol 8:355–380

Ringertz N, Nordenstam H, Flyger G (1954) Tumors of the pineal region. J Neuropathol Exp Neurol 13:540–561

Riverson E, Brunngraber CV, Zülch KJ (1973) Beitrag zur Frage der „ektopischen" Pinealome. Zentralbl Neurochir 34:31–40

Roda JM, Pérez-Higueras A, Oliver B, Alvarez MP, Blázquez MG (1982) Pineal region meningiomas without dural attachment. Surg Neurol 17:147–151

Romshe CA, Sotos JF (1975) Intracranial human chorionic gonadotropin-secreting tumor with precocious puberty. J Pediatr 86:250–252

Rorschach H (1913) Zur Pathologie und Operabilität der Tumoren der Zirbeldrüse. Bruns Beitr Klin Chir 83:451–474

Rout D, Sharma A, Radhakrishnan VV, Rao VRK (1984) Exploration of the pineal region: observations and results. Surg Neurol 21:135–140

Rovit RL, Schechter MM, Chodroff P (1970) Choroid plexus papillomas. Observations on radiographic diagnosis. AJR 110:608–617

Rozario R, Adelman L, Prager RJ, Stein BM (1979) Meningiomas of the pineal region and third ventricle. Neurosurgery 5:489–494

Rubery ED, Wheeler TK (1980) Metastases outside the central nervous system from a presumed pineal germinoma. Case report. J Neurosurg 53:562–565

Rubin P, Kramer S (1965) Ectopic pinealoma:a radiocurable neuroendocrinologic entity. Radiology 85:512–523

Rubinstein LJ (1972) Tumors of the central nervous system. Atlas of tumor pathology, 2nd series, fascicle 6. Armed Forces Inst Pathol, Washington, DC

Rubinstein LJ, Okazaki H (1970) Gangliogliomatous differentiation in a pineocytoma. J Pathol 102:27–32

Rubinstein LJ, Herman MM, Long TF, Wilbur JR (1975) Disseminated necrotizing leukoencephalopathy:a complication of treated central nervous system leukemia and lymphoma. Cancer 35:291–305

Ruggiero G (1957) L'encéphalograhie fractionnée. Masson, Paris

Ruggiero G (1961) La diagnosi radiologica dei processi occupanti spazio della regione del terzo ventricolo. Acta Neurochir (Wien) 9:320–330

Ruggiero G, Cristi G, Federico F, Sabattini L (1977) Pneumography in supratentorial space-occupying lesions. In: Diethelm L, Heuck F, Olsson O, Strnad F, Vieten H, Zuppinger A (eds) Handbuch der medizinischen Radiologie, vol 14/2. Springer, Berlin

Russell DS (1944) The pinealoma: its relationship to teratoma. J Pathol Bacteriol 56:145–150

Russell DS (1954) „Ectopic pinealoma": its kinship to atypical teratoma of the pineal gland. Report of a case. J Pathol Bacteriol 68:125–129

Russell DS, Nevin S (1940) Aneurysm of the great vein of Galen causing internal hydrocephalus: report of two cases. J Pathol Bacteriol 51:375–383

Russell DS, Rubinstein LJ (1977) Pathology of tumours of the nervous system, 4th ed. Arnold, London

Russell W, Newton TH (1964) Aneurysm of the vein of Galen. Case report and review of the literature. AJR 92:756–760

Russell WO, Bowerman DL (1968) Pineal body. In: Minckler J (ed) Pathology of the nervous system, vol 1. McGraw-Hill Book Co, New York

Russell WO, Sachs E (1943) Pinealoma. A clinicopathologic study of seven cases with a review of the literature. Arch Pathol 35:869–888

Sachs E Jr, Avman N, Fisher RG (1962) Meningiomas of pineal region and posterior part of 3rd ventricle. J Neurosurg 19:325–331

Sachsenweger R (1969) Clinical localisation of oculomotor disturbances. In: Vinken PJ, Bruyn GW (eds) Handbook of clinical neurology, vol 2. North-Holland Publ Co, Amsterdam

Sakata K, Yamada H, Sakai N, Hosono Y, Kawasako T, Sasaoka I (1975) Extraneural metastasis of pineal tumor. Surg Neurol 3:49–54

Salamon G, Huang YP (1976) Radiologic anatomy of the brain. Springer, Berlin

Salazar OM, Castro-Vita H, Bakos RS, Feldstein ML, Keller B, Rubin P (1979) Radiation therapy for tumors of the pineal region. Int J Radiat Oncol Biol Phys 5:491–499

Saltzman G-F (1958) Roentgenologic changes in cerebral sarcoidosis. Acta Radiol (Stockh) 50:235–241

Sambasivan M, Nayar A (1974) Epidermoid cyst of the pineal region. J Neurol Neurosurg Psychiatry 37:1333–1335

Sanders MD, Bird AC (1970) Supranuclear abnormalities of the vertical ocular motor system. Trans Ophthalmol Soc UK 90:433–450

Sano K (1976a) Diagnosis and treatment of tumours in the pineal region. Acta Neurochir (Wien) 34:153–157

Sano K (1976b) Pinealoma in children. Childs Brain 2:67–72

Sayk J (1974) The cerebrospinal fluid in brain tumours. In: Vinken PJ, Bruyn GW (eds) Handbook of clinical neurology, vol 16. North-Holland Publ Co, Amsterdam

Scarabin J-M, Pecker J, Vallée B, Guy G, Le Clech G, Simon J (1978) Explorations et biopsies stéréotaxiques des tumeurs de la „région de l'incisure tentorielle". J Neuroradiol 5:57–68

Schäfer M, Lapras C, Thomalske G, Grau H, Schober R (1977) Sarcoidosis of the pineal gland. Case report. J Neurosurg 47:630–632

Schaltenbrand G (1969) Allgemeine Neurologie. Pathophysiologie, klinische Untersuchungsmethoden, Syndrome. Thieme, Stuttgart

Schechter MM, Zingesser LH, Rosenbaum A (1968) Tentorial meningiomas. AJR 104:123–131

Schiffter R (1974) Die klinische Phänomenologie der supra- und internukleären Augenmuskellähmungen. Aktuel Neurol 1:61–67

Schindler E (1976) Enzephalographische Befunde bei Tumoren der Pinealisregion. Radiologe 16:405–411

Schindler E, Kretzschmar K, Aulich A, Wende S, Kutzner J (1977) Serial CT studies of a metastatic pinealoma with reference to the radiotherapeutic problems. Neuroradiology 14:127–132

Schlesinger B (1950) Gliomas involving the splenium of the corpus callosum. A roentgenologic study. J Neurosurg 7:357–363

Schlesinger B (1976) The upper brainstem in the human. Its nuclear configuration and vascular supply. Springer, Berlin

Schmalz A (1925) Über einen Fall von Hirntumor mit Pubertas praecox. Beitr Pathol Anat Allg Pathol 73:168-172

Schmidek HH (1977a) Surgical management of pineal region tumors. In: Schmidek HH (ed) Pineal tumors. Masson, New York

Schmidek HH (1977b) Suprasellar germinomas (ectopic pinealomas). In: Schmidek HH (ed) Pineal tumors. Masson, New York

Schmidt E, Hallervorden J, Spatz H (1958) Die Entstehung der Hamartome am Hypothalamus mit und ohne Pubertas praecox. Dtsch Z Nervenheilkd 177:235–262

Schmincke A (1929) Zur Kenntnis der Zirbelgeschwülste. Ein Ganglioglioneurom der Zirbel. Beitr Pathol Anat Allg Pathol 83:279–288

Schneider GH, Sager WD, Lepuschütz H, Hackl A, Fotter R, Tritthart H, Urban C (1981) Intrakranielles Germinom:Typisches computertomographisches Bild und Strahlentherapie. ROFO 135:422–425

Schuster P (1921) Zur Pathologie der vertikalen Blicklähmung. Dtsch Z Nervenheilkd 70: 97–115

Scott M (1945) Cyst of the sixth ventricle (cavum of Verga). Successful removal through transventricular approach with notes on embryology and histopathology. J Neurosurg 2:191–201

Scully RE, McNeely BU (eds) (1974) Case records of the Massachusetts General Hospital. Case 41. N Engl J Med 291:837–843

Scully RE, Galdabini JJ, McNeely BU (eds) (1975) Case records of the Massachusetts General Hospital. Case 38. N Engl J Med 293:653–660

Segarra JM, Ojeman RJ (1961) Convergence nystagmus. Neurology (Minneap) 11:883–893

Seguy B, Nogué F, Guérin J, Vital C, Manciet G, Roger P (1976) Pinéalome révélé par polyuro-polydipsie. Bord Med 9:460

Selekler K, Erbengi A, Saribaş O, Önol B (1983) Giant calcified and ossified midbrain tuberculoma. Case report. J Neurosurg 58:133–135

Sevitt S, Schorstein J (1947) A case of pineal cyst. Br Med J II:490–491

Seybold ME, Yoss RE, Hollenhorst RW, Moyer NJ (1971) Pupillary abnormalities associated with tumors of the pineal region. Neurology (Minneap) 21:232–237

Shallat RF, Pawl RP, Jerva MJ (1973) Significance of upward gaze palsy (Parinaud's syndrome) in hydrocephalus due to shunt malfunction. J Neurosurg 38:717–721

Sheline GE (1975) Radiation therapy of tumors of the central nervous system in childhood. Cancer 35:957–964

Sheline GE (1980) Irradiation injury of the human brain:a review of clinical experience. In:Gilbert HA, Kagan AR (eds) Radiation damage to the nervous system. A delayed therapeutic hazard. Raven Press, New York

Sheline GE, Phillips TL, Boldrey E (1965) The therapy of unbiopsied brain tumors. AJR 93:664–670

Shirkhoda A, Whaley RA, Boone SC, Scatliff JH, Schnapf D (1981) Varied CT appearance of aneurysms of the vein of Galen in infancy. Neuroradiology 21:265–270

Signorelli S (1961) La carotidografia e la flebografia cerebrale profonda nella diagnosi dei tumori della regione pineale. Riv Radiol 1:1063–1081

Simson LR, Lampe I, Abell MR (1968) Suprasellar germinomas. Cancer 22:533–544

Skrzypczak J (1967) Zur Symptomatologie, Diagnostik und Therapie der Vierhügeltumoren. Neurochirurgia (Stuttg) 10:128–142

Slooff ACJ, Slooff JL (1974) Supratentorial tumours in children. In: Vinken PJ, Bruyn GW (eds) Handbook of clinical neurology, vol 18. North-Holland Publ Co, Amsterdam

Smaltino F, Cucciniello B (1968) Epidermoid tumor of the epiphysial region. Case report. J Neurosurg 28:63–66

Smith CG (1953) The X-ray appearance and incidence of calcified nodules on the habenular commissure. Radiology 60:647–650

Smith JL, David NJ, Klintworth G (1964) Skew deviation. Neurology (Minneap) 14:96–105

Smith JL, Zieper I, Gay AJ, Cogan DG (1959) Nystagmus retractorius. Arch Ophthalmol 62:864–867

Smith NJ, El-Mahdi AM, Constable WC (1976) Results of irradiation of tumors in the region of the pineal body. Acta Radiol [Ther] (Stockh) 15:17–22

Smith RA (1961) Pineal tumors. Univ Mich Med Bull 27:33–43

Smith RA, Estridge MN (1974) Pineal tumors. In: Vinken PJ, Bruyn GW (eds) Handbook of clinical neurology, vol 17. North-Holland Publ Co, Amsterdam

Smith WT, Hughes B, Ermocilla R (1966) Chemodectoma of the pineal region, with observations on the pineal body and chemoreceptor tissue. J Pathol Bacteriol 92:69–76

So SC, Ho J (1980) Multiple primary germinomas (ectopic pinealoma) of the brain. Case report. Neurochirurgia (Stuttg) 23:147–150

Sones PJ Jr, Hoffman JC Jr (1975) Angiography of tumors involving the posterior third ventricle. AJR 124:241–249

Sonntag VKH, Waggener JD, Kaplan AM (1981) Surgical removal of a hemangioma of the pineal region in a 4-week-old infant. Neurosurgery 8:586–588

Spallone A (1979) Computed tomography in aneurysms of the vein of Galen. J Comput Assist Tomogr 3:779–782

Spiegel AM, Di Chiro G, Gorden P, Ommaya AK, Kolins J, Pomeroy TC (1976) Diagnosis of radiosensitive hypothalamic tumors without craniotomy. Endocrine and neuroradiologic studies of intracranial atypical teratomas. Ann Intern Med 85:290–293

Stachura I, Mendelow H (1980) Endodermal sinus tumor originating in the region of the pineal gland. Ultrastructural and immunohistochemical study. Cancer 45:2131–2137

Starck H (1928) Tumor der Glandula pinealis und des Hypophysisgebietes. Zentralbl Gesamte Neurol Psychiatr 48:72–73

Stauffer HM, Snow LB, Adams AB (1953) Roentgenologic recognition of habenular calcification as distinct from calcification in the pineal body. Its application in cerebral localization. AJR 70:83–89

Stefanko SZ, Manschot WA (1979) Pinealoblastoma with retinoblastomatous differentiation. Brain 102:321–332

Steimle R, Raffi A, Bonneville JF, Carbillet JP, Schraub S, Jacquet G, Razzak AA (1979) Germinome (pinéalome ectopique) à double localisation:supra-sellaire et cérébelleuse sans tumeur pinéale. Neurochirurgie 25:129-133

Stein BM (1971) The infratentorial supracerebellar approach to pineal lesions. J Neurosurg 35:197–202

Stein BM (1979a) Surgical treatment of pineal tumors. Clin Neurosurg 26:490–510

Stein BM (1979b) Supracerebellar-infratentorial approach to pineal tumors. Surg Neurol 11:331–337

Stein BM, Fraser RAR, Tenner MS (1972) Tumours of the third ventricle in children. J Neurol Neurosurg Psychiatry 35:776–788

Steinbok P, Dolman CL, Kaan K (1977) Pineocytomas presenting as subarachnoid hemorrhage. Report of two cases. J Neurosurg 47:776–780

Stern WE, Batzdorf U, Rich JR (1971) Challenges of surgical excision of tumors in the pineal region. Bull Los Angeles Neurol Soc 36:105–118

Stone JL, Cybulski GR, Rhee HL, Bailey OT (1983) Excision of a large pineal region hemangiopericytoma (angioblastic meningioma, hemangiopericytoma type). Surg Neurol 19:181–189

Stookey B, Scarff JE (1936) Occlusion of the aqueduct of Sylvius by neoplastic and non-neoplastic processes with a rational surgical treatment for relief of the resultant obstructive hydrocephalus. Bull Neurol Inst NY 5:348–377

Stowell RE, Sachs E, Russell WO (1945) Primary intracranial chorionepithelioma with metastases to the lungs. Am J Pathol 21:787–801

Strand RD, Baker RA, Ordia IJ, Arkins TJ (1978) Metrizamide ventriculography and computed tomography in lesions about the third ventricle. Radiology 128:405–410

Stringer SW (1934) Diabetes insipidus associated with pinealoma transplant in the tuber cinereum. Yale J Biol Med 6:375–383

Stutte H (1950) Pubertas praecox bei hyperplastischer Fehlbildung des Tuber cinereum. Dtsch Z Nervenheilkd 164:157–173

Sugita K, Mutsuga N, Takaoka Y, Hirota T, Shibuya M, Doi T (1975) Stereotaxic exploration of para-third ventricle tumors. Confin Neurol 37:156–162

Sullivan HG, Harbison JW, Becker DP (1976) Parinaud's syndrome: cerebrovascular disease as a common etiology:analysis of 16 cases. Surg Neurol 6:301–305

Sung DI, Harisiadis L, Chang CH (1978) Midline pineal tumors and suprasellar germinomas:highly curable by irradiation. Radiology 128:745–751

Suzuki J, Hori S (1969) Evaluation of radiotherapy of tumors in the pineal region by ventriculographic studies with iodized oil. J Neurosurg 30:595–603

Suzuki J, Iwabuchi T (1965) Surgical removal of pineal tumors (pinealomas and teratomas). Experience in a series of 19 cases. J Neurosurg 23:565–571

Suzuki J, Wada T, Kowada M (1962) Clinical observations on tumors of the pineal region. J Neurosurg 19:441–445

Sweet WH (1940) A review of dermoid, teratoid and teratomatous intracranial tumors. Dis Nerv Syst 1:228–238

Swischuk LE, Bryan RN (1974) Double midline intracranial atypical teratomas. A recognizable neuroendocrinologic syndrome. AJR 122:517–524

Szentágothai J (1950) Recherches expérimentales sur les voies oculogyres. Sem Hop Paris 26:2989–2995

Tabuchi K, Yamada O, Nishimoto A (1973) The ultrastructure of pinealomas. Acta Neuropathol (Berl) 24:117–127

Takaku A, Mita R, Suzuki J (1973) Intracranial teratoma in early infancy. J Neurosurg 38:265–268

Takeuchi J, Handa H, Nagata I (1978) Suprasellar germinoma. J Neurosurg 49:41–48

Takeuchi J, Handa H, Oda Y, Uchida Y (1979a) Alpha-fetoprotein in intracranial malignant teratoma. Surg Neurol 12:400–404

Takeuchi J, Handa H, Otsuka S, Takebe Y (1979b) Neuroradiological aspects of suprasellar germinoma. Neuroradiology 17:153–159

Takeuchi J, Handa H, Miki Y, Munemitsu H, Aso T (1979c) Precocious puberty due to a hypothalamic hamartoma. Surg Neurol 11:456–460

Takeuchi J, Mori K, Moritake K, Tani F, Waga S, Handa H (1975) Teratomas in the suprasellar region: report of five cases. Surg Neurol 3:247–255

Talairach J, David M, Fischgold H, Aboulker J (1951) Falco-tentoriographie et sinusographie basale. Presse Med 59:724–727

Talairach J, Ruggiero G, Aboulker J, David M (1955) A new method of treatment of inoperable brain tumours by stereotaxic implantation of radioactive gold – a preliminary report. Br J Radiol 28:62–74

Tamaki N, Fujiwara K, Matsumoto S, Takeda H (1973) Veins draining the pineal body. An anatomical and neuroradiological study of „pineal veins". J Neurosurg 39:448–454

Tamaki N, Fujiwara K, Yamashita H, Matsumoto S, Takeda H (1975) Diagnostic values of the pineal veins. In: Kitamura K, Newton TH (eds) Recent advances in diagnostic neuroradiology. Proceedings of the international symposium, Fukuoka, October 1973. Igaku Shoin, Tokyo

Tamaki N, Taomoto K, Fujiwara K, Yamashita H, Matsumoto S, Takeda H (1976) The venous drainage of the tectum mesencephali. An anatomical angiographic study of the quadrigeminal veins. Neuroradiology 11:151–157

Tanaka R, Ueki K (1979) Germinomas in the cerebral hemispere. Surg Neurol 12:239–241

Tandler J, Ranzi E (1920) Chirurgische Anatomie und Operationstechnik des Zentralnervensystems. Springer, Berlin

Tapp E (1978) Melatonin as a tumour marker in a patient with pineal tumour. (letter) Br Med J II:636

Tapp E (1979) The histology and pathology of the human pineal gland. Prog Brain Res 52:481–500
Tapp E (1980) The human pineal gland in malignancy. J Neural Transm 48:119–129
Tapp E, Blumfield M (1970) The weight of the pineal gland in malignancy. Br J Cancer 24:67–70
Tavcar D, Robboy SJ, Chapman PH (1980) Endodermal sinus tumor of the pineal region. Cancer 45:2646–2651
Taveras JM (1960) The roentgen diagnosis of intracranial incisural space occupying lesions. AJR 84:52–69
Taveras JM, Wood EH (1976) Diagnostic neuroradiology, 2nd ed. Williams & Wilkins, Baltimore
Tefft M, Mitus A, Schulz MD (1969) Initial high dose irradiation for metastases causing spinal cord compression in children. AJR 106:385–393
Teilum G (1959) Endodermal sinus tumors of the ovary and testis. Comparative morphogenesis of the so-called mesonephroma ovarii (Schiller) and extraembryonic (yolk sac-allantoic) structures of the rat's placenta. Cancer 12:1092–1105
Teilum G (1965) Classification of endodermal sinus tumour (mesoblastoma vitellinum) and so-called „embryonal carcinoma" of the ovary. Acta Pathol Microbiol Scand 64:407–429
Teilum G (1971) Special tumors of ovary and testis and related extragonadal lesions. Comparative pathology and histological identification. Munksgaard, København
Thibaut A, Rumeau C (1978) CT scan and gas encephalography in diagnosis of arachnoid cyst and epidermoid cyst of Galen's cistern. Neuroradiology 16:556–557
Thiébot J, Launay M, Merland J-J, Fredy D, Bories J (1978) Processus expansifs mésencéphaliques. J Neuroradiol 5:83–90
Thomalske G, Grau H, Schäfer M, Hacker H (1976) The significance of cranial computerized tomography for the diagnosis of certain expansive lesions of the midline. In: Lanksch W, Kazner E (eds) Cranial computerized tomography. Springer, Berlin
Thompson JR, Harwood-Nash DC, Fitz CR (1973) The neuroradiology of childhood choroid plexus neoplasms. AJR 118:116–133
Till K (1977) Computerised axial tomography and paediatric neurosurgery. In: Du Boulay GH, Moseley IF (eds) The first European seminar on computerised axial tomography in clinical practice. Springer, Berlin
Tod PA, Porter AJ, Jamieson KG (1974) Pineal tumors. AJR 120:19–26
Tönnis W (1935) Behandlung der Geschwülste im hinteren Teil des 3.Ventrikels. Arch Klin Chir 183:426–429
Toldt C (1921) Anatomischer Atlas für Studierende und Ärzte, vol 3, 11. Aufl. Urban & Schwarzenberg, Berlin
Tolosa E (1961) Tumores del III ventriculo. Sintomatología. Acta Neurochir (Wien) 9:297–319
Tompkins VN, Haymaker W, Campbell EH (1950) Metastatic pineal tumors. A clinicopathologic report of two cases. J Neurosurg 7:159–169
Torkildsen A (1939) A new palliative operation in cases of inoperable occlusion of the Sylvian aqueduct. Acta Chir Scand 82:117–124
Torkildsen A (1948) Should extirpation be attempted in cases of neoplasm in or near the third ventricle of the brain? Experiences with a palliative method. J Neurosurg 5:249–275
Tour RL (1956) Disturbances of the ocular motility in relation to supranuclear lesions. Am J Ophthalmol 42:873–883
Tovi D, Schisano G, Liliequist B (1961) Primary tumors of the region of the thalamus. J Neurosurg 18:730–740
Triolo PJ, Schulz EE (1980) Metastatic germinoma (pinealoma) via a ventriculoperitoneal shunt. AJR 135:854–855
Troland CE, Brown CA (1948) Precocious puberty of intracranial origin. J Neurosurg 5:541–555
Turtas S (1975) Pineal veins in vertebral angiography. Neuroradiology 10:107–110
Twining EW (1939) Radiology of the third and fourth ventricles. Part II. Br J Radiol 12:569–598
Tytus JS (1960) Differentiation of tumors arising in area of the posterior third ventricle. Neurology (Minneap) 10:654–657

Tzonos T (1968) Therapeutische Überlegungen bei den Tumoren der Pinealisregion. Radiologe 8:390–392

Valk J (1974) The radiotherapy of brain tumours. In: Vinken PJ, Bruyn GW (eds) Handbook of clinical neurology, vol 18. North-Holland Publ Co, Amsterdam

Van Wagenen WP (1930) Papillomas of the choroid plexus. Report of two cases, one with removal of tumor at operation and one with „seeding" of the tumor in the ventricular system. Arch Surg 20:199–231

Van Wagenen WP (1931) A surgical approach for the removal of certain pineal tumors. Report of a case. Surg Gynecol Obstet 53:216–220

Vaquero J, Carrillo R, Cabezudo J, Leunda G, Villoria F, Bravo G (1980) Cavernous angiomas of the pineal region. Report of two cases. J Neurosurg 53:833–835

Vastine JH, Kinney KK (1927) The pineal shadow as an aid in the localization of brain tumors. AJR 17:320–324

Venes JL, McIntosh S, O'Brien RT, Schwartz AD (1979) Chemotherapy as an adjunct in the initial management of cerebellar medulloblastomas. A preliminary report. J Neurosurg 50:721–724

Ventureyra ECG (1981) Pineal region:surgical management of tumours and vascular malformations. Surg Neurol 16:77–84

Ventureyra ECG, Badejo A (1984) Galenic arteriovenous malformation with precocious puberty. Surg Neurol 21:45–48

Ventureyra ECG, Ivan LP (1979) Venous malformation of the pineal region. Surg Neurol 11:225–228

Ventureyra ECG, Ivan LP, Nabavi N (1978) Deep seated giant arteriovenous malformations in infancy. Surg Neurol 10:365–370

Verger N (1907) Glio-sarcome développé au niveau de la glande pinéale. J Med Bord 37:216

Vesalius A (1543) De humani corporis fabrica libri septem; liber 7. Oporinus, Basel

Vugrin D, Cvitkovic E, Posner J, Hajdu SI, Golbey RB (1979) Neurological complications of malignant germ cell tumors of testis. Biology of brain metastases (I). Cancer 44:2349–2353

Wackenheim A, Braun J-P (1970) Angiography of the mesencephalon. Springer, Berlin

Wackenheim A, Braun J-P, Bradac GB (1968) Angiographie der Tumoren des Mittelhirnes und seiner Nachbarschaft. Radiologe 8:354–363

Waga S, Handa H, Yamashita J (1979) Intracranial germinomas: treatment and results. Surg Neurol 11:167–172

Wakai S, Segawa H, Kitahara S, Asano T, Sano K, Ogihara R, Tomita S (1980) Teratoma in the pineal region in two brothers. Case reports. J Neurosurg 53:239–243

Wall MJ, Peyster RG, Finkelstein SD, Pistone WR, Hoover ED (1985) A unique case of neurosarcoidosis with pineal and suprasellar involvement: CT and pathological demonstration. Case report. J Comput Assist Tomogr 9:381–383

Walsh FB, Hoyt WF (1969) Clinical neuro-ophthalmology, 3rd ed. Williams & Wilkins, Baltimore

Walsh LS (1960) Radiology in stereotaxis. Contributed to the symposium on „radiology in stereotaxic cerebral surgery" at the annual congress of the British Institute of Radiology, December 11, 1959. Br J Radiol 33:761–764

Walton K (1949) Teratomas of the pineal region and their relationship to pinealomas. J Pathol Bacteriol 61:11–21

Wara WM, Fellows CF, Sheline GE, Wilson CB, Townsend JJ (1977) Radiation therapy for pineal tumors and suprasellar germinomas. Radiology 124:221–223

Wara WM, Jenkin RDT, Evans A, Ertel I, Hittle R, Ortega J, Wilson CB, Hammond D (1979) Tumors of the pineal and suprasellar region:childrens cancer study group treatment results 1960–1975. A report from childrens cancer study group. Cancer 43:698–701

Ward A, Spurling RG (1948) The conservative treatment of third ventricle tumors. J Neurosurg 5:124–130

Warwick R (1953) Representation of the extra-ocular muscles in the oculomotor complex. J Comp Neurol 98:449–504

Warwick R (1955) The so-called nucleus of convergence. Brain 78:92–114

Warzok R, Arnold H (1972) Zur Problematik der intrakraniellen Dysgerminome. Zentralbl Allg Pathol 115:67–73

Weber E (1939) Die Teratome und Teratoide des Zentralnervensystems. Zentralbl Neurochir 4:47–57

Weber G (1963) Tumoren der Glandula pinealis und ektopische Pinealozytome. Schweiz Arch Neurol Neurochir Psychiatr 91:473–509

Weber G (1974) Midbrain tumours. In: Vinken PJ, Bruyn GW (eds) Handbook of clinical neurology, vol 17. North-Holland Publ Co, Amsterdam

Weigert C (1875) Zur Lehre von den Tumoren der Hirnanhänge. Virchows Arch Pathol Anat Physiol Klin Med 65:212–226

Weinberger LM, Grant FC (1941) Precocious puberty and tumors of the hypothalamus. Report of a case and review of the literature, with a pathophysiologic explanation of the precocious sexual syndrome. Arch Intern Med 67:762–792

Weinland E (1894) Über einen Tumor der Vierhügelgegend und über die Beziehungen der hinteren Vierhügel zu Gehörsstörungen. Arch Psychiatr Nervenkr 26:363–380

Weir BKA, Allen PBR, Miller JDR (1968) Excision of thrombosed vein of Galen aneurysm in an infant. Case report. J Neurosurg 29:619–622

Wende S, Ciba K (1968) Die pneumographische Darstellung des Mittelhirns und seiner Nachbarschaft. Radiologe 8:347–354

Wende S, Kishikawa T, Hüwel N, Kazner E, Grumme T, Lanksch W (1982a) Do we need ventriculography in the era of computed tomography? Neuroradiology 23:89–90

Wende S, Kishikawa T, Hüwel N, Kazner E, Grumme T, Lanksch W (1982b) Computer-Tomographie und/oder Ventrikulographie? Radiologe 22:38–44

Wende S, Aulich A, Schindler E, Grumme T, Meese W, Lange S, Kazner E, Steinhoff H, Lanksch W (1977) A German multicentre study of intracranial tumours. In: Du Boulay GH, Moseley IF (eds) The first European seminar on computerised axial tomography in clinical practice. Springer, Berlin

Werner T (1939) Ein Pinealom mit diffuser Metastasierung in die Meningen. Zentralbl Neurochir 4:155–160

Wetterberg L (1978) Melatonin in humans. Physiological and clinical studies. J Neural Transm [Suppl] 13:289–310

Whittle IR, Allsop JL, Besser M (1983) Tuberculoma mimicking a pinealoma. Case report. J Neurosurg 59:875–878

Willis RA (1948) Pathology of tumours. Butterworth & Co, London

Wilske J (1977) Ein melaninführender Tumor des ZNS. Zentralbl Allg Pathol 121:568

Wilson CB, Roy M (1964) Calcification within congenital aneurysms of the vein of Galen. AJR 91:1319–1326

Wilson ER, Takei Y, Bikoff WT, O'Brien MS, Tindall GT, Boehm WM (1979) Abdominal metastases of primary intracranial yolk sac tumors through ventriculoperitoneal shunts:report of three cases. Neurosurgery 5:356–363

Wisoff HS, Sarwar M (1975) Chiasmal compression caused by a dilated third ventricle. Neuroradiology 8:195–199

Witcofski RL, Maynard CD, Roper TJ (1967) A comparative analysis of the accuracy of the technetium-99m pertechnetate brain scan:followup of 1000 patients. J Nucl Med 8:187–196

Wolman L, Balmforth GV (1963) Precocious puberty due to a hypothalamic hamartoma in a patient surviving to late middle age. J Neurol Neurosurg Psychiatry 26:275–280

Wolpert SM, New PFJ, Barrett PJ (1974) The internal cerebral vein:normal and pathological variations in position and configuration. Neuroradiology 7:65–73

Wood BP, Haller JO, Berdon WE, Lin S-R (1979) Shunt metastases of pineal tumors presenting as a pelvic mass. Pediatr Radiol 8:108–109

Wood JH, Zimmerman RA, Bruce DA, Bilaniuk LT, Norris DG, Schut L (1981) Assessment and management of pineal-region and related tumors. Surg Neurol 16:192–210

Wray SH (1977) The neuro-ophthalmic and neurologic manifestations of pinealomas. In: Schmidek HH (ed) Pineal tumors. Masson, New York

Wurtman RJ, Kammer H (1966) Melatonin synthesis by an ectopic pinealoma. N Engl J Med 274:1233–1237

Wurtman RJ, Moskowitz MA (1977a) The pineal organ (first of two parts). N Engl J Med 296:1329–1333

Wurtman RJ, Moskowitz MA (1977b) The pineal organ (second of two parts). N Engl J Med 296:1383–1386

Wurtman RJ, Axelrod J, Barchas JD (1964a) Age and enzyme activity in the human pineal. (letter) J Clin Endocrinol Metab 24:299–301

Wurtman RJ, Axelrod J, Kelly DE (1968) The pineal. Academic Press, New York

Wurtman RJ, Axelrod J, Toch R (1964b) Demonstration of hydroxyindole-O-methyl transferase, melatonin, and serotonin in a metastatic parenchymatous pinealoma. Nature 204:1323–1324

Yamagami T, Handa H, Takeuchi J, Niijima K, Furukawa F (1983) Choriocarcinoma arising from the pituitary fossa with extracranial metastasis: a review of the literature. Surg Neurol 19:469–480

Yoshiki T, Itoh T, Shirai T, Noro T, Tomino Y, Hamajima I, Takeda T (1976) Primary intracranial yolk sac tumor. Immunofluorescent demonstration of alpha-fetoprotein synthesis. Cancer 37:2343–2348

Zatz LM, Hanbery JW, Gifford D, Belza J (1967) The diagnosis of tumors of the splenium of the corpus callosum. AJR 101:130–140

Zeal AA, Rhoton AL Jr (1978) Microsurgical anatomy of the posterior cerebral artery. J Neurosurg 48:534–559

Zeidler U, Kottke S, Hundeshagen H (1972) Hirnszintigraphie. Technik und Klinik. Springer, Berlin

Zeitlin H (1935) Tumors in the region of the pineal body. A clinicopathologic report of three cases. Arch Neurol Psychiatry 34:567–586

Zimmerman RA, Bilaniuk LT (1982) Age-related incidence of pineal calcification detected by computed tomography. Radiology 142:659–662

Zimmerman RA, Bilaniuk LT, Wood JH, Bruce DA, Schut L (1980) Computed tomography of pineal, parapineal, and histologically related tumors. Radiology 137:669–677

Zingesser LH, Schechter MM (1964) The radiology of masses lying within and adjacent to the tentorial hiatus. Br J Radiol 37:486–510

Zondek H, Kaatz A, Unger H (1953) Precocious puberty and chorioepithelioma of the pineal gland with report of a case. J Endocrinol 10:12–16

Zülch KJ (1956) Biologie und Pathologie der Hirngeschwülste. In: Olivecrona H, Tönnis W (eds) Handbuch der Neurochirurgie, vol 3. Springer, Berlin

Zülch KJ (1961) Die Pathologie und Biologie der Tumoren des dritten Ventrikels. Acta Neurochir (Wien) 9:277–296

Zülch KJ (1969) Roentgen sensitivity of cerebral tumours and so-called late irradiation necrosis of the brain. Acta Radiol [Ther] (Stockh) 8:92–110

Zülch KJ (1975) Atlas of gross neurosurgical pathology. Springer, Berlin

Zülch KJ (1979) Histological typing of tumours of the central nervous system. International histological classification of tumours, No 21. World Health Organization, Genève

Zülch KJ (1980) Principles of the new World Health Organization (WHO) classification of brain tumors. Review article. Neuroradiology 19:59–66

Sachverzeichnis